JN337156

FOR PROFESSIONAL ANESTHESIOLOGISTS

吸入麻酔
INHALATION ANESTHESIA

編集 札幌医科大学教授
山蔭 道明

札幌医科大学
平田 直之

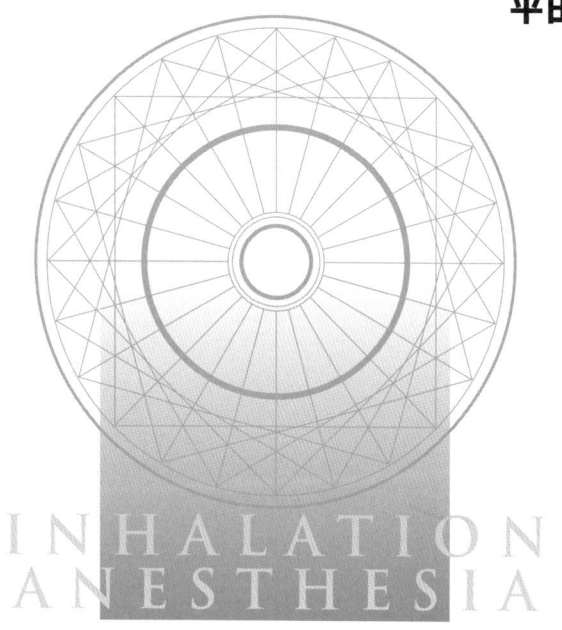

克誠堂出版

執筆者一覧 （執筆順）

安田　信彦 学校法人慈恵大学 経営管理研究室	**森本　康裕** 宇部興産中央病院麻酔科	**中畑　克俊** 和歌山県立医科大学 麻酔科学教室
佐藤　順一 北見赤十字病院麻酔科	**宮下　龍** 札幌医科大学医学部 麻酔科学講座	**賀来　隆治** 岡山大学病院集中治療部
平田　直之 札幌医科大学医学部 麻酔科学講座	**古瀬　晋吾** 医療法人医仁会中村記念病院 麻酔科	**大友　重明** 旭川厚生病院麻酔科
笹川　智貴 旭川医科大学 麻酔・蘇生学講座	**三尾　寧** 東京慈恵会医科大学 麻酔科学講座	**趙　成三** 長崎大学医学部麻酔学教室
前川　拓治 長崎大学医学部麻酔学教室	**小竹　良文** 東邦大学医療センター 大橋病院麻酔科	**佐藤　泰司** 防衛医科大学校麻酔学講座
丸山　大介 札幌医科大学医学部 麻酔科学講座	**岩崎　創史** 札幌医科大学医学部 麻酔科学講座	**与那嶺　龍二** 防衛医科大学校麻酔学講座
萬家　俊博 愛媛大学医学部附属病院手術部	**水原　敬洋** 神奈川県立こども医療センター 麻酔科	**早瀬　知** 札幌医科大学医学部 麻酔科学講座
杉野　繁一 札幌医科大学医学部 麻酔科学講座	**名和　由布子** 北海道立子ども総合医療・療育 センター麻酔科	**川口　亮一** 札幌医科大学医学部 麻酔科学講座

高田　幸昌
札幌医科大学医学部
麻酔科学講座

飛世　史則
市立旭川病院麻酔科

吉田　真一郎
札幌医科大学医学部
集中治療医学

吉川　裕介
札幌医科大学医学部
麻酔科学講座

澤田　敦史
札幌医科大学医学部
麻酔科学講座

はじめに

　本邦にかぎらず，世界中で吸入麻酔薬を使用したことがない麻酔科医はいないであろう。一方で，麻酔科以外を専攻する臨床医で，静脈麻酔薬や麻薬性鎮痛薬は使用できても，吸入麻酔薬を抵抗なく使用できる医師は稀であろう。それはつまり，吸入麻酔薬が麻酔科医にとって不可欠なものであると同時に，吸入麻酔薬を適切に使えるかどうかが，麻酔科医がプロフェッショナルたるかどうかの一つの指標であることを示している。静脈麻酔薬と比較した場合の最大の利点は，体重や代謝機能に関係なく，呼気終末濃度を一定濃度以上に保つことで，ほぼ確実に鎮静が得られる点である。鎮痛主体の麻酔が予後を改善するというエビデンスが集積されている今日においても，確実な鎮静は全身麻酔において最も重要な因子であり，麻酔科医は術中覚醒という重大な合併症を避けなくてはならない。吸入麻酔薬は鎮静作用を示す一方で，非生理的化学物質であるがゆえに，呼吸，循環，代謝機能にさまざまな影響を及ぼす。麻酔科専門医は，吸入麻酔薬の特性と鎮静作用およびその作用機序を理解し，臓器や組織に及ぼす影響を勘案したうえで患者の状況に応じて使用することが望まれる。

　吸入麻酔薬は1946年のモートンによるエーテル麻酔が行われて以降，基礎研究から臨床使用において淘汰が繰り返されることで，安全性と質を高めながら発展してきた。歴史的には，肝障害や腎障害が問題となった時期もあったが，現在使用されている吸入麻酔薬は臓器障害の問題を克服し臨床的に問題となることはほとんどない。そればかりか臓器低灌流，それに続く再灌流による臓器障害に対して保護的に作用することが期待されている。その一方，吸入麻酔薬による神経発達への影響や地球環境への影響など，新たな問題点が最近注目されている。

　本書基礎編では，吸入麻酔薬の歴史に始まり，物理化学的特性，麻酔薬としての作用機序，各臓器機能への薬理学的作用，生理学的作用など麻酔科専門医が理解しておくべき基礎的内容について，各領域に知悉された方々にご執筆いただいた。また，臓器障害と保護作用，術後嘔気・嘔吐の機序と対策，環境への影響といった吸入麻酔薬に関する最近のトピックスについても解説していただいた。臨床編では，呼吸や循環に器質的合併症を有する患者や妊産婦，小児において吸入麻酔薬を使用する際の注意点を詳解したほか，今後新たな吸入麻酔薬の開発はあるのか？　など，臨床現場で活躍する麻酔科医が吸入麻酔薬に関する造詣をさらに深めることができるように，一歩も二歩も踏み込んだ内容となっている。

　本書が，一線で活躍する麻酔科専門医，あるいはこれから麻酔科専門医を目指す若手麻酔科医の吸入麻酔薬に関する知識の整理とブラッシュアップに役立ち，本邦の麻酔科医療のさらなる質の向上につながることを願っている。

2014年4月吉日

札幌医科大学医学部麻酔科学講座

平田　直之，山蔭　道明

目　次

基礎編

1. 吸入麻酔薬の歴史　　　　　　　　　　　　　安田　信彦／3

　はじめに 3
　吸入麻酔薬の起源 3
　吸入麻酔薬としての亜酸化窒素 4
　吸入麻酔薬としてのジエチルエーテル 5
　　1 Morton による公開実験／5　　**2** 歴史に埋もれた真の発見者／5
　　3 "Anaesthesia" の命名／6
　吸入麻酔薬としてのクロロホルム 6
　初期の吸入麻酔薬の栄枯盛衰 7
　20 世紀初頭の吸入麻酔薬 8
　フッ化麻酔薬の登場 9
　　1 原子爆弾の開発と吸入麻酔薬／9　　**2** ハロタン／9
　　3 メトキシフルラン／10
　近代的吸入麻酔薬の登場 10
　　1 吸入麻酔薬独占時代の終了／10　　**2** 近代的吸入麻酔薬のプール／11
　　3 吸入麻酔薬の薬理学／11
　吸入麻酔薬における Eger の功罪 16

2. 物理化学的性質と薬物動態　　　　　　　　　森本　康裕／18

　はじめに 18
　物理化学的特性 18
　　1 最小肺胞濃度と血液/ガス分配係数／18　　**2** 吸入麻酔薬各論／19
　吸入麻酔薬の薬物動態 20
　　1 薬物動態モデル／21　　**2** 麻酔の導入／22　　**3** 麻酔維持／25
　　4 覚醒／27　　**5** 脂肪の影響／34　　**6** 低流量麻酔／36
　まとめ 39

3. 吸入麻酔薬の作用機序　　　　　　　　　　　中畑　克俊／41

　吸入麻酔薬の標的 41
　　1 脂質からタンパク質へ／41　　**2** $GABA_A$ 受容体／43
　　3 NMDA 受容体／48　　**4** そのほかの標的／49
　吸入麻酔薬の三次元結合部位 51
　吸入麻酔薬の解剖学的作用部位 53

vii

4. 臓器機能への影響　58

A 呼吸器系への薬理作用　　　　　　　　　　　　　　　　　　　佐藤　順一／58

はじめに　58
呼吸調節機能に及ぼす影響　58
　1 換気量／58　　**2** 機能的残気量／60
　3 高二酸化炭素に対する換気応答／60　　**4** 低酸素に対する換気応答／60
　5 麻酔からの回復／62
上気道反射機能に対する影響　62
　1 上気道狭窄／62　　**2** 上気道反射／63
気道過敏性に対する影響　64
　1 気道過敏性亢進の危険性／64
　2 吸入麻酔薬の気道平滑筋弛緩作用機序／65
　3 臨床におけるデスフルランと，そのほかの吸入麻酔薬との気道抵抗に対する相違／66
肺ガス交換能に及ぼす影響　69
　1 肺ガス交換能の決定因子／69　　**2** 吸入麻酔薬のHPVに対する影響／69
　3 臨床での知見／69
肺合併症に及ぼす影響　71
　1 粘液線毛運動／71　　**2** 肺サーファンクタント／71　　**3** 炎症反応／73

B 循環器系への薬理作用　　　　　　　　　　　　　　　　　　　宮下　　龍／78

はじめに　78
揮発性麻酔薬と心血管系機能　79
　1 心筋収縮力／79　　**2** 心筋抑制の細胞内機序／79　　**3** 心筋拡張性／82
　4 左室後負荷／82　　**5** 右室機能／83　　**6** 左房機能／83
　7 全身の血行動態／83
揮発性麻酔薬と心臓電気生理学　90
　1 刺激伝導性／90　　**2** アドレナリン誘発性不整脈／91
　3 揮発性麻酔薬と冠循環／91
揮発性麻酔薬と循環の神経調節　94

C 肝臓への薬理作用　　　　　　　　　　　　　　　　　　　　　賀来　隆治／99

はじめに　99
吸入麻酔薬が肝血流に与える影響　99
　1 肝血流の生理学的特徴／99
　2 吸入麻酔薬による肝血流，酸素消費量への影響／100
吸入麻酔薬の代謝産物による肝毒性　106
おわりに　107

D 腎臓への薬理作用　　　　　　　　　　　　　　　　　　　　　平田　直之／110

はじめに　110

腎生理機能と吸入麻酔薬
- **1** 腎臓の基本単位——ネフロン／111　　**2** 糸球体毛細血管／111
- **3** 再吸収と分泌／112
- **4** 吸入麻酔薬が尿細管機能，集合管へ及ぼす影響／115

腎循環，自動調節能と吸入麻酔薬 116
- **1** 腎循環／116　　**2** 腎血流と糸球体濾過／116
- **3** 吸入麻酔薬が腎臓血流，自動調節能に与える影響／119
- **4** 吸入麻酔薬がレニン-アンギオテンシン-アルドステロン系へ及ぼす影響／119

吸入麻酔薬以外の影響 122
- **1** 術後の腎機能変化　122　／**2** 呼気終末陽圧が腎機能へ及ぼす影響　122

E 脳循環・脳波への影響　　　　　　　　　　　　　　　古瀬　晋吾／124

はじめに 124

脳生理への影響 124
- **1** 脳血流に対する影響／124　　**2** 脳血管自己調節機能（autoregulation）／126
- **3** 動脈血二酸化炭素分圧反応性／126　　**4** 頭蓋内圧に対する影響／127
- **5** 脳代謝に及ぼす影響／127　　**6** 脳脊髄液の動態に及ぼす影響／127
- **7** てんかん誘発性／128　　**8** 脳保護作用／129

神経系モニタリングへの影響 129
- **1** 脳波／129　　**2** 各誘発電位への影響／131

F 吸入麻酔薬と筋弛緩作用　　　　　大友　重明，笹川　智貴／137

はじめに 137
吸入麻酔薬による筋弛緩作用の原理 137
吸入麻酔薬単独での筋弛緩作用 139
- **1** 吸入麻酔薬の種類と筋弛緩作用／139　　**2** 重症筋無力症での報告／139

吸入麻酔薬による筋弛緩薬の効果増強作用（効果持続時間延長作用） 140
- **1** 効果持続時間とは／140
- **2** 脱分極性筋弛緩薬効果持続時間に与える影響／140
- **3** 非脱分極性筋弛緩薬（ロクロニウム）効果持続時間に与える影響／141

筋弛緩薬の回復に与える影響 141
筋弛緩拮抗薬の作用に与える影響 143
- **1** 抗コリンエステラーゼ薬による筋弛緩拮抗に揮発性吸入麻酔薬が与える影響／143
- **2** スガマデクスによる筋弛緩拮抗に揮発性吸入麻酔薬が与える影響／145

5. 吸入麻酔薬の臓器保護作用と毒性　　　　　　　　　　　　148

A 心保護作用　　　　　　　　　　　　　　　　　　　　三尾　寧／148

はじめに 148
プレコンディショニングとポストコンディショニング 148
- **1** プレコンディショニングの背景／148
- **2** ポストコンディショニングの背景／149

吸入麻酔薬によるプレコンディショニングのメカニズム 150
　　　　1トリガーの一つとしての活性酸素／150　　**2**細胞内シグナリング／151
　　　　3ミトコンドリア／152　　**4**ATP 感受性カリウムチャネル／153
　　　　5遅発性麻酔薬プレコンディショニング／154
　　吸入麻酔薬によるポストコンディショニングのメカニズム 155
　　　　1細胞内シグナリング／155
　　　　2トリガーの一つとしてのミトコンドリア内酸性化／155
　　　　3ATP 感受性カリウムチャネル／156
　　プレ・ポストコンディショニングの臨床応用 157
　　　　1臨床応用／157　　**2**臨床研究における問題点／157
　　おわりに 158

B 虚血肝・腎保護作用　　　　　　　　　　　　　　趙　　成三, 前川　拓治／163

　　はじめに 163
　　虚血肝保護作用 163
　　　　1周術期における虚血性肝障害／163　　**2**現在までの臨床研究／164
　　　　3吸入麻酔薬による虚血肝保護作用のメカニズム／168
　　虚血腎保護作用 171
　　　　1周術期における虚血性腎障害／171　　**2**現在までの臨床研究／171
　　　　3吸入麻酔薬による虚血腎保護作用のメカニズム／172
　　おわりに 176

C 吸入麻酔薬の肝毒性と腎毒性　　　　　　　　　　　　　　小竹　良文／178

　　はじめに 178
　　吸入麻酔薬の肝毒性 180
　　　　1ハロタン以前の吸入麻酔薬による肝毒性／180
　　　　2ハロタンによる肝毒性／181　　**3**そのほかの吸入麻酔薬による肝毒性／182
　　　　4麻酔薬による肝障害に関するコンセンサス／182
　　吸入麻酔薬の腎毒性 182
　　　　1フッ素による腎毒性／182　　**2**フッ素以外の代謝産物による腎毒性／185
　　　　3吸入麻酔薬と CO_2 吸収剤の反応生成物による腎毒性／185
　　　　4麻酔薬による腎毒性に関するコンセンサス／188

D 吸入麻酔薬と神経発達　　　　　　　　　　　　　　佐藤　泰司／191

　　はじめに 191
　　麻酔薬の神経発達に対する影響（動物） 191
　　吸入麻酔薬の神経発達に対する影響（動物） 192
　　疫学研究 193
　　発達期の神経における麻酔薬の毒性メカニズム 195
　　　　1対処法の研究／196　　**2**水素を用いた対処法／197
　　おわりに 197

6. 吸入麻酔薬と環境　　　　　　　　　　　　　　　　　　　丸山　大介／201

- はじめに 201
- 地球の大気 201
  - **1** 大気の鉛直構造／201　**2** オゾン層／202　**3** オゾン層の破壊／202
  - **4** 代替フロン／203
- 温室効果ガス 203
  - **1** 地球温暖化／203　**2** 種類／204　**3** 種類別割合／204
- 亜酸化窒素 205
  - **1** 温室効果ガスとして／205　**2** オゾン層破壊物質として／205
  - **3** 亜酸化窒素が麻酔薬として総排出量に占める割合／206
- 揮発性吸入麻酔薬 206
  - **1** 温室効果ガスとして／206　**2** オゾン層破壊物質として／207
  - **3** 揮発性吸入麻酔薬がフロン類の総排出に占める割合／207
- 対策 208
  - **1** 全静脈麻酔／208　**2** 低流量麻酔／208　**3** キセノン／209
  - **4** 余剰麻酔ガス処理システム／209
- おわりに 209

臨床編

1. 吸入麻酔薬の供給システム　　　　　　　　　　　　　　　　岩崎　創史／213

- はじめに 213
- 麻酔器本体（ガス供給部）... 215
  - **1** 供給ガス連結部／215　**2** 圧力調整器（減圧器，減圧弁）／215
  - **3** 酸素供給圧警報装置とガス遮断装置／216　**4** 流量調節弁と流量計／217
  - **5** 低酸素防止装置／217　**6** 酸素フラッシュ／218
  - **7** ガス共通流出口／218
- 患者呼吸回路 218
  - **1** 新鮮ガス取入口／218　**2** APL弁（ポップオフバルブ，圧力調節弁）／218
  - **3** 吸気弁・呼気弁／219　**4** カニスタ／219　**5** 蛇管／219　**6** Yピース／219
  - **7** 換気の切り替えスイッチと呼吸バッグ・人工呼吸器（ベローズ）／219
- 気化器 220
  - **1** 気化器／220　**2** 気化器選択装置／221
- 二酸化炭素吸収剤 221
  - **1** 異常な発熱・発火／222　**2** 一酸化炭素の発生／222
  - **3** コンパウンドAの発生／222
- 麻酔器の始業点検 223
  - **1** 日本麻酔科学会が定める麻酔器の始業点検（セルフチェック機能を持たない麻酔器）／223　**2** GEヘルスケア社Aisys®の始業点検／228
- 低流量麻酔 230
  - **1** 原理と利点／230　**2** 欠点と危険性／231
- エンドタイダルコントロール（EtC）... 231

2. 臨床使用の実際と展望　233

Ａ セボフルラン　与那嶺　龍二／233

はじめに　233
特徴　234
　❶血液/ガス分配係数／234　❷気道刺激性／234　❸最小肺胞濃度／234
　❹生体内代謝／234
副作用　236
　❶悪性高熱／236　❷無機フッ素やコンパウンドＡによる臓器障害／236
　❸術後悪心・嘔吐（PONV）／236
　❹催不整脈作用（QT延長，アドレナリンとの相互作用による不整脈）／236
利点　237
　❶気管支平滑筋に対する弛緩作用／237　❷虚血再灌流傷害の軽減（プレコンディショニング，ポストコンディショニング効果）／237
　❸筋弛緩作用，筋弛緩薬増強作用／238
セボフルラン使用の可否　238
　❶片肺換気／238　❷運動誘発電位（MEP）や体性感覚誘発電位（SEP）などのモニタリングが必要な手術時の麻酔／238　❸人工心肺使用中／238
　❹子宮筋弛緩作用／238　❺未発達脳に対する神経毒性／239
臨床での実際の使用方法　239
　❶全身麻酔の導入／239　❷気管挿管／240　❸維持／242　❹覚醒／243
　❺抜管時，抜管後／245
ピットフォール　245
将来の展望　245
　❶セボフルランの作用機序／246　❷術後認知機能障害／246
　❸未発達脳に対する毒性／246

Ｂ デスフルラン　平田　直之／251

はじめに　251
デスフルラン麻酔の特徴　251
　❶日本における臨床試験結果／251　❷肥満患者における気道反射回復／253
　❸デスフルランとセボフルランの投与開始法の相違点／254
デスフルラン麻酔の実際　255
　❶導入時の注意点／255
　❷投与開始のタイミング——気管挿管前？　後？／255
　❸麻酔維持中の使用法／256　❹鎮痛薬，筋弛緩薬との関連／257
　❺麻酔終了時の注意点／257　❻デスフルラン麻酔のピットフォール／257
　❼低流量麻酔が基本／258
デスフルラン麻酔の展望　258

Ｃ 亜酸化窒素　萬家　俊博／260

はじめに　260

- 亜酸化窒素の利点 260
  - **1** 物理化学的性状から見た利点／260　　**2** 薬理学的性状から見た利点／261
- 亜酸化窒素の欠点 262
  - **1** 物理化学的性状から見た欠点／262　　**2** 薬理学的性状から見た欠点／262
- 亜酸化窒素の地球環境に及ぼす影響 263
- 臨床での実際の使用方法 264
  - **1** 一般的な麻酔管理／264　　**2** 小児麻酔における亜酸化窒素／265
  - **3** 低流量麻酔の勧め／265
- 亜酸化窒素併用麻酔と予後・合併症 265
- 将来の展望 266

D キセノン　　　　　　　　　　　　　　　　　　　　　　　水原　敬洋／269

- はじめに 269
- キセノン麻酔の歴史 269
- キセノンの麻酔機序 270
- キセノン麻酔の利点 270
  - **1** 単独で麻酔が可能（1 MAC が 63 〜 71％）／270
  - **2** 覚醒が早い（血液／ガス分配係数が最も低い：0.115）／271
  - **3** 鎮痛作用が強い／272　　**4** 心抑制が少ない／272
  - **5** 生体に対する毒性が低く，催奇形性も認められない／272
  - **6** 悪性高熱症を引き起こさない／273　　**7** 脳保護作用を持つ／273
  - **8** 術後認知機能障害を予防できる可能性がある／273
  - **9** 無臭，非爆発性，環境汚染や地球温暖化を引き起こさない／275
- キセノン麻酔の欠点 275
  - **1** 高コスト／275　　**2** 術後悪心・嘔吐（PONV）が増える／276
  - **3** 閉鎖空間への拡散／276
- 今後の展望 276

3. 吸入麻酔薬と術後悪心・嘔吐（PONV）　　早瀬　知，杉野　繁一／279

- はじめに 279
- 吸入麻酔薬と PONV 279
- PONV の管理アルゴリズム 282
- 悪心・嘔吐の分子生物学的機序 284
- PONV の発症には遺伝子多型が関与する？ 285
- 今，PONV の研究は麻酔科学の発展に害をなしている！？ 286

4. 小児麻酔での使用　　　　　　　　　　　　　　　　　　　名和　由布子／289

- はじめに 289
- 小児における吸入麻酔薬 289
  - **1** セボフルラン／290　　**2** 亜酸化窒素／291　　**3** イソフルラン／291
  - **4** デスフルラン／291　　**5** ハロタン／291
- 麻酔導入 292
  - **1** 吸入麻酔を用いる症例の選択／292　　**2** 吸入麻酔を用いた実際の導入／292

麻酔維持 293
　　　覚醒時興奮および術後悪心・嘔吐（PONV） 294
　　　　　1覚醒時興奮／294　　**2**術後悪心・嘔吐（PONV）／295
　　　最近の知見 296
　　　おわりに 296

5．高齢者麻酔での使用　　　　　　　　　　　　　　　　　　　　　　川口　亮一／298

　　　はじめに 298
　　　実際の使用における注意点 298
　　　加齢による吸入麻酔薬必要量の低下 298
　　　　　1加齢と薬物動態学的変化／299　　**2**加齢と薬力学変化／300
　　　合併症の予防 300
　　　　　1覚醒遅延／300　　**2**呼吸器合併症の予防／301
　　　　　3術後認知機能障害の予防／304
　　　まとめ 307

6．特殊な病態下での使用　　　　　　　　　　　　　　　　　　　　　　　　　　310

A 心不全患者に対する使用　　　　　　　　　　　　　　　　　　　平田　直之／310

　　　はじめに 310
　　　不全心の収縮能に対する吸入麻酔薬の影響 310
　　　　　1マクロレベルでの不全心と吸入麻酔薬の影響／311
　　　　　2ミクロレベルでの不全心と吸入麻酔薬の影響／312
　　　不全心の拡張能に対する吸入麻酔薬の影響 313
　　　吸入麻酔薬の心保護作用は不全心でも有効か？ 313
　　　心不全患者で吸入麻酔薬を用いるべきか否か 315

B 気管支喘息患者に対する使用　　　　　　　　　　　　　　　　　高田　幸昌／318

　　　はじめに 318
　　　気管支喘息の定義 318
　　　気管支喘息の疫学 319
　　　気管支喘息の原因 319
　　　気管支平滑筋の自律神経支配 319
　　　気管支喘息と吸入麻酔 320
　　　　　1吸入麻酔薬の作用／320　　**2**吸入麻酔薬の平滑筋弛緩作用の機序／320
　　　臨床における知見 321
　　　　　1全身麻酔薬として／321　　**2**気管支喘息の治療として／322

C 喫煙者に対する使用　　　　　　　　　　　　　　　　　　　　　　飛世　史則／325

　　　はじめに 325

タバコに含まれる有害物質 325
　❶ニコチン／325　　❷一酸化炭素（CO）／326　　❸活性酸素（ROS）／326
喫煙による生体への影響 326
　❶呼吸器系への影響／326　　❷心血管系への影響／327
喫煙が周術期合併症や麻酔管理に与える影響 327
　❶喫煙による周術期の呼吸器系合併症／327
　❷喫煙による周術期の心血管系合併症／328
　❸喫煙による創関連合併症／328　　❹喫煙が麻酔薬などに与える影響／329
喫煙者に対する吸入麻酔管理 329

D 肝機能低下，腎機能低下患者での使用　　吉田　真一郎／332

はじめに 332
肝機能低下患者と吸入麻酔薬 332
　❶トリフルオロ酢酸を介した免疫学的肝障害性／332
　❷閉塞性黄疸合併症例と吸入麻酔／333
　❸肝実質障害合併症例と吸入麻酔／334
　❹近年の吸入麻酔薬による肝障害症例報告／335
腎機能低下患者と吸入麻酔薬 335
　❶セボフルランの臨床使用とコンパウンドAの腎障害性／336
　❷無機フッ素の腎障害性／336
　❸腎障害患者の吸入麻酔薬使用に関する臨床報告／337
　❹腎障害症例における注意点／338

E 産科麻酔での使用　　吉川　裕介／340

はじめに 340
全身麻酔での帝王切開 340
吸入麻酔薬と帝王切開 342
　❶子宮弛緩作用／342　　❷胎児への影響／343
ハロゲン化揮発性麻酔薬の必要量に妊娠が与える影響 344
実際のハロゲン化揮発性麻酔薬の至適な投与濃度 345
まとめ 345

用語の解説 .... 澤田　敦史／347

索　引 .... 澤田　敦史／357

基礎編

1. 吸入麻酔薬の歴史
2. 物理化学的性質と薬物動態
3. 吸入麻酔薬の作用機序
4. 臓器機能への影響
    - **A** 呼吸器系への薬理作用
    - **B** 循環器系への薬理作用
    - **C** 肝臓への薬理作用
    - **D** 腎臓への薬理作用
    - **E** 脳循環・脳波への影響
    - **F** 吸入麻酔薬と筋弛緩作用
5. 吸入麻酔薬の臓器保護作用と毒性
    - **A** 心保護作用
    - **B** 虚血肝・腎保護作用
    - **C** 吸入麻酔薬の肝毒性と腎毒性
    - **D** 吸入麻酔薬と神経発達
6. 吸入麻酔薬と環境

基礎編

1 吸入麻酔薬の歴史

はじめに

　吸入麻酔薬の歴史は，医学や薬学の中では浅いであろうが，麻酔の歴史の中では深い。正式の記録として残っているジエチルエーテルの最初の臨床使用は1846年である。その時代，注射針はまだなくて静脈麻酔法が確立しておらず，経口薬では患者が疼痛刺激に対して体動を起こさないほどの麻酔作用を得るのは危険であった。そこで，国際的には，1846年が麻酔の始まりだとされている。

　それ以降，さまざまな吸入麻酔薬が現れては消え，現状に至っている。エーテル時代からの典型的な吸入麻酔薬の歴史については多くの著作物があるので本章では簡単に触れ，現在使用されている吸入麻酔薬の開発の顛末に重点を置く。

吸入麻酔薬の起源

　最初の吸入麻酔薬であるジエチルエーテルおよび亜酸化窒素は，現代の吸入麻酔薬と異なり，初めから吸入麻酔薬として開発された物質ではない。一般的に認められているジエチルエーテルの発見者は，ドイツの科学者 Valerius Cordus で，1540年にエチルアルコールに硫酸を加えてジエチルエーテルを合成し，「甘い硫酸塩」と呼んだ[1]。ただし，8世紀にイスラム教世界の Jābir ibn Hayyān あるいは13世紀にキリスト教世界の Ramon Llull が発見したという学説もある。なお，前者の残したさまざまな実験記録が13世紀のキリスト教世界で Geber というラテン偽名で出回ったという説もある。しかし，これらについては，確たる証拠はない[2]。ジエチルエーテルを吸えば気分が和らぐので，欧州の上流階級ではアルコール飲料の代用品としてジエチルエーテルを吸入あるいは混入させて飲用していた。

　1770年代にイギリスの Joseph Priestley が，一酸化窒素を鉄分と硫黄を含んだ水溶液に通すことによって亜酸化窒素の合成に成功した。当時のイギリスでは，「良い空気」を吸う健康法が上流社会を中心に流行り，空気療法スパが繁盛した。また，資金が提供されて，ガスの研究・開発が盛んだった。多くの科学者は自らガスを吸入して実験したが，青酸ガスを吸入して死にそうになった者もいる。しかしながら，最初の頃，亜酸化

窒素は伝染病の要因だという学説があって，すぐには実用化されなかった。その後，安全性が確認されて，快楽用にジエチルエーテルと同様に使用された。しかし，ジエチルエーテルと同様に，麻酔薬として認識されるまでに，さらに年月を要した。

吸入麻酔薬としての亜酸化窒素

　欧州の宗教色の強い伝統的な科学では，疼痛が傷病の治癒に欠かせない生理学的現象だと考えられていた。しかも，宗教上は神から与えられた試練として受け入れられていた。しかし，1700～1800年の啓蒙時代を経て，疼痛に対する認識は変わり，疼痛を軽減しても治癒に悪影響を及ぼさないと考えるようになった。そして，除痛のためのさまざまな工夫を試みた。

　1800年にイギリスのHumphry Davyが亜酸化窒素に鎮痛作用があって，外科手術の除痛へ応用できることを示唆した[3]。しかし，Davyは後の王立科学院のトップになるほどの保守派で，亜酸化窒素の外科手術への応用を懐疑的に見る側に回った。ここから吸入麻酔薬の歴史の舞台の中心は，西部開拓時代のアメリカに移る。

　社会から麻酔薬として認識されるまでは，ジエチルエーテルと亜酸化窒素は，主に快楽を得るための薬物として一般市民が使用した。1830年代前半のアメリカでは，Samuel Coltが新しく開発した拳銃の特許を取得するための資金を，亜酸化窒素の吸入で稼いだ。その銃は，有名なコルト拳銃である。また，その販売のための営業活動として，ジエチルエーテルや亜酸化窒素に「酔った」人たちを見世物にするショーが各地で執り行われた。

　1844年に化学者で医学部を中退したGardner Q Coltonが，コネチカット州ハートフォードで「亜酸化窒素酔い」のショーを開催した。それを見ていた歯科医Horace Wellsが，亜酸化窒素で「酔っ払らった」男性が脚をけがしても気にしないことを観察し，亜酸化窒素に鎮痛作用があると考えた。Wellsは若き頃のDavyの研究内容を知っていた。翌日，WellsはColtonに依頼して，亜酸化窒素を吸入して抜歯術を受けた。この成功をもとに，WellsはColtonから亜酸化窒素の製造法を教わり，患者にも使用するようになった。

　Wellsは，この成功を周知させるべく，マサチューセッツ総合病院で実演を行うことになった。当初は下肢切断術の患者が被験者であったが，当日拒否したために，抜歯術を受ける医学生に変更した。しかし，被験者が声を上げて動いたために，Wellsは「大ほら吹き」と認定された。ただ，被験者は後になって痛みを感じなかったことを認めた。しかし，時すでに遅く，Wellsは失意のあまり世間から姿を消し，1848年に自殺した。この失敗の要因は，亜酸化窒素の麻酔作用の弱さにあったことは，現代の常識である。

　Wellsの実演の失敗で，亜酸化窒素は麻酔薬としていったん見放されたが，1862年に南北戦争の最中だったアメリカで，Coltonが今度は成功裏に亜酸化窒素麻酔を紹介して医学界に受け入れられ，特に歯科領域で普及した。

　わが国では，1896年に麻酔器が輸入され抜歯に使用されたが，ボンベや麻酔器を必

要としたのに加え，麻酔作用が強くなかったためか，当時は普及するには至らなかった[4]。本邦での亜酸化窒素の本格的なリバイバルは1953年頃であった[5]。

吸入麻酔薬としてのジエチルエーテル

1 Mortonによる公開実験

　一般的に，最初の全身麻酔薬として考えられているのはジエチルエーテルである。亜酸化窒素も早期から使われているようだが，多数の医師の前で成功し，しかも記録に残っているのは，ジエチルエーテルを用いた吸入麻酔が最初である。

　1846年10月16日（Ether Day）にマサチューセッツ総合病院の外科講堂で，歯科医William TG Mortonは，多数の医師の前で頸部血管性腫瘍切除術のエーテル麻酔に成功した。その外科講堂はEther Domeと命名され，現在も麻酔発祥の地として保存され，アメリカの吸入麻酔薬学者の聖地になっている。

　Mortonの成功には，Wellsの失敗が寄与した可能性がある。Mortonは，Wellsの下で歯科診療の修業を行い，歯科診療所の共同経営者になった。MortonはWellsと同じく，疼痛のない歯科治療を目指した。しかし，亜酸化窒素の応用を放棄し，ジエチルエーテルに賭けた。ジエチルエーテルの臨床応用に当たり，Mortonは自分や動物で入念に実験を行い，患者に適用した。マサチューセッツ総合病院で麻酔を実演した際は，ジエチルエーテルを確実に揮発させるための麻酔装置を作成した。Mortonの気化装置は，簡単にいえば，ジエチルエーテルの液を含ませるスポンジの入ったガラス容器であった。また，麻酔を実施した際には，片手で患者の脈を取り，もう片手はジエチルエーテルの吸入に使用した。

　ジエチルエーテル麻酔は速やかに欧米人のかかわる地域に普及し，1847年には当時のイギリス領シンガポールに到達した。ジエチルエーテルの液とハンカチまたはガーゼがあればよく，簡単に実施できることが普及の一因になった。また，循環・呼吸抑制が許容範囲にあったことも当然ながら大きい。

　わが国でも，1855年に杉田成卿が乳がん手術の患者にジエチルエーテル麻酔を施行した。そのときは，Mortonの考案したガラス製のエーテル麻酔装置を使用したとされている[4]。ジエチルエーテル麻酔がわが国に伝播するのに10年弱もかかったが，デスフルランの半分の速さである。当時は個々の医師の熱意があれば新薬はすぐに広がることができたが，現在では製薬会社の企業としての都合が大きく影響することの表れであろう。

2 歴史に埋もれた真の発見者

　19世紀においても，科学者にとって研究発表を速やかに行うことが大切であった。

アメリカ南部ジョージア州ジェファーソンの医師 Crawford Long は，1841 年にジエチルエーテルが手術時の鎮痛薬に使える可能性のあることを購入先の薬剤師に打ち明けている。そして，1942 年 3 月 30 日に，ジエチルエーテルの吸入常習者だった友人にジエチルエーテルで麻酔を行い，疼痛を感じさせることなく頸部嚢胞を切除した。

Long は，その後もジエチルエーテル麻酔を数回実施しているが，論文発表による情報公開が Morton の公開実演よりも遅く，ジエチルエーテルを麻酔薬として世の中に紹介した功績は Morton のものとなった。なお，Long 以前にも，ジエチルエーテルが抜歯術の鎮痛に用いられた記録がある。

3 "Anaesthesia" の命名

Morton がジエチルエーテル麻酔法を発表した際に，ハーバード・メディカルスクールの教授であった Oliver Wendell Holmes は，ギリシャ語の aesthesia（感覚）に否定の接頭語を付け，Morton が説明したジエチルエーテルの吸入によってもたらされた被験者の状態を anaesthesia（感覚の欠如）と命名した。この新造語が定着した。

吸入麻酔薬としてのクロロホルム

1831 年にドイツの Justus von Liebig がクロロホルムを合成・発見した。ジエチルエーテルおよび亜酸化窒素と同様に，人々はクロロホルムも快楽を得るために用いた。

さて，ジエチルエーテルの特徴の一つは，導入と覚醒に時間がかかることである。イギリスのエディンバラ大学の産科教授だった James Simpson は，ジエチルエーテルが分娩時の鎮痛に不向きであると感じた。そこで，鎮痛に使えそうな液体を集め，仲間とともに順次試してみた。そのうちの一つがクロロホルムだった。自らも試した Simpson は，クロロホルムがジエチルエーテルと同じように鎮痛作用を有しながらも，ジエチルエーテルよりも臭いが良くて患者に受け入れられやすいので，確実に鎮痛が得られると感じた。

その後，Simpson は，分娩時の鎮痛にクロロホルムを使用し，数例の成功を収めて効果を確信した後に，1847 年 11 月 15 日にエディンバラの医学誌に "On a new anaesthetic agent, more efficient than sulphuric ether" を発表した。その論文を見て John Snow がクロロホルムを使い始め，イギリスのビクトリア女王の 2 回の出産に際して，クロロホルムで無痛分娩の麻酔を施行した。

イギリスでは，エーテルに代わってクロロホルムの使用が広がった。あまりにも広がり，強盗でも使用するようになった。顔の上にハンカチを置き，クロロホルムの液を数滴落とせば，素人でも麻酔を行うことができた。第二次世界大戦中も，この方法で軍艦の医務室で麻酔を行っていたイギリス海軍の軍医がいたらしい。しかし，麻酔を専門とする者が吸入器を考案し，安定した濃度での吸入を可能にして，クロロホルム麻酔の安全性を向上させた。

ところが，1848 年にロンドンで発生したクロロホルム麻酔に起因した死亡が初めて

報道された。当時はクロロホルムの直接作用による肺うっ血が原因と考えられたが，現在ではクロロホルムの不整脈促進作用または誤嚥性肺炎が考えられている。最初の報告後も死亡例が続いた。

当時のイギリスの医学界では，クロロホルム麻酔による死亡は，心因性とする説と呼吸抑制または過量投与によるとする説との間で，学問上の争いが起きた。この議論は1910年にイギリス医師会のクロロホルム委員会が心因性であるという公式見解を出すまで続いた。その後，クロロホルムに心室性期外収縮を起こす作用のあることが分かった。続いて，アメリカ医師会の麻酔委員会は，クロロホルムの使用停止を勧告した。しかし，両国医師会のクロロホルムに関する否定的な見解にかかわらず，第二次世界大戦後までクロロホルムの使用は続いた。研修医だったEdmond I Egerは，1957年に指導医からクロロホルムを試すように促されたが，拒否したことを記憶している。

わが国でも，1857年に長崎海軍伝習所の教官として来日したオランダ海軍の軍医JLC Pompe van Meerdervoortがクロロホルム麻酔を紹介した[4]。1861年に伊東玄朴がクロロホルム麻酔を行い，国内でも普及した。1868年に鳥羽伏見の戦い，1877年に西南戦争において，吸入器で戦傷者にも使用された。そして，クロロホルム麻酔がわが国の近代的な麻酔の主流となった。

初期の吸入麻酔薬の栄枯盛衰

ジエチルエーテルは刺激臭があるため，患者の協力を得るのに技術を要した。また，導入と覚醒に時間がかかった。クロロホルムは，臭いがきつくなく，患者の受け入れも良かったので，導入がしやすかった。しかし，不整脈を生じた点では危険であった。また，肝・腎毒性もあった。ところが，問題点があったにもかかわらず，この両者は第二次世界大戦後にハロタンが開発されるまで麻酔の主流であった。両者は，簡単な吸入装置があれば，あるいは吸入装置なしでも，手軽に使用できたことも長命につながったのであろう。また，アメリカでは南北戦争や米西戦争，ヨーロッパではクリミア戦争や第一次世界大戦などがあり，野戦病院で容易に使用できたことは，外科手術での麻酔の普及を後押しした。

亜酸化窒素は，Wellsの失敗でいったん見放されたが，再評価されて広く使用されるようになった。また，酸素との併用で安全性が高まったことが亜酸化窒素の普及に寄与した。亜酸化窒素自体は，併用することで麻酔がしやすくなったので，ジエチルエーテルおよびクロロホルム麻酔をはじめ，後続の揮発性麻酔薬の普及に寄与した。出だしでの評判の良くなかった亜酸化窒素は，現在も使用され，最も息の長い吸入麻酔薬である。

吸入麻酔はアメリカで発見されてイギリスにも普及したが，その普及のあり方はイギリスとアメリカでは異なった。アメリカではジエチルエーテルが主流であった。不整脈誘発作用のあるクロロホルムに比べて安全性が高く，専門知識を持っていなくても麻酔を手軽に施行することができた。それがアメリカにおける麻酔看護師の発展の一因になったと考えられる。

イギリス連邦ではクロロホルムが主流であった。不整脈誘発作用を有し，ジエチルエーテルに比べて安全性が低いとされていた。そのために，専門知識を有する医師による投与が必要と考えられ，麻酔科医の誕生の原動力になった。その情勢の中で，最初に誕生した麻酔を専門にした医師がSnowだとされている。

20世紀初頭の吸入麻酔薬

初期の3つの吸入麻酔薬の使用経験を積み，いろいろな工夫を加えて試行錯誤するうちに，亜酸化窒素を併用すると揮発性麻酔薬の導入が円滑になることが分かった。イギリスの一部では，別の工夫を導入時に加えた。ジエチルエーテルの主な欠点であった遅い導入への対策として，導入時に二酸化炭素を併用して患者に過換気を引き起こし，高濃度のジエチルエーテルを一気に吸入させて導入を促進した。このように，麻酔科医がいろいろと工夫するのは昔からのことであるが，現在であったら臨床倫理や医療安全上の観点から問題視され，発展と普及が遅れたかもしれない。

先進国では，ハロタンの出現を契機に，ジエチルエーテルとクロロホルムが臨床で使用されることはなくなった。しかし，開発途上国では，主に経済的な理由で最近まで使用されていた。

1923年頃に，アメリカではエチレンの臨床使用が始まった。エチレンは，カーネーションの温室で照明の燃料に使用されていたが，エチレンの漏れのあった場合にカーネーションが「眠って」開花が抑制されることを，栽培業者が1908年に観察した。それがエチレンの麻酔作用のヒントとなった。麻酔作用が亜酸化窒素よりも強く，エチレンは一時的にアメリカで普及したが，短命であった。1930年に数件の爆発事故が発生したのを契機に，麻酔作用がエチレンよりも強いシクロプロパンの登場も加わり，麻酔薬としてのエチレンは少しずつ廃れていった。ただ，1950年代にEgerは，エチレンの最初の臨床使用の場であったオハイオ州シカゴのプレスビテリアン病院において，緊急手術でエチレン麻酔を施行した経験がある。

シクロプロパンに麻酔作用のあることは，プロピレンボンベで生じた「有毒性不純物」を調査した際に，偶然に発見された。その不純物がシクロプロパンであり，毒性調査の一環で1929年に麻酔作用のあることが確認された[6]。シクロプロパンの麻酔作用はやや弱かったが，刺激臭はなく，麻酔導入がしやすく覚醒も速かった。しかも，心筋抑制作用がなく，むしろ血圧は上昇した。しかし，不整脈の誘発や呼吸抑制の作用があった。しかも，エチレンと同様に爆発事故が続き，1950年代後半から1960年代前半にかけて使用を控える傾向が始まった。ただ，小児および血圧維持の必要な患者における使用は，1980年代まで続いた。

1932年にジビニルエーテルがカリフォルニア大学のMary Botsfordによって臨床使用された[7]。ジビニルエーテルは，薬理学者のChauncey Leakeと弟子のMei-Yu Chenがエーテルとエチレンの良い性質を組み合わせようとして，構造活性相関から麻酔作用のあることを推定し，マウスで麻酔作用のあることを1930年に証明した。しかし，沸点が室

温よりもやや高く，化学的な安定性も良くなく，扱いにくかった．また，肝・腎毒性のために使用は短時間に限られた．それに，予防および治療可能であったが，痙攣誘発作用もあった．主に，ジエチルエーテル麻酔の導入補助薬として，約40年間使用された．

イギリスでは，ドライクリーニングの洗剤であったトリクロロエチレンが，1930年代後半に麻酔薬として使用された．安価で強い鎮痛作用があり，非爆発性を有する点で従来の麻酔薬よりも優れていたが，肝毒性を有し，ソーダライムと反応して毒ガスのホスゲンを生じたので，開放式の麻酔回路での使用に限定された．トリクロロエチレンは，ハロタンの登場から数年後まで使用された．

フッ化麻酔薬の登場

1 原子爆弾の開発と吸入麻酔薬

近代的な吸入麻酔薬の開発を可能にしたのは，フッ化技術の確立である．フッ化技術は，原子爆弾の開発のための軍事技術が応用されて発展し，U^{235}を分離精製するために用いられた．原子爆弾の開発プロジェクトであったマンハッタン計画でフッ化技術を軍事転用する過程で，さまざまなフッ化メチルエチルエーテルの合成が行われた．メトキシフルランはそのうちの一つであったが，研究の目的が大量殺戮兵器の開発にあったので，麻酔薬としての検討は行われなかった．しかし，軍事目的で発展したフッ化技術は，第二次世界大戦後の吸入麻酔薬開発を大きく前進させた．

医療や工業技術の歴史を振り返ると，皮肉なことに軍事技術の転用が多い．海軍における脚気の予防法の研究，大和級戦艦の造船術の巨大タンカー造船への応用，電磁波兵器の電子レンジへの応用などの例があり，わが国でも例外ではない．

麻酔薬として最初に使用されたフッ化物は，1953年に臨床の場に登場したフロロキセンである．しかし，肝毒性や循環・呼吸亢進作用，可燃性のために，麻酔薬として短命であった．動物実験の段階で，類人猿では毒性は強くなかったものの，そのほかの動物では毒性は明らかで，現代の基準を当てはめれば，動物実験の段階で臨床開発は断念されていたであろう．

2 ハロタン

ハロタンはイギリスの化学合成会社 Imperial Chemical Industries で開発された．動物実験を経て，1956年1月20日にマンチェスター王立診療所で Michael Johnstone が最初のハロタン麻酔に成功した．500例以上の試験的な症例を経て，イギリスでは1957年に，アメリカでは1958年に認可を受け，正式に麻酔薬として使用されるようになった．

イギリスでは，当初はオープンドロップ法で投与されたが，技術的に困難であった．

アメリカでは，ジエチルエーテル麻酔用に開発されたカッパーケトルを用い，吸入濃度を高い精度で調節できた。そして，この技術を参考にしてイギリスでは，Fluotecというハロタン麻酔専用の気化器を開発した。ハロタンは，非可燃性で刺激臭がなく，循環・呼吸抑制が許容範囲内であり，気化器の使いやすさもあって，国民経済の状態が比較的良い国に普及した。戦後の復興の最中であったわが国にも1959年に導入された[5]。

しかし，ハロタンには，カテコールアミンを併用すれば不整脈を誘発する作用があった。そして，最大の問題は肝毒性であった。使用開始後数年の間にハロタン麻酔に起因する劇症型肝炎が報告され，医学界の関心を引き，大型の疫学調査が実施された。その結果，約36万7,000のハロタン麻酔症例中で劇症型の肝障害を生じたのは3例のみで，まれな出来事だと判明した[8,9]。

ただ，さらに研究が進み，繰り返し麻酔で発生率が増加するので，複数回のハロタン麻酔を避けるようになった。そして，ハロタンの代謝産物であるトリフルオロ酢酸（trifluoroacetic acid：TFA）とタンパク質が結合したハプテンが免疫機序を介して，劇症型の肝障害に関与していることが判明した。これで，代謝の少ないもの，TFA産生の少ないものが新しい吸入麻酔薬の条件に加わった。それに見合う吸入麻酔薬が開発され，ハロタンは経済状態の良い国ではほとんど使用されなくなった。しかし，経済性を重視する国では今でも頻繁に使用されている。

3 メトキシフルラン

メトキシフルランは原子爆弾開発の産物であるが，麻酔薬として導入されたのは1960年である[10]。しかし，メトキシフルランは開発されたアメリカではあまり普及せず，イギリスで無痛分娩に使用された。メトキシフルラン普及の障害となったのは，代謝産物の一つである無機フッ素に起因する腎毒性であった。メトキシフルランは溶解度が高くて長く体内に残ることもあって，代謝を受ける割合が大きく，麻酔後も血中の無機フッ素濃度の上昇が遷延するために腎毒性を生じる。これを受けて，新しい吸入麻酔薬の条件として，血中無機フッ素の上昇を生じる度合いも加わった。

メトキシフルランは1963年にわが国にも導入された。ハロタンのようなカテコールアミンの不整脈誘発作用への感受性上昇や劇症型の肝障害がなく期待はされたが，主に腎障害のために約10年で姿を消した[5]。英米でも使用されなくなったが，現在でもオーストラリアの衛生隊と救急隊で自己吸入用の鎮痛薬として使用されている。

近代的吸入麻酔薬の登場

1 吸入麻酔薬独占時代の終了

ハロタンを開発し，吸入麻酔薬の発展に貢献したImperial Chemical Industriesは，

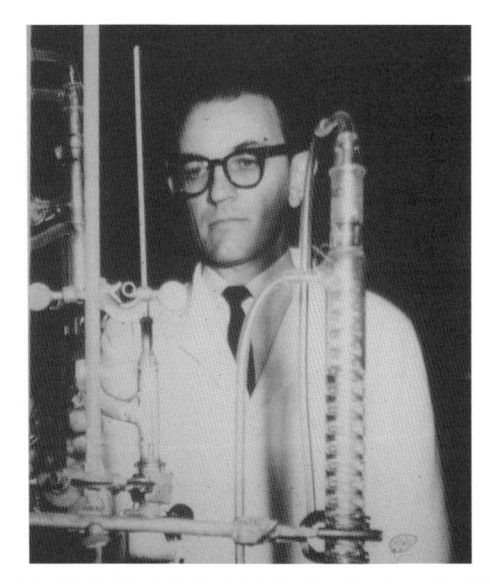

図1　Ross C Terrell
エンフルラン，イソフルラン，セボフルラン，デスフルランを含め，700を超える麻酔薬の候補を合成した。

1983年にプロポフォールを開発し，吸入麻酔薬の全身麻酔領域における独占時代に終止符を打った。

2 近代的吸入麻酔薬のプール

アメリカの製薬会社Ohio Medical Productsの研究員であったRoss C Terrellは，1960年代に構造活性相関から麻酔薬となりうる700種余りのフッ化有機化合物を合成した（図1）。アルカン類は不整脈を誘発しやすいことを受けて，Terrellの開発努力はエーテル類に集中し，麻酔薬候補のプールを作成した。このプールの中に，エンフルラン，イソフルラン，セボフルラン，デスフルランも含まれている。

3 吸入麻酔薬の薬理学

近代的な吸入麻酔薬の開発に貢献した薬理学的な概念に，最小肺胞濃度（minimum alveolar concentration：MAC）と血液/ガス分配係数がある。MACは麻酔作用の力価の指標であり，血液/ガス分配係数は導入・覚醒の速さの指標であり，異なる吸入麻酔薬間の比較が可能になった。いずれもEgerが関与しているが，血液/ガス分配係数の概念については，師匠であったJohn Severinghausは血液/ガス分配係数が小さければ導入が遅くなると考え，弟子であったEgerは逆を主張した。2人は実験前に昼食代を賭けたが，Severinghausが唯一負けた科学上の賭けになったという（Severinghaus談）。

a. エンフルラン

　1970年代の中頃に，ハロタンに置き換わったのがエンフルランである。エンフルランの開発名はI-347, つまりTerrellの合成した347番目の麻酔薬候補である。ハロタンに比べて血液/ガス分配係数が小さかったものの，導入に関しては気道刺激性があって不向きであった。代謝されるエンフルランは，体内に吸収された約3%にとどまり，肝障害に関して問題はなかった。しかし，無機フッ素を生じたので腎障害患者での使用は慎重でなくてはならなかった。また，ハロタンほどの不整脈誘発作用はなかったが，痙攣誘発作用はあったので，イソフルランの登場で使用されなくなった。わが国でも1980年頃に導入されているが，現在は使用されていない。

b. イソフルラン

　イソフルラン（開発名I-469）は，エンフルランに代わるものとして臨床開発がスタートした。血液/ガス分配係数がエンフルランよりも小さく，代謝率も0.2%と低く，肝・腎障害の危険性はきわめて小さい。ただ，気道刺激性はエンフルランよりも強く，導入に使うのは難しい。また，TFAを生じるので，劇症型の肝障害の発生をまったく否定することはできない。

　開発時に2つの問題が生じた。その一つは製造コストの問題で，当初の技術では生成に手間と費用がかかり，商品性が低かった。技術革新でこの問題は解決できた。しかし，もう一つの問題は，発売される直前に生じた。Thomas Corbettがイソフルランに発がん性のあることを報告した。しかし，その研究方法に問題があり，Egerと共同で行った再実験の結果，メトキシフルランを除けば，すべての揮発性麻酔薬の発がん性は科学的に否定された。しかし，このために，イソフルランの発売は2年あまり遅れ，1980年となった。エンフルランと同様に，10年遅れて1990年にわが国でも発売された。イソフルランは現在でも使用されている。血液/ガス分配係数のより小さい新しい吸入麻酔薬もあるが，経済的な理由でイソフルランは今でも根強く残っている。

c. セボフルラン

　セボフルランは，わが国で臨床開発が行われた「日の丸麻酔薬」といえる。元々は，Baxterの前身であったTravenol Laboratoriesが開発を手がけた。血液/ガス分配係数はイソフルランよりも小さく，気道刺激性がなかったので，小児を含めて導入にも適した。しかし，エンフルランと同程度に代謝されて無機フッ素を生じる点，ソーダライムによって分解されコンパウンドAおよびBを生じるという2つの点で腎毒性が懸念された。

　特にコンパウンドAおよびBに関しては，高流量の半閉鎖系または開放系の麻酔回路を用いる場合は問題とならないが，低流量半閉鎖系または閉鎖系ではコンパウンドAおよびBが麻酔回路に蓄積し，高濃度となる可能性がある。当時から欧米では経済的な要因で低流量化が進んでいたので，この点が学者およびアメリカ食品薬品局（Food and Drug Administration：FDA）の大きな懸念材料となった。そして，Egerのチーム

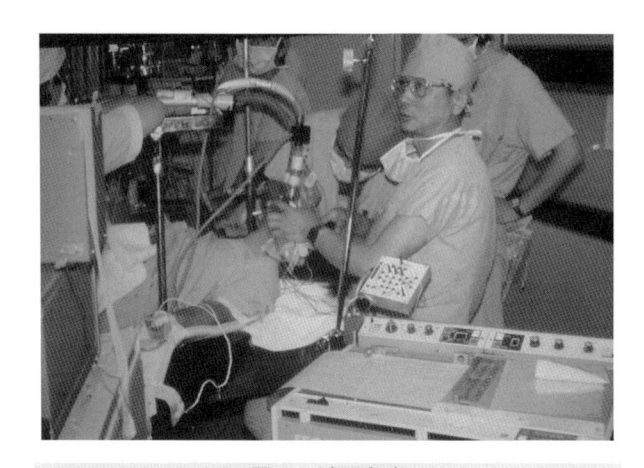

図2 池田和之
初めてヒトにセボフルラン麻酔を実施した。

によってコンパウンドAのラットでの腎毒性が示されたために，欧米での臨床開発は断念された。この背景には，メトキシフルランの苦い経験からの警戒心と，別の新しい候補が浮上していたことがある。

しかし，丸石製薬がセボフルランの権利を買い取り，ガラスの製造経験からフッ化技術を有するセントラル硝子が製造法を確立させ，浜松医科大学の池田和之を中心にわが国において1983年から開始した臨床試験を経て，1990年に国内での販売を開始した。第I相臨床試験で最初にヒトにセボフルラン麻酔を施行したのは池田和之である（図2）。

丸石製薬は海外での臨床開発にも取りかかり，ヒトにおける薬物動態試験についてはEgerの研究チームに依頼した。Egerはセボフルランに否定的であったが，当時ヒトにおける薬物動態を実測できる研究室はほかになかったし，そのときに使った実験装置を解体した現在ではどこもないであろう。薬物動態試験を引き受けたEgerであったが，執拗にコンパウンドA問題を取り上げ，FDAでの公聴会でも自らの研究結果に基づいて低流量麻酔での使用の危険性を主張した。このために，2003年にアメリカでFDA承認を受けた際に，総流量2 l/min未満での使用は安全性が証明されるまで禁忌となった。欧州では，そのような制限はなかった。アメリカでの提携先だったAbbott Laboratoriesは，低流量麻酔での追加臨床試験を重ね，数年かけて低流量麻酔での安全性を確立させ，アメリカでも制限は軽減された。

ところが，1997年にAbbottがセボフルランのリコールを実施した。それは，毒性の強いフッ化水素のセボフルラン製品への混入が発見されたためである。調査研究の結果，製品ガラス瓶とセボフルランの反応で生じることが判明したので，瓶の内側に合成樹脂の膜をコーティングすることで解決できた。

その後，専売特許の期限が切れ，ジェネリック製品が発売されようとしたときに，Abbottは瓶に施した工夫の特許を根拠に，類似した瓶を使用した製薬会社の製品の差し止めを世界中で申請した。しかし，数多く起こした裁判のうち，唯一勝利したのはわが国の下級審で，それも上級審では敗訴し，ジェネリックの市販も本格的に始まった。そのような複雑な経緯を経たが，先進工業国ではセボフルランが最も使用されている吸

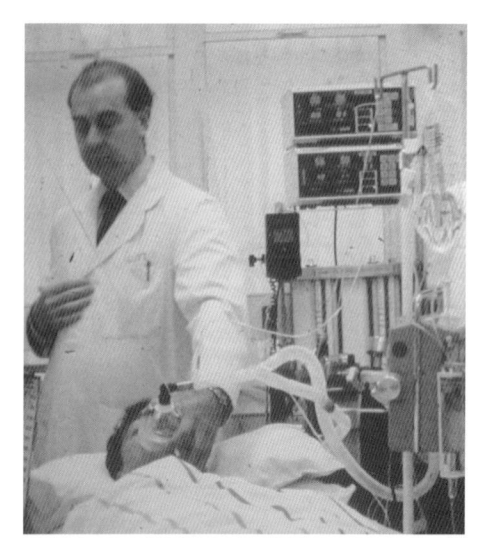

図3 Ron Jones
初めてヒトにデスフルラン麻酔を実施した。

入麻酔薬である。

d. デスフルラン

　デスフルランは，わが国では最新の吸入麻酔薬である。その臨床開発は，現在は存在しないAnaquestというアメリカの製薬会社によって行われた。運の巡り合わせで筆者は，カリフォルニア大学サンフランシスコ校（University of California San Francisco：UCSF）のEgerの研究室で，この臨床開発に参加した。

　デスフルランは血液/ガス分配係数が亜酸化窒素並みに小さく，ほとんど代謝されることなく，物理化学的に安定なことで，理想に近い吸入麻酔薬として大きく期待されていた。Terrellが653番目の麻酔薬候補として合成した当初は，産業ベースでの製造技術が確立していなく，臨床開発を試みる製薬会社はなかった。しかし，その見通しがついた時点で臨床開発が開始され，1988年にイギリスのガイズ病院のRon Jonesによって最初のヒトへの麻酔が行われた（図3）。このときは，前投薬もなくデスフルランで円滑に導入できた。このとき，筆者はUCSFで留守番をさせられ，薬物動態試験の準備を行っていた。EgerはUCSFにおいて自分の手で最初の麻酔を行いたかったが，FDAや大学の承認を得るのが難しく，開発を急いでいた製薬会社の方針もあって，最初の麻酔の場はイギリスになった。

　ヒトでの薬物動態での試験は，ブタにおける試験で方法論的にうまくいくことを確認してから開始された。ブタの場合は72時間人工呼吸下に置いたが，6例における当直は，筆者，Eger，Richard B Weiskopfの3人で均等に担当した（図4）。2人の教授がフェローと平等に当直したことには感激した。

　さて，デスフルランは気道刺激性があって導入に向かない。しかし，技術と経験があれば，導入は可能である。MACの測定試験では，デスフルラン以外の麻酔薬や前投薬

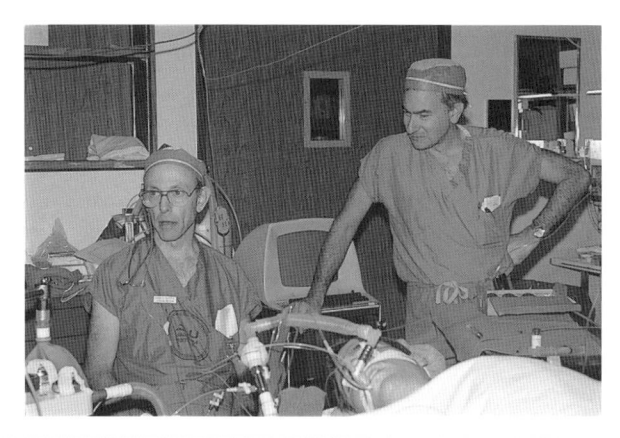

図4　Edmond I Eger II と Richard B Weiskopf
カリフォルニア大学サンフランシスコ校の手術部内にあった麻酔科専用の臨床研究室におけるデスフルランの薬物動態試験の様子。Eger（左）の厳しい視線の先で筆者が呼気ガスなどの採取を行っている。Weiskopf（右）はここでは雑用を引き受けていたが，循環・呼吸への影響を試験するリーダーであった。

は使用できないので，臨床例においてデスフルランによる麻酔導入を行った。最初の投与と同様に，何の問題なく数十例の被験者（実際の手術症例）の麻酔導入は円滑に完了した。また，循環・呼吸への影響を調べた試験でも同様であった。もっとも，デスフルランや吸入麻酔薬を知り尽くしたベテランたちが実施したので，一般の麻酔科医には難しかったかもしれない。

　循環への影響を調べていたとき，筆者は記録係とタイムキーパーを務めた。所定の時刻になったら教授にも作業の指示を出したので，「奴隷監督」というあだ名が付いた。あるとき，Egerがデスフルランの呼気濃度を2.0 MACに上げ，安定するまで20分間待っている間に，ほかの人たちは休憩していた。その間，被験者を監視するのは筆者の役割であった。循環動態を記録しているポリグラフを眺めていたら，心拍数と動脈圧が急激に増加した。主任研究者のWeiskopfとEgerを呼んだが，来たときには元に戻っていた。記録に残った一過性の増加を見て，セボフルランのための妨害工作をしただろうとからかわれ，「セボフルランのスパイ」というあだ名も付いた。しかし，この現象がデスフルランの問題点の一つとなった[11]。

　薬物動態の試験全体では，数千のガス濃度の測定点があった。そして，FDAに提出する資料の作成時に，筆者は除外基準に合致した測定点を分析から除外した。しかし，報告書にその事実と理由を記載しなかった。留学から帰国した後で突然連絡が入り，FDAからその点の報告を怠ったことを指摘され，理由を説明させられたことには驚いた。

　デスフルランは沸点が室温付近にあって，液体でもあり気体でもある状態にあったので，従来の気化器を使用できなかった。そこで，電気ヒーターを組み込んだ気化器が開発された。

　デスフルランの基本的な特性や問題点が浮き彫りになり，患者の安全を有意に損なわないとうことで，FDAは1992年にデスフルランの臨床使用を認可した。発売後，デ

表　吸入麻酔薬の臨床導入の年表

欧米での臨床導入（承認）	麻酔薬	日本での臨床導入（承認）
1942年	ジエチルエーテル	1855年
1862年	亜酸化窒素	1896年
1847年	クロロホルム	1861年
1956年	ハロタン	1959年
1960年	メトキシフルラン	1963年
1970年	エンフルラン	1980年
1980年	イソフルラン	1990年
2003年	セボフルラン	1990年
1992年	デスフルラン	2011年

スフルランはコスト面で苦戦した．しかし，それなりの市場を確保したものの，市販後に一つの問題を生じた．それは，乾燥したソーダライムと反応して一酸化炭素を生じることであった．しかし，反応の生じない二酸化炭素吸収剤が開発され，しかも一酸化炭素の発生に，麻酔器の不適切なメンテナンスも絡んでいることから，適正に使用していれば問題がないということで，FDAや各国の監督官庁，学会の理解を得た．循環動態を亢進させる作用は，オピオイドの併用などで防止できるので，これも大きな問題にはならなかった．

　デスフルランは比較的早期に世界各国で市販されたが，わが国にはセボフルランもあり，受け入れられないおそれもあったので，なかなか届かなかった．しかし，Baxterは，全地球的な販売戦略の中で日本市場を欠くことはできないとして，1992年に当時の日本麻酔科学会の理事長でもあり，慶應大学の武田純三を中心に日本での臨床試験を開始した．その結果，2011年に日本での承認も得た．これだけ情報伝達も物流もスピードアップした時代なのに，日本で使用できるまでに約20年かかった（表）．

e．そのほかの吸入麻酔薬

　そのほかに，いくつかの候補が臨床試験に至らないまま消えていった．キセノンは，薬理学的には理想に近い吸入麻酔薬だと考えられている．しかも，1950年には，実際にヒトでの麻酔が成功している．しかし，経済的にはコストがかかりすぎ，2014年4月現在で麻酔薬として臨床応用はされていない．

吸入麻酔薬におけるEgerの功罪

　Egerは，吸入麻酔薬に関しては大きな足跡を残し，吸入麻酔薬の研究・教育業績に対してアメリカ麻酔科学会から表彰されている．歴史的な麻酔薬の使用経験から近代的

な麻酔薬の臨床開発に至るまで経験豊かであり，MACや血液/ガス分配係数の概念の確立など学問的にも大きく貢献している．晩年には，吸入麻酔薬の作用機序に関する知見を前進させている．しかし，功績ばかりではない．

一時期，Egerは亜酸化窒素の撲滅を図った．そのために亜酸化窒素の使用が減少した．しかし，彼が大げさに亜酸化窒素を否定しすぎたことは，その後の研究結果が科学的に示した．そのことは本人も認めている．セボフルランとコンパウンドA問題については態度がやや異なり，セボフルランは臨床的に良い麻酔薬だと認めつつ，腎障害の危険性がたとえ通常の臨床上は問題にならなくても，危険性は存在するので慎重であるべきだと考えている．2014年現在，彼は薬理学研究から引退し，麻酔の歴史などについて研究している．

謝意

本文の執筆に当たり，Edmond I Eger IIおよびRon Jonesのご厚意により，Ron Jonesの"A History of Inhaled Anesthetics"の原稿をご送付いただき，参考にさせていただいたことに深く感謝する．この原稿は，Eger EI II, Saidman L, Westhorpe R. The Wondrous Story of Anesthesia. Berlin：Springer；2014に使用されたものの元原稿である．

■参考文献

1) Chauncey DL. Valerius cordus and the discovery of ether. Isis 1925；7：14-24.
2) Toski JA, Bacon DR, Calverley RK. The history of anesthesiology. In：Barash PG, Cullen BF, Stoelting RK. Clinical anesthesia. 4th ed. Philadelphia：Lippincott Williams & Wilkins；2001. p.3.
3) Davy H：Researches, Chemical and Philosophical；Chiefly concerning nitrous oxide or dephlogisticated nitrous air and its respiration. Bristol, Biggs and Cottle 1800；1-580.
4) 山村秀夫．本邦における麻酔の過去と展望．日臨麻会誌 1986；6：1-7.
5) 山村秀夫．吸入麻酔の歩み．LiSA 2001；8：180-2.
6) Lucas GH, Henderson VE. A new anaesthetic：Cyclopropane：A preliminary report. Can Med Assoc J 1929；21：173-5.
7) Mazurek MJ. Dr. Chauncery Leake and the development of divinyl oxide from bench to bedside. CSA Bull 2007；55：86-9.
8) Summary of the national halothane study. Possible association between halothane anesthesia and postoperative hepatic necrosis. JAMA 1966；197：775-88.
9) Bunker JP, Forrest WH, Moesteller F, et al. The national halothane study. Bethesda, National Institutes of Health, 1969.
10) Artusio JF Jr, Van Poznak A, Hunt RE, et al. A clinical evaluation of methoxyflurane in man. Anesthesiology 1960；21：512-7.
11) Yasuda N, Weiskopf RB, Cahalan MK, et al. Does desflurane modify circulatory responses to stimulation in humans? Anesth Analg 1991；73：175-9.

〈安田　信彦〉

基礎編

2 物理化学的性質と薬物動態

はじめに

　吸入麻酔薬は，文字どおり吸入によって使用する麻酔薬である。肺を経由して血液に溶解し，中枢神経に達することで麻酔作用を発揮する。常温で気体のガス麻酔薬と，液体の揮発性麻酔薬に大別される。
　ガス麻酔薬として現在使用されているのは亜酸化窒素である。
　揮発性麻酔薬は室温で液体であり，気化器を使用して目的の濃度に気化して使用される。現在日本では，イソフルラン，セボフルラン，デスフルランが使用されている。化学構造よりハロゲン化麻酔薬と呼ばれることもある。

物理化学的特性

1 最小肺胞濃度と血液/ガス分配係数

　最小肺胞濃度（minimum alveolar concentration：MAC）とは，皮膚切開を加えたときに50％のヒトで体動が認められない吸入麻酔薬の肺胞濃度である[1]。MACは麻酔管理をする際の投与濃度の指標となるほか，吸入麻酔薬間の麻酔作用の力価を比較するのに適している（表1）。
　一方，MAC-awakeは，50％のヒトが言葉による簡単な命令に応答できるときの肺濃度である。セボフルランやデスフルランなど現在使用されている吸入麻酔薬のMAC-awakeは0.3〜0.4MACである[2]。これに対して，50％のヒトが皮膚切開に対して交感神経反応を示さない肺胞濃度がMAC-BAR（blocking of adrenergic responses）である。
　MACやMAC-BARはオピオイドや亜酸化窒素の併用で大きく低下する（図1）[3]。一方，MAC-awakeはオピオイドの併用でもあまり変わらない[3]。
　血液/ガス分配係数は，37℃1気圧において血液1mlに溶ける麻酔ガスの量（ml）である。吸入麻酔薬の血液への溶解度を示す。血液/ガス分配係数が低い麻酔薬ほど血液に溶けにくく，麻酔の導入と覚醒が早い。

表1 各種吸入麻酔薬の特性

	亜酸化窒素	ハロタン	エンフルラン	イソフルラン	セボフルラン	デスフルラン
血液/ガス分配係数	0.47	2.3	1.91	1.4	0.66	0.42
MAC	105	0.77	1.68	1.15	1.71	6
MAC-awake	71	0.41	0.51	0.43	0.64	2.5
MAC-awake/MAC比	0.68	0.53	0.3	0.37	0.37	0.41
代謝率	0	20	2.4	0.2	5	0.02

(風間富栄. 吸入麻酔法. 小川節郎, 新宮 興, 武田純三ほか編. 麻酔科学スタンダードⅠ臨床総論. 東京：克誠堂出版；2003. p.125-41 より改変引用)

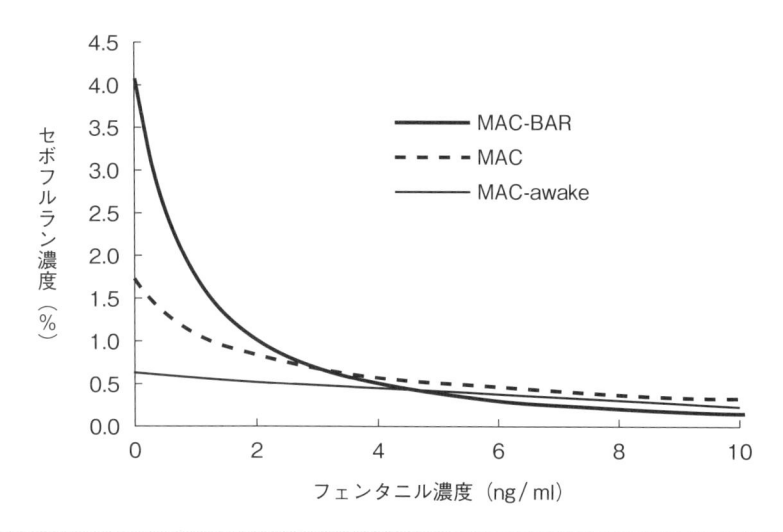

図1 オピオイドとセボフルランの相互作用

(Katoh T, Kobayashi S, Suzuki A, et al. The effect of fentanyl on sevoflurane requirments for somatic and sympathetic responses to surgical incision. Anesthesiology 1999；90：398-405 より改変引用)

2 吸入麻酔薬各論

a. 亜酸化窒素

　無色・無臭のガスである。鎮痛作用は強いが意識を消失させる作用は弱く，MACは105％と単独で全身麻酔を行うことはできない。ほかの揮発性吸入麻酔薬と併用するとMACを大きく低下させることから，補助的に使用されることが多い。

　亜酸化窒素は温室効果ガスである[4]。レミフェンタニルの登場や，近年の環境意識の向上から使用頻度は大きく減っている。

亜酸化窒素の使用上の注意点は，閉鎖腔のある患者への使用である。吸入気の 50～66％の高濃度で使用されること，血液/ガス分配係数が低い（0.47）ことから，気胸や腸閉塞など患者の体内に閉鎖腔がある場合，閉鎖腔へ急速に拡散して容量が増大する。

b. セボフルラン

現在，日本国内で最も頻用されている揮発性吸入麻酔薬である。イソフルランよりも血液/ガス分配係数が低く，麻酔の導入，覚醒が早い。また，気道刺激性が低く，高濃度を吸入させても咳や息こらえの発生が少なく，吸入による導入にも適している。

代謝によって産生される無機フッ素や，二酸化炭素吸収剤と反応して産生されるコンパウンド A による腎障害が懸念されるが，二酸化炭素吸収剤の改良などにより現在はほとんど問題はない[5]。アメリカ食品薬品局（FDA）では 1 l/min 以下での低流量麻酔は推奨されていない。

c. デスフルラン

セボフルランよりも血液/ガス分配係数が低く，覚醒の早い揮発性吸入麻酔薬である。
マスクからの吸入による使用は気道刺激性があるために，低濃度から徐々に濃度を上げていく必要がある。このため，吸入による麻酔導入には適さない。また，高濃度の吸入で頻脈となる。

組織/血液分配係数はセボフルランよりも低く，長時間吸入させても組織への蓄積が少なく覚醒が早い。

沸点は 24℃ と常温で気化するため，専用の気化器が必要である。

乾燥した二酸化炭素吸収剤と反応して一酸化炭素を産生する可能性がある[6]。

d. イソフルラン

セボフルランとの臨床的な違いは少ない。血液/ガス分配係数が高く，気道刺激性があるため，吸入による麻酔導入に適さないことがデメリットとなる。近年，使用頻度は減少している。

吸入麻酔薬の薬物動態

吸入麻酔薬は，肺を経由して血液に溶解し，中枢神経に達することで麻酔作用を発揮する。

吸入麻酔薬は，まず新鮮ガスと混合されて呼吸回路内に投与される。一定の濃度の吸入麻酔薬が投与されると，まず呼吸回路，次に肺胞内の麻酔薬濃度が上昇し，肺胞から血液/ガス分配係数に従って血液に溶解する。さらに，血液を介して中枢神経での濃度が上昇して麻酔作用が発現する。血液から各組織（臓器）への移行は，組織の血流量と組織/血液分配係数による。

吸入麻酔薬の薬物動態を解析するには生体内の生理学的多臓器モデルを簡略化した薬

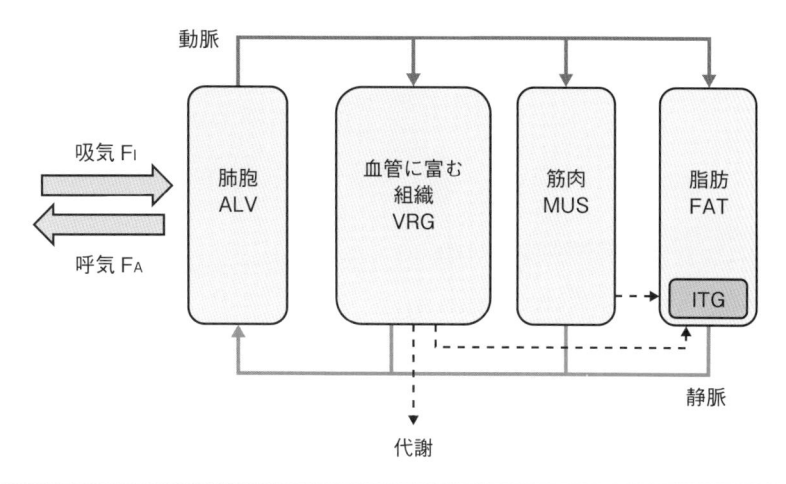

図2 吸入麻酔薬の薬物動態モデル
ITG : intertissue diffusion group

物動態モデルが用いられ，これによりシミュレーションが可能である．吸入麻酔薬のシミュレーターとしては GasMan®（Windows, Macintosh, http://www.gasmanweb.com/）や AnestAssist™（http://www.palmahealthcare.com）がある．本項では GasMan® を使用して吸入麻酔薬の薬物動態を解説する．

1 薬物動態モデル

　吸入麻酔薬の薬物動態モデルとしては，臓器のうち血管豊富群（vessel rich group：VRG），筋肉，脂肪組織，血管の乏しい組織群（vessel poor grop：VPG）からなるモデルがよく用いられる（図2)[7]．

　VRG には，脳，心臓，肝臓などが属する．これらの器官は体重の 10% 程度であるが，心拍出量の 75% の血流を占める[7]．脳神経系は VRG に属し，静脈麻酔薬で使われる効果部位濃度（脳内濃度）は，VRG での濃度にほぼ相当する．

　麻酔薬の投与時は，肺胞濃度が最も重要である．したがって，肺胞濃度とほぼ一致する呼気麻酔薬濃度をモニターできることは，吸入麻酔薬の薬物動態を把握するのに有用である．すべての組織群での麻酔薬濃度は，肺胞濃度によって規定される．肺胞から血液への麻酔薬の取り込みは，心拍出量と溶解度により規定される．血液への溶解度は，血液/ガス分配係数で示され，セボフルランの血液/ガス分配係数は 0.64 である．これは平衡状態においてセボフルランの血中濃度は肺胞濃度の 0.64 倍であることを示している．血液/ガス分配係数が 1.4 であるイソフルランと比べ，セボフルランは血液に溶解しにくい麻酔薬であることを示している．

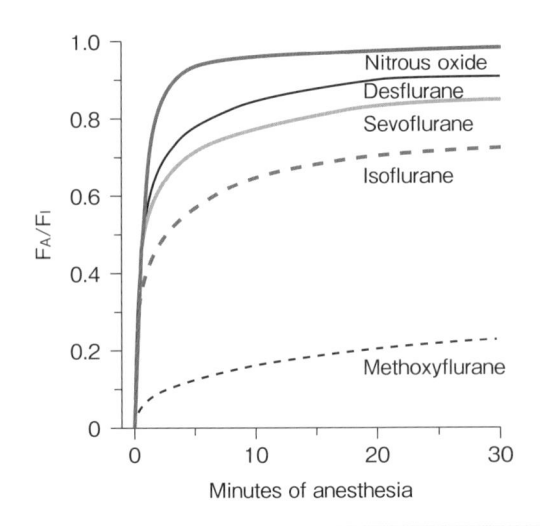

図3 麻酔導入時の吸入麻酔薬濃度（F_I）と肺胞麻酔薬濃度（F_A）
血液/ガス分配係数の低い麻酔薬ほど速やかに肺胞濃度が上昇し，F_A/F_Iが1に近づく。
（Eger EI 2nd. Inhaled anesthetics：uptake and distribution. In：Miller RD, editor. Miller's anesthesia. 7th ed. Philadelphia：Churchill Livingstone；2009. p.539-59 より引用）

2 麻酔の導入

　血液/ガス分配係数が大きくなるほど，血液に多くの麻酔薬が取り込まれる。このため，麻酔の導入期には肺胞濃度の上昇が遅れ，麻酔の導入が遅くなる（図3）。

　麻酔薬吸入開始後は，まずVRGに麻酔薬が大量に取り込まれる。しかし，VRGの組織容量は小さいため，10分程度で動脈血と平衡に達する。図4は5％セボフルランによる麻酔導入期の肺胞，VRG，筋肉でのセボフルラン濃度をシミュレーションしたものである。新鮮ガス流量6 l/min，心拍出量5 l/min，換気量4 l/min とした。吸入開始後，肺胞濃度は，吸入濃度に近づいていくが，VRGの濃度はこれに遅れて上昇し，10分程度で肺胞濃度とほぼ一致する。麻酔導入期には，麻酔ガスモニターで得られる呼気麻酔ガス濃度は，脳内の濃度と乖離が見られることに注意が必要である。デスフルランは吸入での導入に適していないので，ここでは省略する。

　次に，セボフルランを例に吸入麻酔薬の麻酔導入に影響を与える因子について考えていく。

a. 吸入濃度

　吸入濃度は高いほど麻酔導入は早くなる〔新鮮ガス流量5 l/min，換気量5 l/min，心拍出量5 l/min〕（図5）。気道刺激性が少なく高濃度を吸入で使用できるセボフルランでは，成人でも吸入麻酔薬による麻酔導入が可能である。8％の吸入では2分以内にVRGの濃度（脳内濃度）がMAC-awake（0.5％）を超えて意識が消失するが，2.5％では3～4分が必要である。

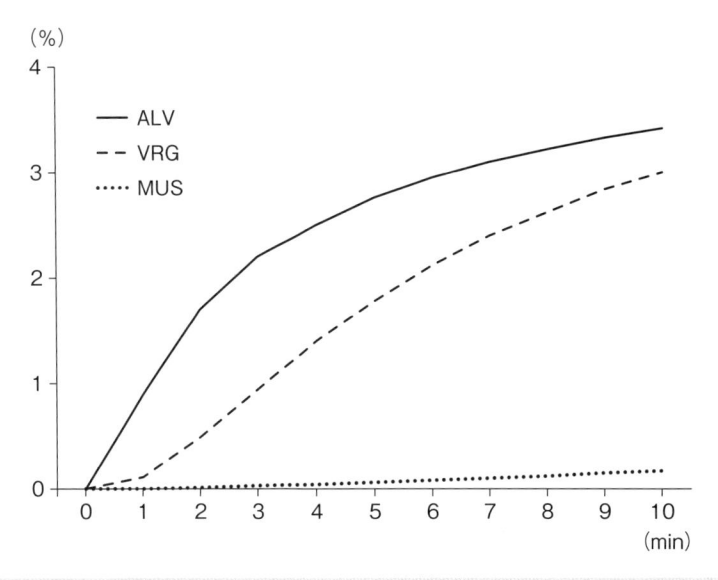

図4 麻酔導入期のシミュレーション（5%セボフルランによる）
ALV：肺胞，VRG：血管豊富群，MUS：筋肉

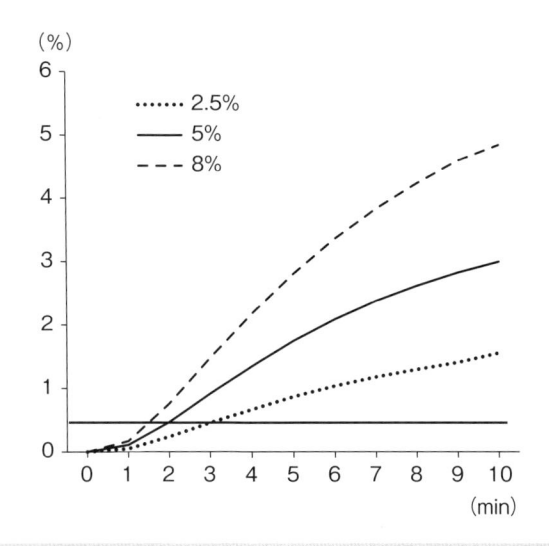

図5 麻酔導入期のシミュレーション（吸入濃度による影響）
セボフルラン濃度（2.5%，5%，8%）を変化させたときの脳内濃度（血管豊富群）を示す。

b．新鮮ガス流量（回路総流量）

　図6は，新鮮ガス流量を2.5 l/min，5 l/min，10 l/minとし，5％セボフルランを吸入時の脳内濃度の変化を示す（換気量は5 l/min）。新鮮ガス流量が多いほど，脳内濃度の上昇は早い。吸入麻酔で麻酔導入する際は，できるだけ高流量を使用すると有利である。

2. 物理化学的性質と薬物動態

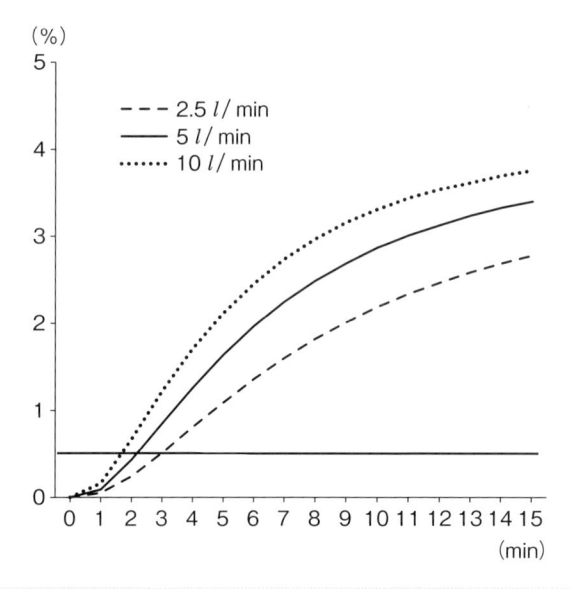

図6 麻酔導入期のシミュレーション（新鮮ガス流量による影響）

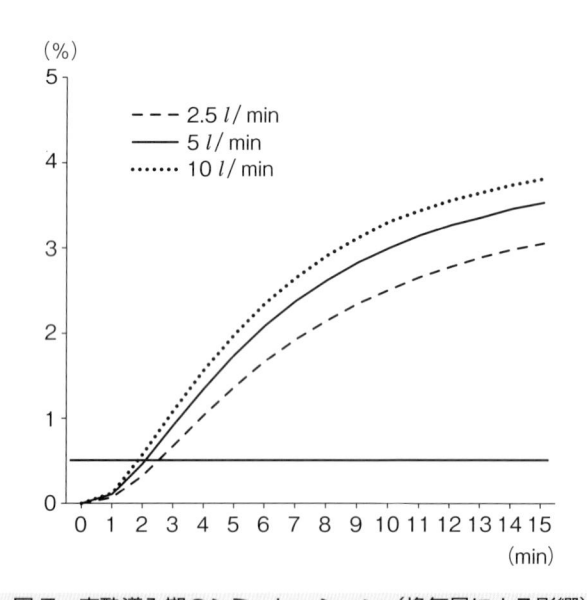

図7 麻酔導入期のシミュレーション（換気量による影響）

c. 換気量

　図7は，換気量を 2.5 l/min，5 l/min，10 l/min とし，5％セボフルランを吸入時の脳内濃度の変化を示す（新鮮ガス流量は 5 l/min）。ここでは動脈二酸化炭素分圧（Pa_{CO_2}）による脳血流量の変化については無視している。換気量が多いほど，脳内濃度の上昇は早いが，その差は大きくはない。

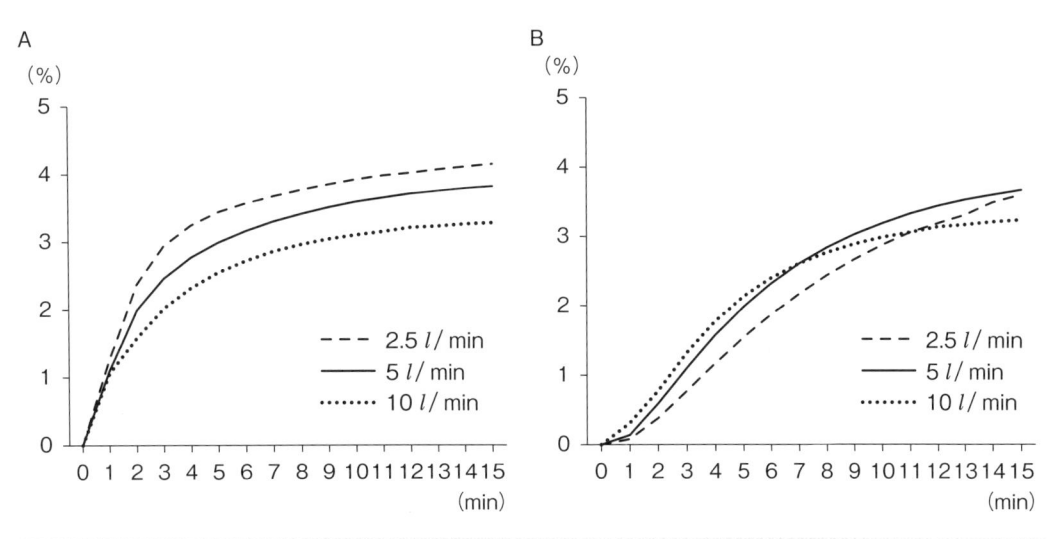

図8 麻酔導入期のシミュレーション（心拍出量による影響）
心拍出量を変化させたときの肺胞濃度（A），脳内濃度（血管豊富群，B）を示す。

d. 心拍出量

図8は，心拍出量を2.5 l/min，5 l/min，10 l/min とし，5％セボフルランを吸入時の肺胞濃度と脳内濃度の変化を示す（新鮮ガス流量5 l/min，換気量5 l/min）。心拍出量が多いほど血液に多くの麻酔薬が取り込まれる。このため，麻酔の導入期には肺胞濃度の上昇が遅れ，麻酔の導入が遅くなると予想される。

肺胞濃度で見ると心拍出量が多いほど上昇が遅くなるが，脳内濃度で見るとその差は大きくはない。明らかに心拍出量の影響が出るのは15分以降である。したがって，心拍出量は麻酔導入の速度には大きな影響はないと考えられる。

3 麻酔維持

吸入麻酔薬は，麻酔導入期にVRGに取り込まれた後は，筋肉への取り込みが主となる（図9）。筋肉は体重の50％を占めるが，心拍出量の20％の血流しか受けていない[7]。このように血流に比して容量の大きな組織を満たすには時間が必要であり，動脈血と平衡に達するにはデスフルランで3時間，セボフルランでは数時間を必要とする。動脈血と筋肉で平衡に達するのはセボフルランよりもデスフルランが早い。これは組織（脂肪組織）/ガス分配係数（表2）の差により，セボフルランはデスフルランと比べて筋肉組織に2.2倍（1.7 vs 0.78）溶解することができることによる。

この筋肉への麻酔薬の取り込みの差が，麻酔時間による覚醒速度の差の原因となる（後述）。

その後は脂肪組織への取り込みが主体となる。脂肪組織については後で詳しく述べる。

2. 物理化学的性質と薬物動態

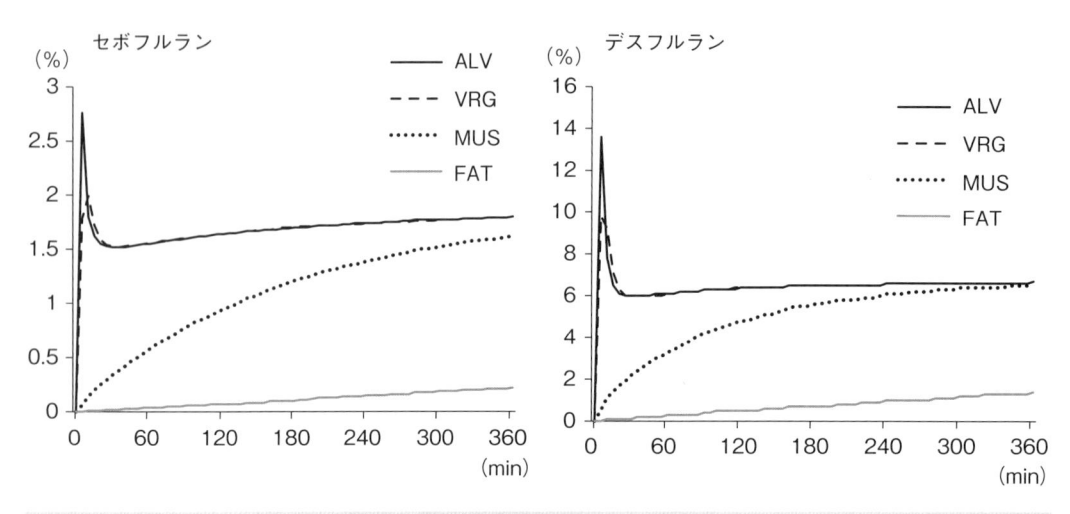

図9 麻酔維持期のシミュレーション

セボフルランは，5％を新鮮ガス流量6 l/minで5分間吸入後，2％を新鮮ガス流量4 l/minで吸入した。デスフルランは，20％を新鮮ガス流量6 l/minで5分間吸入後，7％を新鮮ガス流量4 l/minで吸入した。
ALV：肺胞，VRG：血管豊富群，MUS：筋肉，FAT：脂肪組織

表2 薬物動態パラメータ

Variable	VRG	MUS	FAT	ITG
Volume (l)	6	33	14.5	2.9
Tissue/blood partition coefficient				
Desflurane	1.3	1.73	29	29
Sevoflurane	1.7	2.62	52	52
Isoflurane	1.6	2.5	50	50
Tissue/gas partition coefficient				
Desflurane	0.58	0.78	13	13
Sevoflurane	1.1	1.7	34	34
Isoflurane	2.24	3.5	70	80
Time constants (min)				
Desflurane	4.32	38.1	1226	230
Sevoflurane	5.65	57.8	2198	412
Isoflurane	5.32	56.7	2114	396
Blood flow (ml/min) per 100 ml of tissue Compartment diameter				
Desflurane	1.32	3.58	9.73	4.35
Sevoflurane	1.82	5.3	15.7	7
Isoflurane	2.59	7.7	22.5	10.1

VRG：血管豊富群，MUS：筋肉，FAT：脂肪組織，ITG：intertissue diffusion group, a subset of the FAT

(Eger EI 2nd, Saidman LJ. Illustrations of inhaled anesthetic uptake, including intertissue diffusion to and from fat. Anesth Analg 2005；100：1023-33 より改変引用)

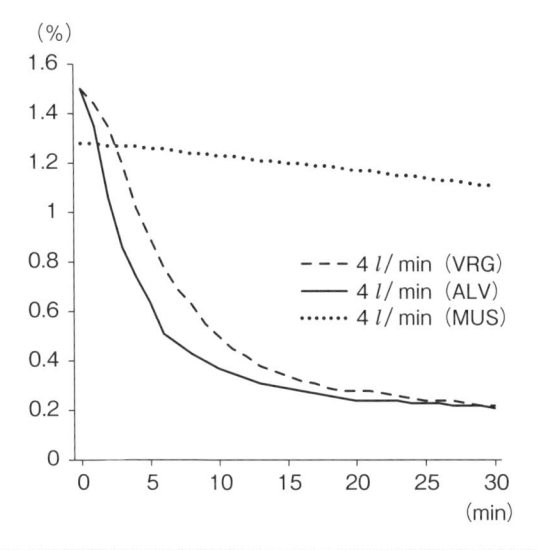

図10 覚醒時のシミュレーション
セボフルランを呼気濃度1.5％で4時間維持した後の，覚醒時のシミュレーション。新鮮ガス流量を維持中は3 l/min，覚醒時は6 l/min，換気量は4 l/minとした。
ALV：肺胞，VRG：血管豊富群，MUS：筋肉

4 覚 醒

　覚醒には2つの要因が関与する。MAC-awakeと，中枢神経からのクリアランス（wash-out）である。セボフルランとデスフルランのMAC-awakeは，ともにMACの約1/3である（表1）。麻酔薬のwash-outは，麻酔薬の血液への溶解度（血液/ガス分配係数）と組織への蓄積の程度により決定される。溶解度が小さければ，ほとんどの麻酔薬は肺胞から排出され，クリアランスは100％に近づく。クリアランスが100％であれば，覚醒にあたって組織への麻酔薬の蓄積は問題にならない。実際には，デスフルランのクリアランスは60％以上，セボフルランは55％程度，イソフルランは35％程度である[8]。このため，組織への麻酔薬の蓄積の影響はイソフルランでは顕著である。このように，血液/ガス分配係数の小さいデスフルランやセボフルランは，イソフルランと比べてクリアランスが大きく覚醒が早い。クリアランスには，さらに換気量と新鮮ガス流量が影響する。

　組織への蓄積は，血液/ガス分配係数以外に組織/血液分配係数と維持濃度，麻酔時間が影響する。したがって，麻酔からの覚醒に影響する因子としては，麻酔薬の種類と麻酔時間，麻酔の維持濃度，換気量，新鮮ガス流量がある。

　図10は，セボフルランを呼気濃度1.5％で4時間維持した後の，覚醒時のシミュレーションである。新鮮ガス流量を維持中は3 l/min，覚醒時は6 l/min，換気量は4 l/minとした。肺胞，VRG（脳内濃度）ともに急速に濃度が低下する。MAC-awakeを0.5％とすると，約10分で覚醒濃度に低下する。このとき注意したいのは，導入時と同様に

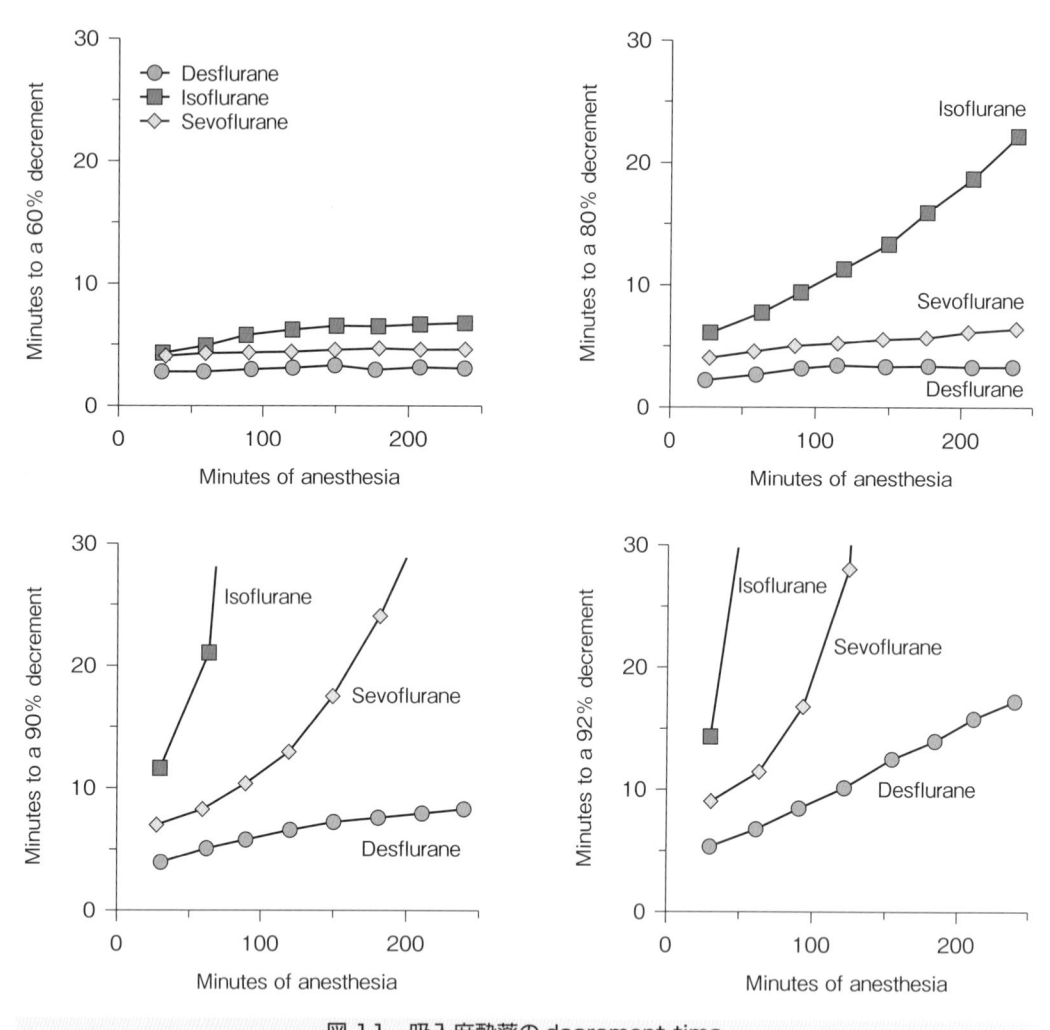

図11 吸入麻酔薬のdecrement time

(Bailey JM. Context-sensitive half-times and other decrement times of inhaled anesthetics. Anesth Analg 1997；85：681-6 より引用)

肺胞とVRGの濃度には乖離が見られることである。

次に，覚醒に影響する因子について順に考えていく。

a. 麻酔薬の種類

Baileyら[9]は，静脈麻酔薬で用いられるdecrement timeやcontext-sensitive half-timeの概念[10]を吸入麻酔薬にも適用してシミュレーション結果を示している（図11）。VRGでの濃度が維持濃度から60％低下する時間（decrement time）は，デスフルラン，セボフルラン，イソフルランの3種の麻酔薬で差がなく，麻酔時間が長くなっても延長しなかった。一方，80％ decrement timeは，イソフルランではデスフルラン，セボフルランと比べて長く，麻酔時間により延長した。デスフルランとセボフルランに差はなかった。90％ decrement timeは，90分以上では，セボフルランがデスフルランに比べて長かっ

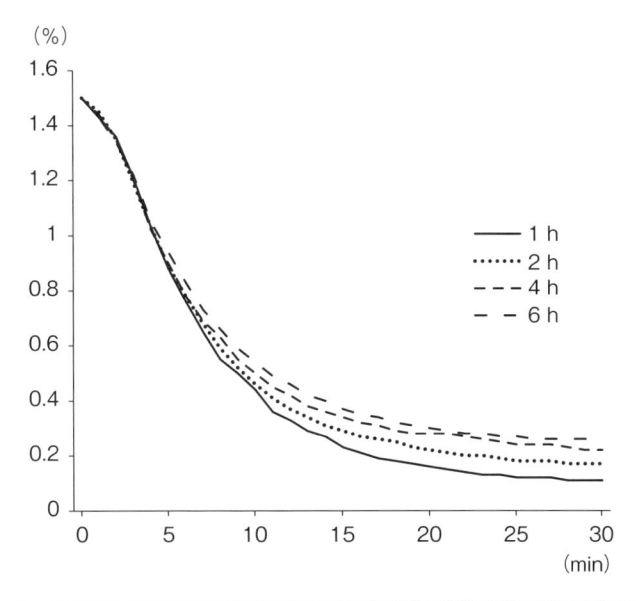

図12　麻酔覚醒に対する麻酔時間の影響
呼気セボフルラン濃度 1.5％で 1 ～ 6 時間維持した後の，覚醒時脳内セボフルラン濃度を示す。

た。この結果から，MAC-awake の 2 倍程度の濃度で維持すれば，麻酔覚醒に必要な時間は麻酔薬による差はない。しかし，覚醒以下の濃度へ低下するのはデスフルランがセボフルランよりも早いことを示している。

近年注目されているのは，術後の認知機能や嚥下機能の回復[11]といった MAC-awake 以下濃度への低下速度である。

b. 麻酔時間

麻酔時間によって組織，特に筋肉組織への麻酔薬の蓄積が異なる。したがって，麻酔からの覚醒はある程度は麻酔時間に依存している。

図 12 は，呼気セボフルラン濃度 1.5％で 1 ～ 6 時間維持した後の，覚醒時脳内セボフルラン濃度のシミュレーションである。セボフルランの場合，麻酔時間による影響は少なく，麻酔時間によらず約 10 分で覚醒する。しかし，吸入中止 30 分後の濃度は，1 時間の麻酔では 0.1％であるが 6 時間では 0.3％であり，病棟帰室時の覚醒状態は麻酔時間が短いほうが良好である。

c. 維持濃度

維持濃度は麻酔覚醒へ影響する。セボフルランの維持濃度を 2％，1.5％，1.0％，0.75％として，各濃度で 4 時間維持した後の覚醒時脳内セボフルラン濃度の変化を示す（図 13）。脳内濃度が 0.5％以下になるまでの時間は，それぞれ 15 分，10 分，7 分，5 分であった。現在使用されているセボフルラン濃度は 1.0 ～ 1.5％であり[12]，10 分程度で覚醒することが分かる。0.75％はより覚醒が早いがその差は 2 分程度であり，術中覚醒のリス

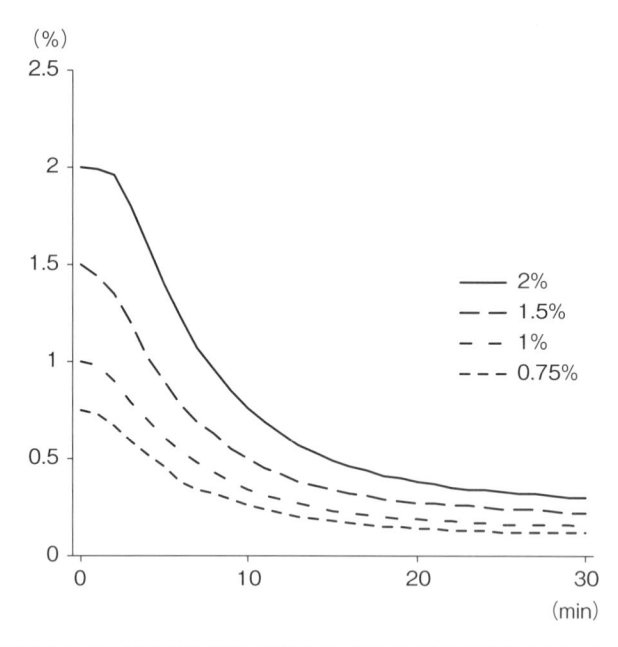

図13 麻酔覚醒に対する維持濃度の影響
セボフルランの維持濃度を2%, 1.5%, 1.0%, 0.75%として各濃度で4時間維持した後の覚醒時の脳内セボフルラン濃度を示す。

クが増す[12]ことを考えるとメリットはなさそうである。一方，2%で維持すると覚醒は遅くなる。また，2%で維持した場合の30分後のセボフルラン濃度が0.3%であるのに対し，1%で維持すると0.15%と1/2になる。レミフェンタニルを併用して低濃度セボフルランで維持することで，病棟帰室時の覚醒状態が良好であることが理解できる。

d. 換気量

レミフェンタニルなどオピオイドの濃度が高い間は自発呼吸が出ないため，覚醒時には人工呼吸を継続して十分な換気を維持する必要がある。図14は，セボフルランを1.5%で4時間麻酔後の覚醒に関して，換気量を，2.5 l/min，5 l/min，10 l/minとしたときの脳内セボフルラン濃度のシミュレーションである（新鮮ガス流量5 l/min）。セボフルラン濃度0.5%で覚醒とすると，2.5 l/minでは覚醒まで13分，5 l/minでは10分，10 l/minでは9分必要であり，換気量を制限すると覚醒が遅れることが分かる。10 l/minと過換気にすると，実際にはPa_{CO_2}の低下により脳血流量が低下するため，覚醒は早くならない可能性がある。麻酔中と同様の正常の換気を麻酔薬投与中止後も継続すればよい。

注意が必要なのは覚醒後，抜管してからの呼吸状態である。覚醒時には筋肉での濃度の低下が遅れ，セボフルランが筋肉組織に蓄積している。正常換気が維持されていれば問題ないが，換気が制限されると血液中に還流するセボフルランにより，脳内濃度は再上昇する可能性がある。セボフルランから覚醒し，15分時点で抜管したものの呼吸抑制が見られたとき（換気量5 l/min → 0.5 l/min）のシミュレーション（図15）では，

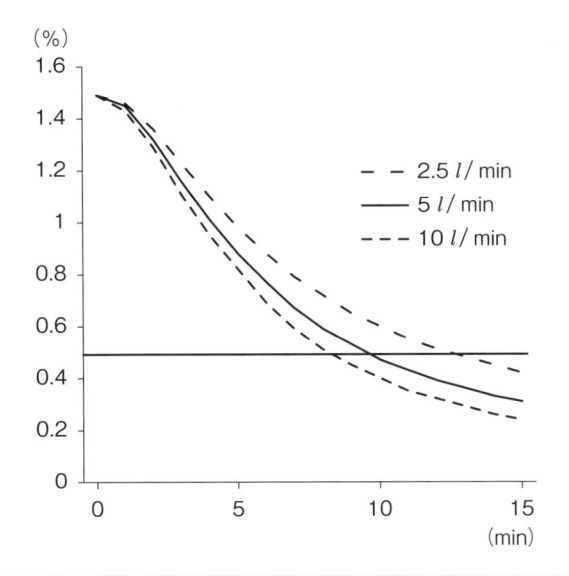

図14　麻酔覚醒に対する換気量の影響

セボフルランを1.5%で4時間麻酔後の覚醒に関して，換気量を2.5 l/min，5 l/min，10 l/minとしたときの脳内セボフルラン濃度を示す（新鮮ガス流量5 l/min）。

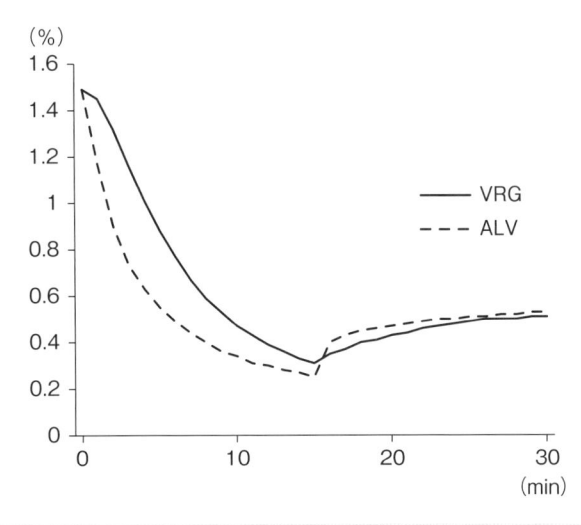

図15　覚醒後の低換気

セボフルランから覚醒し，15分時点で抜管したものの呼吸抑制が見られたとき（換気量5 l/min → 0.5 l/min）のシミュレーションを示す。低換気により脳内セボフルラン濃度は0.5%まで再上昇する。
　VRG：血管豊富群，ALV：肺胞

脳内セボフルラン濃度は0.5%まで再上昇している。オピオイドの呼吸抑制やそのほかの要因で換気が制限されると，患者は再度入眠してしまうことに注意が必要である。
　低換気による再入眠のリスクは，血液や組織により溶解しにくいデスフルランではより低いと考えられる[13]。

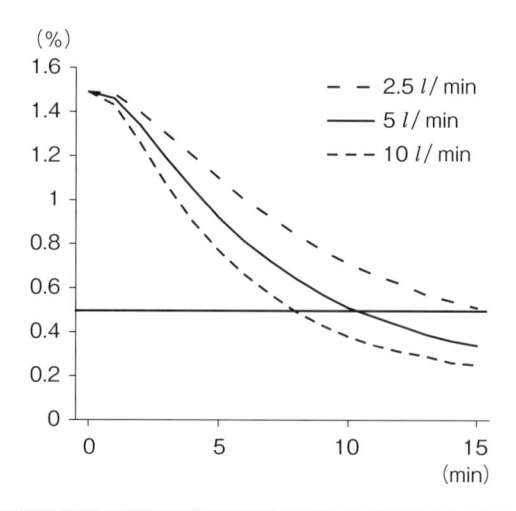

図16 麻酔覚醒に対する新鮮ガス流量の影響

セボフルランを1.5%で4時間麻酔後の覚醒に関して，新鮮ガス流量を2.5 l/min，5 l/min，10 l/minとしたときの脳内セボフルラン濃度のシミュレーションを示す（換気量5 l/min）。

e. 新鮮ガス流量

図16は，セボフルランを1.5%で4時間麻酔後の覚醒に関して，新鮮ガス流量を，2.5 l/min，5 l/min，10 l/minとしたときの脳内セボフルラン濃度のシミュレーションである（換気量5 l/min）。セボフルラン濃度0.5%で覚醒とすると，2.5 l/minでは覚醒まで15分以上，5 l/minでは11分，10 l/minでは8分必要であり，覚醒時には十分な新鮮ガス（通常は酸素）を供給することが重要であることが分かる。10 l/min程度が適当と考えられる。

f. セボフルランとデスフルランの比較

ここまで述べてきた要因を総合して，セボフルランとデスフルランを比較してみる。

図11より，セボフルランとデスフルランでは麻酔覚醒までの時間には大きな差はないが，覚醒濃度以下への低下速度はデスフルランが速く，特に麻酔時間が長くなった場合に差が大きくなることが予想される。

図17は，セボフルランとデスフルランを1 MACで2時間麻酔した後の脳内濃度の変化を，麻酔薬投与終了時の濃度に対する変化（%）で示している。0.3 MACで覚醒するとすれば，覚醒までの時間はデスフルランが早いが，その差は2分程度である。これに対して0.1 MACに低下するまでの時間は，デスフルランがセボフルランよりも明らかに早い。

さらに麻酔時間を長くして検討してみる。図18は，セボフルランとデスフルランを1 MACで6時間麻酔した後の脳内濃度の変化を，麻酔薬投与終了時の濃度に対する変化（%）で示している。0.3 MACで覚醒するとすれば，覚醒までの時間はデスフルランが早いが，その差は3分程度で，2時間麻酔した場合と同様に差は小さい。これに対

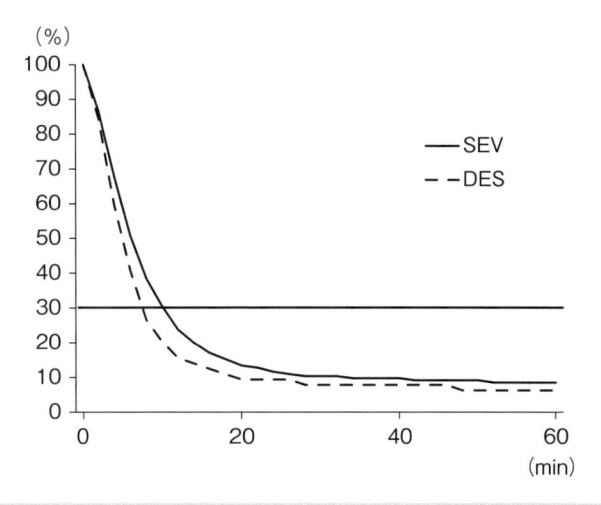

図17 セボフルラン vs デスフルラン（麻酔時間2時間）
セボフルラン（SEV）とデスフルラン（DES）を1 MACで2時間麻酔した後の脳内濃度の変化を，麻酔薬投与終了時の濃度に対する変化（%）で示す。

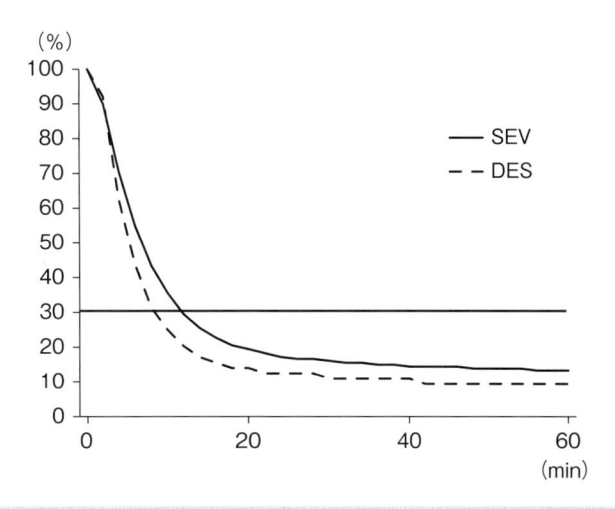

図18 セボフルラン vs デスフルラン（麻酔時間6時間）
セボフルラン（SEV）とデスフルラン（DES）を1 MACで6時間麻酔した後の脳内濃度の変化を，麻酔薬投与終了時の濃度に対する変化（%）で示す。

して0.1 MACに低下するまでの時間は，デスフルランがセボフルランよりも明らかに早く，セボフルランでは検討した60分間ではそこまで低下してない。したがって，長時間の麻酔後の認知機能や嚥下機能の回復といった面ではデスフルランが有利であることが推測できる。

5 脂肪の影響

a. 脂肪組織と薬物動態

　肥満は各種薬物の薬物動態に影響を与える[14]。肥満の特徴として、脂肪組織が多いことが挙げられる。そこで、脂肪の吸入麻酔薬の薬物動態への影響を考えてみる。

　体内の脂肪組織は血流の少ない bulk fat（FAT）と、大網や腸間膜など血流の多い組織の周囲にある脂肪に分けられる。後者は intertissue diffusion group（ITG）と呼ばれ、bulk fat よりも血流が多く、薬物動態への関与が異なる。このような ITG は脂肪全体の 1/6 を占めている[8]。

　組織への麻酔ガスの溶解は、組織/ガス分配係数で示される（表2）[8]。セボフルランはデスフルランと比べて、筋肉には2.2倍（1.7 vs 0.78）、脂肪組織には2.8倍（13 vs 34）溶解することができる。

　一方、組織/血液分配係数から各組織での麻酔ガス分圧の上昇と低下を予測することができる。これが時定数（time constant）であり、血液と組織の平衡が63％に達する時間である。50％の平衡に達する時間（half-time）は時定数×0.7で求められる。VRGのhalf-timeはデスフルランで3.0 min、セボフルランで4.0 minと、どちらも速やかに濃度が変化する。一方、筋肉のhalf-timeはセボフルランが40 min、デスフルランが27 min、脂肪組織のhalf-timeはセボフルランが1540 min、デスフルランが860 minと非常に長い[8]。

　脂肪組織は体重の20％を占め、心拍出量の6％の血流を受ける[7]。したがって、同じ重量あたりの血流量は筋肉とほぼ同様である。しかし、セボフルランの脂肪組織/ガス分配係数は34であり、筋肉の1.7と比べるとはるかに高い。つまり、脂肪組織は筋肉よりも麻酔薬の親和性が高く、平衡に達するには24時間程度を要する。これは、数時間程度の麻酔では脂肪組織での麻酔薬分圧は低いことを示している。

　図19は、麻酔50分後の各組織での麻酔薬の分布を図示したものである[8]。セボフルランはデスフルランと比べて筋肉、脂肪の麻酔薬の容量が大きいことを示している。組織へのセボフルランの取り込みと intertissue diffusion による脂肪への取り込みはデスフルランよりも多いが、平衡にはより達していない。代謝により失われる麻酔薬量（セボフルラン5％、デスフルラン0.02％）も多いため、デスフルランでは吸入濃度（F_I）と肺胞濃度（F_A）の差は12％であるが、セボフルランでは21％とより大きくなる。

b. 麻酔維持期の薬物動態と肥満

　肥満患者では脂肪の容量が増える。肥満により心拍出量が増えることと合わせ、脂肪への血流量は増大する。このため、脂肪組織での麻酔薬の取り込み能と取り込み量は増える。また、脂肪の表面積が増えるため、intertissue diffusion による脂肪への移行も増える。脂肪での取り込みが増えても、麻酔薬取り込みの容量も増大し、脂肪組織での麻酔薬の濃度は非肥満患者と変わらない。また、VRGと筋肉に関しては肥満の影響は

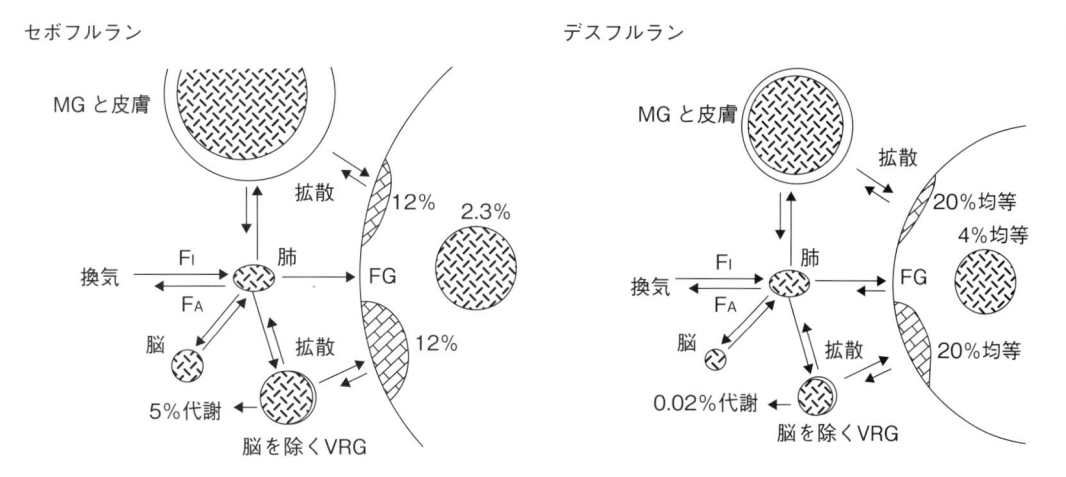

図19 セボフルランとデスフルランの薬物動態の比較

麻酔開始50分後の各組織への麻酔薬の蓄積，組織間の移行を示す。

(Eger EI 2nd, Saidman LJ. Illustrations of inhaled anesthetic uptake, including intertissue diffusion to and from fat. Anesth Analg 2005；100：1023-33 より引用)

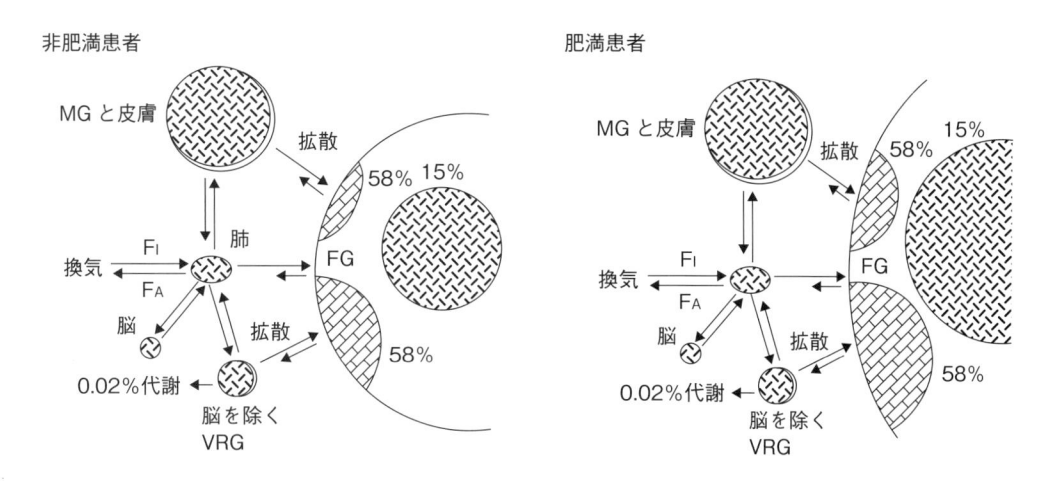

図20 肥満患者での薬物動態

デスフルランで麻酔開始後200分の各組織への麻酔薬の蓄積，組織間の移行を肥満患者と非肥満者について示す。

(Eger EI 2nd, Saidman LJ. Illustrations of inhaled anesthetic uptake, including intertissue diffusion to and from fat. Anesth Analg 2005；100：1023-33 より引用)

少ない（図20）。

c. 覚醒

　肥満患者では，組織に蓄積した麻酔薬が覚醒時に血液に戻る量が増えて，麻酔薬のクリアランス（wash-out）に影響を与える可能性がある。しかし，前述のように，セボフルランやデスフルランでは肥満による覚醒への影響は少ないと考えられる。

La Colla ら[15]は，肥満患者でのデスフルランの薬物動態を wash-in と wash-out に関して検討した。肥満患者では，wash-in curve が吸入開始 10 分と 15 分で軽度低下していた。これは，デスフルランの組織での取り込みが多かったためと考えられる。wash-out curve は肥満患者と非肥満患者で差がなかった。術後の開眼，離握手，抜管までの時間，名前や生年月日を言えるようになるまでの時間は差がなかった。

肥満患者では，セボフルランの wash-out curve が麻酔終了後 0.5 〜 2.5 分の間で遅れていたが，その後は差がなかった[16]。

一方，McKay ら[17]は，セボフルランとデスフルランで，術後の覚醒と気道反射の回復について検討した。麻酔終了から指示に従えるまでの時間は，両者ともに BMI の影響はなかった。しかし，20 ml の水を飲めるまでの時間は，セボフルランでは BMI の影響を受けたが，デスフルランでは BMI の影響はなかった。MAC-awake の 25 %（0.1 MAC 以下）のセボフルランでも，咽頭筋の協調性を低下させることが報告されている[11]。覚醒濃度以下のレベルの wash-out には，セボフルランとデスフルランで差があることが考えられる。同様に，Bilotta ら[18]は，肥満の脳神経外科手術患者をセボフルランまたはデスフルランで麻酔し，術後早期の認知機能の回復について検討した。麻酔終了から開眼・抜管までの時間，術後の認知機能の回復は，デスフルランで有意に早かった。脳外科手術のように長時間となり，しかも速やかな覚醒が求められる手術で患者が肥満傾向である場合は，デスフルランがより安全である。

6 低流量麻酔

麻酔薬の低流量（通常 2 l/min 以下）での投与には利点と欠点がある。MAC が高く高濃度を使用するデスフルランでは時間あたりの麻酔薬消費量が多く，低流量麻酔で行われることが多い。

通常 1 l/min 程度までを低流量麻酔，さらに低流量の 500 ml/min 程度を極少流量麻酔という。患者の酸素消費量分の酸素（200 ml/min）のみを補給するのが閉鎖回路麻酔である[7]。

低流量麻酔の利点は，低コストであること，吸気の加湿とそれによる体温の維持効果，環境へ放出される麻酔薬の減少がある。欠点は，酸素濃度低下の危険，揮発性麻酔薬の分解により生成される有毒物質や一酸化炭素の蓄積である。また，低流量のままでは麻酔薬濃度を急激に変化させることができず調節性が悪い。

低流量麻酔で注意すべきなのは，気化器からの供給濃度（F_D）と肺胞濃度（F_A）との差である。これは酸素濃度においても同様である。低流量麻酔時には希望する吸入酸素濃度を上回る濃度の酸素を投与し，麻酔ガスモニターで確認する必要がある。

F_D の F_A に対する比は取り込みと流量により決定される。溶解度の高い麻酔薬，つまり血液/ガス分配係数の大きい麻酔薬ほど F_D/F_A 比が高い[7]。同じ麻酔薬でも投与初期では組織への取り込みが大きいので F_D/F_A 比が高く，VRG へ麻酔薬が取り込まれやがて平衡に達する最初の 5 〜 10 分で急速に低下し，その後さらにゆっくりと低下する。

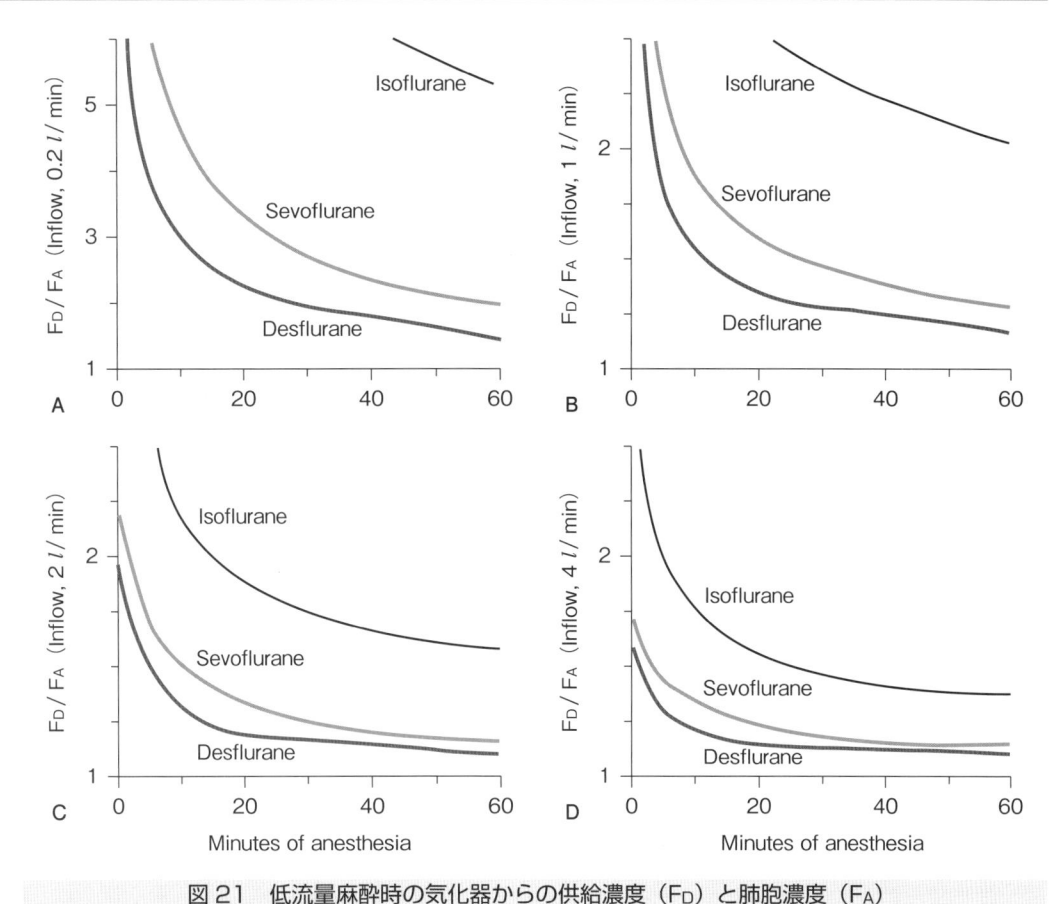

図21 低流量麻酔時の気化器からの供給濃度（F_D）と肺胞濃度（F_A）
（Eger EI 2nd. Inhaled anesthetics：uptake and distribution. In：Miller RD, editor. Miller's anesthesia. 7th ed. Philadelphia：Churchill Livingstone；2009. p.539-59 より引用）

　新鮮ガス流量も F_D/F_A 比を左右する。麻酔薬の取り込みにより，再呼吸ガス内の麻酔薬濃度は低下している。流量が増加すれば，麻酔薬の再呼吸を減少させ F_D/F_A 比は低下する。流量による F_D/F_A 比への影響は，流量が閉鎖回路に必要とされる 0.2～1 l/min の間では大きいが，それ以上では影響が少ない（図21）。

　このように，低流量麻酔，特に 1 l/min 以下の低流量麻酔では気化器の設定濃度と呼気濃度に乖離があるため，麻酔ガスモニターを見ながら希望する呼気濃度よりも高めの気化器濃度を設定する必要がある。最新の麻酔器では呼気麻酔薬濃度を設定すると自動的に吸入濃度を調節してくれる機能を持つものもある。酸素濃度についても同様である。血液/ガス分配係数の小さいデスフルランは低流量麻酔に向いている。

　実際にデスフルランで低流量麻酔を行う場合，導入初期には高流量で使用し，その後の麻酔薬の取り込みの減少に従って流量を低下させていくとよい。麻酔導入初期から 15 分間 6 l/min，その後 1 l/min とした場合のシミュレーションを示す（図22）。低流量開始後は呼気濃度（肺胞濃度）は軽度低下する。また，吸入デスフルラン濃度とは1.5％くらい差があるので，呼気濃度を見ながら吸入デスフルラン濃度を適宜調節する。図

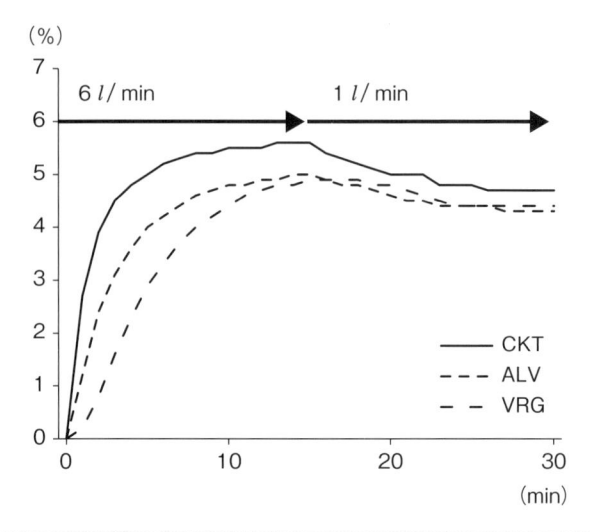

図22 デスフルランでの低流量麻酔の例①
麻酔導入初期から15分間6 l/min, その後1 l/minとした場合のシミュレーションを示す。
CKT：麻酔回路, ALV：肺胞, VRG：血管豊富群

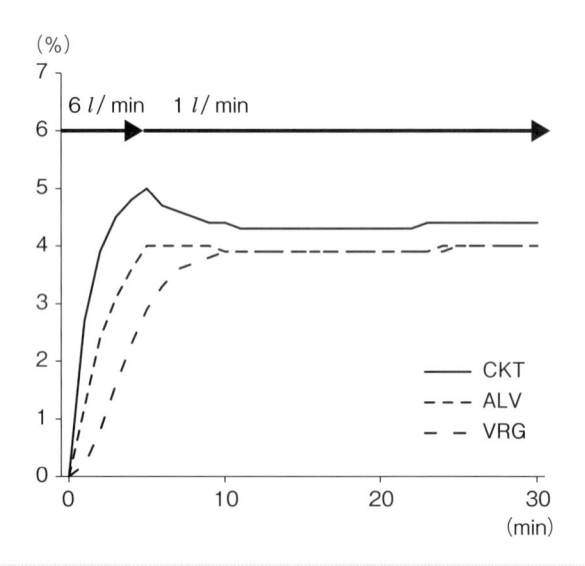

図23 デスフルランでの低流量麻酔の例②
麻酔導入初期から5分間6 l/min, その後1 l/minとした場合のシミュレーションを示す。
CKT：麻酔回路, ALV：肺胞, VRG：血管豊富群

23は，5分後より低流量とした場合である。より低濃度で経過するので，吸入デスフルラン濃度をより高くする必要がある。

低流量麻酔中，麻酔薬濃度を急速に変えたいときは一時的に流量を上げる。また，覚醒時には高流量とする。

高濃度を使用することで消費量の多いデスフルランではあるが，1 l/minの流量で使

表3　1 MAC で 60 分間の麻酔を維持するために必要な揮発性麻酔薬の量（ml）

麻酔薬	200 ml/min	1 l/min	2 l/min	4 l/min	6 l/min
デスフルラン	10.1	26.1	46.0	85.8	126
セボフルラン	4.9	10.9	18.2	33.0	47.8
イソフルラン	6.3	9.6	13.9	22.3	30.7
ハロタン	4.6	6.5	9.0	13.9	18.8

（Weiskopf RB, Eger EI 2nd. Comparing the costs of inhaled anesthetics. Anesthesiology 1993；79：1413-8 より改変引用）

用すれば 1 MAC を維持するために必要な麻酔薬量は 26.1 ml/hr であり，これはセボフルランを流量 4 l/min で使用する際の量である 33 ml/hr とほぼ同じになる（表3）[19]。経済性はもちろん，余剰ガスが減少することから環境への影響も少なくなる。今後，低流量麻酔はより普及すると期待される。

まとめ

　吸入麻酔薬の物理学的特性と薬物動態について解説した。吸入麻酔薬の体内での動態は，患者の代謝・排泄といった臓器機能には依存せず，基本的には物理学・化学的な特性によっている。また，体内での実際の動態を麻酔ガスモニターでリアルタイムに測定できるのが静脈麻酔薬と比較して有利な点である。その意味では，シミュレーションによりその特性を理解することは安全な麻酔管理に有用である。
　今後注目されるのは，デスフルランによる低流量麻酔である。経済的で環境に優しく，麻酔科医にとっても知的なアプローチといえる。

■参考文献

1) 金澤正浩，鈴木利保．吸入麻酔薬．日本麻酔科学会・周術期管理チームプロジェクト編．周術期管理チームテキスト．神戸：日本麻酔科学会；2011. p.316-22.
2) 風間富栄．吸入麻酔法．小川節郎，新宮　興，武田純三ほか編．麻酔科学スタンダードⅠ 臨床総論．東京：克誠堂出版；2003. p.125-41.
3) Katoh T, Kobayashi S, Suzuki A, et al. The effect of fentanyl on sevoflurane requirments for somatic and sympathetic responses to surgical incision. Anesthesiology 1999；90：398-405.
4) Ryan S, Nielsen CJ. Global warming potential of inhaled anesthetics：application to clinical use. Anesth Analg 2010；111：92-8.
5) 樋口秀行．セボフルランの毒性：過ぎ去りし，コップの中の嵐．LiSA 2009；16：422-30.
6) Wissing H, Kuhn I, Warnken U, et al. Carbon monoxide production from desflurane, enflurane, halothane, isoflurane, and sevoflurane with dry soda lime. Anesthesiology 2001；95：1205-12.
7) Eger EI 2nd. Inhaled anesthetics：uptake and distribution. In：Miller RD, editor. Miller's anesthesia. 7th ed. Philadelphia：Churchill Livingstone；2009. p.539-59.

8) Eger EI 2nd, Saidman LJ. Illustrations of inhaled anesthetic uptake, including intertissue diffusion to and from fat. Anesth Analg 2005 ; 100 : 1023-33.
9) Bailey JM. Context-sensitive half-times and other decrement times of inhaled anesthetics. Anesth Analg 1997 ; 85 : 681-6.
10) Eger EI 2nd, Shafer SL. Tutrial : context-sensitive decrement times for inhaled anesthetics. Anesth Analg 2005 ; 101 : 688-96.
11) Sundman E, Witt H, Sandin R, et al. Pharyngeal function and airway protection during subhypnotic concentrations of propofol, isoflurane, and sevoflurane : volunteers examined by pharyngeal videoradiography and simultaneous manometry. Anesthesiology 2001 ; 95 : 1125-32.
12) 森本康裕, 野上裕子. 本邦におけるレミフェンタニルの使用状況 (第2報). 臨床麻酔 2008 ; 32 : 1983-8.
13) De Wolf AM, Van Zundert TC, De Cooman S, et al. Theoretical effect of hyperventilation on speed of recovery and risk of rehypnotization following recovery-a GasMan® simulation. BMC Anesthesiol 2012 ; 12 : 22.
14) Ingrande J, Lemmens JM. Dose adjustment of anaesthetics in the morbidly obese. Br J Anaesth 2010 ; 105 (S1) : i16-i23.
15) La Colla G, La Colla L, Turi S, et al. Effect of morbid obesity on kinetic of desflurane : wash-in wash-out curves and recovery times. Minerva Anestesiol 2007 ; 73 : 275-9.
16) Casati A, Marchetti C, Spreafico E, et al. Effects of obesity on wash-in and wash-out kinetics of sevoflurane. Eur J Anaesthesiol 2004 ; 21 : 243-5.
17) McKay RE, Malhotra A, Cakmakkaya OS, et al. Effect of increased body mass index and anaesthetic duration on recovery of protective airway reflexes after sevoflurane vs desflurane. Br J Anaesth 2010 ; 104 : 175-82.
18) Bilotta F, Doronzio A, Cuzzone V, et al. Early postoperative cognitive recovery and gas exchange patterns after balanced anesthesia with sevoflurane or desflurane in overweight and obese patients undergoing craniotomy : a prospective randomized trial. J Neurosurg Anesthesiol 2009 ; 21 : 207-13.
19) Weiskopf RB, Eger EI 2nd. Comparing the costs of inhaled anesthetics. Anesthesiology 1993 ; 79 : 1413-8.

〈森本　康裕〉

基礎編

3 吸入麻酔薬の作用機序

吸入麻酔薬の標的

1 脂質からタンパク質へ

　エーテルの発見に始まる吸入麻酔薬の歴史は160年以上にも及ぶが，これら全身麻酔薬の詳細な作用機序について分子レベルで示されるようになったのは，つい最近のことである。長らく吸入麻酔薬の薬理学的作用の中心は，細胞膜上の膜性脂質がその鍵を握るターゲットとして注目されてきた[1]。この仮説は，吸入麻酔薬のオリーブ油への溶解度と麻酔作用の効力との関係を端的に示したMeyer-Overton相関関係の提唱に端を発しており[2]，受容体など具体的な標的構造物ではなく，中枢神経の細胞膜への非特異的な作用を全身麻酔薬の作用機序の主体として考えるものである（図1-A）。しかしながら，麻酔薬が直接的にタンパク質と結合することが示されて以来，吸入麻酔薬の麻酔作用を説明する機序として脂質二重膜を主役とした単一的な仮説は次第に影を潜めるに至った（図1-B）[3]。

　イオンチャネル型の神経伝達物質受容体のうち，γアミノ酪酸（γ-aminobutyric acid：GABA）およびグルタミン酸の特異的受容体は，シナプス領域内だけでなくその領域外に存在する受容体において多くの麻酔薬に調節を受ける[4]〜[6]。また，N-メチル-D-アスパラギン酸（N-methyl-D-aspartic acid：NMDA）受容体およびニコチン作動性アセチルコリン受容体など，そのほかのリガンド作動性イオンチャネルについても，全身麻酔薬の重要な標的となりうることが知られている（表1）[7]。しかしながら，吸入麻酔薬による全身麻酔作用は鎮静（unconsciousness），健忘（amnesia），鎮痛（analgesia）そして不動化（immobility）が連続的かつ相補的に絡み合う複雑な現象であり，これらすべてを普遍的に説明できる麻酔薬の画一的な標的は存在しない。むしろこれらの複雑な麻酔作用は，同じ吸入麻酔薬であっても脳および脊髄の異なる領域でさまざまな細胞や多彩な標的分子に作用する結果によるものであるとの考えが現在の主流である。

　Hemmingsらは，全身麻酔薬の標的を同定するために満たすべき4つの薬理学的基準を提示した[8]。すなわち，①全身麻酔薬は臨床使用濃度において可逆的に標的の機能を

3. 吸入麻酔薬の作用機序

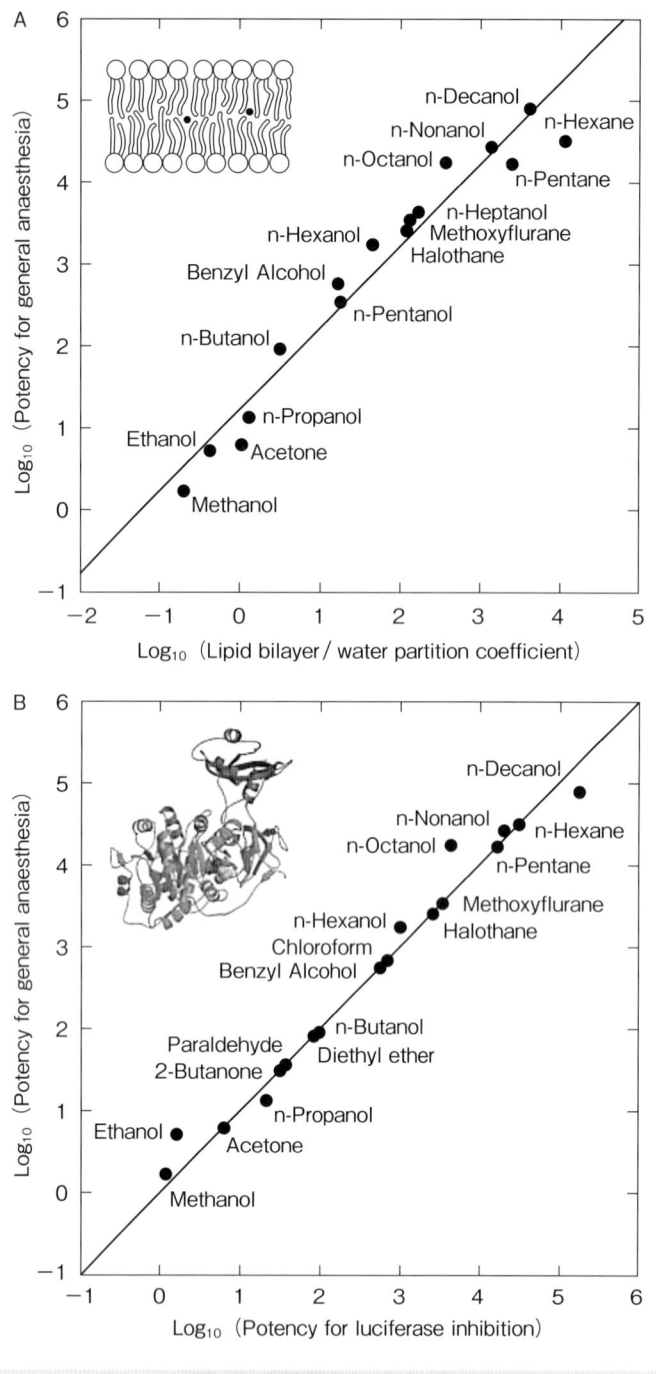

図1 麻酔薬のターゲット

A：Meyer-Overton 相関関係，B：ルシフェラーゼタンパク質への抑制作用

(Franks NP. Molecular targets underlying general anaesthesia. Br J Pharmacol 2006；147 Suppl 1：S72-81 より引用)

表1 イオンチャネルに対する各種麻酔薬作用

イオンチャネル	ハロゲン化アルカンとエーテル	非ハロゲン化アルカン	キセノンと一酸化窒素
GABA_A 受容体	Enhancement	No effect	No effect
グリシン受容体	Enhancement	No effect	No effect
神経型ニコチン性アセチルコリン受容体	Strong inhibition	Strong inhibition	Inhibition
筋ニコチン性アセチルコリン受容体	Inhibition	Inhibition	ND
セロトニン受容体	Weak inhibition	ND	No effect
グルタミン酸受容体			
N-methyl-D-aspartate	Inhibition	Inhibition	Inhibition
α-Amino-3-hydroxy-5-methylisoxazole-4-propionic acid and kainate	Inhibition	ND	No effect
一般的カリウムイオンチャネル	Enhancement or no effect †	ND	ND
電位依存性カリウムイオンチャネル	Inhibition or no effect	ND	No effect
ATP感受性カリウムイオンチャネル	Enhancement or no effect †	ND	ND
電位依存性ナトリウムイオンチャネル	Weak inhibition	Weak inhibition	ND
電位依存性カルシウムイオンチャネル	Weak inhibition	ND	No effect
リアノジン作用性カルシウムイオンチャネル	Enhancement or inhibition	ND	ND

ND；No data
†："The effects are agent-specific" 作用は麻酔薬による
(Campagna JA, Miller KW, Forman SA. Mechanisms of actions of inhaled anesthetics. N Engl J Med 2003；348：2110-24 より引用)

変化させる，②全身麻酔薬の標的は麻酔作用の特異性を発揮するため適切な解剖学的部位に存在する，③生体内における立体選択的麻酔薬の反応は in vitro での標的の反応と同等である，④標的は麻酔類似薬および非麻酔薬に対する過敏性もしくは不応性を適切に示す．これらの条件に鑑みた場合，これまでのところ揮発性吸入麻酔薬を含む全身麻酔薬の真の標的である可能性が高いものとして，GABA_A（γ-aminobutyric acid type A）受容体と NMDA 受容体の2つが共に重要である．

2 GABA_A 受容体

　リガンド作動性イオンチャネルはほとんどの揮発性全身麻酔薬の標的となるが，とりわけ GABA_A 受容体はそのアゴニストである GABA が中枢神経領域において抑制性神経伝達物質として広く活性が認められることから，全身麻酔薬の作用機序を考える上できわめて重要である[9)10)]．

3. 吸入麻酔薬の作用機序

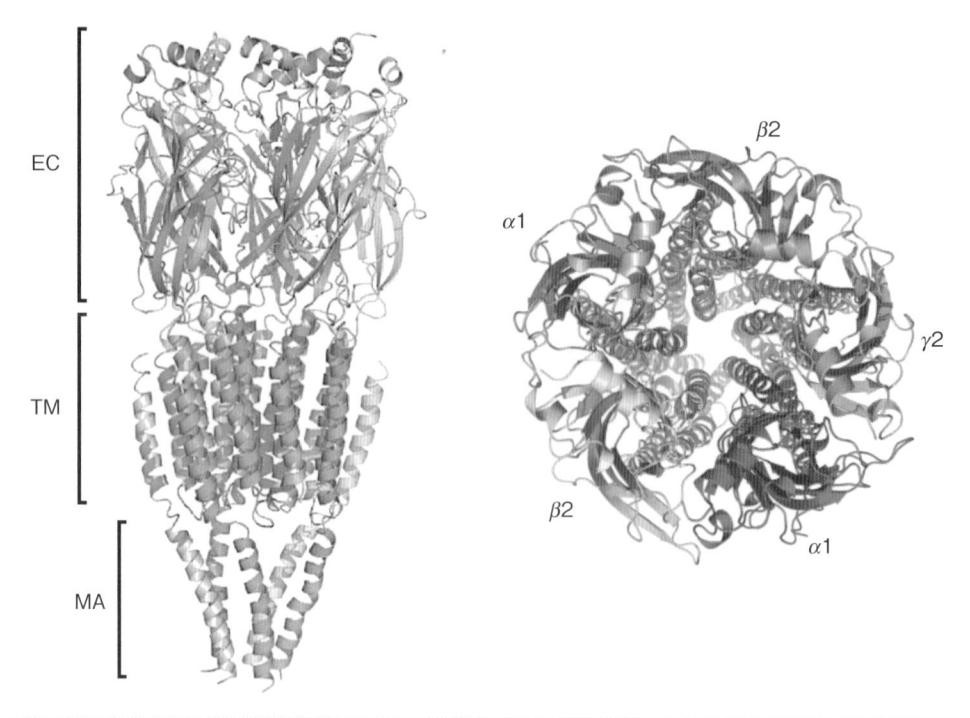

図2 GABA_A 受容体の立体構造モデル
(Mokrab Y, Bavro VN, Mizuguchi K, et al. Exploring ligand recognition and ion flow in comparative models of the human GABA type A receptor. J Mol Graph Model 2007；26：760-74 より引用)

　GABA_A 受容体は，システイン・ループ（Cys-loop）受容体ファミリーに属するリガンド作動性イオンチャネルである。5つのサブユニットから形成されるポアを中心に持ち，クロライドイオンを選択的に透過させることができる（図2）[11]。GABA_A 受容体が活性化すると，シナプス後細胞膜のコンダクタンスが増加し（shunting inhibition），加えてクロライドイオンの神経細胞内への流入に伴い細胞膜は過分極へと傾く（hyperpolarizing inhibition）。

　現在までに GABA_A 受容体を構成する19種（six α-subunits；three β；three γ；three ρ；single δ, ε, θ, π）のサブユニットが同定されている。GABA_A 受容体の構造モデルでは，受容体サブユニットそれぞれに細胞外領域，膜貫通領域および細胞内領域が存在することが示されているが，リガンド作動性イオンチャネルのX線構造解析は非常に難しく，残念ながらGABA_A 受容体の正確な3次元構造はこれまで明らかになっていない。

　GABA_A 受容体のうち最もよく見られるサブユニットの組み合わせは，$\alpha1\beta2\gamma2$ のサブユニットの組み合わせであり，発現する GABA_A 受容体の約60％を占める[12]。続いて $\alpha2\beta3\gamma2$ が約15〜20％，$\alpha3\beta n\gamma2$ で構成される GABA_A 受容体が約10〜15％である。$\alpha4$ をサブユニットとして含む受容体は約5％，$\alpha5$ および $\alpha6$ はそれぞれ5％以下である。

　ベンゾジアゼピンは不眠や不安症状に対して古くから臨床使用されてきた薬物であるが，$\alpha1, 2, 3, 5$ サブユニットを持つ GABA_A 受容体に非特異的に作用することが知ら

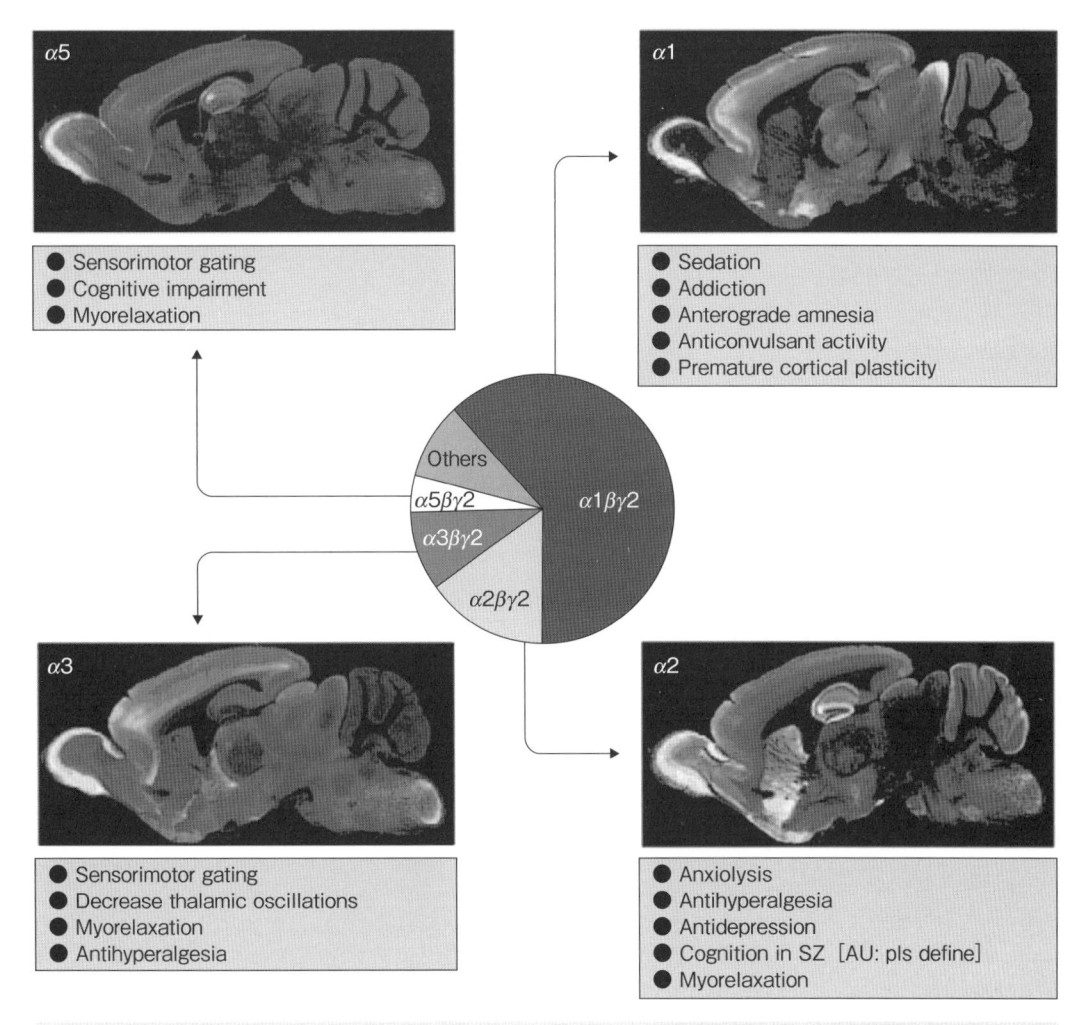

α5
- Sensorimotor gating
- Cognitive impairment
- Myorelaxation

α1
- Sedation
- Addiction
- Anterograde amnesia
- Anticonvulsant activity
- Premature cortical plasticity

α3
- Sensorimotor gating
- Decrease thalamic oscillations
- Myorelaxation
- Antihyperalgesia

α2
- Anxiolysis
- Antihyperalgesia
- Antidepression
- Cognition in SZ ［AU: pls define］
- Myorelaxation

図3　マウス脳における GABA_A 受容体 α サブユニット別発現部位とその薬理学的作用
（Katoh T, Kobayashi S, Suzuki A, et al. The effect of fentanyl on sevoflurane requirments for somatic and sympathetic responses to surgical incision. Anesthesiology 1999；90：398-405 より改変引用）

れている[12]。このベンゾジアゼピンが及ぼす GABA_A 受容体への作用に関して，α サブユニット内のアミノ酸の点変異を用いて多くの研究が行われた。実験動物を用いたこれらの研究から，脳内に発現する GABA_A 受容体を構成する α サブユニットの違いがベンゾジアゼピンの解剖学的な作用部位の違いをもたらし，結果として薬理学的作用の差異が生まれることが分かってきた[13]。

　α1 サブユニットは大脳皮質や視床に多く発現し，鎮静および健忘作用の発現に関係する（図3）。また，ベンゾジアゼピンによる抗不安作用は，α2 および α3 サブユニットを含む GABA_A 受容体が重要な役割を果たしている。一方，α5 サブユニットは学習や記憶との関係が深い海馬に非常に多く発現しており，海馬に存在する GABA_A 受容体の約2割を占める[14]。α5 サブユニットを含有する GABA_A 受容体はシナプス領域外に発現していることが特徴であり，このシナプス領域外の GABA_A 受容体は GABA に対

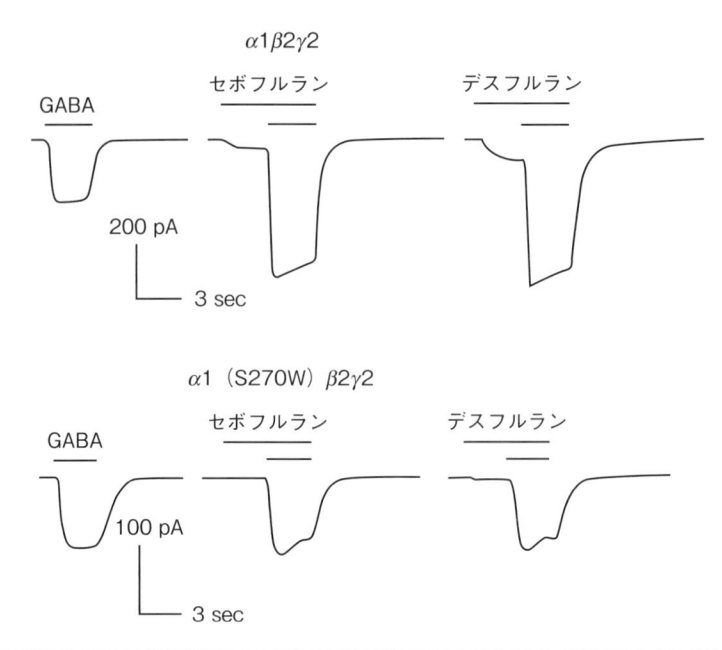

図4 吸入麻酔薬のGABA_A受容体におけるクロライド電流増強作用
上段は野生型,下段は変異型受容体。
(Nishikawa K, Harrison NL. The actions of sevoflurane and desflurane on the gamma-aminobutyric acid receptor type A : effects of TM2 mutations in the alpha and beta subunits. Anesthesiology 2003 ; 99 : 678-84 より引用)

する感受性がシナプス領域の受容体に比べはるかに高い。また,シナプス領域外に発現するGABA_A受容体の活性化による神経抑制作用は持続的であることが知られており,一過性にシナプス後膜を抑制するシナプス内GABA_A受容体刺激とは対照的である。これらのことから,全身麻酔薬は低濃度であってもα5サブユニットを有するGABA_A受容体の受容体機能を持続的に変化させる可能性が示唆されている。麻酔薬による健忘作用の機序を考察する上で,GABA_A受容体を構成するα5サブユニットは重要な鍵を握っているといえる[15]。

臨床的に使用される濃度の吸入麻酔薬はアロステリック修飾薬としてリガンド作動性イオンチャネルに作用し,GABA_A受容体においてはクロライド電流を増強させることでGABAを介する受容体刺激を大きく変化させる[16]。セボフルラン[17)18],デスフルラン[19],イソフルラン[20)21]およびエンフルラン[20]などのエーテル型吸入麻酔薬やハロタン[20)~22]に代表されるハロゲン化アルキルはGABA_A受容体の機能を増強させる(図4)。これら吸入麻酔薬は,いずれもイオンチャネルの開口を促進することで,シナプス領域およびその領域外のGABA_A受容体刺激を介する神経抑制作用を増強する。セボフルラン,デスフルランおよびイソフルランによるGABA_A受容体への作用は,いずれも同受容体のαサブユニットが共通して重要な作用調節部位であることが示されている(表2)[19)23]。

キセノン[24],亜酸化窒素[25],シクロプロパンなどの非ハロゲン化吸入麻酔薬は,GABA_A受容体にほとんど作用しないもしくはまったく作用しない。これらの吸入麻

表2 麻酔薬作用に影響するαサブユニット内アミノ酸変異

Subunit	Amino acid	Drugs affected	Reference
α1	T236	neurosteroids	Hosie et al. (2006)
α1	Q241	neurosteroids	Hosie et al. (2006)
α1	S270	eth, enfl	Mihic et al. (1997)
α1	S270	eth	Ueno et al. (1998)
α1	S270	isofl, sevo, des	Nishikawa and Harrison (2003)
α1	S291	eth, enfl	Mihic et al. (1997)
α1	I406	chl	Jenkins et al. (2002)
α1	F407	chl	Jenkins et al. (2002)
α1	Y411	hal, isofl	Jenkins et al. (2002)
α1	A413	chl, isofl	Jenkins et al. (2002)
α1	T414	isofl	Jenkins et al. (2002)
α1	Y415	chl, hal	Jenkins et al. (2002)
α1	L416	chl, hal	Jenkins et al. (2002)
α1	N417	chl	Jenkins et al. (2002)
α2	S270	isofl	Krasowski et al. (1998)
α2	S270	ether, enfl, mexyfl, sevo	Krasowski and Harrison (2000)
α2	S270	isofl, sevo, des	Nishikawa and Harrison (2003)
α2	A291	isofl	Krasowski et al. (1998)
α2	A291	eth	Ueno et al. (1998)
α2	A291	ether, enfl, mexyfl, sevo	Krasowski and Harrison (2000)
α3	S294	isofl	Schofield and Harrison (2005)
α3	A315	isofl	Schofield and Harrison (2005)
α6	T69	pbb	Drafts and Fisher (2006)

(Chau PL. New insights into the molecular mechanisms of general auesthesis. Br J Pharaacol 2010；161：288-307 より引用)

酔薬はNMDA受容体機能を阻害し，グルタミン酸を介する興奮性神経伝達を抑制することが知られている。

　プロポフォールやエトミデートなどの静脈麻酔薬においても，GABAを介するGABA$_A$受容体刺激により発生するクロライド電流を増強させる[26]。高濃度の静脈麻酔薬は，GABAによる刺激がなくてもGABA$_A$受容体のチャネルを開口させることが知られている。また，吸入麻酔薬がGABA$_A$受容体のαサブユニットを主な標的とするのに対し，静脈麻酔薬はβサブユニットのみに作用しαサブユニットには結合しないことが特徴である。

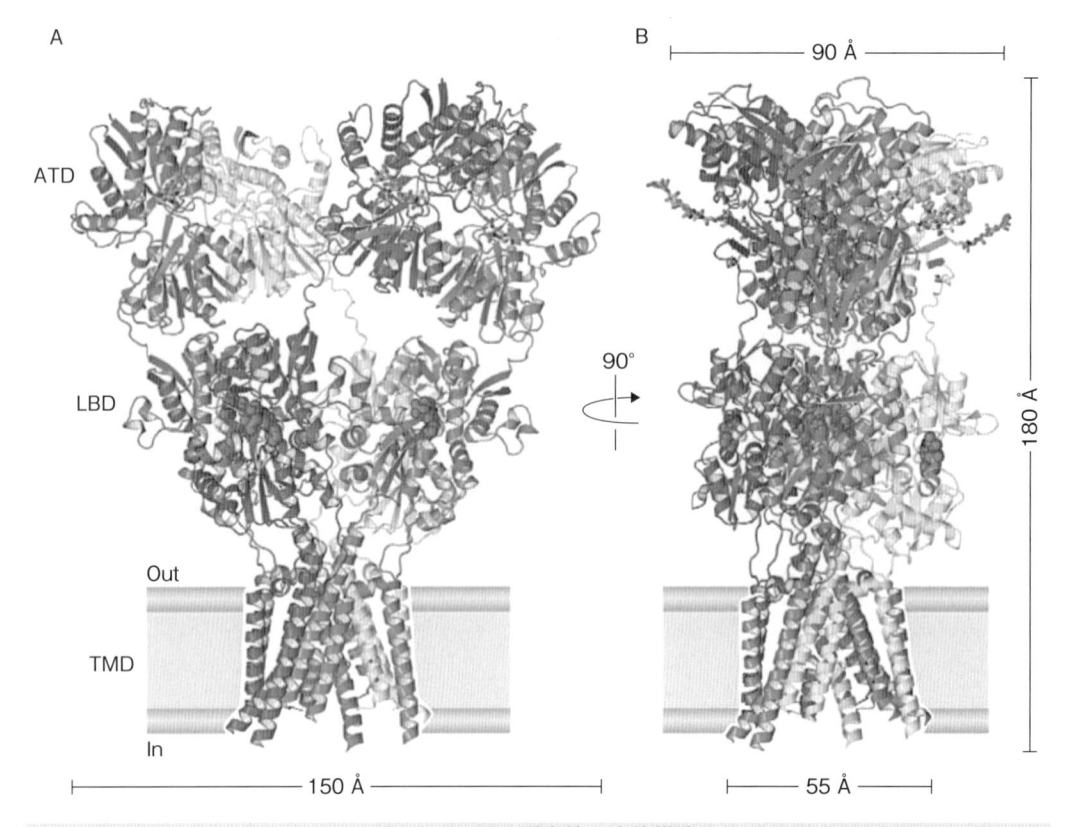

図5 AMPA受容体の立体構造
(Sobolevsky AI, Rosconi MP, Gouaux E. X-ray structure, symmetry and mechanism of an AMPA-subtype glutamate receptor. Nature 2009 ; 462 : 745-56 より引用)

3 NMDA受容体

　グルタミン酸は，中枢神経系において興奮性シグナルの伝達を担う神経伝達物質である。NMDA受容体，α-アミノ-3-ヒドロキシ-5-メソオキサゾール-4-プロピオン酸（α-amino-3-hydroxy-5-methylisoxazole-4-propionic acid：AMPA）受容体およびカイニン酸受容体の3種が共役型イオンチャネルとして知られている[27]。NMDA受容体はNR1，NR2およびNR3の3種類のサブユニットからなり，このうち2つのNR1と2つのNR2（and/or NR3）による4量体を形成している。NR2はさらにNR2AからNR2Dの4サブタイプ，NR3はNR3AとNR3Bの2サブタイプが存在する。NR1にはグリシンを結合する部位があり，NMDA受容体はグリシンとグルタミン酸の2種のリガンドによりチャネルが開口し，カルシウムイオンの流入を調節している。NMDA受容体の詳細な立体構造は分かっていないが，よく似た構造を持つとされるAMPA受容体のX線構造解析が示されている（図5）[28]。

　亜酸化窒素[25]およびキセノン[24)29)]は，NMDA受容体を介して作用する。NMDA受容体のNR2Aサブユニットを欠損したトランスジェニックマウスでは亜酸化窒素に対す

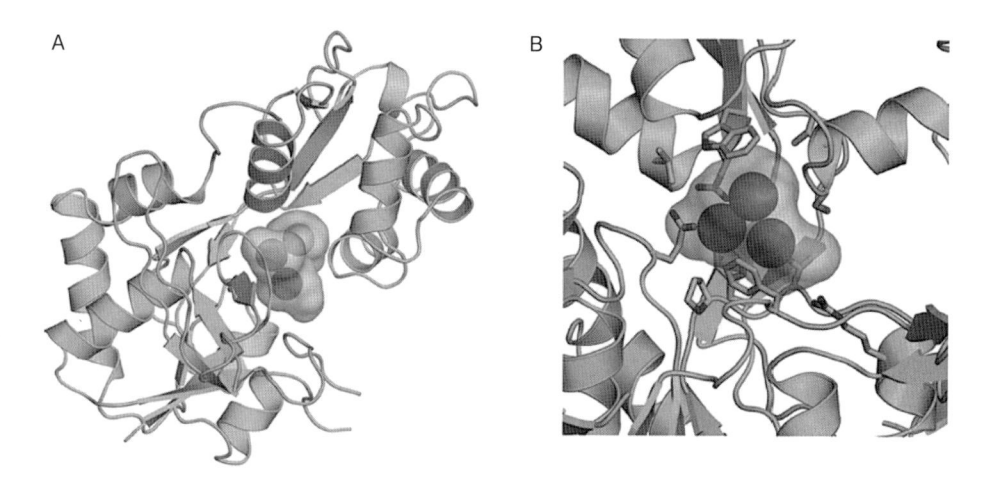

図6 NMDA 受容体 NR1 サブユニットにおけるキセノン結合部位
(Dickinson R, Peterson BK, Banks P, et al. Competitive inhibition at the glycine site of the N-methyl-D-aspartate receptor by the anesthetics xenon and isoflurane : evidence from molecular modeling and electrophysiology. Anesthesiology 2007 ; 107 : 756-67 より引用)

る感受性が減少すること，つまり亜酸化窒素による麻酔作用が NMDA 受容体の NR2A を標的とすることが示された[30]。一方，同じトランスジェニックマウスを用いた実験では，セボフルランによる麻酔効果に変化が見られなかった。分子シミュレーションを用いた研究から，NR1 のグリシン結合部位と同じ部位にキセノンが結合することが示された（図6）[29]。しかしながら，NMDA 受容体においてキセノンはグリシンと競合的に作用するだけでなく，非競合的な作用部位を持つことが予測されている[29]。イソフルラン，デスフルランおよびセボフルランは，いずれも濃度依存性に NMDA 受容体機能を抑制する[31]。ハロタンもグルタミン酸による神経伝達を抑制するが，その抑制作用はほかの吸入麻酔薬に比べ弱い[32]。

4 そのほかの標的

a. グリシン受容体

グリシンは GABA と同じ抑制性神経伝達物質である。グリシン受容体は，$GABA_A$ 受容体と同様に Cys-loop 受容体グループに属し，構造モチーフも $GABA_A$ 受容体と似ている。グリシン受容体にリガンドが結合するとクロールイオンに対するチャネルが開口し，シナプス後膜に抑制性シグナルを伝達する。

エンフルランは，グリシン受容体を発現させた細胞を用いグリシンによって誘発された抑制性カレントを増幅した[33]。脊髄横断切片にホールセルパッチクランプ法を用いた電気生理学研究によると，エンフルラン，イソフルランおよびハロセンはグリシンにより誘発される微小抑制性シナプス後電流（mIPSCs）の発生頻度を増加させる[34]。ラットの脳脊髄液中にグリシン受容体拮抗薬を投与すると吸入麻酔薬の最小肺胞濃度（mini-

3. 吸入麻酔薬の作用機序

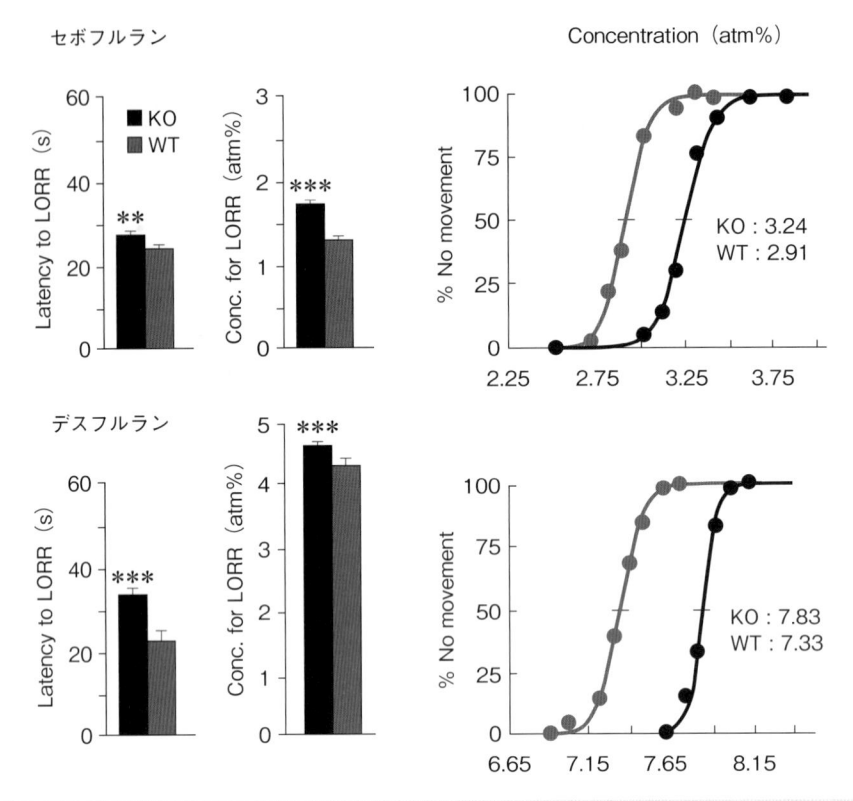

図7 TREK-1 ノックアウトマウスにおける全身麻酔下の光刺激反射潜時および痛み刺激反応
LORR：光刺激反射潜時，KO：TREK-1 ノックアウトマウス，WT：野生マウス
(Heurteaux C, Guy N, Laigle C, et al. TREK-1, a K+ channel involved in neuroprotection and general anesthesia. EMBO J 2004；23：2684-95 より引用)

mum alveolar concentration：MAC）値が上昇することから，吸入麻酔薬により得られる不動化作用は脊髄のグリシン受容体が強く関与していると推察されている[35)36)]。

b. カリウムチャネル

全身麻酔薬がカリウムイオンのコンダクタンスを増強し，神経細胞の細胞膜を過分極させることが古くから知られている[37)]。two-pore 型カリウムチャネル（K2p チャネル）は2つのイオンチャネルを直列に持つカリウムチャネルで，臨床濃度の全身麻酔薬によって活性化される[38)]。

K2p チャネルファミリーの一つである TREK-1 のノックアウトマウスでは，セボフルラン，デスフルラン，イソフルラン，ハロタンおよびクロロホルム全身麻酔下での光刺激反射の潜時が延長すること，また痛み刺激に反応する体動を抑制するための麻酔薬濃度（MAC）が上昇することが示された（図7）[39)]。一方，ペントバルビタールは，これらの麻酔効果に影響しなかった。

c. 神経性アセチルコリン受容体

臨床濃度の吸入麻酔薬は，ニコチン性アセチルコリン受容体機能を抑制する[40)]。しか

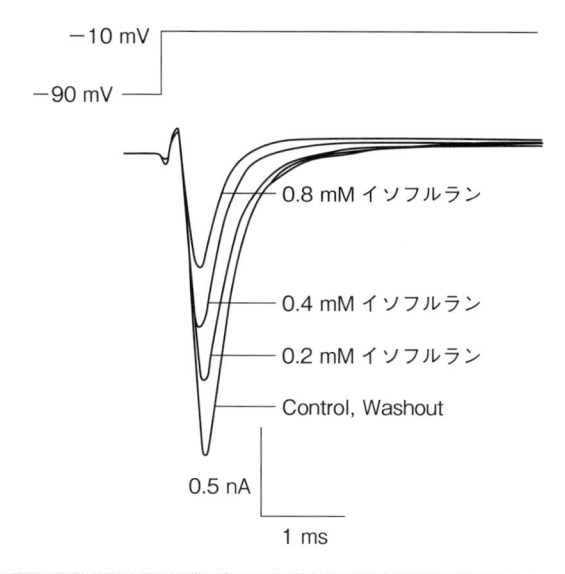

図8 イソフルランによる電位依存性ナトリウムチャネル機能の抑制
(Ouyang W, Wang G, Hemmings HC Jr. Isoflurane and propofol inhibit voltage-gated sodium channels in isolated rat neurohypophysial nerve terminals. Mol Pharmacol 2003 ; 64 : 373-81 より引用)

しながら，イソフルランによる全身麻酔下にアセチルコリン受容体拮抗薬を投与した場合，痛み刺激反応（MAC）および光刺激反射の消失時間は影響を受けない[41)42)]。一方，イソフルランによるアセチルコリン受容体機能の抑制作用は，侵害受容経路における痛覚過敏性の形成に関係している[42)]。

d. 電位依存性ナトリウムチャネル

電位依存性ナトリウムチャネルは，興奮性神経細胞における活動電位の発生および伝達に関係する重要なチャネルである。イカやクレイフィッシュの神経軸索を用いて行われた初期の研究から，高濃度の麻酔薬が電位依存性ナトリウムチャネルを抑制することが示されたため，ナトリウムチャネルは一般的に麻酔薬に抵抗性を持つと考えられた[43)44)]。

しかし，その後の研究で，哺乳類の中枢神経由来のナトリウムチャネルにさまざまな吸入麻酔薬が作用すること[45)]，また単離された下垂体神経の神経終末において電位依存性ナトリウムチャネルを介するカレント電流がイソフルランによって濃度依存性に抑制されることが示された（図8）[46)]。これらの研究から，吸入麻酔薬はシナプス前電位依存性ナトリウムチャネルを抑制することで興奮性シナプスにおける刺激伝達を抑制すると推測されている。

吸入麻酔薬の三次元結合部位

吸入麻酔薬の標的であるGABA_A受容体やNMDA受容体などのリガンド作動性イオ

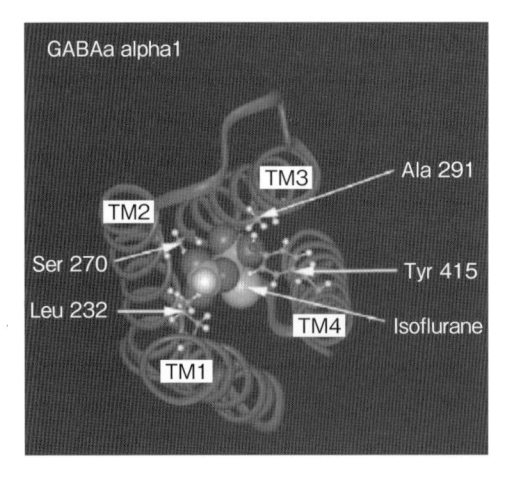

図9 想定される GABA_A 受容体 α1 サブユニット内のイソフルラン結合部位
(Bertaccini EJ, Shapiro J, Brutlag DL, et al. Homology modeling of a human glycine alpha 1 receptor reveals a plausible anesthetic binding site. J Chem Inf Model 2005;45:128-35 より引用)

ンチャネルと麻酔薬分子との結合を立体学的構造から証明した結晶構造解析は，これまで成功していない。しかしながら，類似構造モデルに基づいた理論科学的研究やアミノ酸点変異を持つキメラ受容体を用いた薬理学的実験から，GABA_A 受容体では第2と第3膜貫通部分（TM2 と TM3）の間に吸入麻酔薬との結合部位があることが推測されている。とりわけ，α1 サブユニット内 TM2 の Ser270 および TM3 の Ala291 が吸入麻酔薬との結合部位として重要である[20]。GABA_A 受容体の細胞膜貫通領域タンパクと相同性が高く，すでに結晶構造解析がなされた細菌シトクロム C オキシゲナーゼの三次元立体構造から麻酔薬の結合部位が提示されており，上記の TM2 の Ser270 および TM3 の Ala291 は立体構造的に非常に近接していることが示された（図9）[47]。この立体構造モデルにおいて，イソフルランは2つの結合部位と同時に結合すると予測されている。

　Nury らは，シアノバクテリア由来のリガンド作動性イオンチャネルホモログを用い，デスフルランとプロポフォールが結合する三次元構造部位を特定した[48]。このイオンチャネルは GABA_A 受容体と同じ Cys-loop ファミリーに属する5量体サブユニットからなるチャネルで，水素イオンがアゴニストである。臨床濃度の麻酔薬に感受性があることが知られており，アミノ酸点変異を誘導したホモログのチャネル機能を麻酔薬存在下で観察した。各サブユニットの膜貫通部位の細胞外領域の近くに麻酔薬が結合するポケットが存在し，このポケットのチャネル表面近くにプロポフォールが結合し，それよりさらに深いところにデスフルランが結合することが判明した（図10）。また，いずれの麻酔薬もファンデルワールス力でチャネルタンパクと結合していることが示された。複雑な構造を持つリガンド作動性イオンチャネルにおいて麻酔薬の結合部位が見出されたことはきわめて画期的で，今後 GABA_A 受容体の麻酔薬結合部位が特定されることが期待される。

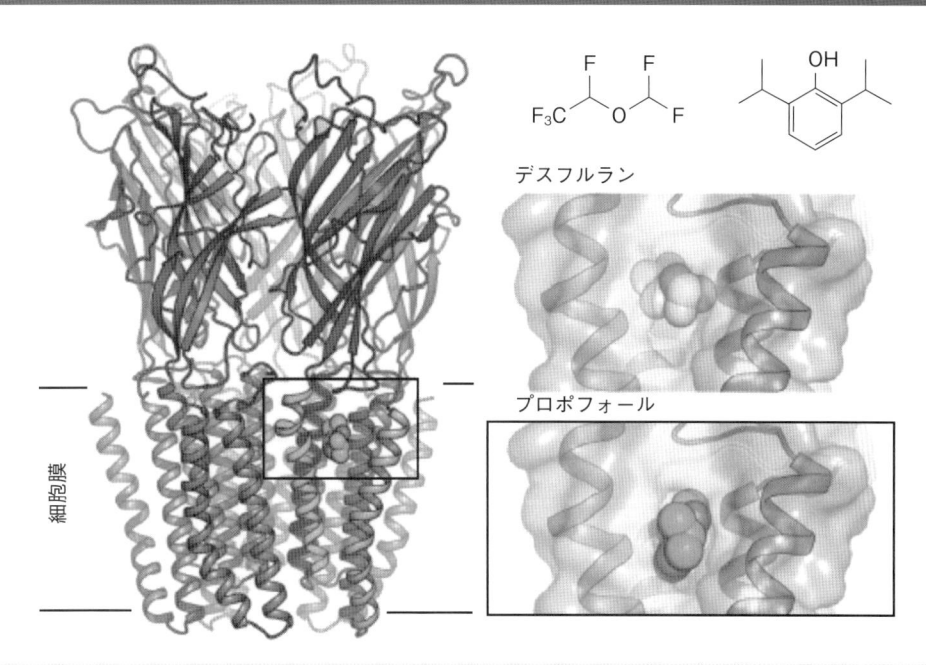

図10 リガンド作動性イオンチャネルホモログを用い特定されたデスフルランと
プロポフォールの三次元構造結合部位

(Nury H, Van Renterghem C, Weng Y, et al. X-ray structures of general anaesthetics bound to a pentameric ligand-gated ion channel. Nature 2011；469：428-31 より引用)

吸入麻酔薬の解剖学的作用部位

　長い間，全身麻酔薬はあらゆる細胞の細胞膜に作用すると考えられていたため，麻酔薬の解剖学的作用部位を特定することに対し無関心である時代が続いた。しかしながら，近年神経科学が発展するにつれ，全身麻酔薬がいったいどこに作用するのかという根本的な疑問について次第に問われるようになった。

　不動化を発生させる吸入麻酔薬の作用部位は脊髄であるという根拠を示すいくつかの報告がなされている。イソフルラン麻酔下にラットに痛み刺激を加え，このときの体動の有無と大脳皮質から得られた脳波を比較したところ，痛み刺激への反応の有無と脳波には直接的な関係は認められなかった[49]。組織学的に除脳したラットや胸部上位の脊髄を完全に切断したラットであっても，イソフルランのMACには最小限の影響しか認めない（図11）[50)51]。また，脊髄の運動および感覚神経に対する電気生理学的研究から，吸入麻酔薬がこれらいずれかの神経活動を抑制することが示された[52)53]。循環を遮断して脳にだけ血流が流れるようにバイパスした羊を用いた研究では，イソフルランのMACはバイパス前に比べバイパス後に著しく上昇することが示された[54]。また，ハロタンでは脊髄に麻酔薬が届かない状態でのMACがイソフルランの場合以上に上昇した（図12）[55]。

　これらの結果は，吸入麻酔薬は主に脊髄に作用して生体の不動化をもたらしており，

3. 吸入麻酔薬の作用機序

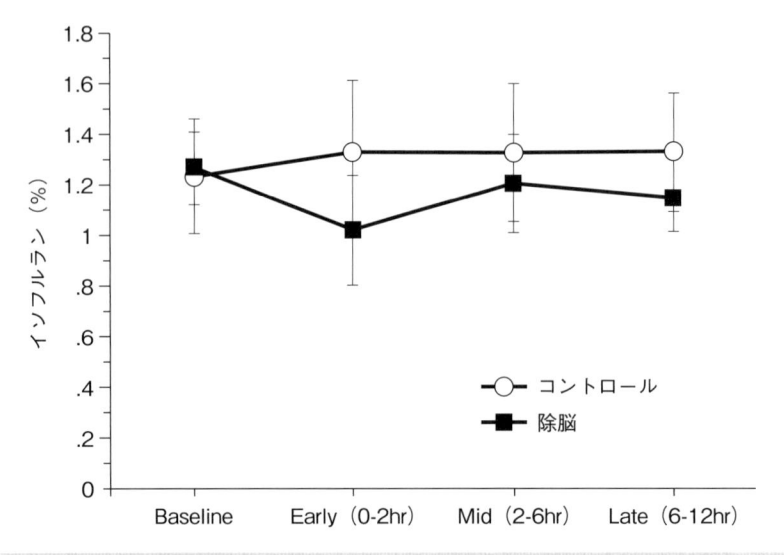

図11 胸部脊髄を切断したラットにおけるイソフルランのMAC

〔Rampil IJ, Mason P, Singh H. Anesthetic potency (MAC) is independent of forebrain structures in the rat. Anesthesiology 1993；78：707-12 より引用〕

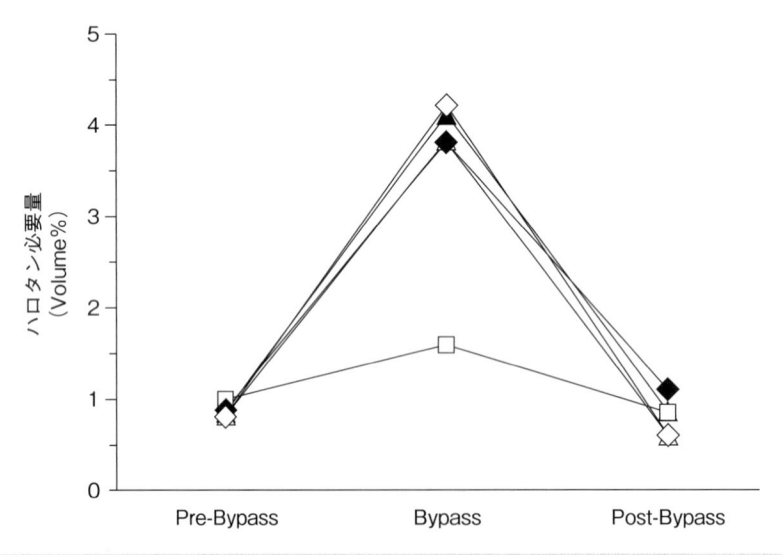

図12 選択的脳循環羊モデルにおけるハロタンのMAC

〔Antognini JF, Carstens E, Atherley R. Does the immobilizing effect of thiopental in brain exceed that of halothane? Anesthesiology 2002；96：980-6 より引用〕

この麻酔薬の不動化作用に脳は部分的にしか関与していないことを示唆するものである。

■参考文献

1) Seeman P. The membrane actions of anesthetics and tranquilizers. Pharmacol Rev 1972；24：583-655.
2) Ueda I. Molecular mechanisms of anesthesia. Keio J Med 2001；50：20-5.

3) Franks NP, Lieb WR. Do general anaesthetics act by competitive binding to specific receptors? Nature 1984 ; 310 : 599-601.
4) Nishikawa K, MacIver MB. Agent-selective effects of volatile anesthetics on GABAA receptor-mediated synaptic inhibition in hippocampal interneurons. Anesthesiology 2001 ; 94 : 340-7.
5) Mascia MP, Trudell JR, Harris RA. Specific binding sites for alcohols and anesthetics on ligand-gated ion channels. Proc Natl Acad Sci U S A 2000 ; 97 : 9305-10.
6) Bai D, Zhu G, Pennefather P, et al. Distinct functional and pharmacological properties of tonic and quantal inhibitory postsynaptic currents mediated by gamma-aminobutyric acid (A) receptors in hippocampal neurons. Mol Pharmacol 2001 ; 59 : 814-24.
7) Flood P, Ramirez-Latorre J, Role L. Alpha 4 beta 2 neuronal nicotinic acetylcholine receptors in the central nervous system are inhibited by isoflurane and propofol, but alpha 7-type nicotinic acetylcholine receptors are unaffected. Anesthesiology 1997 ; 86 : 859-65.
8) Hemmings HC Jr, Akabas MH, Goldstein PA, et al. Emerging molecular mechanisms of general anesthetic action. Trends Pharmacol Sci 2005 ; 26 : 503-10.
9) Campagna JA, Miller KW, Forman SA. Mechanisms of actions of inhaled anesthetics. N Engl J Med 2003 ; 348 : 2110-24.
10) Franks NP. Molecular targets underlying general anaesthesia. Br J Pharmacol 2006 ; 147 Suppl 1 : S72-81.
11) Mokrab Y, Bavro VN, Mizuguchi K, et al. Exploring ligand recognition and ion flow in comparative models of the human GABA type A receptor. J Mol Graph Model 2007 ; 26 : 760-74.
12) Möhler H, Fritschy JM, Rudolph U. A new benzodiazepine pharmacology. J Pharmacol Exp Ther 2002 ; 300 : 2-8.
13) Rudolph U, Knoflach F. Beyond classical benzodiazepines : novel therapeutic potential of GABAA receptor subtypes. Nat Rev Drug Discov 2011 ; 10 : 685-97.
14) Fritschy JM, Benke D, Johnson DK, et al. GABAA-receptor alpha-subunit is an essential prerequisite for receptor formation in vivo. Neuroscience 1997 ; 81 : 1043-53.
15) Caraiscos VB, Elliott EM, You-Ten KE, et al. Tonic inhibition in mouse hippocampal CA1 pyramidal neurons is mediated by alpha5 subunit-containing gamma-aminobutyric acid type A receptors. Proc Natl Acad Sci U S A 2004 ; 101 : 3662-7.
16) Krasowski MD, Harrison NL. General anaesthetic actions on ligand-gated ion channels. Cell Mol Life Sci 1999 ; 55 : 1278-303.
17) Sebel LE, Richardson JE, Singh SP, et al. Additive effects of sevoflurane and propofol on gamma-aminobutyric acid receptor function. Anesthesiology 2006 ; 104 : 1176-83.
18) Wu J, Harata N, Akaike N. Potentiation by sevoflurane of the gamma-aminobutyric acid-induced chloride current in acutely dissociated CA1 pyramidal neurones from rat hippocampus. Br J Pharmacol 1996 ; 119 : 1013-21.
19) Nishikawa K, Harrison NL. The actions of sevoflurane and desflurane on the gamma-aminobutyric acid receptor type A : effects of TM2 mutations in the alpha and beta subunits. Anesthesiology 2003 ; 99 : 678-84.
20) Mihic SJ, Ye Q, Wick MJ, et al. Sites of alcohol and volatile anaesthetic action on GABA (A) and glycine receptors. Nature 1997 ; 389 : 385-9.
21) Nishikawa K, Jenkins A, Paraskevakis I, et al. Volatile anesthetic actions on the GABAA receptors : contrasting effects of alpha 1 (S270) and beta 2 (N265) point mutations. Neuropharmacology 2002 ; 42 : 337-45.
22) Wakamori M, Ikemoto Y, Akaike N. Effects of two volatile anesthetics and a volatile convulsant on the excitatory and inhibitory amino acid responses in dissociated CNS neurons

of the rat. J Neurophysiol 1991 ; 66 : 2014-21.
23) Jenkins A, Andreasen A, Trudell JR, et al. Tryptophan scanning mutagenesis in TM4 of the GABA (A) receptor alpha1 subunit : implications for modulation by inhaled anesthetics and ion channel structure. Neuropharmacology 2002 ; 43 : 669-78.
24) Franks NP, Dickinson R, de Sousa SL, et al. How does xenon produce anaesthesia? Nature 1998 ; 396 : 324.
25) Jevtović-Todorović V, Todorović SM, Mennerick S, et al. Nitrous oxide (laughing gas) is an NMDA antagonist, neuroprotectant and neurotoxin. Nat Med 1998 ; 4 : 460-3.
26) Hales TG, Lambert JJ. The actions of propofol on inhibitory amino acid receptors of bovine adrenomedullary chromaffin cells and rodent central neurones. Br J Pharmacol 1991 ; 104 : 619-28.
27) Dingledine R, Borges K, Bowie D, et al. The glutamate receptor ion channels. Pharmacol Rev 1999 ; 51 : 7-61.
28) Sobolevsky AI, Rosconi MP, Gouaux E. X-ray structure, symmetry and mechanism of an AMPA-subtype glutamate receptor. Nature 2009 ; 462 : 745-56.
29) Dickinson R, Peterson BK, Banks P, et al. Competitive inhibition at the glycine site of the N-methyl-D-aspartate receptor by the anesthetics xenon and isoflurane : evidence from molecular modeling and electrophysiology. Anesthesiology 2007 ; 107 : 756-67.
30) Sato Y, Kobayashi E, Murayama T, et al. Effect of N-methyl-D-aspartate receptor epsilon1 subunit gene disruption of the action of general anesthetic drugs in mice. Anesthesiology 2005 ; 102 : 557-61.
31) Hollmann MW, Liu HT, Hoenemann CW, et al. Modulation of NMDA receptor function by ketamine and magnesium. Part II : interactions with volatile anesthetics. Anesth Analg 2001 ; 92 : 1182-91.
32) Solt K, Eger EI 2nd, Raines DE. Differential modulation of human N-methyl-D-aspartate receptors by structurally diverse general anesthetics. Anesth Analg 2006 ; 102 : 1407-11.
33) Beckstead MJ, Phelan R, Mihic SJ. Antagonism of inhalant and volatile anesthetic enhancement of glycine receptor function. J Biol Chem 2001 ; 276 : 24959-64.
34) Cheng G, Kendig JJ. Pre- and postsynaptic volatile anaesthetic actions on glycinergic transmission to spinal cord motor neurons. Br J Pharmacol 2002 ; 136 : 673-84.
35) Zhang Y, Laster MJ, Hara K, et al. Glycine receptors mediate part of the immobility produced by inhaled anesthetics. Anesth Analg 2003 ; 96 : 97-101.
36) Sonner JM, Antognini JF, Dutton RC, et al. Inhaled anesthetics and immobility : mechanisms, mysteries, and minimum alveolar anesthetic concentration. Anesth Analg 2003 ; 97 : 718-40.
37) Franks NP, Lieb WR. Volatile general anaesthetics activate a novel neuronal K^+ current. Nature 1988 ; 333 : 662-4.
38) Franks NP, Lieb WR. Background K^+ channels : an important target for volatile anesthetics? Nat Neurosci 1999 ; 2 : 395-6.
39) Heurteaux C, Guy N, Laigle C, et al. TREK-1, a K^+ channel involved in neuroprotection and general anesthesia. EMBO J 2004 ; 23 : 2684-95.
40) Violet JM, Downie DL, Nakisa RC, et al. Differential sensitivities of mammalian neuronal and muscle nicotinic acetylcholine receptors to general anesthetics. Anesthesiology 1997 ; 86 : 866-74.
41) Eger EI 2nd, Zhang Y, Laster M, et al. Acetylcholine receptors do not mediate the immobilization produced by inhaled anesthetics. Anesth Analg 2002 ; 94 : 1500-4.
42) Flood P, Sonner JM, Gong D, et al. Isoflurane hyperalgesia is modulated by nicotinic inhi-

bition. Anesthesiology 2002 ; 97 : 192-8.
43) Bean BP, Shrager P, Goldstein DA. Modification of sodium and potassium channel gating kinetics by ether and halothane. J Gen Physiol 1981 ; 77 : 233-53.
44) Haydon DA, Simon AJ. Excitation of the squid giant axon by general anaesthetics. J Physiol 1988 ; 402 : 375-89.
45) Rehberg B, Xiao YH, Duch DS. Central nervous system sodium channels are significantly suppressed at clinical concentrations of volatile anesthetics. Anesthesiology 1996 ; 84 : 1223-33.
46) Ouyang W, Wang G, Hemmings HC Jr. Isoflurane and propofol inhibit voltage-gated sodium channels in isolated rat neurohypophysial nerve terminals. Mol Pharmacol 2003 ; 64 : 373-81.
47) Bertaccini EJ, Shapiro J, Brutlag DL, et al. Homology modeling of a human glycine alpha 1 receptor reveals a plausible anesthetic binding site. J Chem Inf Model 2005 ; 45 : 128-35.
48) Nury H, Van Renterghem C, Weng Y, et al. X-ray structures of general anaesthetics bound to a pentameric ligand-gated ion channel. Nature 2011 ; 469 : 428-31.
49) Rampil IJ, Laster MJ. No correlation between quantitative electroencephalographic measurements and movement response to noxious stimuli during isoflurane anesthesia in rats. Anesthesiology 1992 ; 77 : 920-5.
50) Rampil IJ, Mason P, Singh H. Anesthetic potency (MAC) is independent of forebrain structures in the rat. Anesthesiology 1993 ; 78 : 707-12.
51) Rampil IJ. Anesthetic potency is not altered after hypothermic spinal cord transection in rats. Anesthesiology 1994 ; 80 : 606-10.
52) Jinks SL, Martin JT, Carstens E, et al. Peri-MAC depression of a nociceptive withdrawal reflex is accompanied by reduced dorsal horn activity with halothane but not isoflurane. Anesthesiology 2003 ; 98 : 1128-38.
53) King BS, Rampil IJ. Anesthetic depression of spinal motor neurons may contribute to lack of movement in response to noxious stimuli. Anesthesiology 1994 ; 81 : 1484-92.
54) Antognini JF, Schwartz K. Exaggerated anesthetic requirements in the preferentially anesthetized brain. Anesthesiology 1993 ; 79 : 1244-9.
55) Antognini JF, Carstens E, Atherley R. Does the immobilizing effect of thiopental in brain exceed that of halothane? Anesthesiology 2002 ; 96 : 980-6.

〈中畑　克俊〉

基礎編

4 臓器機能への影響

A 呼吸器系への薬理作用

はじめに

　欧米では以前から使用されていたデスフルランが2011年に日本でも発売され，われわれの使用できる吸入麻酔薬の幅が広がった。デスフルランは血液/ガス分配係数がほかのハロゲン化麻酔薬に比べて最も小さく，麻酔後の早い覚醒・回復により術後の呼吸抑制はほとんどない，優れた吸入麻酔薬であると考えられる。しかし，強い気道刺激性のため，麻酔導入の適用は通っておらず，全身麻酔の維持のみの適用となっている。

　一方，セボフルランは日本で発売されてから20年以上がたち，その有用性が広く認められている。特に小児の麻酔導入では，気道刺激性がほとんどないセボフルランが最も優れる吸入麻酔薬といえるだろう。

　ここでは，今後も日本の臨床で主に使われていくであろう，セボフルランとデスフルランを中心に呼吸器系に与える影響を述べる。

呼吸調節機能に及ぼす影響

1 換気量

　規則正しい，しかも随意的にコントロール可能な換気活動は，感覚器，呼吸調節中枢，ならびに運動器が複雑に絡んで，酸素の摂取と二酸化炭素の排泄を主な目的とする。吸入麻酔薬が呼吸調節機能にどのように作用するかについて，その詳細な機序はいまだに明らかにはされていないが，どの吸入麻酔薬も1回換気量を濃度依存性に減少させることは明らかである（図1）[1〜3]。

　呼吸回数は，どの吸入麻酔薬でも代償性に増加するが，その程度には麻酔薬間で差がある。亜酸化窒素は，呼吸回数の代償が十分であり，動脈血二酸化炭素分圧（Pa_{CO_2}）は変化しない。揮発性吸入麻酔薬の中ではハロタンが最も頻呼吸となり，イソフルランには濃度依存性がない。その結果として，呼吸抑制の指標となる分時換気量の抑制ある

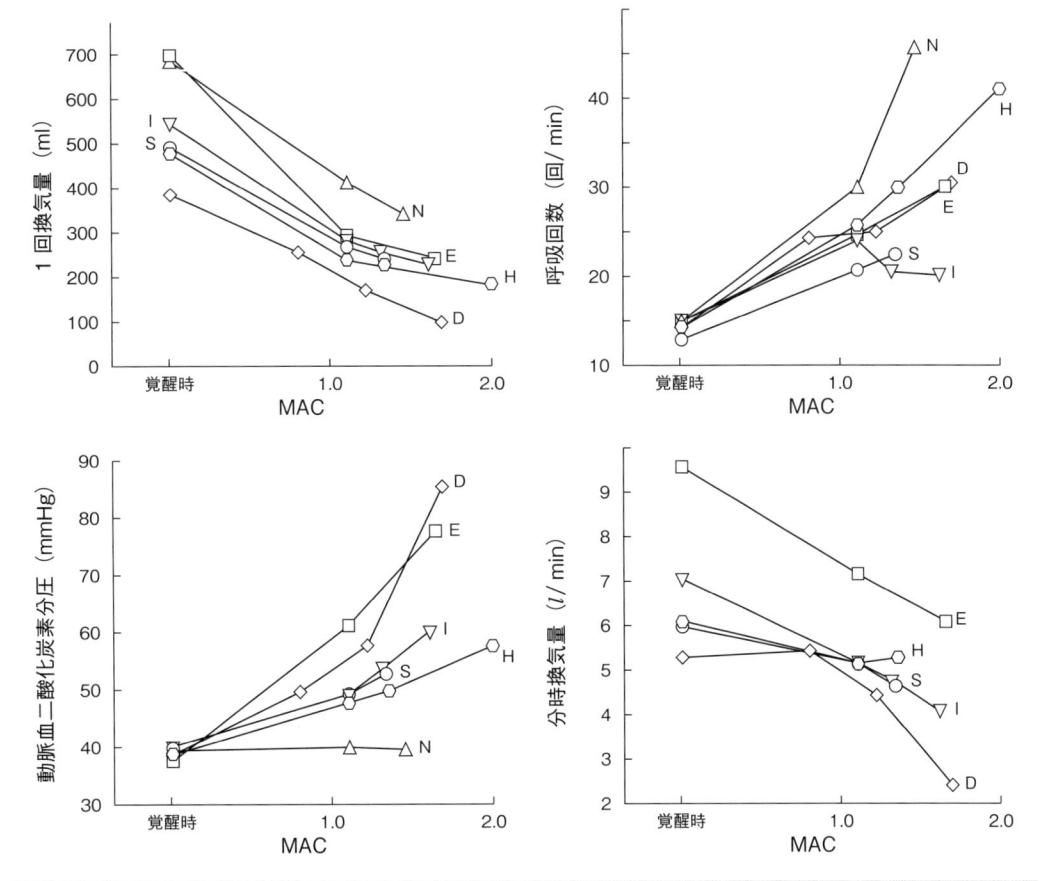

図1　各種吸入麻酔薬の換気パラメータに及ぼす影響

吸入麻酔薬による1回換気量の減少を代償するため，呼吸回数が増加する．呼吸抑制の指標となる分時換気量の抑制あるいは Pa_{CO_2} 上昇の程度は，デスフルラン≒エンフルラン＞イソフルラン＞セボフルラン＞ハロタンの順となる．セボフルランは比較的換気量を保つ吸入麻酔薬であり，デスフルランは呼吸抑制の強い吸入麻酔薬である．

◇：デスフルラン（D），○：セボフルラン（S），▽：イソフルラン（I），□：エンフルラン（E），○：ハロタン（H），△：亜酸化窒素（N）

(Fourcade HE, Stevens WC, Larson CP Jr, et al. The ventilatory effects of Forane, a new inhaled anesthetic. Anesthesiology 1971；35：26-31／Calverley RK, Smith NT, Jones CW, et al. Ventilatory and cardiovascular effects of enflurane anesthesia during spontaneous ventilation in man. Anesth Analg 1978；57：610-8／Lockhart SH, Rampil IJ, Yasuda N, et al. Depression of ventilation by desflurane in humans. Anesthesiology 1991；74：484-8／Doi M, Ikeda K. Respiratory effects of sevoflurane. Anesth Analg 1987；66：241-4 より作成)

いは Pa_{CO_2} 上昇の程度は，デスフルラン≒エンフルラン＞イソフルラン＞セボフルラン＞ハロタン＞亜酸化窒素の順となる．

デスフルラン，セボフルランどちらも亜酸化窒素と併用すると同最小肺胞濃度（minimum alveolar concentration：MAC）での呼吸抑制を軽減できる[3〜5]．また，吸入麻酔薬による呼吸抑制が手術による疼痛刺激である程度拮抗されることが，イソフルラン麻酔では明らかにされている[6]．これは，そのほかの麻酔薬においても，日常臨床で自発呼吸を保った麻酔下ではよく経験することと思われる．

2 機能的残気量

　全身麻酔を導入すると，機能的残気量（FRC）は減少する。この機序として，①吸気時の肋間筋活動の低下[7)8)]，②呼気性呼吸筋活動の上昇[8)]，③横隔膜位置の変化[7)]，④胸郭内血流量の変化[7)]が考えられている。その結果，仰臥位では胸郭が肺側に移動し，横隔膜腹側が尾側に移動し，横隔膜背側が頭側に移動する[9)10)]。これによって無気肺が生じ，ガス交換能が悪化する[9)]。

　肺疾患を合併すると無気肺が増強し，ガス交換能がさらに悪化することが懸念される。しかし，慢性閉塞性肺疾患（chronic obstructure pulmonary disease：COPD）患者では，逆に無気肺になりにくく，ガス交換能が比較的良好に保たれる[11)]。原因として，内因性の呼気終末陽圧（PEEP），肺コンプライアンスの増加，あるいは換気血流比の不均等が関与している可能性がある。

3 高二酸化炭素に対する換気応答

　二酸化炭素を吸入すると，Pa_{CO_2}が1 mmHg上昇するごとに分時換気量が3 l/minも増加する。これは，Pa_{CO_2}の変化に対して呼吸中枢が敏感に反応することを意味する。すべての吸入麻酔薬は，この二酸化炭素に対する換気応答反応を濃度依存性に抑制する[1)~3)]。亜酸化窒素でさえ高濃度に投与すると，二酸化炭素に対する換気応答が有意に抑制される[12)]。

　二酸化炭素換気応答に対する"低濃度"の吸入麻酔薬の影響に関しては，多くの研究が行われている。これは，覚醒時，すなわち体内に低濃度の吸入麻酔薬が残存している際に十分な換気応答があり，危険がないかを検討するという意味で重要である。これらの研究をまとめたレビューによると，どの麻酔薬も0.2 MAC以下であれば，二酸化炭素換気応答に対する影響は少ないと考えられる（図2）[13)]。

4 低酸素に対する換気応答

　低酸素に対する換気応答は，主に頸動脈小体に存在する末梢化学受容体を介する影響であり，中枢化学受容体は酸素濃度の変化にほとんど反応しない。亜酸化窒素を含めてすべての吸入麻酔薬は，低酸素に対する換気応答を抑制する。吸入麻酔薬における低酸素に対する換気応答の抑制は，末梢化学受容体の直接抑制作用であると考えられる[14)~16)]。

　術後の低酸素換気応答を想定した"低濃度"の吸入麻酔薬の影響に関しても多くの研究が行われている。0.1 MACのセボフルランやイソフルランは，低酸素性換気応答に影響を与えないという報告もあれば[17)~19)]，影響があるとする報告もある[20)21)]。

　まとめると，図3のようにデスフルランを除いたすべての吸入麻酔薬は，低濃度であっても低酸素換気応答を抑制すると考えたほうがよい[22)23)]。低酸素による換気応答は，高

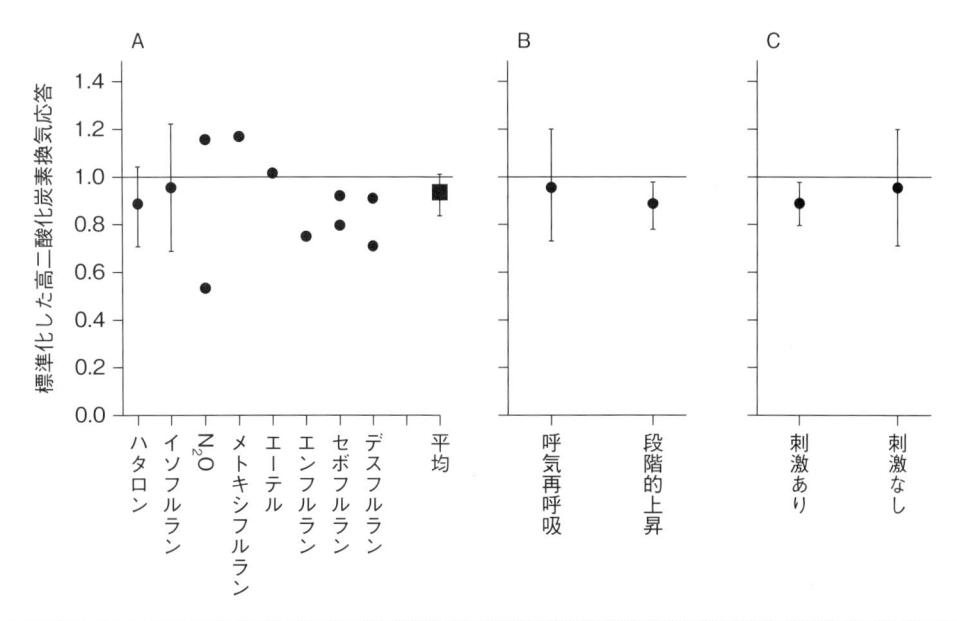

図2　低濃度の吸入麻酔薬が二酸化炭素換気応答に与える影響

0.2 MAC以下の吸入麻酔薬による二酸化炭素換気応答に与える影響をまとめると，どの麻酔薬も有意には抑制しない（A）。二酸化炭素負荷の方法による影響もなく（B），刺激して覚醒させても，覚醒していなくても，有意な影響はない（C）。

(Pandit JJ. Effect of low dose inhaled anaesthetic agents on the ventilatory response to carbon dioxide in humans：a quantitative review. Anaesthesia 2005；60：461-9 より作成)

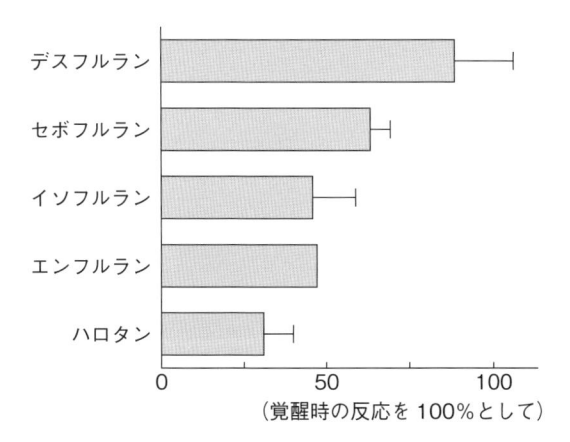

図3　低濃度の吸入麻酔薬負荷時の低酸素に対する換気応答の変化

覚醒時の反応を100％としたときの変化率を示した。デスフルランでは換気応答が抑制されない。ほかの吸入麻酔薬の中ではセボフルランが最もよく換気応答が保たれる。

(Dahan A, Teppema L. Influence of low-dose anaesthetic agents on ventilatory control：where do we stand? Br J Anaesth 1999；83：199-201／van den Elsen M, Dahan A, DeGoede J, et al. Influences of subanesthetic isoflurane on ventilatory control in humans. Anesthesiology 1995；83：478-90／Dahan A, van den Elsen MJ, Berkenbosch A, et al. Effects of subanesthetic halothane on the ventilatory responses to hypercapnia and acute hypoxia in healthy volunteers. Anesthesiology 1994；80：727-38／Dahan A, Sarton E, van den Elsen M, et al. Ventilatory response to hypoxia in humans. Influences of subanesthetic desflurane. Anesthesiology 1996；85：60-8 より作成)

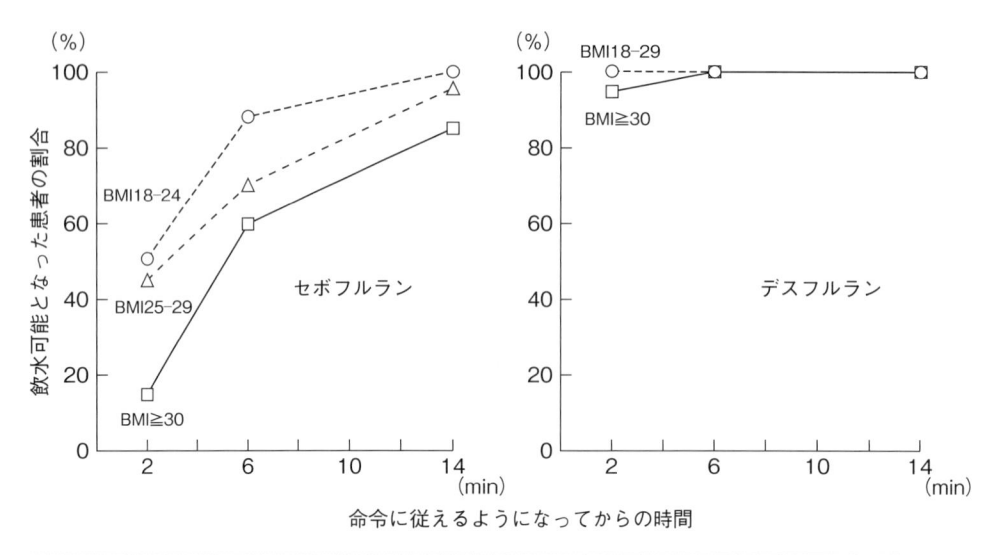

図4 セボフルランとデスフルラン麻酔後の嚥下機能回復までの時間にBMIが与える影響

セボフルランもしくはデスフルラン麻酔後に指示に従えるようにまで意識が回復してから，20 mlの冷たい水をむせ込まずに飲めるようになるまでの時間をBMIで分けた．セボフルランはBMIが高くなるほど，嚥下機能回復までに時間がかかったが，デスフルランの影響はわずかであった．

(McKay RE, Malhotra A, Cakmakkaya OS, et al. Effect of increased body mass index and anaesthetic duration on recovery of protective airway reflexes after sevoflurane vs desflurane. Br J Anaesth 2010；104：175-82 より作成)

二酸化炭素による換気応答よりも吸入麻酔薬による影響が強いため[24]，麻酔後の拡散性低酸素血症（diffusion hypoxia）が起こる亜酸化窒素使用時や，高二酸化炭素に対する換気応答が低下している慢性呼吸不全の患者では，特に注意が必要である．

5 麻酔からの回復

麻酔からの回復は，吸入麻酔薬の中でデスフルランが最も早いのは明らかである．長時間の吸入麻酔薬の投与により脂肪などに蓄積した吸入麻酔薬が再分布するため，肥満患者では麻酔からの回復が遅くなるが，デスフルランはセボフルランと比較し，肥満患者であっても麻酔薬投与終了後の意識の回復が早く，嚥下機能も意思の疎通が取れてから数分で回復する（図4）[25]．また，プロポフォールと比較しても，デスフルランは肥満患者における麻酔後の呼吸機能回復が有意に早い[26]．

上気道反射機能に対する影響

1 上気道狭窄

上気道は単なる空気の通り道ではなく，気道防御や気道保持など多様な機能を保持し

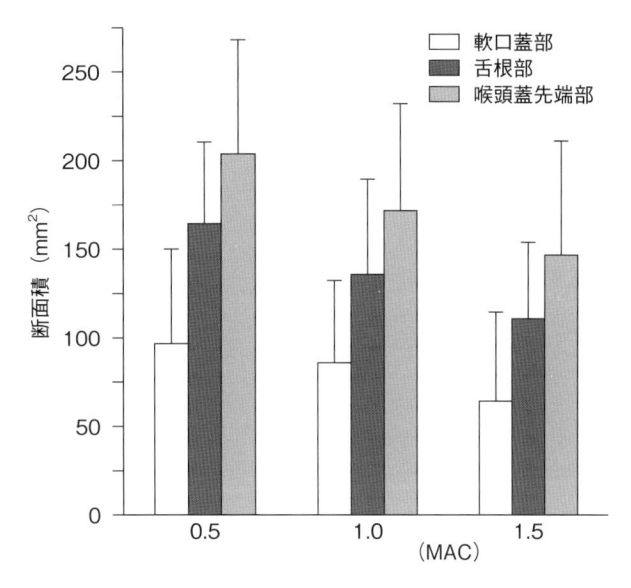

図5 小児の上気道断面積に与えるセボフルランの影響

小児でセボフルラン麻酔下にMRI撮影を行い，セボフルランの濃度を上げると，軟口蓋部，舌根部，喉頭蓋先端部が全体的に狭窄していった。

(Crawford MW, Arrica M, Macgowan CK, et al. Extent and localization of changes in upper airway caliber with varying concentrations of sevoflurane in children. Anesthesiology 2006；105：1147-52 より作成)

ている。覚醒時は，咽頭部の拡張筋群が吸気時に活動することにより，上気道が開存する。ハロタンは，頤舌筋＞肋間筋＞横隔膜の順で感受性が高いことが明らかになっている[27]。そのため，ハロタンによる軽度の鎮静でも，頤舌筋が弛緩し，舌が後方へ移動し，上気道閉塞の原因となる[28]。

MRIによる計測で，プロポフォール麻酔下の成人では舌根と後咽頭壁との距離が覚醒時と変化せず，軟口蓋と後咽頭壁が狭くなることが示されている[29]。小児にセボフルランを用いMRI撮影した研究では，軟口蓋，舌根部，喉頭蓋部の断面積がともに0.5 MACから1 MACに上げると約15％，1.5 MACに上げると約30％狭くなっている（図5）[30]。気道で最も狭いのは軟口蓋部で，舌根部の沈下とともに軟口蓋部の沈下も上気道狭窄に関して重要である。

2 上気道反射

上気道の反射には，イリタント受容体やC線維受容器が関与し，なんらかの化学的・機械的刺激に対して活動が亢進し，中枢へと興奮が伝えられ，咳嗽，喉頭痙攣，気管支収縮，粘液分泌などの反射反応を引き起こす。これらの受容体は，末梢気道よりも喉頭や気管に高濃度に分布する。このことは異物からの防御という点から都合が良い。

吸入麻酔薬はこれらの受容体の活動を亢進させるが，ハロタン，イソフルランに対し，セボフルランの影響は少ない[31]。一方，反射反応に対しては吸入麻酔薬は抑制的に働き，

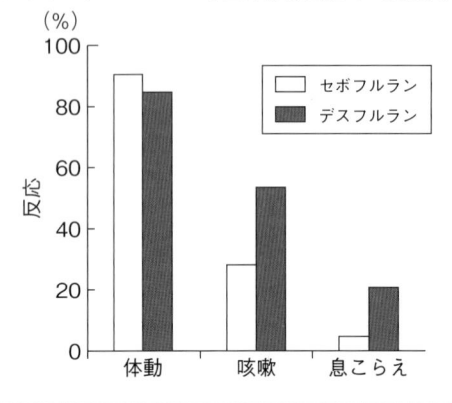

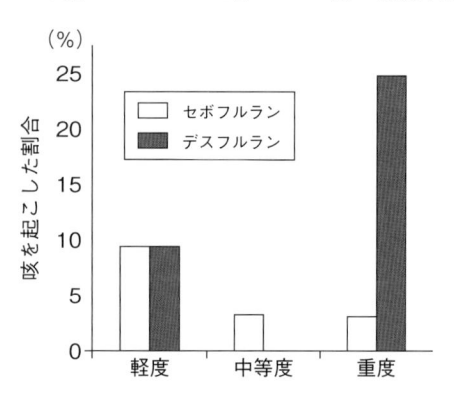

A. ラリンジアルマスク下全身麻酔覚醒時の反射反応　B. 気管チューブカフを膨らませた際の咳嗽反射

図6　上気道反射に対する吸入麻酔薬の影響

ラリンジアルマスク下での麻酔覚醒時,デスフルランではセボフルランと比べて咳嗽および息こらえが増加する(A)。スキサメトニウムを使用して気管挿管後,筋弛緩の効果がなくなってから挿管チューブのカフを膨らませたところ,デスフルランではセボフルランに比べて重度の咳嗽反射の頻度が高かった(B)。

(Arain SR, Shankar H, Ebert TJ. Desflurane enhances reactivity during the use of the laryngeal mask airway. Anesthesiology 2005；103：495-9／Klock PA Jr, Czeslick EG, Klafta JM, et al. The effect of sevoflurane and desflurane on upper airway reactivity. Anesthesiology 2001；94：963-7 より作成)

咳反射や嚥下反射は容易に抑制される。その中でも,セボフルランは反射反応の抑制作用が比較的少ない[32]。このことは,例えばラリンジアルマスク自発呼吸下の全身麻酔時における上気道防御機能の保持という点で有用である。

一方,デスフルランはラリンジアルマスク下の全身麻酔において導入,維持,覚醒すべての時期において咳を起こす頻度がセボフルランに対し約2倍高く,息こらえも約5倍の頻度で起こった[33]。さらに,気管挿管後,筋弛緩が切れた状態で気管チューブのカフを入れ反応を見た研究では,デスフルランはセボフルランに比較して重度の咳嗽反射を引き起こした(図6)[34]。

気道過敏性に対する影響

1 気道過敏性亢進の危険性

最近発作を起こしていなければ,いくら気管支喘息を合併した患者でも,周術期の呼吸器合併症はきわめてまれである[35]。しかし,一方では多施設研究において,喘息患者の1.7％が重篤な呼吸器合併症を引き起こし[36],また喘息患者の25％で麻酔導入直後に喘鳴を生じた[37]。夜間の咳嗽,運動時の喘鳴などの呼吸器症状のある小児では,気管支攣縮の危険性が約8.5倍,喉頭痙攣の危険性が約4倍高いことが示されている[38]。よって,気道過敏性の亢進した患者の麻酔管理には十分な注意が必要である。

周術期に喘息発作あるいは気管支痙攣を起こし,なんらかの合併症で訴訟や示談と

なった40症例を検討したところ，そのうち88％が重篤な脳障害を合併しているか死亡しており，その半数が喘息あるいはCOPDを合併していなかった[39]。つまり，周術期の気道過敏性の亢進は，喘息などの基礎疾患がなくとも，麻酔や手術による侵害刺激によって引き起こされうるものである。

2 吸入麻酔薬の気道平滑筋弛緩作用機序

気道平滑筋の張力は，リン酸化ミオシンの割合が増えると増強する。リン酸化ミオシンの割合を規定しているのはミオシン軽鎖キナーゼ（myosin light chain kinase：MLCK）とミオシンホスファターゼ（myosin phosphatase：MP）の活性バランスである。細胞内Ca^{2+}の増加はMLCKを活性化させ，気道平滑筋の収縮へと導く。RhoはRhoキナーゼを活性させ，RhoキナーゼはMPを抑制するため，結果として気道平滑筋収縮へと導く。すべての吸入麻酔薬は気道平滑筋を弛緩させる。その機序として吸入麻酔薬が気道平滑筋のシグナル伝達の多数の部位に作用することが報告されている[40]〜[42]。結果的に吸入麻酔薬は細胞内Ca^{2+}濃度の減少とRhoの活性の減少をもたらし，気道平滑筋の張力が減少する（図7）。

細胞内Ca^{2+}濃度を低下させる原因としては，電位依存性カルシウムチャネル（voltage-dependent calcium channel：VDC）活性抑制によるCa^{2+}の細胞内流入抑制とサイクリックアデノシン一リン酸（cyclic AMP：cAMP）濃度の上昇作用が考えられる[43][44]。

セボフルランはイソフルランと同様，強力な気道平滑筋弛緩作用を示すが，末梢気道のほうがより弛緩する[45]。その機序として，末梢気道におけるT型VDCの存在と吸入麻酔薬による感受性の違い，さらにはCa^{2+}活性化Cl^-チャネルへの作用あるいはK^+チャネルサブタイプに対する異なった感受性が考えられる。末梢気道は実際の気道抵抗の重要な決定因子であるため，吸入麻酔薬が末梢気道をより弛緩させる作用を持つことは，臨床的に非常に有用である。

cAMPの上昇はプロテインキナーゼA（PKA）を活性化し，受容体作動型カルシウムチャネル流入を抑制，MLCKの抑制などの機序で気道平滑筋の収縮を抑制する。

また，ハロタンは筋小胞体のCa^{2+}を枯渇させることが示されている。これはイノシトール三リン酸受容体（IP_3R），リアノジン受容体（RYR）の活性化と筋小胞体内のCa^{2+}貯蔵量の減少に応じて開口するCa^{2+}チャネル（store-operated Ca^{2+} channel）の抑制によるものと考えられている[41][42]。

そのほか，吸入麻酔薬の気道平滑筋弛緩作用機序として迷走神経反射の抑制も重要である[46]。

吸入麻酔薬の遠位気道平滑筋弛緩作用に，上皮が大きく関与していることを示唆する報告がある[47][48]。セロトニンによって収縮させた末梢気道を吸入麻酔薬は濃度依存性に弛緩させるが，その弛緩作用が上皮の損傷で大きく障害される（図8）。原因として，上皮に存在する一酸化窒素（NO）やプロスタノイドが関与している可能性がある。上皮の損傷や炎症がある慢性の気道過敏性亢進患者では，その効果が減弱するため注意が必要である[49]。

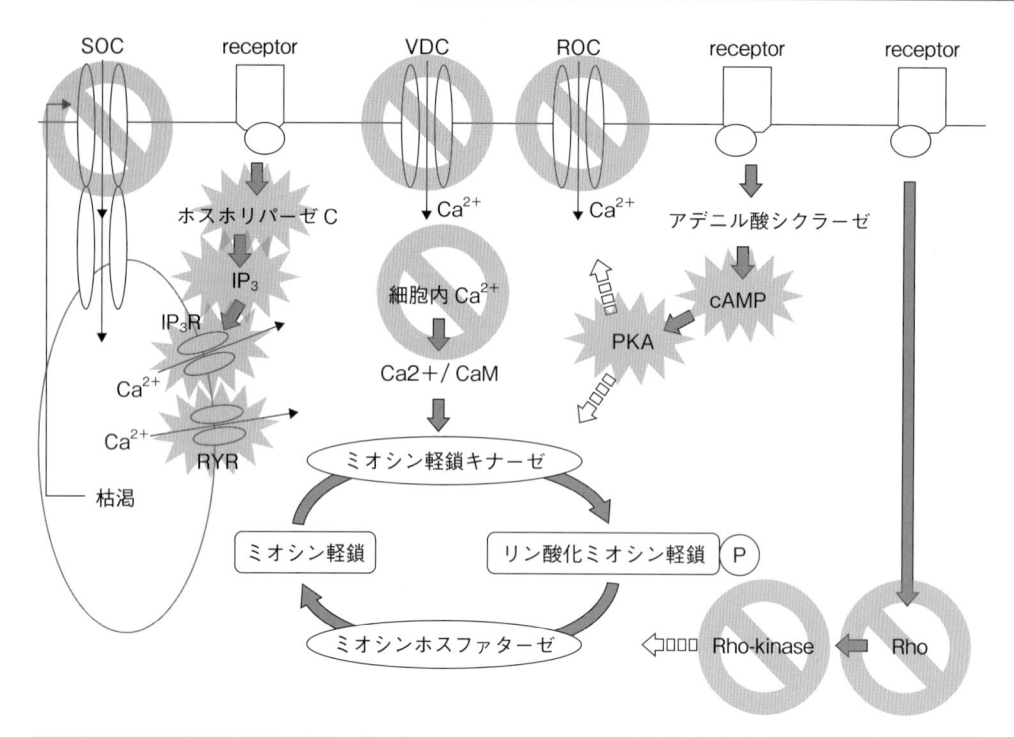

図7 気道平滑筋の収縮機構と吸入麻酔薬が影響するシグナル伝達

　気道平滑筋の張力は，リン酸化ミオシンの割合が増えると増強する。リン酸化ミオシンの割合を規定しているのは，ミオシン軽鎖キナーゼとミオシンホスファターゼの活性バランスである。ミオシン軽鎖キナーゼは，細胞内カルシウムが増加すると活性化する。ミオシンホスファターゼは，Rho キナーゼの活性化により抑制されるため，ミオシンホスファターゼを抑制し，結果として収縮増強へと導く。吸入麻酔薬は気道平滑筋のシグナル伝達の多数の部位に作用することが報告されているが，細胞内カルシウム濃度の減少と Rho の活性の減少をもたらし，気道平滑筋の張力が減少する。

　RYR：リアノジン受容体，IP_3：イノシトール三リン酸，IP_3R：イノシトール三リン酸受容体，PKA：プロテインキナーゼ A，cAMP：サイクリックアデノシン一リン酸，Rho：単量体 G タンパク，Rho-kinase：Rho 関連キナーゼ，SOC：小胞体カルシウム貯蔵量の減少に応じて開口するカルシウムチャネル，VDC：電位依存性カルシウムチャネル，ROC：受容体作動性カルシウムチャネル

〔Hanazaki M, Jones KA, Perkins WJ, et al. Halothane increases smooth muscle protein phosphatase in airway smooth muscle. Anesthesiology 2001；94：129-36／Pabelick CM, Prakash YS, Kannan MS, et al. Effects of halothane on sarcoplasmic reticulum calcium release channels in porcine airway smooth muscle cells. Anesthesiology 2001；95：207-15／Pabelick CM, Ay B, Prakash YS, et al. Effects of volatile anesthetics on store-operated Ca（2＋）influx in airway smooth muscle. Anesthesiology 2004；101：373-80 より改変引用〕

3 臨床におけるデスフルランと，そのほかの吸入麻酔薬との気道抵抗に対する相違

　ハロタンやイソフルラン，セボフルランは，強力な気管平滑筋弛緩作用により呼吸抵抗を下げる（図9）[50]。気管支喘息患者においても，同程度の気管支拡張作用を示し，重症喘息の治療に用いても効果的に気道抵抗を下げるとの報告がなされている[51]。

　一方で，デスフルランにおいては呼吸抵抗を上昇させることが報告されている[52]。健

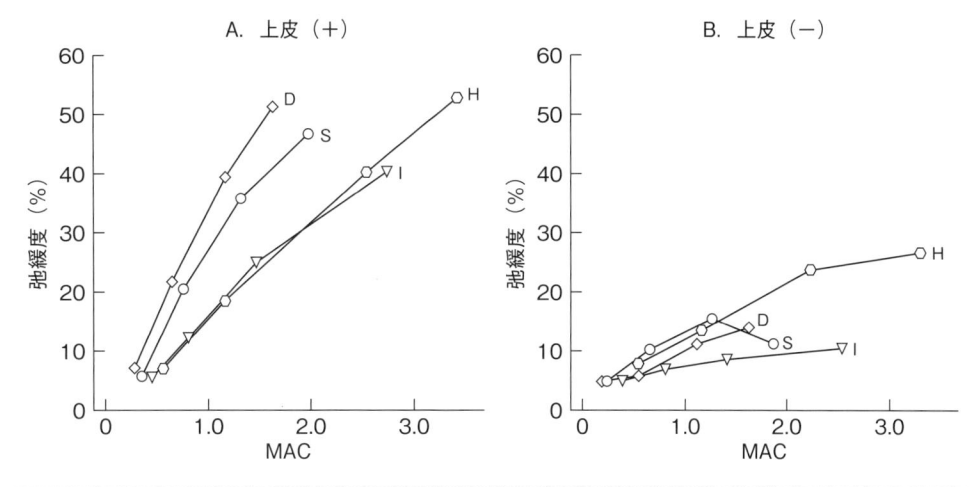

図8 ラット気管支平滑筋に対する各吸入麻酔薬の影響（上皮の影響）

セロトニンによって収縮させた気管支平滑筋に対する吸入麻酔薬の弛緩作用を弛緩度（％）で示した。上皮の存在下では，セボフルランとデスフルランが最も良好な弛緩作用を示した（A）。上皮を障害すると，吸入麻酔薬の弛緩作用は極端に抑制され，吸入麻酔薬間で差は認められなくなる（B）。

○：ハロタン（H），▽：イソフルラン（I），○：セボフルラン（S），◇：デスフルラン（D）

（Park KW, Dai HB, Lowenstein E, et al. Isoflurane- and halothane-mediated dilation of distal bronchi in the rat depends on the epithelium. Anesthesiology 1997；86：1078-87／Park KW, Dai HB, Lowenstein E, et al. Epithelial dependence of the bronchodilatory effect of sevoflurane and desflurane in rat distal bronchi. Anesth Analg 1998；86：646-51 より作成）

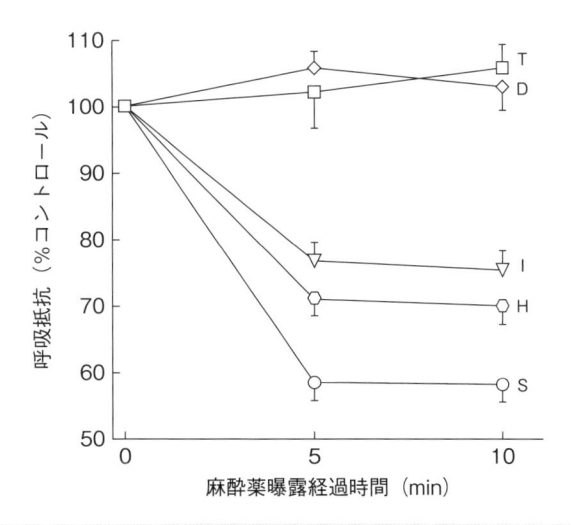

図9 麻酔薬曝露後の呼吸抵抗の変化

チオペンタール 0.25 mg/kg/min，セボフルラン，ハロタン，イソフルランは 50% N_2O を併用し，1.1 MAC を投与した。デスフルランは 1 MAC を投与した。検討した麻酔薬の中では，セボフルランが最も呼吸抵抗を減弱させた。デスフルランは，チオペンタールと同様に呼吸抵抗をやや上昇させた。

○：ハロタン（H），▽：イソフルラン（I），○：セボフルラン（S），◇：デスフルラン（D），□：チオペンタール（T）

（Nyktari V, Papaioannou A, Volakakis N, et al. Respiratory resistance during anaesthesia with isoflurane, sevoflurane, and desflurane：a randomized clinical trial. Br J Anaesth 2011；107：454-61／von Ungern-Sternberg BS, Saudan S, Petak F, et al. Desflurane but not sevoflurane impairs airway and respiratory tissue mechanics in children with susceptible airways. Anesthesiology 2008；108：216-24 より作成）

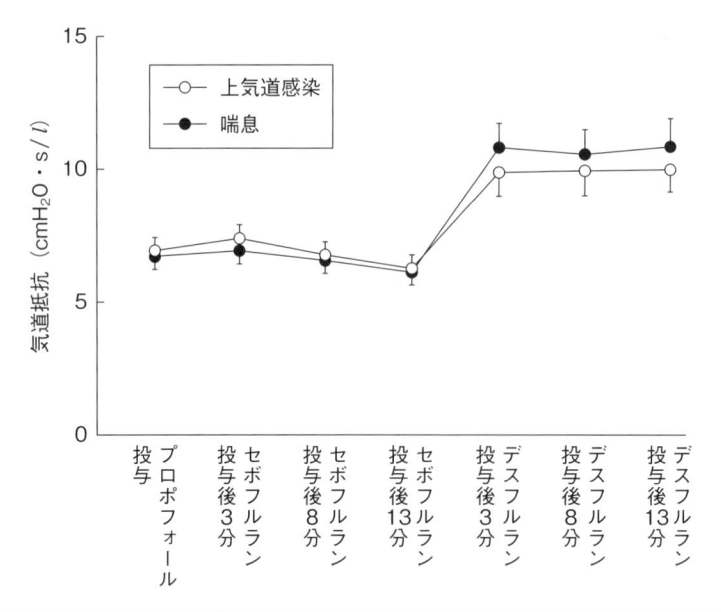

図10 気道炎症を持った小児の気道抵抗にセボフルランとデスフルランが与える影響

喘息もしくは2週間以内の上気道感染が認められた小児に、プロポフォールで導入後1MACのセボフルランを投与しても気道抵抗に影響を与えなかったが、1MACのデスフルランの投与は気道抵抗を上昇させた。

(von Ungern-Sternberg BS, Saudan S, Petak F, et al. Desflurane but not sevoflurane impairs airway and respiratory tissue mechanics in children with susceptible airways. Anesthesiology 2008 ; 108 : 216-24 より作成)

康な成人に1.5MACのデスフルランを投与すると呼吸抵抗が有意に上昇した[53]。また、喘息もしくは最近の上気道感染が疑われた小児にプロポフォールで導入後セボフルラン1MACを13分間投与し、その後デスフルラン1MACを投与したところ、セボフルラン投与後に気道抵抗は減少傾向を示したが、デスフルラン投与後には気道抵抗が上昇した（図10）[54]。

これらの臨床での報告からは、セボフルランのほうが気道過敏性の亢進した患者に比較的安全に使用できると考えられる。

*in vitro*の研究において、デスフルランはほかの吸入麻酔薬と同様に気道平滑筋を弛緩させることが一貫して示されている。しかし、デスフルランは臨床や*in vivo*の実験では、呼吸抵抗を上昇させる。この*in vivo*と*in vitro*での結果の違いはどのような機序によるものかについて、次のような機序を想定している。

近年、気道の刺激性ガスに反応するカチオンチャネルtransient receptor potential A1（TRPA1）を吸入麻酔薬が活性化させ、デスフルランはほかの吸入麻酔薬に比べより強くTRPA1を活性化させるという報告がされている[55]。TRPA1は気道の求心性C線維受容器に分布しており、TRPA1が活性化することにより興奮が起こり、興奮は軸索反射により、ほかのC線維末端にも伝えられ、その末端よりサブスタンスPやニューロキニンAなどのタキキニンを放出させる。タキキニンは強い気道平滑筋収縮作用を有しており、気道平滑筋を収縮させ気道抵抗を上昇させる。実際、モルモットにおいて

TRPA1 もしくはタキキニンの選択的阻害薬を投与すると，デスフルランによる気道抵抗の上昇を抑えることができる[56)57)]。

肺ガス交換能に及ぼす影響

1 肺ガス交換能の決定因子

吸入麻酔薬を投与すると肺容量が変化し，無気肺を生じる。局所の肺血管抵抗の変化は肺血流の分布に影響を与え，換気血流比を変化させて，最終的にガス交換能を変化させる。無気肺部分の肺血管抵抗が上昇し，無気肺部分からよく換気されている部分へ血流を移動させることによって全体的なガス交換能を改善する。

この現象は，虚血になると動脈が拡張する体循環に対し，肺循環においてきわめて特徴的であり，低酸素性肺血管収縮（hypoxic pulmonary vasoconstriction：HPV）と呼ばれている。HPV は酸素化を保つための重要な生体防御機構であり，つまりは HPV を障害する麻酔薬や薬物はガス交換能を悪化させる可能性がある。

2 吸入麻酔薬の HPV に対する影響

HPV の機序として，低酸素により発生した活性酸素種が細胞膜のカリウムチャネルを阻害し，細胞膜を脱分極させて，VDC を開き血管平滑筋を収縮させる機序や，内皮由来血管拡張因子の産生を抑制する機序などが考えられているが，まだ不明な点が多い。

吸入麻酔薬は濃度依存性に HPV の直接抑制作用を持つのは間違いない[58)〜60)]。しかし，HPV の機序に不明な点が多いため，吸入麻酔薬の HPV に対する影響の機序も解明されていない。

3 臨床での知見

in vitro の研究からは，吸入麻酔薬は明らかに HPV 抑制作用を持つと考えられるが，*in vivo* あるいは臨床の研究では，その抑制作用はほとんどないか，あるいはまったく認められないとする報告が多い[61)〜64)]。これらの結果を総合すると，臨床使用濃度のハロタン，イソフルラン，エンフルラン，セボフルランならびにデスフルランは，HPV に対してほとんど影響を与えないと解釈される。その中でもセボフルランとデスフルランが，その影響が最も小さい[62)〜64)]。

基礎研究と臨床研究での相違を説明する理由の一つとして，心拍出量の変化が考えられる。つまり，HPV の抑制作用は心拍出量（＝肺血流量）の減少で相殺されるため，臨床的には HPV が吸入麻酔薬によって影響を受けないように観察される可能性がある。

片肺換気時など肺の酸素化能が大きく障害されるようなときに，吸入麻酔薬が安全に

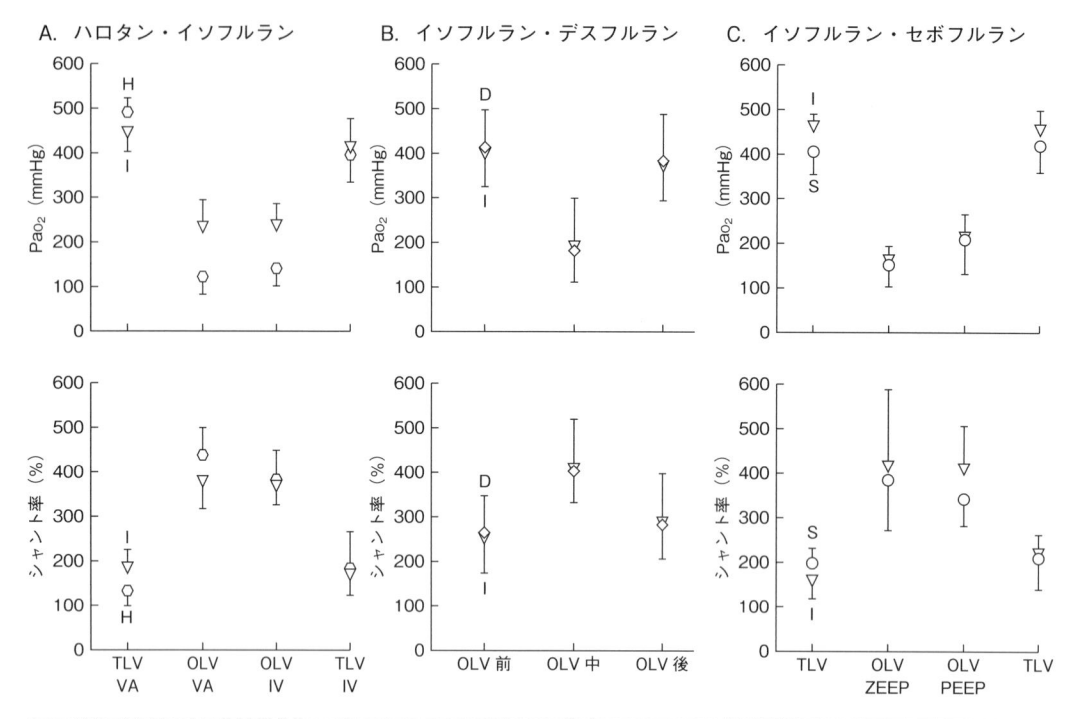

図11 片肺換気時におけるPa$_{O_2}$と肺内シャント率に及ぼす各種吸入麻酔薬の影響

A：片肺換気を行うと肺内シャント率が増加して酸素化能が障害されるが，吸入麻酔薬であっても静脈麻酔薬であっても，その程度に差はない。
B：イソフルランとデスフルランは同程度の作用である。
C：イソフルランとセボフルランの作用も同程度であり，片肺換気によるPa$_{O_2}$の低下ならびにシャント率の増加は，若干のPEEPで有意に改善される。
◯：ハロタン（H），▽：イソフルラン（I），◯：セボフルラン（S），◇：デスフルラン（D）
TLV：両肺換気，OLV：片肺換気，VA：揮発性麻酔薬，IV：静脈麻酔薬，ZEEP：呼気終末平圧，PEEP：呼気終末陽圧（4cmH$_2$O）

(Benumof JL, Augustine SD, Gibbons JA. Halothane and isoflurane only slightly impair arterial oxygenation during one-lung ventilation in patients undergoing thoracotomy. Anesthesiology 1987；67：910-5／Pagel PS, Fu JL, Damask MC, et al. Desflurane and isoflurane produce similar alterations in systemic and pulmonary hemodynamics and arterial oxygenation in patients undergoing one-lung ventilation during thoracotomy. Anesth Analg 1998；87：800-7／Abe K, Mashimo T, Yoshiya I. Arterial oxygenation and shunt fraction during one-lung ventilation：a comparison of isoflurane and sevoflurane. Anesth Analg 1998；86：1266-70 より作成)

使用できるかに関して，いくつかの有用な報告がなされている。動脈血酸素分圧（Pa$_{O_2}$）ならびに肺シャント率の値は，ハロタンとイソフルラン麻酔下で片肺換気を行ったときと，静脈麻酔で管理したときでなんら変化がなかった[65]。また，イソフルラン，デスフルラン，セボフルランの間でも，Pa$_{O_2}$や肺シャント率の変化はほとんど差がなく（図11）[66)67)]，上記の静脈麻酔時の値とも差はないと考えられる。

さらに，イソフルラン麻酔とプロポフォール，アルフェンタニルによる全静脈麻酔（TIVA）を比較した研究では，片肺換気時における低酸素症のリスクは静脈麻酔に変更しても軽減できなかった[68]。したがって，吸入麻酔薬は片肺換気時など肺の酸素化能が障害された場合でも安全に使用できると考えられる。

肺合併症に及ぼす影響

　手術後の無気肺や低酸素血症は，周術期における合併症として重要である。その原因として，手術術式，手術時間，体位，麻酔方法など多くの因子が複雑に絡んでいるため，ある点にのみに焦点を絞って検討することは危険である。
　ここでは，異物の除去や無気肺の改善に重要な働きを持つ粘液線毛運動，肺サーファクタント，そして肺の炎症反応に対する吸入麻酔薬の影響について言及する。

1 粘液線毛運動

　気道上皮の管腔側膜には多数の線毛が存在し，線毛層の上は気道表面粘液層で覆われている。気道上皮の線毛細胞は協調運動を行い，粘液とともに異物を末梢から中枢に運んで肺を防御している。粘液線毛運動は高濃度酸素や陽圧換気などいろいろな要因により低下するが，吸入麻酔薬も強力かつ濃度依存性に線毛活動を抑制することが知られている[69)～71)]。
　吸入麻酔薬の粘液線毛運動に対する影響の観察法として，各種動物やヒトの摘出組織ならびに培養細胞では，高速度カメラを用いて線毛打周波数（ciliary beat freqency：CBF）を測定する。*in vivo* においては，放射性物質や気管支ファイバースコープで粘液の移動速度を観察する方法などが用いられている。
　単離培養細胞において，吸入麻酔薬は濃度依存性にCBFを抑制する。セボフルランはハロタン，イソフルランに比べCBFの抑制効果が少ない[71)]。イヌでハロタン麻酔（1.2 MAC，6時間）を行うと，気道粘液の移動が抑制され，その回復には3時間以上を要する[72)]。一方，培養細胞を用いると吸入麻酔薬曝露中止によって速やかに線毛運動が回復することから，生体における線毛運動回復の遅延には麻酔薬の排出遅延も影響していると考えられる。
　気管での粘液速度を気管支ファイバースコープで観察した研究では，覚醒時には20 mm/minであった粘液速度が，ハロタン（1～2％）と亜酸化窒素（60％）の投与により7.7 mm/minに急激に低下した[73)]。この麻酔を90分継続すると，粘液運動はほぼ完全に停止した。
　手術患者において，セボフルラン＋レミフェンタニルの投与はプロポフォール＋レミフェンタニルの投与時に比べ，粘液の移動速度を有意に減少させる[74)]。セボフルランとデスフルランではどちらも粘液の移動速度を減少させるが，その効果にあまり差はないようである[75)]。臨床において吸入麻酔薬が粘液線毛運動を低下させることが合併症の発生率に影響を与えるかは，今後の検討課題である。

2 肺サーファクタント

　肺サーファクタントは，主に肺胞部で発生する表面張力を減少させることによって，

4. 臓器機能への影響（A 呼吸器系への薬理作用）

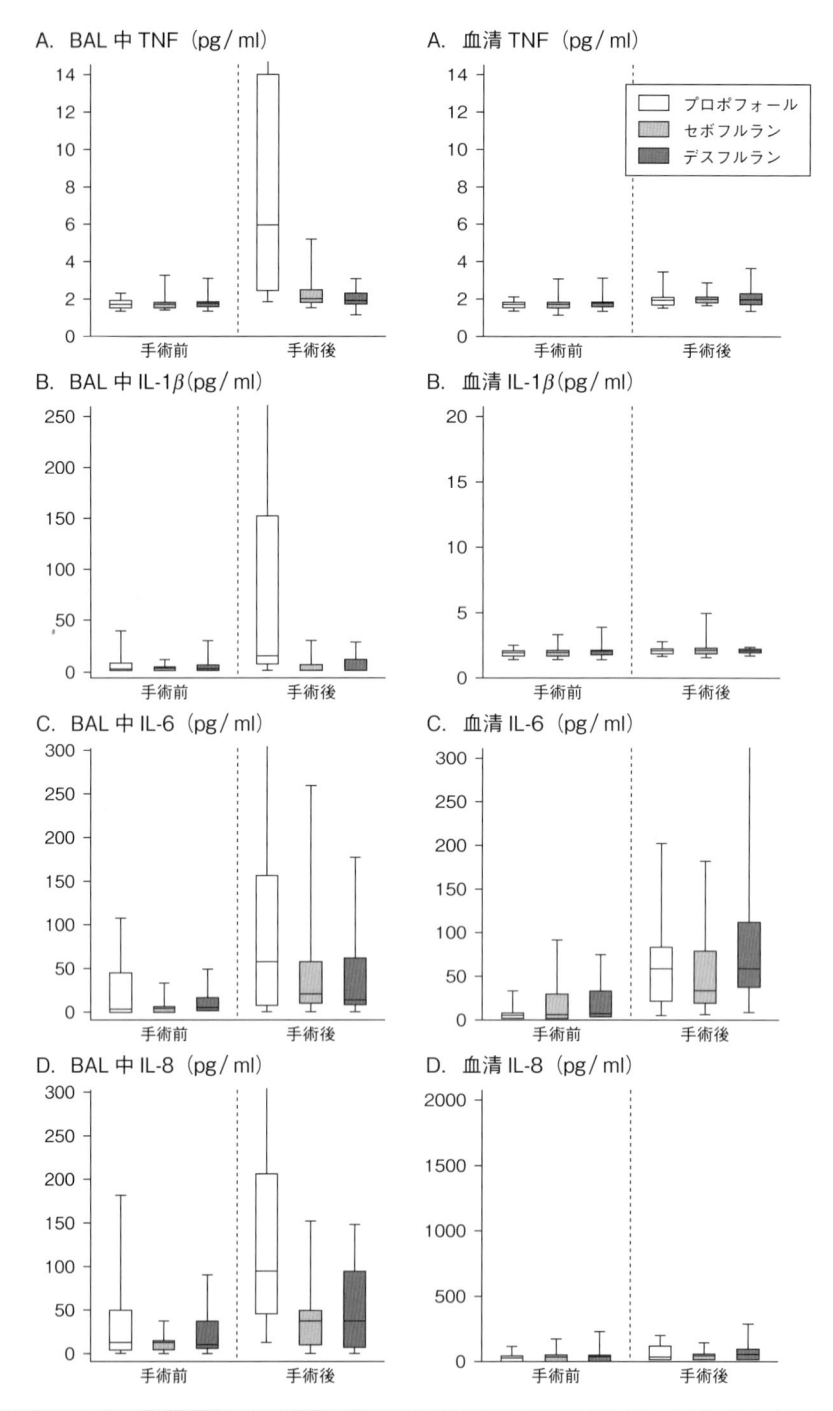

図12 胸部手術患者における吸入麻酔薬と静脈麻酔薬が炎症反応に与える影響

胸部手術患者における片肺換気前と後での炎症メディエータを比較すると，プロポフォール投与で認められた気管支肺胞洗浄液（BAL）中の炎症メディエータの上昇がセボフルラン，デスフルラン投与で有意に抑制された．全身での反応は麻酔薬間での違いは認められなかった．

（Schilling T, Kozian A, Senturk M, et al. Effects of volatile and intravenous anesthesia on the alveolar and systemic inflammatory response in thoracic surgical patients. Anesthesiology 2011；115：65-74 より作成）

無気肺を防ぎ,かつ呼吸仕事量を減少させる。また,サーファクタントは粘液と同様に気道から異物を除去するのに関与している。

肺サーファクタントは肺胞II型細胞で作られ,脂質と4種類のサーファクタントプロテイン(surfactant protein:SP)-A,SP-B,SP-C,SP-Dのどれかの組み合わせとなる。表面張力に関係するのはSP-BとSP-Cで,SP-AとSP-Dは自然免疫に関係する。ハロタンとイソフルランはサーファクタントの主要脂質であるホスファチジルコリンの代謝を濃度依存性に抑制し,肺サーファクタントの産生を抑制する[76)77)]。

3 炎症反応

生体への侵襲が肺の防御機能にとって重要な肺胞マクロファージ機能に及ぼす影響に関しては多くの研究があり,種々のストレスによって肺胞マクロファージ機能が抑制されることが明らかにされている[78)～80)]。

吸入麻酔薬は胸部手術時の片肺換気後に起こる肺での炎症メディエータの上昇を抑制することが示されている[81)～83)]。片肺換気後に気管支肺胞洗浄液(bronchoalveolar lavage:BAL)を採取し,TFN-α,インターロイキン(IL)-1,IL-6,IL-8を測定すると,プロポフォール投与群ではすべて上昇していたが,デスフルラン,セボフルランの投与群ではその上昇が抑制された(図12)。しかし,この炎症の抑制はBALにおいてのみで血清の炎症メディエータには影響を与えなかった(図12)[83)]。つまり,吸入麻酔薬の抗炎症効果は肺にのみ作用する可能性がある。

■参考文献

1) Eger EI 2nd. Isoflurane: a review. Anesthesiology. 1981; 55: 559-76.
2) Calverley RK, Smith NT, Jones CW, et al. Ventilatory and cardiovascular effects of enflurane anesthesia during spontaneous ventilation in man. Anesth Analg 1978; 57: 610-8.
3) Lockhart SH, Rampil IJ, Yasuda N, et al. Depression of ventilation by desflurane in humans. Anesthesiology 1991; 74: 484-8.
4) Doi M, Ikeda K. Respiratory effects of sevoflurane. Anesth Analg 1987; 66: 241-4.
5) Einarsson S, Bengtsson A, Stenqvist O, et al. Decreased respiratory depression during emergence from anesthesia with sevoflurane/N2O than with sevoflurane alone. Can J Anaesth 1999; 46: 335-41.
6) Eger EI 2nd, Dolan WM, Stevens WC, et al. Surgical stimulation antagonizes the respiratory depression produced by Forane. Anesthesiology 1972; 36: 544-9.
7) Warner DO, Warner MA, Ritman EL. Mechanical significance of respiratory muscle activity in humans during halothane anesthesia. Anesthesiology 1996; 84: 309-21.
8) Warner DO, Warner MA, Ritman EL. Human chest wall function while awake and during halothane anesthesia. I. Quiet breathing. Anesthesiology 1995; 82: 6-19.
9) Warner DO, Warner MA, Ritman EL. Atelectasis and chest wall shape during halothane anesthesia. Anesthesiology 1996; 85: 49-59.
10) Warner DO. Diaphragm function during anesthesia: still crazy after all these years. Anesthesiology 2002; 97: 295-7.
11) Kleinman BS, Frey K, VanDrunen M, et al. Motion of the diaphragm in patients with

chronic obstructive pulmonary disease while spontaneously breathing versus during positive pressure breathing after anesthesia and neuromuscular blockade. Anesthesiology 2002 ; 97 : 298-305.
12) Royston D, Jordan C, Jones JG. Effect of subanaesthetic concentrations of nitrous oxide on the regulation of ventilation in man. Br J Anaesth 1983 ; 55 : 449-55.
13) Pandit JJ. Effect of low dose inhaled anaesthetic agents on the ventilatory response to carbon dioxide in humans : a quantitative review. Anaesthesia 2005 ; 60 : 461-9.
14) Knill RL, Manninen PH, Clement JL. Ventilation and chemoreflexes during enflurane sedation and anaesthesia in man. Can Anaesth Soc J 1979 ; 26 : 353-60.
15) Hirshman CA, McCullough RE, Cohen PJ, et al. Depression of hypoxic ventilatory response by halothane, enflurane and isoflurane in dogs. Br J Anaesth 1977 ; 49 : 957-63.
16) Yacoub O, Doell D, Kryger MH, et al. Depression of hypoxic ventilatory response by nitrous oxide. Anesthesiology 1976 ; 45 : 385-9.
17) Pandit JJ, Manning-Fox J, Dorrington KL, et al. Effects of subanaesthetic sevoflurane on ventilation. 2 : Response to acute and sustained hypoxia in humans. Br J Anaesth 1999 ; 83 : 210-6.
18) Temp JA, Henson LC, Ward DS. Effect of a subanesthetic minimum alveolar concentration of isoflurane on two tests of the hypoxic ventilatory response. Anesthesiology 1994 ; 80 : 739-50.
19) Joensen H, Sadler CL, Ponte J, et al. Isoflurane does not depress the hypoxic response of rabbit carotid body chemoreceptors. Anesth Analg 2000 ; 91 : 480-5.
20) van den Elsen MJ, Dahan A, Berkenbosch A, et al. Does subanesthetic isoflurane affect the ventilatory response to acute isocapnic hypoxia in healthy volunteers? Anesthesiology 1994 ; 81 : 860-7.
21) Nagyova B, Dorrington KL, Robbins PA. Effect of low-dose enflurane on the ventilatory response to hypoxia in humans. Br J Anaesth 1994 ; 72 : 509-14.
22) Dahan A, van den Elsen MJ, Berkenbosch A, et al. Effects of subanesthetic halothane on the ventilatory responses to hypercapnia and acute hypoxia in healthy volunteers. Anesthesiology 1994 ; 80 : 727-38.
23) Dahan A, Sarton E, van den Elsen M, et al. Ventilatory response to hypoxia in humans. Influences of subanesthetic desflurane. Anesthesiology 1996 ; 85 : 60-8.
24) Pandit JJ. The variable effect of low-dose volatile anaesthetics on the acute ventilatory response to hypoxia in humans : a quantitative review. Anaesthesia 2002 ; 57 : 632-43.
25) McKay RE, Malhotra A, Cakmakkaya OS, et al. Effect of increased body mass index and anaesthetic duration on recovery of protective airway reflexes after sevoflurane vs desflurane. Br J Anaesth 2010 ; 104 : 175-82.
26) Zoremba M, Dette F, Hunecke T, et al. A comparison of desflurane versus propofol : the effects on early postoperative lung function in overweight patients. Anesth Analg 2011 ; 113 : 63-9.
27) Ochiai R, Guthrie RD, Motoyama EK. Effects of varying concentrations of halothane on the activity of the genioglossus, intercostals, and diaphragm in cats : an electromyographic study. Anesthesiology 1989 ; 70 : 812-6.
28) Sivarajan M, Joy JV. Effects of general anesthesia and paralysis on upper airway changes due to head position in humans. Anesthesiology 1996 ; 85 : 787-93.
29) Mathru M, Esch O, Lang J, et al. Magnetic resonance imaging of the upper airway. Effects of propofol anesthesia and nasal continuous positive airway pressure in humans. Anesthesiology 1996 ; 84 : 273-9.

30) Crawford MW, Arrica M, Macgowan CK, et al. Extent and localization of changes in upper airway caliber with varying concentrations of sevoflurane in children. Anesthesiology 2006 ; 105 : 1147-52.
31) Mutoh T, Tsubone H, Nishimura R, et al. Responses of laryngeal capsaicin-sensitive receptors to volatile anesthetics in anesthetized dogs. Respir Physiol 1998 ; 111 : 113-25.
32) Nishino T, Kochi T, Ishii M. Differences in respiratory reflex responses from the larynx, trachea, and bronchi in anesthetized female subjects. Anesthesiology 1996 ; 84 : 70-4.
33) Arain SR, Shankar H, Ebert TJ. Desflurane enhances reactivity during the use of the laryngeal mask airway. Anesthesiology 2005 ; 103 : 495-9.
34) Klock PA Jr, Czeslick EG, Klafta JM, et al. The effect of sevoflurane and desflurane on upper airway reactivity. Anesthesiology 2001 ; 94 : 963-7.
35) Warner DO, Warner MA, Barnes RD, et al. Perioperative respiratory complications in patients with asthma. Anesthesiology 1996 ; 85 : 460-7.
36) Forrest JB, Rehder K, Cahalan MK, et al. Multicenter study of general anesthesia. III. Predictors of severe perioperative adverse outcomes. Anesthesiology 1992 ; 76 : 3-15.
37) Pizov R, Brown RH, Weiss YS, et al. Wheezing during induction of general anesthesia in patients with and without asthma. A randomized, blinded trial. Anesthesiology 1995 ; 82 : 1111-6.
38) von Ungern-Sternberg BS, Boda K, Chambers NA, et al. Risk assessment for respiratory complications in paediatric anaesthesia : a prospective cohort study. Lancet 2010 ; 376 : 773-83.
39) Cheney FW, Posner KL, Caplan RA. Adverse respiratory events infrequently leading to malpractice suits. A closed claims analysis. Anesthesiology 1991 ; 75 : 932-9.
40) Hanazaki M, Jones KA, Perkins WJ, et al. Halothane increases smooth muscle protein phosphatase in airway smooth muscle. Anesthesiology 2001 ; 94 : 129-36.
41) Pabelick CM, Prakash YS, Kannan MS, et al. Effects of halothane on sarcoplasmic reticulum calcium release channels in porcine airway smooth muscle cells. Anesthesiology 2001 ; 95 : 207-15.
42) Pabelick CM, Ay B, Prakash YS, et al. Effects of volatile anesthetics on store-operated Ca (2 +) influx in airway smooth muscle. Anesthesiology 2004 ; 101 : 373-80.
43) Yamakage M. Direct inhibitory mechanisms of halothane on canine tracheal smooth muscle contraction. Anesthesiology 1992 ; 77 : 546-53.
44) Yamakage M, Kohro S, Kawamata T, et al. Inhibitory effects of four inhaled anesthetics on canine tracheal smooth muscle contraction and intracellular Ca^{2+} concentration. Anesth Analg 1993 ; 77 : 67-72.
45) Yamakage M, Chen X, Tsujiguchi N, et al. Different inhibitory effects of volatile anesthetics on T- and L-type voltage-dependent Ca^{2+} channels in porcine tracheal and bronchial smooth muscles. Anesthesiology 2001 ; 94 : 683-93.
46) Brichant JF, Gunst SJ, Warner DO, et al. Halothane, enflurane, and isoflurane depress the peripheral vagal motor pathway in isolated canine tracheal smooth muscle. Anesthesiology 1991 ; 74 : 325-32.
47) Park KW, Dai HB, Lowenstein E, et al. Isoflurane- and halothane-mediated dilation of distal bronchi in the rat depends on the epithelium. Anesthesiology 1997 ; 86 : 1078-87.
48) Park KW, Dai HB, Lowenstein E, et al. Epithelial dependence of the bronchodilatory effect of sevoflurane and desflurane in rat distal bronchi. Anesth Analg 1998 ; 86 : 646-51.
49) Moudgil GC. The patient with reactive airways disease. Can J Anaesth 1997 ; 44 : R77-89.
50) Rooke GA, Choi JH, Bishop MJ. The effect of isoflurane, halothane, sevoflurane, and thio-

pental/nitrous oxide on respiratory system resistance after tracheal intubation. Anesthesiology 1997 ; 86 : 1294-9.
51) Arakawa H, Takizawa T, Tokuyama K, et al. Efficacy of inhaled anticholinergics and anesthesia in treatment of a patient in status asthmaticus. J Asthma 2002 ; 39 : 77-80.
52) Goff MJ, Arain SR, Ficke DJ, et al. Absence of bronchodilation during desflurane anesthesia : a comparison to sevoflurane and thiopental. Anesthesiology 2000 ; 93 : 404-8.
53) Nyktari V, Papaioannou A, Volakakis N, et al. Respiratory resistance during anaesthesia with isoflurane, sevoflurane, and desflurane : a randomized clinical trial. Br J Anaesth 2011 ; 107 : 454-61.
54) von Ungern-Sternberg BS, Saudan S, Petak F, et al. Desflurane but not sevoflurane impairs airway and respiratory tissue mechanics in children with susceptible airways. Anesthesiology 2008 ; 108 : 216-24.
55) Matta JA, Cornett PM, Miyares RL, et al. General anesthetics activate a nociceptive ion channel to enhance pain and inflammation. Proc Natl Acad Sci U S A 2008 ; 105 : 8784-9.
56) Satoh J, Yamakage M. Desflurane induces airway contraction mainly by activating transient receptor potential A1 of sensory C-fibers. J Anesth 2009 ; 23 : 620-3.
57) Satoh JI, Yamakage M, Kobayashi T, et al. Desflurane but not sevoflurane can increase lung resistance via tachykinin pathways. Br J Anaesth 2009 ; 102 : 704-13.
58) Ishibe Y, Gui X, Uno H, et al. Effect of sevoflurane on hypoxic pulmonary vasoconstriction in the perfused rabbit lung. Anesthesiology 1993 ; 79 : 1348-53.
59) Loer SA, Scheeren TW, Tarnow J. Desflurane inhibits hypoxic pulmonary vasoconstriction in isolated rabbit lungs. Anesthesiology 1995 ; 83 : 552-6.
60) Johnson D, Mayers I, To T. The effects of halothane in hypoxic pulmonary vasoconstriction. Anesthesiology 1990 ; 72 : 125-33.
61) Marshall C, Marshall BE. Endothelium-derived relaxing factor is not responsible for inhibition of hypoxic pulmonary vasoconstriction by inhalational anesthetics. Anesthesiology 1990 ; 73 : 441-8.
62) Lesitsky MA, Davis S, Murray PA. Preservation of hypoxic pulmonary vasoconstriction during sevoflurane and desflurane anesthesia compared to the conscious state in chronically instrumented dogs. Anesthesiology 1998 ; 89 : 1501-8.
63) Kerbaul F, Guidon C, Stephanazzi J, et al. Sub-MAC concentrations of desflurane do not inhibit hypoxic pulmonary vasoconstriction in anesthetized piglets. Can J Anaesth 2001 ; 48 : 760-7.
64) Pruszkowski O, Dalibon N, Moutafis M, et al. Effects of propofol vs sevoflurane on arterial oxygenation during one-lung ventilation. Br J Anaesth 2007 ; 98 : 539-44.
65) Benumof JL, Augustine SD, Gibbons JA. Halothane and isoflurane only slightly impair arterial oxygenation during one-lung ventilation in patients undergoing thoracotomy. Anesthesiology 1987 ; 67 : 910-5.
66) Pagel PS, Fu JL, Damask MC, et al. Desflurane and isoflurane produce similar alterations in systemic and pulmonary hemodynamics and arterial oxygenation in patients undergoing one-lung ventilation during thoracotomy. Anesth Analg 1998 ; 87 : 800-7.
67) Abe K, Mashimo T, Yoshiya I. Arterial oxygenation and shunt fraction during one-lung ventilation : a comparison of isoflurane and sevoflurane. Anesth Analg 1998 ; 86 : 1266-70.
68) Reid CW, Slinger PD, Lenis S. A comparison of the effects of propofol-alfentanil versus isoflurane anesthesia on arterial oxygenation during one-lung ventilation. J Cardiothorac Vasc Anesth 1996 ; 10 : 860-3.
69) Raphael JH, Selwyn DA, Mottram SD, et al. Effects of 3 MAC of halothane, enflurane and

isoflurane on cilia beat frequency of human nasal epithelium in vitro. Br J Anaesth 1996 ; 76 : 116-21.
70) O'Callaghan C, Atherton M, Karim K, et al. The effect of halothane on neonatal ciliary beat frequency. J Paediatr Child Health 1994 ; 30 : 429-31.
71) Matsuura S, Shirakami G, Iida H, et al. The effect of sevoflurane on ciliary motility in rat cultured tracheal epithelial cells : a comparison with isoflurane and halothane. Anesth Analg 2006 ; 102 : 1703-8.
72) Forbes AR, Gamsu G. Mucociliary clearance in the canine lung during and after general anesthesia. Anesthesiology 1979 ; 50 : 26-9.
73) Lichtiger M, Landa JF, Hirsch JA. Velocity of tracheal mucus in anesthetized women undergoing gynecologic surgery. Anesthesiology 1975 ; 42 : 753-6.
74) Ledowski T, Paech MJ, Patel B, et al. Bronchial mucus transport velocity in patients receiving propofol and remifentanil versus sevoflurane and remifentanil anesthesia. Anesth Analg 2006 ; 102 : 1427-30.
75) Ledowski T, Manopas A, Lauer S. Bronchial mucus transport velocity in patients receiving desflurane and fentanyl vs. sevoflurane and fentanyl. Eur J Anaesthesiol 2008 ; 25 : 752-5.
76) Molliex S, Crestani B, Dureuil B, et al. Effects of halothane on surfactant biosynthesis by rat alveolar type II cells in primary culture. Anesthesiology 1994 ; 81 : 668-76.
77) Paugam-Burtz C, Molliex S, Lardeux B, et al. Differential effects of halothane and thiopental on surfactant protein C messenger RNA in vivo and in vitro in rats. Anesthesiology 2000 ; 93 : 805-10.
78) Kotani N, Lin CY, Wang JS, et al. Loss of alveolar macrophages during anesthesia and operation in humans. Anesth Analg 1995 ; 81 : 1255-62.
79) Kotani N, Hashimoto H, Sessler DI, et al. Expression of genes for proinflammatory cytokines in alveolar macrophages during propofol and isoflurane anesthesia. Anesth Analg 1999 ; 89 : 1250-6.
80) Kotani N, Hashimoto H, Sessler DI, et al. Intraoperative modulation of alveolar macrophage function during isoflurane and propofol anesthesia. Anesthesiology 1998 ; 89 : 1125-32.
81) Sugasawa Y, Yamaguchi K, Kumakura S, et al. Effects of sevoflurane and propofol on pulmonary inflammatory responses during lung resection. J Anesth 2012 ; 26 : 62-9.
82) De Conno E, Steurer MP, Wittlinger M, et al. Anesthetic-induced improvement of the inflammatory response to one-lung ventilation. Anesthesiology 2009 ; 110 : 1316-26.
83) Schilling T, Kozian A, Senturk M, et al. Effects of volatile and intravenous anesthesia on the alveolar and systemic inflammatory response in thoracic surgical patients. Anesthesiology 2011 ; 115 : 65-74.

(佐藤　順一)

基礎編

4 臓器機能への影響

B 循環器系への薬理作用

はじめに

　揮発性麻酔薬は，心臓の変力性・変時性・変伝導性・拡張性の状態を変化させることにより心血管系に多大な影響を及ぼす。前負荷・後負荷に対しても有意な影響を及ぼし，血行動態の変動を生じる。心血管疾患を有する患者では，その効果はさらに大きい。一方，揮発性麻酔薬には心筋保護効果や虚血再灌流傷害を軽減させる効果が示されている。このような吸入麻酔薬を使用する上で，心血管系に対するこれらのさまざまな薬理作用を理解しておくことは重要である。以下に簡単な要約を示す[1]。

　麻酔維持中のような安定した状態において，揮発性麻酔薬は似たような心血管系効果をもたらす。臨床的使用濃度で外科的侵襲がない場合，デスフルラン，イソフルラン，セボフルランといったすべてのエーテル系麻酔薬は，主に心拍出量を保ちながら全身の血管抵抗を減少させて血圧低下を生じ，心拍数を変化させないか減少させる。深麻酔や長時間麻酔では心拍数が上昇することもある。外科的侵襲に対して循環変動を生じない麻酔濃度の指標である MAC-BAR (minimum alveolar concentration-blocking of adrenergic response) は，デスフルランやイソフルランで 1.3 MAC，セボフルランで 2.2 MAC であり，少量のオピオイド投与で減少する。同様に，気管挿管時にイソフルランはセボフルランよりも強く循環変動を抑制する。セボフルランと異なり，6％を超えるデスフルランで急激に肺胞濃度を一時的に（4〜6分）上昇させると血圧や心拍数が上昇する。デスフルランを急激に濃度上昇させなければこの反応はさほど生じず，緩徐に濃度上昇させたりフェンタニル，レミフェンタニルなどのオピオイドを使用したりすることで，このような循環変動を最小限にできる。揮発性麻酔薬は臨床的に有意な冠動脈盗血を生じず，冠動脈病変を有する患者でも使用した揮発性麻酔薬や麻薬の種類の違いで心血管イベントや死亡率といった予後に影響はしない。心筋の虚血再灌流を施行した動物実験において，揮発性麻酔薬の心保護作用が確認されている。揮発性麻酔薬による心筋プレコンディショニングは，虚血によるプレコンディショニングと同程度の効果があると思われる。

　ここでは，主に揮発性麻酔薬について述べていく。

揮発性麻酔薬と心血管系機能[2)~4)]

1 心筋収縮力

　揮発性麻酔薬は正常心筋の収縮能を抑制する。揮発性麻酔薬による全身や肺血管系の血行動態変化，自律神経系の活動変化のため，その心筋抑制の程度を *in vivo* で明らかにすることはかつて困難であったが，心拍数や負荷に影響されにくい変力性指標を用いた実験や，自律神経系の働きの有無にかかわらない研究など種々の研究結果により，次第に明らかにされてきた。

　イヌの心内膜下に超音波トランスデューサを埋め込んで心機能評価を観察した研究では，イソフルランはハロタンと同じ MAC において平均でおよそ 20％ 高い収縮能を維持した[5)]。先天性心疾患手術を受けた小児の研究においても，イソフルランとセボフルランは心係数を保ち，イソフルランおよびフェンタニル-ミダゾラムは心筋収縮力を保持したが，ハロタンは心係数も心筋収縮力も減少させた（図1）[6)]。ヒトにおいて揮発性麻酔薬が有する心筋抑制の程度の違いは，等容性収縮期と駆出期での収縮能の測定からも推定されている。

　この心筋抑制の程度の違いは，血管作動薬によって変力作用が増強されている場合においても，抑制されている場合においても維持される。体循環および冠循環に対して，デスフルランとイソフルランが及ぼす血行力学的影響は類似しており，両者による心筋抑制作用は同程度と考えられている[7)]。しかし，先にも述べたように，ヒトにおいてデスフルランの急速な濃度上昇がもたらす特徴的な心血管系刺激作用は，交感神経系緊張の増強を招き，一時的な心筋収縮能の増加を生じる可能性がある。セボフルランは，自律神経系の働きの有無にかかわらず，1.75 MAC で対照値の約 40 ～ 45％ 収縮能を低下させ，イソフルランやデスフルランと同程度とされている[8)]。

　以上をまとめると，揮発性麻酔薬は，ハロタン＝エンフルラン＞イソフルラン＝デスフルラン＝セボフルランの順に正常な心室筋の収縮を抑制すると考えられる。また，デスフルラン，セボフルラン，プロポフォール麻酔下のウサギを用いた実験では，どの麻酔薬でも用量依存性に心機能低下を示したが，ベースライン濃度に戻した 30 分間で揮発性麻酔薬では心機能が回復したのに対し，プロポフォールでは心機能低下が遷延したと報告されている（図2）[9)]。

　in vitro の研究では，揮発性麻酔薬による心筋抑制は不全心の心筋に対して増幅されるとする報告が多く[10)]，収縮機能障害のある患者では揮発性麻酔薬の陰性変力作用に対する感受性が高いことが示唆されている。

2 心筋抑制の細胞内機序

　揮発性麻酔薬は，正常な心筋細胞において細胞内 Ca^{2+} の恒常性を変化させることに

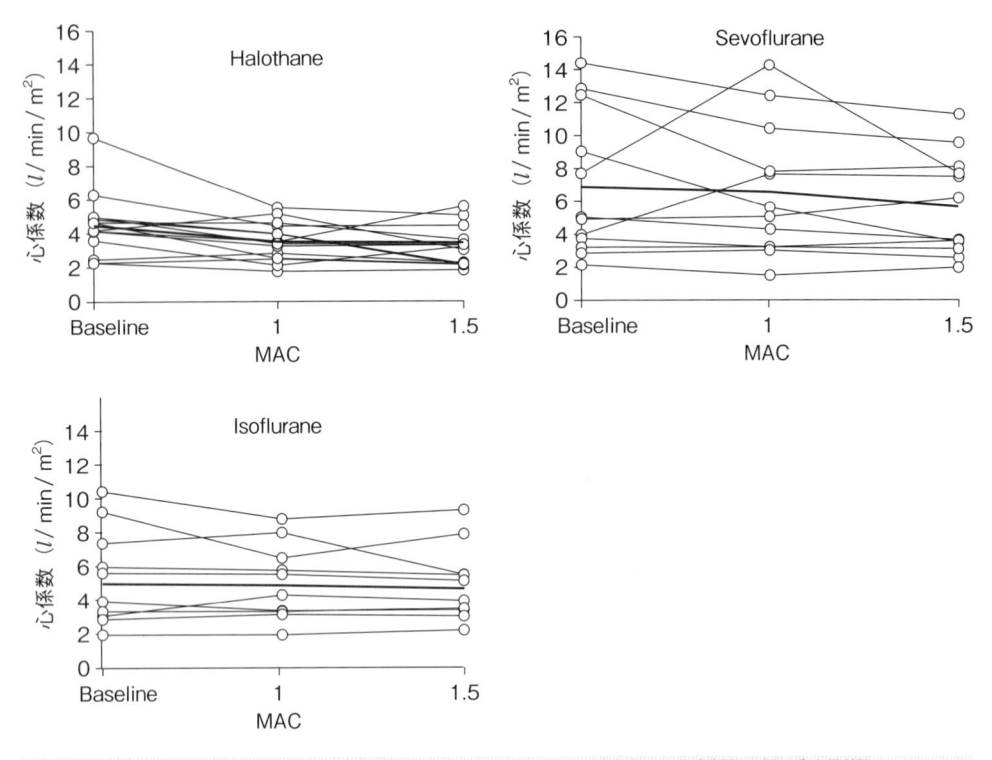

図1 イソフルラン，セボフルラン，ハロタンが小児の心係数に及ぼす影響

先天性心疾患手術を受けた小児において，イソフルラン（n = 12）とセボフルラン（n = 12）は心係数を保つが，ハロタン（n = 14）は心係数を減少させた。太線は各MACでの心係数の平均値を示す。
（Rivenes SM, Lewin MB, Stayer SA, et al. Cardiovascular effects of sevoflurane, isoflurane, halothane, and fentanyl-midazolam in children with congenital heart disease：an echocardiographic study of myocardial contractility and hemodynamics. Anesthesiology 2001；94：223-9 より改変引用）

よって心筋収縮性を抑制する[11]。揮発性麻酔薬はカルシウムチャネルに影響を及ぼし，心筋細胞膜内外の Ca^{2+} 動態を用量依存的に阻害する。電位依存性カルシウムチャネル（voltage-dependent calcium channel：VDC）の立体構造や機能保持は揮発性麻酔薬により影響を受け，細胞内への Ca^{2+} 流入が阻害されると，収縮活性に必要な Ca^{2+} の量が減少し，筋小胞体からの Ca^{2+} 依存性 Ca^{2+} 放出が抑制され，筋小胞体に貯蔵される Ca^{2+} の量が減少する。揮発性麻酔薬は，筋小胞体から非特異的に Ca^{2+} を放出させ，収縮時に放出のために利用される Ca^{2+} の貯蔵量を減少させる。一方で，揮発性麻酔薬が心筋細胞膜の Ca^{2+}-ATPase を介して細胞からの Ca^{2+} 輸送を阻害することが示唆されている[12]。また，揮発性麻酔薬は，*in vitro* において Na^+/Ca^{2+} 交換系を阻害し，細胞内 Ca^{2+} 濃度を低下させることによって収縮能を抑制する[13]。そのほかの影響として，揮発性麻酔薬は心筋線維の発生張力を減少させたり[14]，筋原線維の ATPase 活性を低下させて[15]，アクチン-ミオシン架橋の動態を抑制する可能性がある[16]。フェレットの心筋を用いた実験において，セボフルランは筋形質の Ca^{2+} 利用と筋原線維の Ca^{2+} 感受性を減少させ，この変化が心筋抑制の根本であることが報告されている（図3）[17]。

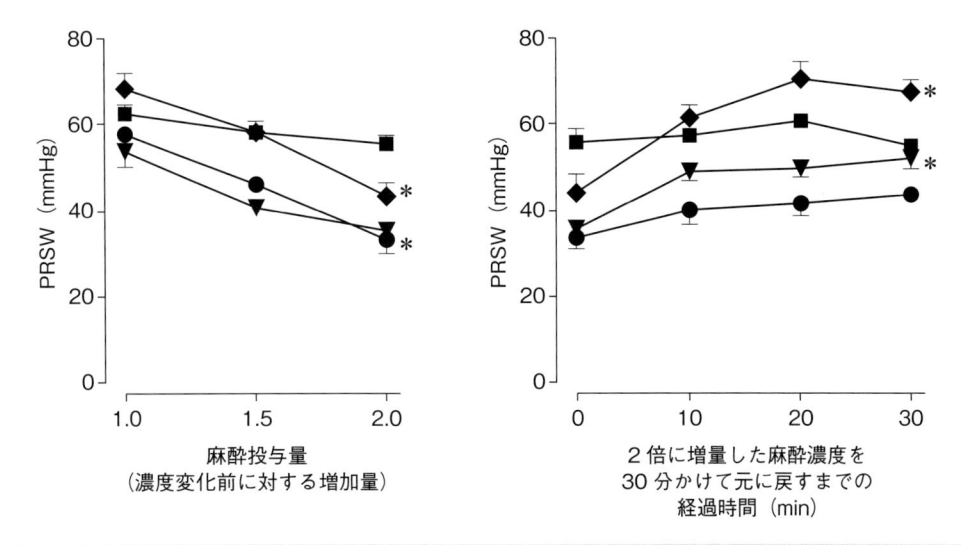

図2 セボフルラン，デスフルラン，プロポフォールが心収縮力に及ぼす影響の違い

収縮能の指標である前負荷動員1回仕事量（preload recruitable stroke work：PRSW）は，プロポフォール，デスフルランの濃度を倍増すると低下するが，セボフルランでは有意な低下を来さなかった（左）。倍増した麻酔濃度を30分かけて元の濃度まで戻した場合，セボフルラン，デスフルランではPRSWを回復させたが，プロポフォールではPRSWの有意な回復は見られなかった（右）。

■：コントロール（n = 9），●：プロポフォール（n = 8），▼：セボフルラン（n = 10），◆：デスフルラン（n = 8）

＊：麻酔濃度変化前と比較して有意差あり

（Royse CF, Liew DF, Wright CE, et al. Persistent depression of contractility and vasodilation with propofol but not with sevoflurane or desflurane in rabbits. Anesthesiology 2008；108：87-93 より改変引用）

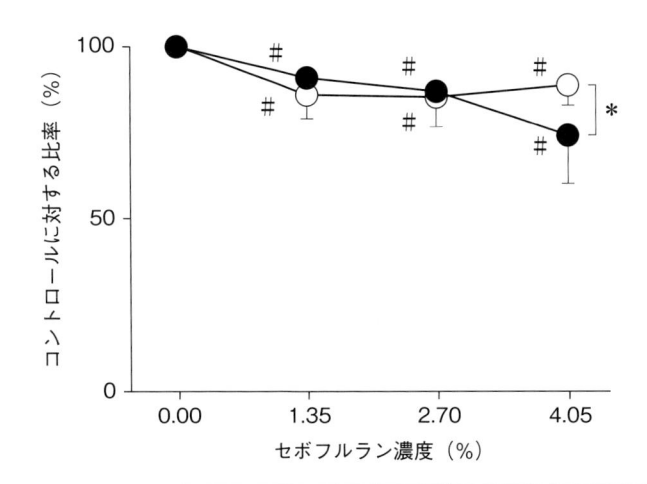

図3 セボフルランが心筋のCa^{2+}動態に及ぼす影響

セボフルランは，フェレット（それぞれのセボフルラン濃度で各 n = 8）の心筋の筋形質Ca^{2+}利用と筋原線維Ca^{2+}感受性を減少させた。

●：筋形質Ca^{2+}利用，○：筋原線維Ca^{2+}感受性

＃：コントロールと比較して有意差あり，＊：両者間で有意差あり

（Bartunek AE, Housmans PR. Effects of sevoflurane on the intracellular Ca^{2+} transient in ferret cardiac muscle. Anesthesiology 2000；93：1500-8 より改変引用）

3 心筋拡張性

　in vivo で，揮発性麻酔薬は等容性弛緩期を用量依存性に延長する作用がある[18]。冠血流量は拡張期のうちでも特にこの等容性弛緩期に最も多く，ハロタン麻酔下では拡張の遅延に伴って冠血流障害が生じる。揮発性麻酔薬は陰性変力作用を示すと同時に左室充満の初期速度や程度を濃度依存性に減少させるが，左室伸展性には影響せず，心筋固有の粘弾性を直接変化させることはないと考えられている[19]。

　ペーシングにより誘導したイヌの慢性心不全モデルの実験で，セボフルランで見られたMAC依存性の心筋拡張能の抑制はデスフルランでは認めなかったとの報告がある[20]。また，別の拡張性心筋症モデルのイヌの実験では，イソフルランは陰性変力作用を併せ持つにもかかわらず，左室の弛緩と充満に関する指標を改善した報告がある。これは揮発性麻酔薬が持つ前負荷軽減作用が関係している可能性が高く，直接的に拡張作用を変化させることによるものではないと結論付けられている。

　揮発性麻酔薬は左室不全時に収縮能を低下させるが，一方で左室等容性弛緩と充満時の動態は改善する。このようにして揮発性麻酔薬は心拍出量の保持に役立っているのかもしれない。これらについては，重度の虚血性心疾患やうっ血性心不全の患者においても血行動態の急激な代償不全を来すことなく麻酔が可能であったとする過去の臨床報告とも合致している。拡張型心筋症モデルのイヌでは，左室拡張の後負荷依存性はイソフルランやハロタンによる麻酔の影響を受けなかった[21]。さらに，これらの揮発性麻酔薬は不全心筋において直接的な左室等容性弛緩作用を持たないことも示されている。

4 左室後負荷

　左室後負荷の定義は直感的には明確であるが，*in vivo* における後負荷の定量的評価はいまだ難しい。平均動脈圧と心拍出量の比で算出される体血管抵抗が左室後負荷の指標として最も一般的に用いられているが，血液と血管壁の力学的影響，血流の周波数依存性や位相性を反映できない点で限界がある。

　それに対し，動脈圧や血流の波形のパワースペクトルやフーリエ変換によって得られる大動脈入力インピーダンスは，動脈の粘弾性，周波数依存性，反射波などの概念を考慮しているため，左室後負荷の包括的指標となる。大動脈入力インピーダンスの分析は周波数について行うため，動脈系の電気的3要素Windkesselモデルを用いて解釈することが多い。このモデルでは，動脈系を上行大動脈の抵抗（特性大動脈インピーダンス：Zc），総動脈コンプライアンス（C），総動脈抵抗（R）という3要素で表す。揮発性麻酔薬は動脈管系の機械的性質に影響を与え，大動脈入力インピーダンスを変化させる。イソフルランはハロタンとは対照的に，長期的に器具を装着されたイヌにおいて，用量依存性にRを減少させた[22]。また，イソフルランとハロタンは，CとZcを同様に増加させた。イヌを用いた別の研究では，デスフルランはRを減少させ，セボフルランは減少させないことが示された[23]。イソフルランとは対照的に，デスフルランはCとZc

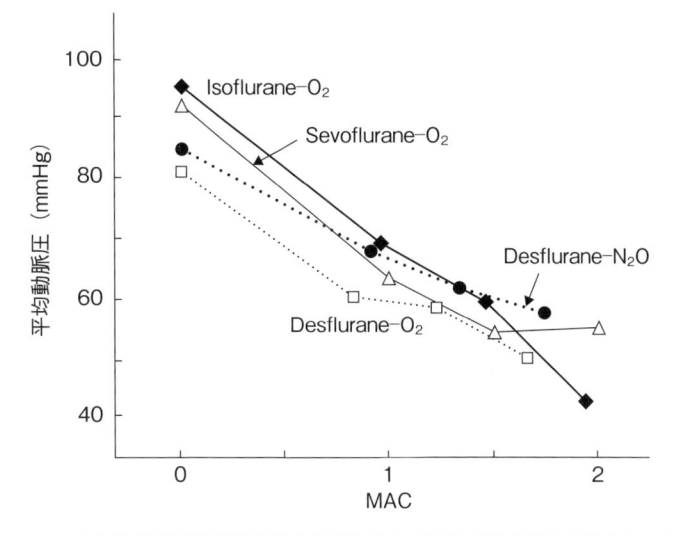

図4 吸入麻酔薬の濃度と平均動脈圧の関係

健常者において,デスフルラン,イソフルラン,セボフルランは用量依存性に平均動脈圧を低下させる。(図に示していないが)ハロタンも同様の効果をもたらす。亜酸化窒素はデスフルランの効果を増加させる(亜酸化窒素はデスフルランの効果の代わりとなる)。
□:デスフルラン＋酸素, ●:デスフルラン＋亜酸化窒素, ◆:イソフルラン＋酸素, △:セボフルラン＋酸素
(Eger EI 2nd, Eisenkraft JB, Weiskopf RB. The pharmacology of inhaled anesthetics. Berlin: Springer-Verlag; 2002. p.93-132 より改変引用)

に影響を及ぼさない。

5 右室機能

右室は,発生学的に別々の流入路と流出路からなり,自律神経系の活動に対する反応も異なっている。等容性弛緩は右室では生じない[24]。揮発性麻酔薬により右室の流入路および流出路で収縮能の低下が報告されている[25]が,詳細についてはまだ完全には解明されていない。

6 左房機能

揮発性麻酔薬は,心房筋の収縮も低下させる[26]。左室筋の抑制と同様に,VDCを介してCa^{2+}が筋細胞に流入することが阻害され,筋小胞体に貯蔵されるCa^{2+}の量が減少することに起因している[27]。

7 全身の血行動態

現在の揮発性麻酔薬は,すべて濃度依存性に動脈圧の低下を引き起こす(図4)[1]。機序は麻酔薬によって異なり,ハロタンとエンフルランによる動脈圧低下は,主として心

4. 臓器機能への影響（B 循環器系への薬理作用）

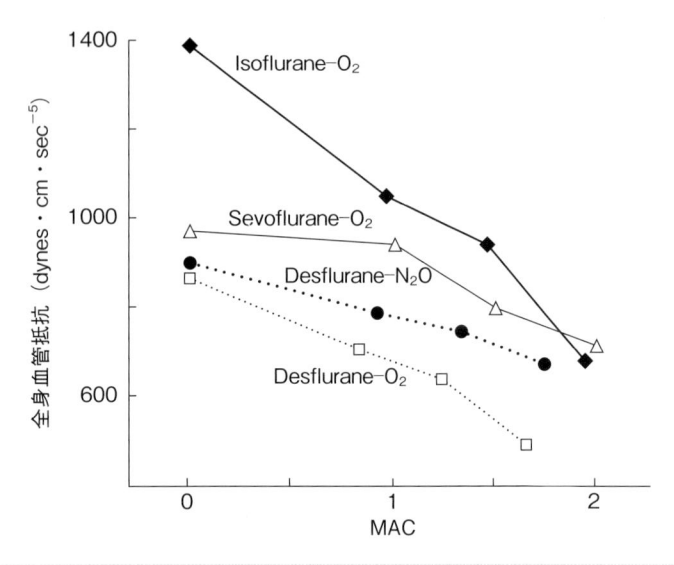

図5 吸入麻酔薬の濃度と全身血管抵抗の関係

デスフルラン，イソフルラン，セボフルランは全身血管抵抗を低下させる。（図に示していないが）ハロタンは対照的に血管抵抗を減弱させない。亜酸化窒素が代用されるとデスフルラン単独で見られた血管抵抗低下は減弱する（亜酸化窒素＋デスフルランのグラフがデスフルラン単独のグラフより上方にある）。
□：デスフルラン＋酸素，●：デスフルラン＋亜酸化窒素，◆：イソフルラン＋酸素，△：セボフルラン＋酸素
（Eger EI 2nd, Eisenkraft JB, Weiskopf RB. The pharmacology of inhaled anesthetics. Berlin：Springer-Verlag；2002. p.93-132 より改変引用）

筋収縮能と心拍出量の低下によりもたらされるのに対し，イソフルラン，デスフルラン，セボフルランによる動脈圧低下は左室後負荷の減少により生じ（図5)[1]，心筋収縮能は比較的保たれる（図6)[1]。イソフルラン，デスフルラン，セボフルラン麻酔下のヒトでは，心筋収縮能の低下作用は少なく，全身の血管抵抗は大きく減少し，心拍出量は保たれる。

揮発性麻酔薬は *in vitro* で洞房結節活動を抑制し，直接的な陰性変時作用を示すが，*in vivo* では心拍数の変化は揮発性麻酔薬と圧受容体反射活動の相互作用により決定される。デスフルラン，イソフルラン，セボフルランは，ある深度の麻酔レベルで心拍数を増加させる（図7)[1]が，吸入麻酔薬の種類と濃度によって心拍数に及ぼす影響に違いが見られる。デスフルラン，イソフルラン，ハロタンは，用量依存性に中心静脈圧を上昇させる（図8)[1]。

0.5 MAC 程度のデスフルランやイソフルランの麻酔下では，気管挿管による循環動態の変化を抑制できないが，イソフルランやハロタンの深麻酔下では，セボフルランと異なり，このような気管挿管後の血圧変動を減弱させる（図9)[1,28]。

吸入麻酔薬導入後の血圧や心拍数の変動は，麻酔薬の種類のほかにも，加齢の影響を受ける（図10)[1]。イソフルランに比べ，デスフルランの麻酔導入では，年齢の増加とともに血圧や心拍数は上昇する傾向が認められている。57歳以上の患者203名に麻酔導入を行った研究でも，特に導入早期に血圧や心拍数の増加が見られ，イソフルランよ

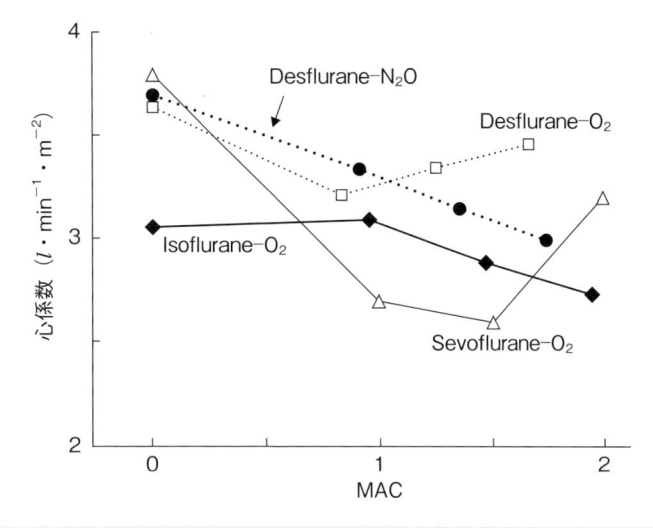

図6 吸入麻酔薬の濃度と心係数の関係

デスフルラン，イソフルラン，セボフルランは，通常の臨床濃度では心係数に及ぼす影響は最小限である．（図に示していないが）ハロタンは心拍出量を減弱させることにより平均動脈圧を低下させる．デスフルランの一部に対して亜酸化窒素は実質的に結果に影響していない．

　□：デスフルラン＋酸素，●：デスフルラン＋亜酸化窒素，◆：イソフルラン＋酸素，△：セボフルラン＋酸素

（Eger EI 2nd, Eisenkraft JB, Weiskopf RB. The pharmacology of inhaled anesthetics. Berlin：Springer-Verlag；2002. p.93-132 より改変引用）

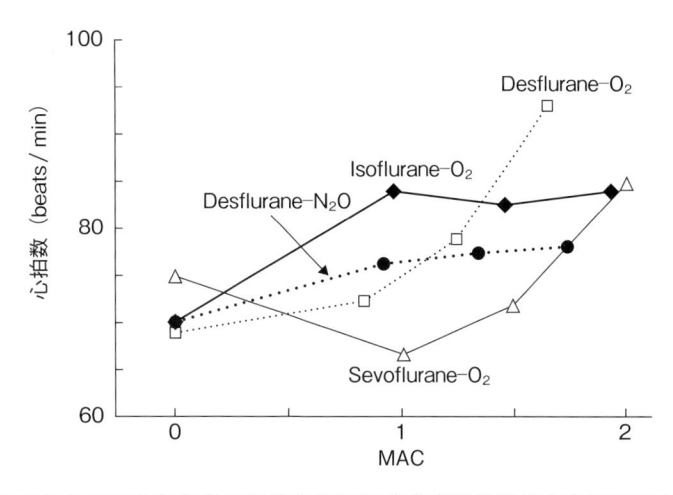

図7 吸入麻酔薬の濃度と心拍数の関係

デスフルラン，イソフルラン，セボフルランは，ある深度の麻酔レベルで心拍数を増加させる．デスフルランは用量依存性に心拍数を増加させ，深い麻酔レベルではしばしば頻脈を来す．セボフルランは，深い麻酔レベルのときのみ心拍数を増加させる．イソフルランはすべての麻酔レベルで心拍数を増加させ，明らかな用量依存性の効果はない．（図に示していないが）ハロタンはすべての麻酔レベルで心拍数を増加させない．デスフルランの一部に対して亜酸化窒素は実質的に結果に影響していないが，より高いMACでは心拍数を増加させない．

　□：デスフルラン＋酸素，●：デスフルラン＋亜酸化窒素，◆：イソフルラン＋酸素，△：セボフルラン＋酸素

（Eger EI 2nd, Eisenkraft JB, Weiskopf RB. The pharmacology of inhaled anesthetics. Berlin：Springer-Verlag；2002. p.93-132 より改変引用）

4. 臓器機能への影響（B 循環器系への薬理作用）

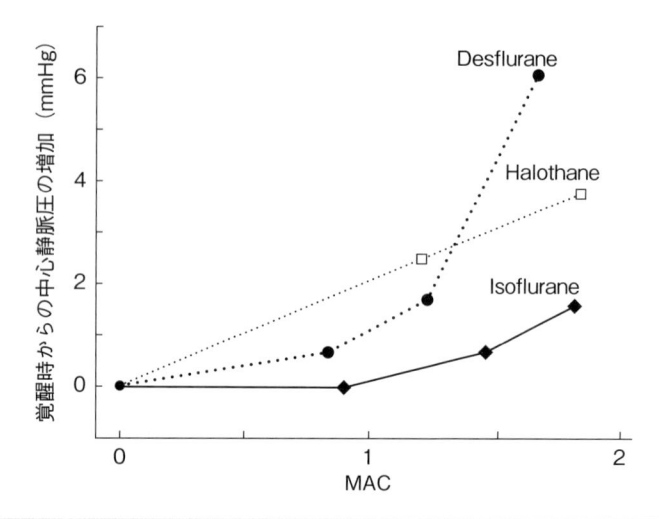

図8 吸入麻酔薬の濃度と中心静脈圧の関係

デスフルラン，イソフルラン，ハロタンは用量依存性に中心静脈圧を上昇させる。各麻酔薬が後負荷を減弱させることを考えると，これらの麻酔薬は心筋抑制を来すことを示している。

● : デスフルラン，◆ : イソフルラン，□ : ハロタン

（Eger EI 2nd, Eisenkraft JB, Weiskopf RB. The pharmacology of inhaled anesthetics. Berlin : Springer-Verlag ; 2002. p.93-132 より改変引用）

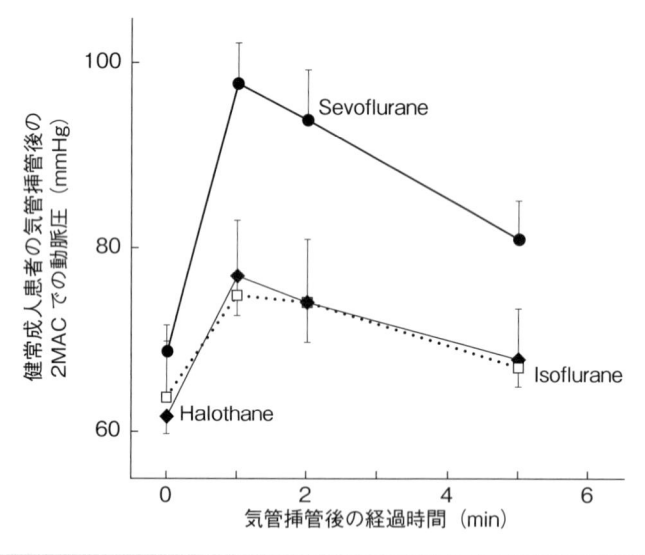

図9 吸入麻酔薬2MACにおける気管挿管後の動脈圧の推移

成人に気管挿管した場合，平均動脈圧はハロタンやイソフルラン 2MAC よりもセボフルラン 2MAC でより増加する。

□ : イソフルラン，◆ : ハロタン，● : セボフルラン

（Eger EI 2nd, Eisenkraft JB, Weiskopf RB. The pharmacology of inhaled anesthetics. Berlin : Springer-Verlag ; 2002. p.93-132 より改変引用）

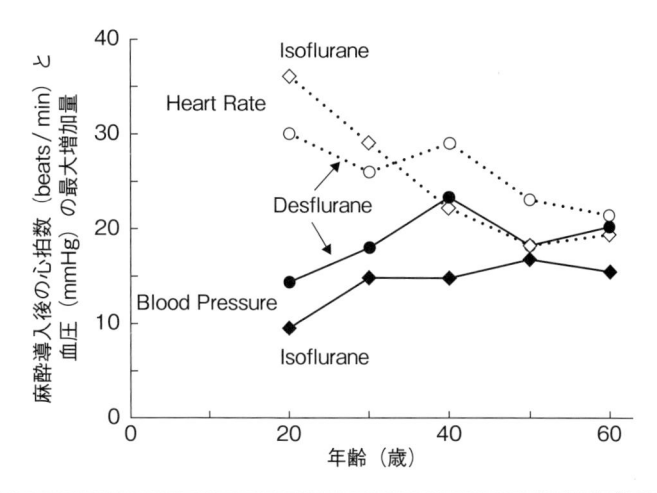

図10 加齢が吸入麻酔薬導入後の心拍数と血圧に及ぼす影響

臨床試験において，デスフルランの麻酔導入では年齢の増加とともに血圧は上昇した。イソフルランの麻酔導入でも似ているが，年齢による変化は小さかった。麻酔導入で心拍数は上昇したが，年齢の増加とともにその程度は減弱した。その傾向はイソフルランでより認められた。

○：デスフルラン使用時の心拍数，●：デスフルラン使用時の血圧，◇：イソフルラン使用時の心拍数，◆：イソフルラン使用時の血圧

（Eger EI 2nd, Eisenkraft JB, Weiskopf RB. The pharmacology of inhaled anesthetics. Berlin：Springer-Verlag；2002. p.93-132 より改変引用）

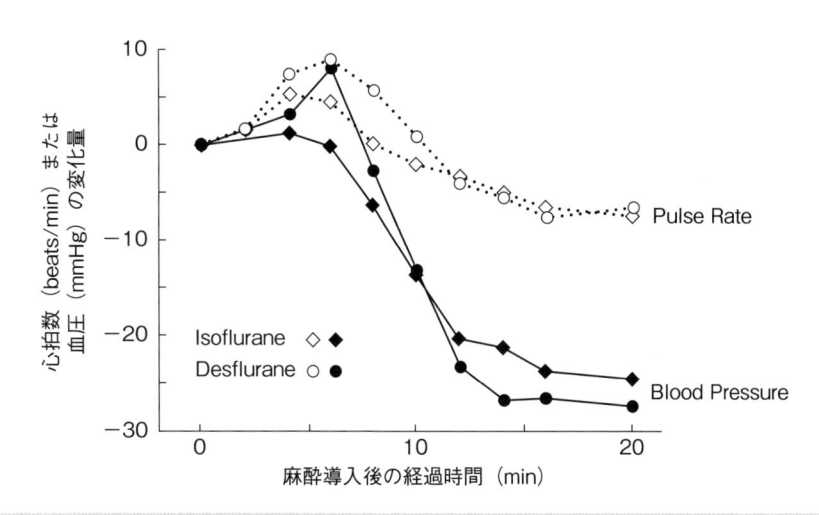

図11 吸入麻酔薬の違いによる麻酔導入後の心拍数と血圧の変動

203名の患者の麻酔導入を無作為にデスフルランかイソフルランに割り付けた結果，デスフルランの麻酔導入では心拍数と血圧増加が見られた。イソフルランの麻酔導入では，その作用は軽微もしくは認められなかった。

○：デスフルラン使用時の心拍数，●：デスフルラン使用時の血圧，◇：イソフルラン使用時の心拍数，◆：イソフルラン使用時の血圧

（Eger EI 2nd, Eisenkraft JB, Weiskopf RB. The pharmacology of inhaled anesthetics. Berlin：Springer-Verlag；2002. p.93-132 より改変引用）

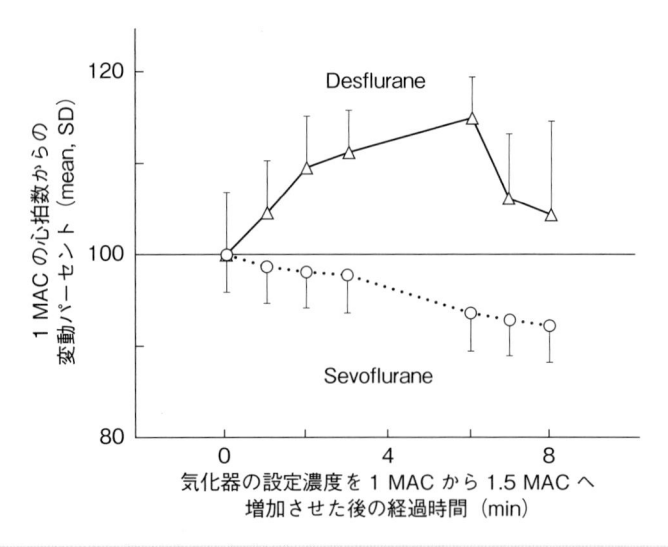

図12 急激なデスフルラン濃度の上昇に伴う心拍数の変動

気化器からデスフルラン1 MACまたはセボフルラン1MACを供給し，急に1.5 MACに増加させた場合，セボフルランの導入ではMACの増加とともに心拍数がわずかに低下したのに対し，デスフルランの導入では心拍数が一時的に増加した。
△：デスフルラン，○：セボフルラン
（Eger EI 2nd, Eisenkraft JB, Weiskopf RB. The pharmacology of inhaled anesthetics. Berlin：Springer-Verlag；2002. p.93-132 より改変引用）

りもデスフルランの麻酔導入でその傾向が強い（図11）[1]。同時に，酸素に加え亜酸化窒素を併用して導入しても，この結果が変わらないことが示されている。

1 MAC以上へのデスフルラン濃度の急激な上昇は，交感神経系の活動を刺激する。デスフルラン1 MACから急に1.5 MACに増加させた場合，心拍数が一時的に増加する（図12）[1,29]が，セボフルランの導入では心拍数がわずかに低下する。このようなデスフルランの導入と同様の心拍数の増加は，イソフルラン濃度の急激な上昇の場合にも認められる[30]。これらの心血管系の刺激は，気管，肺や全身の受容体を介して生じている[31]。β_1アドレナリン受容体拮抗薬，α_2アドレナリン受容体作動薬，オピオイドの前投与により，この刺激は抑制される[32]。

急激なデスフルラン濃度の上昇を繰り返した場合，2回目以降の血圧上昇反応は緩やかである（図13）[1,33]。デスフルランによるこのような循環動態の変動は，フェンタニル1.5 μg/kgの先行投与で50％抑制できる（図14）[1,32]。一方，デスフルランによる麻酔維持では導入時のような血圧や心拍数の上昇は生じず，セボフルランによる麻酔維持と比較しても循環動態の変動に差はない（図15）[1,34]。イソフルランとデスフルランでは自律神経系による循環調節反応も比較的保たれており，圧受容体反射を介した頻脈により心拍出量は維持される。

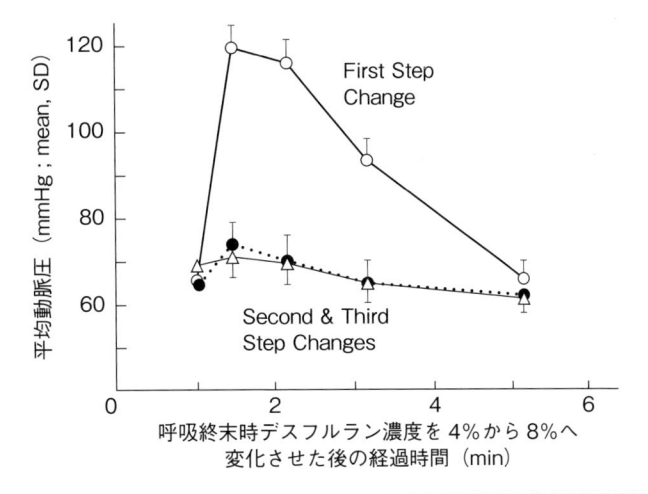

図13 急激なデスフルラン濃度の上昇を繰り返した場合の血圧変化

4%デスフルラン濃度に保った健常者の麻酔において,急な(1分未満の)デスフルラン8%への上昇は,血圧を一過性に(約5分間)倍増させた。この操作を30分後に2回目として繰り返した場合,血圧増加は最小限であった。3回目も血圧上昇は最小限であった。

○:1回目の変化,●△:2回目,3回目の変化

(Eger EI 2nd, Eisenkraft JB, Weiskopf RB. The pharmacology of inhaled anesthetics. Berlin:Springer-Verlag;2002. p.93-132 より改変引用)

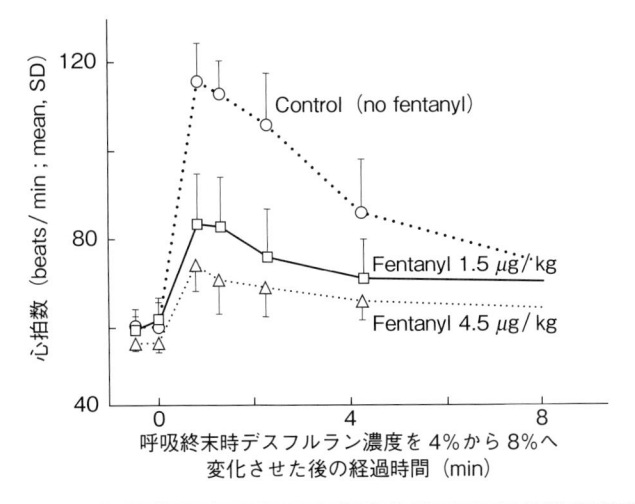

図14 フェンタニルの先行投与は急激なデスフルラン濃度の上昇に伴う循環動態の変動を抑制する

図12〜13のようなデスフルランの導入による心拍数や血圧上昇は,デスフルラン濃度を6%以下に保つ,デスフルランの濃度上昇をゆっくりと行う,フェンタニルのようなオピオイドを少量投与する,などの方法で軽減できる。デスフルランの濃度上昇の数分前にフェンタニル1.5 μg/kgを静脈内投与すると心拍数の上昇を50%軽減でき,フェンタニル4.5 μg/kgを投与すると75%軽減できる。

○:コントロール(フェンタニルなし),□:フェンタニル1.5μg/kg,△:フェンタニル4.5μg/kg

(Eger EI 2nd, Eisenkraft JB, Weiskopf RB. The pharmacology of inhaled anesthetics. Berlin:Springer-Verlag;2002. p.93-132 より改変引用)

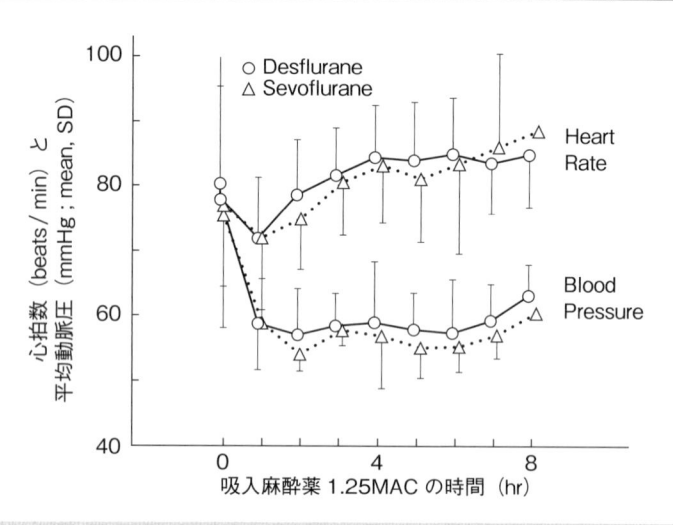

図15 デスフルランの麻酔維持における循環動態の推移

デスフルランまたはセボフルラン 1.25 MAC で 8 時間麻酔維持された健常者の心拍数や血圧に差は見られない。麻酔導入時とは違って，安定した麻酔状態では両者間でバイタルサインに変化はない。
○：デスフルラン，△：セボフルラン（上のグラフ：心拍数，下のグラフ：血圧）
（Eger EI 2nd, Eisenkraft JB, Weiskopf RB. The pharmacology of inhaled anesthetics. Berlin：Springer-Verlag；2002. p.93-132 より改変引用）

揮発性麻酔薬と心臓電気生理学[2)〜4)]

1 刺激伝導性

　揮発性麻酔薬は洞房結節の発火頻度を減少させ[35)]，心房と心室間の伝導速度と不応期も延長させる[36)]。しかし，伝導障害の既往などがない限り，揮発性麻酔薬単独ではⅠ度の房室ブロックがⅡ度やⅢ度に増悪する可能性は低い。心筋虚血や心筋梗塞による異常な心臓電気生理学的病態において，揮発性麻酔薬は催不整脈作用もしくは抗不整脈作用を発揮する可能性がある。セボフルランは心室の再分極を遅らせることによってQT間隔を延長させるが，この機序にはカリウムチャネルの抑制が関与しており，Ⅲ群抗不整脈薬との併用により心室の再分極時間は相乗的に延長する[37)]。
　ヒトにおいてハロタン，エンフルラン，イソフルランはQTC間隔を延長する[38)]ことから，特発性もしくは後天性のQT延長症候群の患者では，これらの麻酔薬を使用した麻酔中に torsade de pointes を起こす可能性が高いことが示唆されている[39)]。乳幼児におけるセボフルラン麻酔でQT間隔の延長を認めたとする報告[40)]や，先天性QT延長症候群患者で torsade de pointes の誘発を認めたとする報告[41)]がある。

2 アドレナリン誘発性不整脈

揮発性麻酔薬は，アドレナリンの催不整脈効果に対して心筋を感作させることが示されている。感作とは，揮発性麻酔薬とカテコールアミンの相互作用により，心房性ないし心室性不整脈の閾値が低下することをいう。デスフルランもしくはセボフルラン麻酔下で心室性不整脈を誘発するアドレナリンの量は，イソフルラン麻酔下で必要な量とは同等であるが，ハロタン麻酔下で必要な量よりも有意に多い[42)43)]。デスフルラン，イソフルラン，セボフルランについて，臨床使用濃度程度のアドレナリンでは心室性期外収縮発生への影響はほとんどないと考えられている。

3 揮発性麻酔薬と冠循環

a. in vitro での冠血管作用

揮発性麻酔薬は，in vitro で直接的な冠動脈拡張作用がある。イソフルランは，主に細い心外膜下冠動脈を拡張させる[44)]。

b. in vivo での冠血管作用

新しい揮発性麻酔薬が，障害されていない心血管系の冠血流に対してどう影響するかは，まだ完全には調べられていない。デスフルランとイソフルランは冠血管拡張とともに，酸素消費に対する酸素供給の比を同程度に増加させ，酸素摂取率を減少させる[45)]。しかし，デスフルランの冠血流増加作用は，イソフルランとは違い，自律神経系の薬力学的拮抗薬によって減弱する。このことは，イソフルランがデスフルランよりも強い直接的冠血管拡張を引き起こすことを意味している[46)]。

イヌを用いた実験において，イソフルランは冠血管抵抗を有意に減少させ冠血管灌流圧を低下させていたにもかかわらず冠血流量を変化させなかったのに対し，セボフルランは冠血管抵抗を変化させずに冠血流量を減少させたと報告されている（図16）[47)]。セボフルランはほかの揮発性麻酔薬と異なり，有意な冠血管拡張を引き起こさないという報告が多い[48)49)]。

c. 冠血流予備能と自己調節能

冠血流予備能は，短時間の冠動脈閉塞後の最大冠血流量と安静時冠血流量の比として定義され，揮発性麻酔薬によって影響される[50)]。揮発性麻酔薬による冠細動脈の血管拡張は，冠血管系の圧自動調節能を変化させる[51)]。揮発性麻酔薬は冠自己調節能をある程度まで障害するが，アデノシンやジピリダモールによって引き起こされるような著明な冠拡張や自己調節能の抑制を生じることはない[51)]。アデノシンやジピリダモールは，揮発性麻酔薬とは対照的に，最大の冠血管拡張を引き起こし，圧自動調節能を抑制するため，冠血流は直接的に冠灌流圧に依存するようになる。

4. 臓器機能への影響（B 循環器系への薬理作用）

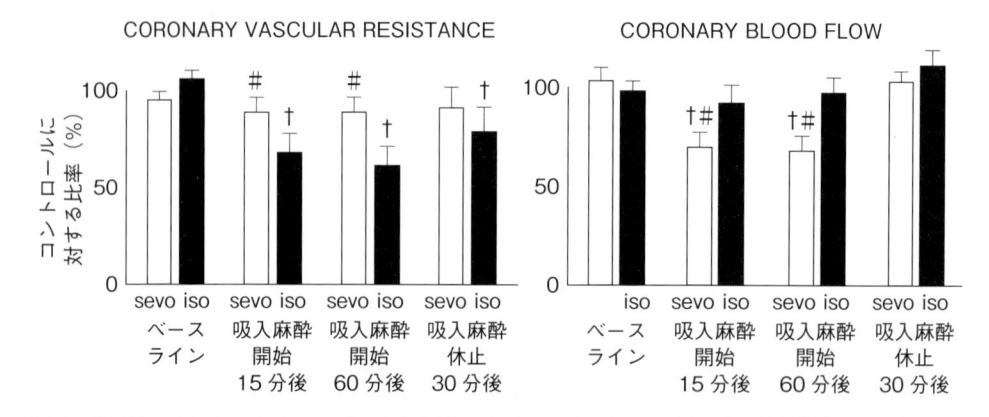

図16 イソフルランとセボフルランが冠血管抵抗と冠血流量に及ぼす影響

イヌを用いた実験において，イソフルランは冠血管抵抗を有意に減少させる一方で冠血流量を変化させなかったが，セボフルランは冠血管抵抗を変化させずに冠血流量を減少させた。
□：セボフルラン（n = 8），■：イソフルラン（n = 8）
†：コントロールと有意差あり，#：セボフルランとイソフルランで有意差あり
（Tomiyasu S, Hara T, Hasuo H, et al. Comparative analysis of systemic and coronary hemodynamics during sevoflurane- and isoflurane-induced hypotension in dogs. J Cardiovasc Pharmacol 1999；33：741-7 より改変引用）

d. 揮発性麻酔薬によって誘発される冠血管拡張の機序

揮発性麻酔薬は，冠血管平滑筋において，電位依存性[52]およびリガンド依存性[53]のカルシウムチャネルを介して，Ca^{2+}流入を阻害する。また，冠血管平滑筋の筋小胞体でのCa^{2+}貯蔵と放出を減少させ[54]，ホスホリパーゼC（PLC）に共役したG蛋白を阻害し[53]，セカンドメッセンジャーであるイノシトール三リン酸（IP_3）の生成を低下させる[55]。

揮発性麻酔薬による冠血管拡張作用は，血管内皮由来の弛緩因子である一酸化窒素の産生や放出とはおそらく関連がないと考えられているが，イソフルランの冠血管拡張作用が血管内皮細胞を介して起きている可能性を示唆するものもある[56]。また揮発性麻酔薬は，フリーラジカルの産生によって一酸化窒素の安定性を低下させる可能性がある[57]。揮発性麻酔薬は，アデノシン三リン酸感受性カリウム（K_{ATP}）チャネルの活性化を介して冠血管拡張を生じるという報告もある[58]。

e. 揮発性麻酔薬と心筋虚血

イソフルラン麻酔時では，重篤な冠動脈狭窄の末梢領域における心筋収縮機能障害が強く現れ，同時に正常領域に多くの血流が取られ虚血部分の血流が減少することが知られている[59]。血圧低下時，イソフルランによる冠血管拡張作用が虚血部位の血流をさらに減少させる可能性がある。この揮発性麻酔薬の虚血心筋に対する悪影響は，冠灌流圧が改善すれば回避できる。フェニレフリンによる低血圧の治療で，イソフルラン投与前の心内膜下血流値まで回復する。一方で，イヌ冠動脈狭窄モデルを用いた研究では，イソフルラン，ハロタン，デスフルラン，セボフルランの使用下でも冠動脈狭窄の重症度

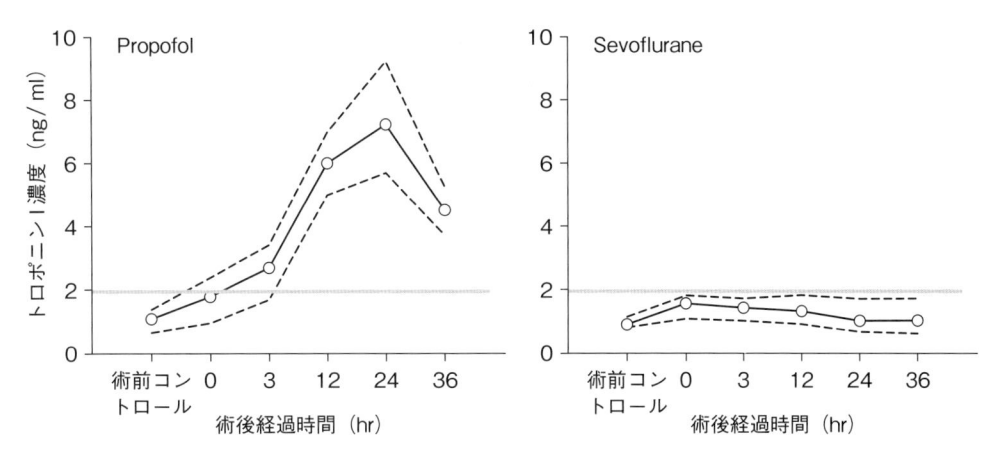

図17 セボフルランはプロポフォールと異なりCABG施行患者のトロポニンIを減少させる
CABG術後36時間までのトロポニンIの推移。実線は95％信頼区間の中央値を示す。灰色の線は本研究で用いたトロポニンIのカットオフ値（2 ng/ml）。プロポフォールではすべての患者でこのカットオフ値を超えた。
プロポフォール（n = 10），セボフルラン（n = 10）
(De Hert SG, ten Broecke PW, Mertens E, et al. Sevoflurane but not propofol preserves myocardial function in coronary surgery patients. Anesthesiology 2002；97：42-9 より改変引用)

や側副血行の発達程度によらず，冠動脈盗血は起こらないとする報告もある[60]。

f. ヒトにおける揮発性麻酔薬の冠血管への効果

ヒトの冠循環における揮発性麻酔薬の作用を評価することは難しい。手術中の心筋虚血の最も強い予測因子は，手術室到着時にすでに存在する虚血であり，麻酔自体ではない。冠動脈バイパス術（coronary artery bypass graft：CABG）施行患者における手術中心筋虚血と決定的な関係のある因子は頻脈であり[61]，心筋虚血予防のためにβ_1アドレナリン受容体遮断薬が推奨される理由となっている[62]。CABG施行患者において，新しい心電図変化や術後心筋梗塞の発生率と死亡率は，麻酔方法や冠動脈盗血を起こしやすい解剖学的構造の有無によらず同程度であったという報告もある[63]。

頻脈と低血圧を避ければ，揮発性麻酔薬は虚血を生じるような心筋灌流異常の誘因にならないと考えられている。現在では，セボフルランなどの新しい揮発性麻酔薬が，冠動脈盗血現象に起因する心筋酸素需要バランスの増悪を引き起こす可能性は否定されている[64]。

g. ヒトにおける揮発性麻酔薬の心筋保護作用

プロポフォールと異なり，セボフルランはCABG施行患者においてトロポニンI放出の減少を伴って心筋機能を保つことが示されている（図17）[65]。ACC/AHAガイドラインでも推奨されているように[66]，揮発性麻酔薬は周術期の心筋虚血および梗塞のリスクを減少させるための重要な治療手段として利用できるかもしれない[67]。

揮発性麻酔薬と循環の神経調節[2)~4)]

　揮発性麻酔薬は，動脈圧の圧受容体反射をさまざまな程度で抑制する[68)]。この圧受容体反射活動の抑制は，圧受容体からの求心性入力の抑制，遠心性自律神経系活動の減弱化，神経節における伝達と終末臓器の反応低下によって生じる[68)]。結果として，全般的な交感神経系活動を持続的に低下させ，血圧低下に対する交感神経反射の減弱をもたらしている。揮発性麻酔薬は，神経節前の遠心性交感神経系活動を抑制し，また神経節後の交感神経系活動も抑制する[68)]。つまり，揮発性麻酔薬が交感神経系を抑制する主な機序は，神経節における伝達の抑制であることが示唆されている[69)]。さらに揮発性麻酔薬は，ノルアドレナリンの血漿濃度を低下させることが分かっている。その原因は，揮発性麻酔薬の種類により程度のばらつきはあるが，ノルアドレナリンの放出がクリアランスを大きく下回ることによると考えられている[70)]。また，揮発性麻酔薬は副交感神経系の機能も減弱させ，血圧上昇時に通常起きる反射性徐脈を抑制する[68)]。

　同程度の血圧低下を来すセボフルランとデスフルランを比較した場合，セボフルランはデスフルランより強く交感神経系を抑制した[71)]。これは，ヒトにおいてデスフルラン吸入濃度の急激な上昇時，交感神経系活動が著明な亢進を示す研究内容とも合致している。

　圧受容体反射を介した循環調節に対する揮発性麻酔薬の作用は，自律神経系に機能障害のある高齢者や高血圧，糖尿病，心不全などの患者では大きく異なる可能性があり，今後の研究課題である。

■参考文献

1) Eger EI 2nd, Eisenkraft JB, Weiskopf RB. The pharmacology of inhaled anesthetics. Berlin：Springer-Verlag；2002. p.93-132.
2) Pagel PS, Kersten JR, Farber NE, et al. 心血管系への薬理作用．武田純三監訳．ミラー麻酔科学．東京：メディカル・サイエンス・インターナショナル；2007. p.153-82.
3) 原　哲也，澄川耕二．セボフルランの循環器系に及ぼす影響と心筋保護作用．稲田英一編．セボフルラン　基礎を知れば臨床がわかる．東京：メディカル・サイエンス・インターナショナル；2010. p.89-106.
4) 稲田英一．心-血管系への作用．武田純三編．デスフルランの使い方．東京：真興交易医書出版部；2011. p.109-19.
5) Pagel PS, Kampine JP, Schmeling WT, et al. Comparison of end-systolic pressure-length relations and preload recruitable stroke work as indices of myocardial contractility in the conscious and anesthetized, chronically instrumented dog. Anesthesiology 1990；73：278-90.
6) Rivenes SM, Lewin MB, Stayer SA, et al. Cardiovascular effects of sevoflurane, isoflurane, halothane, and fentanyl-midazolam in children with congenital heart disease：an echocardiographic study of myocardial contractility and hemodynamics. Anesthesiology 2001；94：223-9.
7) Eger EI 2nd. New inhaled anesthetics. Anesthesiology 1994；80：906-22.
8) Harkin CP, Pagel PS, Kersten JR, et al. Direct negative inotropic and lusitropic effects

of sevoflurane. Anesthesiology 1994 ; 81 : 156-67.
9) Royse CF, Liew DF, Wright CE, et al. Persistent depression of contractility and vasodilation with propofol but not with sevoflurane or desflurane in rabbits. Anesthesiology 2008 ; 108 : 87-93.
10) Vivien B, Hanouz JL, Gueugniaud PY, et al. Myocardial effects of halothane and isoflurane in hamsters with hypertrophic cardiomyopathy. Anesthesiology 1997 ; 87 : 1406-16.
11) Rusy BF, Komai H. Anesthetic depression of myocardial contractility : a review of possible mechanisms. Anesthesiology 1987 ; 67 : 745-66.
12) Hannon JD, Cody MJ. Effects of volatile anesthetics on sarcolemmal calcium transport and sarcoplasmic reticulum calcium content in isolated myocytes. Anesthesiology 2002 ; 96 : 1457-64.
13) Baum VC, Wetzel GT. Sodium-calcium exchange in neonatal myocardium : reversible inhibition by halothane. Anesth Analg 1994 ; 78 : 1105-9.
14) Tavernier BM, Adnet PJ, Imbenotte M, et al. Halothane and isoflurane decrease calcium sensitivity and maximal force in human skinned cardiac fibers. Anesthesiology 1994 ; 80 : 625-33.
15) Pask HT, England PJ, Prys-Roberts C. Effects of volatile inhalational anaesthetic agents on isolated bovine cardiac myofibrillar ATPase. J Mol Cell Cardiol 1981 ; 13 : 293-301.
16) Hannon JD, Cody MJ, Housmans PR. Effects of isoflurane on intracellular calcium and myocardial crossbridge kinetics in tetanized papillary muscles. Anesthesiology 2001 ; 94 : 856-61.
17) Bartunek AE, Housmans PR. Effects of sevoflurane on the intracellular Ca^{2+} transient in ferret cardiac muscle. Anesthesiology 2000 ; 93 : 1500-8.
18) Pagel PS, Grossman W, Haering JM, et al. Left ventricular diastolic function in the normal and diseased heart. Perspectives for the anesthesiologist (2). Anesthesiology 1993 ; 79 : 1104-20.
19) Pagel PS, Warltier DC. Anesthetics and left ventricular function. In : Warltier DC, editor. Ventricular function. Baltimore : Williams & Wilkins ; 1995. p.213-52.
20) Preckel B, Müllenheim J, Hoff J, et al. Haemodynamic changes during halothane, sevoflurane and desflurane anaesthesia in dogs before and after the induction of severe heart failure. Eur J Anaesthesiol 2004 ; 21 : 797-806.
21) Pagel PS, Hettrick DA, Kersten JR, et al. Isoflurane and halothane do not alter the enhanced afterload sensitivity of left ventricular relaxation in dogs with pacing-induced cardiomyopathy. Anesthesiology 1997 ; 87 : 952-62.
22) Hettrick DA, Pagel PS, Warltier DC. Differential effects of isoflurane and halothane on aortic input impedance quantified using a three-element Windkessel model. Anesthesiology 1995 ; 83 : 361-73.
23) Lowe D, Hettrick DA, Pagel PS, et al. Influence of volatile anesthetics on left ventricular afterload *in vivo*. Differences between desflurane and sevoflurane. Anesthesiology 1996 ; 85 : 112-20.
24) Myhre ES, Slinker BK, LeWinter MM. Absence of right ventricular isovolumic relaxation in open-chest anesthetized dogs. Am J Physiol 1992 ; 263 : H1587-90.
25) Priebe HJ. Effects of halothane on global and regional biventricular performances and on coronary hemodynamics before and during right coronary artery stenosis in the dog. Anesthesiology 1993 ; 78 : 541-52.
26) Hanouz JL, Massetti M, Guesne G, et al. *In vitro* effects of desflurane, sevoflurane, isoflurane, and halothane in isolated human right atria. Anesthesiology 2000 ; 92 : 116-24.

27) Komai H, Rusy BF. Direct effect of halothane and isoflurane on the function of the sarcoplasmic reticulum in intact rabbit atria. Anesthesiology 1990 ; 72 : 694-8.
28) Yamada K, Shingu K, Kimura H, et al. Circulatory and catecholamine responses to tracheal intubation and skin incision during sevoflurane, isoflurane, or halothane anesthesia. J Anesth 1997 ; 11 : 111-6.
29) Ebert TJ, Muzi M, Lopatka CW. Neurocirculatory responses to sevoflurane in humans. A comparison to desflurane. Anesthesiology 1995 ; 83 : 88-95.
30) Weiskopf RB, Moore MA, Eger EI 2nd, et al. Rapid increase in desflurane concentration is associated with greater transient cardiovascular stimulation than with rapid increase in isoflurane concentration in humans. Anesthesiology 1994 ; 80 : 1035-45.
31) Weiskopf RB, Eger EI 2nd, Daniel M, et al. Cardiovascular stimulation induced by rapid increases in desflurane concentration in humans results from activation of tracheopulmonary and systemic receptors. Anesthesiology 1995 ; 83 : 1173-8.
32) Weiskopf RB, Eger EI 2nd, Noorani M, et al. Fentanyl, esmolol, and clonidine blunt the transient cardiovascular stimulation induced by desflurane in humans. Anesthesiology 1994 ; 81 : 1350-5.
33) Weiskopf RB, Eger EI 2nd, Noorani M, et al. Repetitive rapid increases in desflurane concentration blunt transient cardiovascular stimulation in humans. Anesthesiology 1994 ; 81 : 843-9.
34) Eger EI 2nd, Bowland T, Ionescu P, et al. Recovery and kinetic characteristics of desflurane and sevoflurane in volunteers after 8-h exposure, including kinetics of degradation products. nesthesiology 1997 ; 87 : 517-26.
35) Atlee JL 3rd, Brownlee SW, Burstrom RE. Conscious-state comparisons of the effects of inhalation anesthetics on specialized atrioventricular conduction times in dogs. Anesthesiology 1986 ; 64 : 703-10.
36) Atlee JL 3rd, Yeager TS. Electrophysiologic assessment of the effects of enflurane, halothane, and isoflurane on properties affecting supraventricular re-entry in chronically instrumented dogs. Anesthesiology 1989 ; 71 : 941-52.
37) Kang J, Reynolds WP, Chen XL, et al. Mechanisms underlying the QT interval-prolonging effects of sevoflurane and its interactions with other QT-prolonging drugs. Anesthesiology 2006 ; 104 : 1015-22.
38) Schmeling WT, Warltier DC, McDonald DJ, et al. Prolongation of the QT interval by enflurane, isoflurane, and halothane in humans. Anesth Analg 1991 ; 72 : 137-44.
39) Hanich RF, Levine JH, Spear JF, et al. Autonomic modulation of ventricular arrhythmia in cesium chloride-induced long QT syndrome. Circulation 1988 ; 77 : 1149-61.
40) Whyte SD, Booker PD, Buckley DG. The effects of propofol and sevoflurane on the QT interval and transmural dispersion of repolarization in children. Anesth Analg 2005 ; 100 : 71-7.
41) Saussine M, Massad I, Raczka F, et al. Torsade de pointes during sevoflurane anesthesia in a child with congenital long QT syndrome. Paediatr Anaesth 2006 ; 16 : 63-5.
42) Hayashi Y, Sumikawa K, Tashiro C, et al. Arrhythmogenic threshold of epinephrine during sevoflurane, enflurane, and isoflurane anesthesia in dogs. Anesthesiology 1988 ; 69 : 145-7.
43) Weiskopf RB, Eger EI 2nd, Holmes MA, et al. Epinephrine-induced premature ventricular contractions and changes in arterial blood pressure and heart rate during I-653, isoflurane, and halothane anesthesia in swine. Anesthesiology 1989 ; 70 : 293-8.
44) Hatano Y, Nakamura K, Yakushiji T, et al. Comparison of the direct effects of halothane and isoflurane on large and small coronary arteries isolated from dogs. Anesthesiology

1990 ; 73 : 513-7.
45) Boban M, Stowe DF, Buljubasic N, et al. Direct comparative effects of isoflurane and desflurane in isolated guinea pig hearts. Anesthesiology 1992 ; 76 : 775-80.
46) Pagel PS, Kampine JP, Schmeling WT, et al. Comparison of the systemic and coronary hemodynamic actions of desflurane, isoflurane, halothane, and enflurane in the chronically instrumented dog. Anesthesiology 1991 ; 74 : 539-51.
47) Tomiyasu S, Hara T, Hasuo H, et al. Comparative analysis of systemic and coronary hemodynamics during sevoflurane- and isoflurane-induced hypotension in dogs. J Cardiovasc Pharmacol 1999 ; 33 : 741-7.
48) Bernard JM, Wouters PF, Doursout MF, et al. Effects of sevoflurane and isoflurane on cardiac and coronary dynamics in chronically instrumented dogs. Anesthesiology 1990 ; 72 : 659-62.
49) Larach DR, Schuler HG. Direct vasodilation by sevoflurane, isoflurane, and halothane alters coronary flow reserve in the isolated rat heart. Anesthesiology 1991 ; 75 : 268-78.
50) Gilbert M, Roberts SL, Mori M, et al. Comparative coronary vascular reactivity and hemodynamics during halothane and isoflurane anesthesia in swine. Anesthesiology 1988 ; 68 : 243-53.
51) Conzen PF, Habazettl H, Vollmar B, et al. Coronary microcirculation during halothane, enflurane, isoflurane, and adenosine in dogs. Anesthesiology 1992 ; 76 : 261-70.
52) Buljubasic N, Rusch NJ, Marijic J, et al. Effects of halothane and isoflurane on calcium and potassium channel currents in canine coronary arterial cells. Anesthesiology 1992 ; 76 : 990-8.
53) Ozhan M, Sill JC, Atagunduz P, et al. Volatile anesthetics and agonist-induced contractions in porcine coronary artery smooth muscle and Ca^{2+} mobilization in cultured immortalized vascular smooth muscle cells. Anesthesiology 1994 ; 80 : 1102-13.
54) Su JY, Zhang CC. Intracellular mechanisms of halothane's effect on isolated aortic strips of the rabbit. Anesthesiology 1989 ; 71 : 409-17.
55) Sill JC, Eskuri S, Nelson R, et al. The volatile anesthetic isoflurane attenuates Ca^{++} mobilization in cultured vascular smooth muscle cells. J Pharmacol Exp Ther 1993 ; 265 : 74-80.
56) Greenblatt EP, Loeb AL, Longnecker DE. Endothelium-dependent circulatory control — a mechanism for the differing peripheral vascular effects of isoflurane versus halothane. Anesthesiology 1992 ; 77 : 1178-85.
57) Yoshida K, Okabe E. Selective impairment of endothelium-dependent relaxation by sevoflurane : oxygen free radicals participation. Anesthesiology 1992 ; 76 : 440-7.
58) Cason BA, Shubayev I, Hickey RF. Blockade of adenosine triphosphate-sensitive potassium channels eliminates isoflurane-induced coronary artery vasodilation. Anesthesiology 1994 ; 81 : 1245-55.
59) Priebe HJ. Isoflurane causes more severe regional myocardial dysfunction than halothane in dogs with a critical coronary artery stenosis. Anesthesiology 1988 ; 69 : 72-83.
60) Hartman JC, Kampine JP, Schmeling WT, et al. Steal-prone coronary circulation in chronically instrumented dogs : isoflurane versus adenosine. Anesthesiology 1991 ; 74 : 744-56.
61) Slogoff S, Keats AS. Randomized trial of primary anesthetic agents on outcome of coronary artery bypass operations. Anesthesiology 1989 ; 70 : 179-88.
62) Wallace A, Layug B, Tateo I, et al. Prophylactic atenolol reduces postoperative myocardial ischemia. McSPI Research group. Anesthesiology 1998 ; 88 : 7-17.
63) Slogoff S, Keats AS, Dear WE, et al. Steal-prone coronary anatomy and myocardial ische-

mia associated with four primary anesthetic agents in humans. Anesth Analg 1991；72：22-7.
64) Kersten JR, Brayer AP, Pagel PS, et al. Perfusion of ischemic myocardium during anesthesia with sevoflurane. Anesthesiology 1994；81：995-1004.
65) De Hert SG, ten Broecke PW, Mertens E, et al. Sevoflurane but not propofol preserves myocardial function in coronary surgery patients. Anesthesiology 2002；97：42-9.
66) Hillis LD, Smith PK, Anderson JL, et al. Special Articles：2011 ACCF/AHA Guideline for coronary artery bypass graft surgery：executive summary：a report of the American College of Cardiology Foundation/American Heart Association task force on practice guidelines. Anesth Analg 2012；114：11-45.
67) Warltier DC, Pagel PS, Kersten JR. Approaches to the prevention of perioperative myocardial ischemia. Anesthesiology 2000；92：253-9.
68) Seagard JL, Elegbe EO, Hopp FA, et al. Effects of isoflurane on the baroreceptor reflex. Anesthesiology 1983；59：511-20.
69) Bosnjak ZJ, Seagard JL, Wu A, et al. The effects of halothane on sympathetic ganglionic transmission. Anesthesiology 1982；57：473-9.
70) Deegan R, He HB, Wood AJ, et al. Effect of enflurane and isoflurane on norepinephrine kinetics：a new approach to assessment of sympathetic function during anesthesia. Anesth Analg 1993；77：49-54.
71) Ebert TJ, Muzi M, Lopatka CW. Neurocirculatory responses to sevoflurane in humans. A comparison to desflurane. Anesthesiology 1995；83：88-95.

〔宮下　龍〕

基礎編

4 臓器機能への影響

C 肝臓への薬理作用

はじめに

　吸入麻酔薬による肝臓への薬理作用としては，吸入麻酔薬自身による術中の総肝血流変化，肝臓の酸素消費量変化，および吸入麻酔薬の代謝物による肝臓への影響が挙げられる。総肝血流は，門脈血流と肝動脈血流に分けられるが，いずれも吸入麻酔薬投与により変化しうる。肝血流の低下は，酸素供給量の減少をもたらし，酸素消費量の上昇と相まって肝障害の原因となりうる。また，ハロゲン化吸入麻酔薬は生体内で代謝され，代謝産物はタンパク質と結合することにより抗原性を発揮し，肝細胞壊死を引き起こす。
　本項では，吸入麻酔薬による術中の肝血流変化，酸素消費量変化，代謝産物による肝毒性に関するこれまでの動物実験でのデータ，臨床での報告に基づき，吸入麻酔薬の肝臓への薬理学的作用の特徴について解説する。

吸入麻酔薬が肝血流に与える影響

1 肝血流の生理学的特徴

　肝臓の血流は，門脈血流と肝動脈血流に分けられる。ラット肝臓に対する交感神経切除，副交感神経切除，副交感神経電気刺激は総肝血流に影響を与えないが，交感神経の電気刺激により，総肝血流量は減少した。交感神経の興奮により門脈血管抵抗が上昇して血流は低下するが，門脈血流自体は胃，脾臓，膵臓，腸，大網などからの臓器血流量により高度に依存しているため，神経支配による血流調節による影響は少ない[1]。これら内臓の血流量は心拍出量に依存しているため，血圧低下により門脈血流は低下する。一方で，肝動脈血流は総肝血流を保つようにコントロールされており，門脈血流が減少すれば反応性に肝動脈血流が増加する（図1）[2]。
　この生理的変化は肝動脈緩衝反応（hepatic arterial buffer response：HABR）と呼ばれており，その機序としては肝臓内のモール腔におけるアデノシンによる血管拡張が示

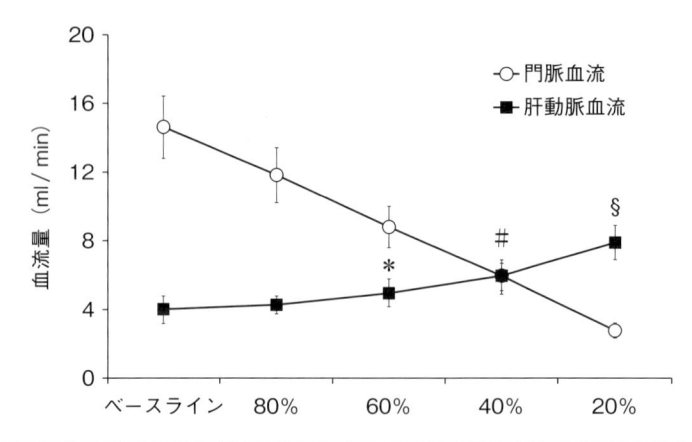

図1 ラット正常肝における門脈血流減少時の肝動脈血流変化

門脈血流の減少に伴い，肝動脈血流は増加する。この反応は肝動脈緩衝反応（HABR）と呼ばれる。
＊：ベースライン，80％に対し P＜0.05，#：ベースライン，80％，60％に対し P＜0.05，§：ベースライン，80％，60％，40％に対し P＜0.05

（Richter S, Mücke I, Menger MD, et al. Impact of intrinsic blood flow regulation in cirrhosis：maintenance of hepatic arterial buffer response. Am J Physiol Gastrointest Liver Physiol 2000；279：G454-62 より改変引用）

唆されている。モール腔には肝動脈，門脈の細枝が近接して存在しており，肝細胞から産生放出されたアデノシンはこれらの血流によって除去されている。門脈血流の減少によって，モール腔でのアデノシン濃度が上昇し，肝動脈の拡張が起こり，肝動脈血流が増加する。また，このアデノシンは，血圧低下による肝血流低下時にも同様にクリアランスが低下することから血管拡張作用を発揮し，肝血流の自己調節能（autoregulation）にも関与していることが示唆されている。これら HABR と autoregulation という2つの因子により総肝血流量はコントロールされている[3]。

2 吸入麻酔薬による肝血流，酸素消費量への影響

術中の総肝血流は，上述した生理学的な変化に加えて，体血圧，手術体位，体位変換，血中二酸化炭素分圧，循環血液量，陽圧換気など，さまざまな条件の影響を受け，これらの因子の多くは吸入麻酔薬の使用により変化する。一般的に，吸入麻酔薬による全身麻酔では，心拍出量の減少に伴って門脈血流は減少するといわれている。反対に，肝酸素消費量の増加によって肝動脈血流は増加するが，総合的には総肝血流量は減少するといわれている[4]。

以下に，それぞれの吸入麻酔薬が肝血流，肝酸素消費量に与える影響について，これまで報告されてきたことをまとめて解説する。

a．ハロタン

ハロタンによる肝血流の変化についてイソフルランによる麻酔と比較した Gatecel らの検討によると，イソフルランによる麻酔では総肝血流は保たれたが，ハロタンによる

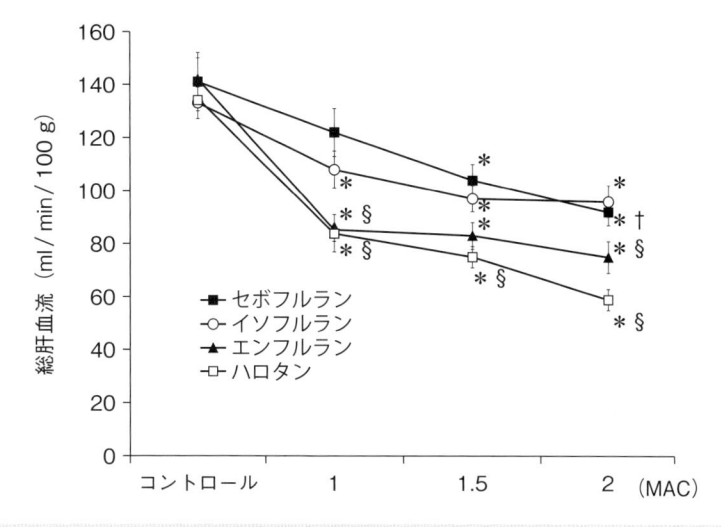

図2 各吸入麻酔薬による総肝血流変化

＊：コントロールに対しP＜0.05, †：1 MACに対しP＜0.05, §：イソフルラン，セボフルランの同MACに対しP＜0.05
（Frink EJ Jr, Morgan SE, Coetzee A, et al. The effects of sevoflurane, halothane, enflurane, and isoflurane on hepatic blood flow and oxygenation in chronically instrumented greyhound dogs. Anesthesiology 1992；76：85-90 より改変引用）

麻酔によって36％減少した。イソフルランによる麻酔では門脈血流が25％増加したのに対し，ハロタンによる麻酔では門脈，肝動脈血流がいずれも減少した。ドプラーエコーを用いた彼らの報告によると，処置前の全肝血流に占める門脈血流の割合は65％であり，イソフルランによる麻酔ではその比率に変化は見られなかった。それに対して，ハロタンによる麻酔では肝動脈血流が優位になる結果となった。これらの変化は，体血圧の変化とは関連がなく，吸入麻酔薬の作用による肝血管の反応の違い，つまりハロタンによるHABRに対する抑制によるものと考えられている[5]。

ハロタンとイソフルランを比較した動物実験を紹介する。まず，イヌを用いて1 MAC（minimum alveolar concentration：最小肺胞濃度）および2 MACのハロタンとイソフルランをそれぞれ投与し，アイソトープを用いて局所の血流を測定した実験によると，イソフルランはいずれの濃度でも肝動脈血流が増加したのに対し，ハロタンでは1 MACでは肝動脈血流が保たれたが，2 MACでは減少した[6]。ブタを用いた実験では，イソフルランによっては肝動脈血流が変化しなかったのに対し，ハロタンでは37％の低下を示した。門脈血流は両群で低下したが，ハロタン投与群ではより高度に低下した。これにより，肝臓への酸素供給はハロタン群では65％もの減少を示した[7]。

Frinkらがイヌを用いてセボフルラン，イソフルラン，エンフルラン，ハロタンの各吸入麻酔薬が肝血流に及ぼす影響を検討した実験では，ハロタンによる麻酔によって1 MACから用量依存性に肝動脈血流および総肝血流が，コントロールおよびイソフルラン，セボフルランと比較して有意に減少した（図2，図3）[8]。

これらの報告をまとめると，臨床的に使用される濃度のハロタン投与により肝動脈血流は有意に減少する。全身の血管拡張作用，心抑制により体血圧も低下し，これに伴っ

4. 臓器機能への影響（C 肝臓への薬理作用）

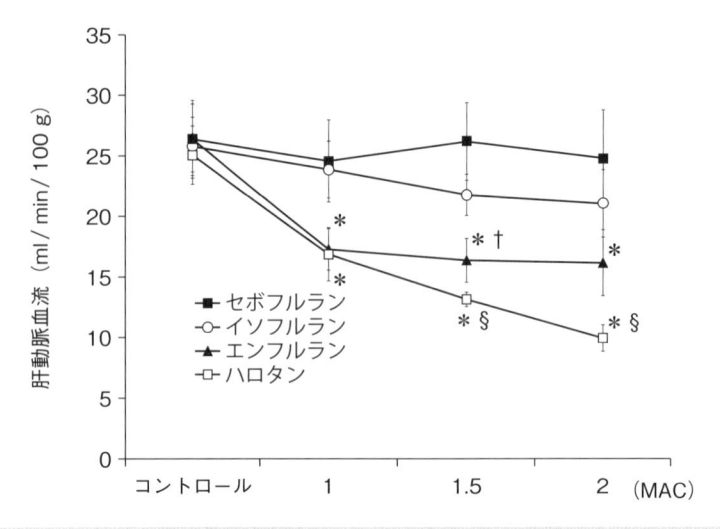

図3 各吸入麻酔薬による肝動脈血流変化

＊：コントロールに対しP＜0.05，†：セボフルランの同MACに対しP＜0.05，§：イソフルラン，セボフルランの同MACに対しP＜0.05

(Frink EJ Jr, Morgan SE, Coetzee A, et al. The effects of sevoflurane, halothane, enflurane, and isoflurane on hepatic blood flow and oxygenation in chronically instrumented greyhound dogs. Anesthesiology 1992 ; 76 : 85-90 より改変引用)

て門脈血流も減少するため，総肝血流量も有意に減少する。門脈血流低下による肝動脈血流増加は見られず，肝動脈の血管抵抗は上昇を認め，ハロタンによる麻酔下ではHABRによる代償が抑制される可能性が示唆されている。

b. イソフルラン

前述のFrinkらの報告によると，1 MACのイソフルランはわずかに総肝血流量を減少させた（図2）が，1.5および2 MACでも，肝動脈血流は保たれていた（図3）。1.5 MAC以上では血圧の低下に伴うと考えられる門脈血流の有意な低下を認めており，その結果として総肝血流量は用量依存性に減少傾向となった（図2)[8]。ただし，コントロールと有意差を認めているのみであり，濃度間での差は認めていない。

Bernardらの別の検討では，セボフルラン，イソフルランの肝血流に対する影響についてイヌを用いて調べている。イソフルランでは，1.2 MACにおいて門脈血流の有意な低下を認めたが，2 MACではそれ以上の低下を認めていない。これはイソフルランの血管拡張作用によるものであると考えられ，その結果，総肝血流量は2 MACでも保たれていた[9]。

イソフルランによる肝血流の減少は用量依存性であり，主に血圧低下による門脈血流低下に影響を受けている。ただし，ハロタンと異なる点として，肝動脈血流は保たれる傾向にあり，HABRが維持されている。また，イソフルランによる血管拡張作用も総肝血流維持に関与していると考えられている。これらの作用によって，高濃度でも比較的総肝血流が保たれていることが特徴である。

c. セボフルラン

　Frinkの実験において，セボフルランは1MACまでは総肝血流量を減少させなかった（図2）。また，2MACでも肝動脈血流の有意な低下を認めなかった（図3）。ただし，血圧低下に伴う門脈血流低下により1.5MAC以上では総肝血流量は有意に減少した[8]。

　同様にBernardらの結果でも，門脈血流は用量依存性に低下し，反対に肝動脈血流は用量依存性に有意に増加した[9]。総肝血流は2MACで有意に低下したものの，セボフルランによる麻酔では，イソフルランと同様に血管拡張作用による血流増加およびHABRが維持されていることが示唆されている。

　低流量麻酔時にセボフルランと二酸化炭素吸着剤との反応により産生されるコンパウンドAによる腎機能への影響について多くの検討が行われたが，ほとんどの検討で同時に肝臓への影響についても調べられている。新鮮ガス流量が1l/minのヒトに対する低流量麻酔において，セボフルラン，イソフルランをそれぞれ7.3 MAC-hour（麻酔時間6時間程度）投与した場合，両群において術後112時間以降にアラニンアミノトランスフェラーゼ（ALT）の有意な上昇を認めたものの，肝細胞障害の指標となるグルタチオン-S-トランスフェラーゼ（GST）には周術期において変化を認めなかった[10]。また別の報告では，セボフルラン，イソフルランを，それぞれ9 MAC-hour投与した24，72時間後のアスパラギン酸アミノトランスフェラーゼ（AST），ALTの値に有意な変化を認めなかった[11]。

　これらの動物実験，臨床研究のデータから，セボフルランによる麻酔では，イソフルランと同様に肝動脈血流は臨床使用濃度において維持される。血圧低下に伴う門脈血流低下は認められるが，総肝血流量は低用量では保たれている。また，臨床的に長時間の曝露でも術後の肝機能に有意な変化がなかったという報告が多く，肝臓への影響は少ないと考えられる。

d. デスフルラン

　Hartmanらがイヌをもちいて，デスフルラン，イソフルラン，ハロタンによる組織血流に与える影響に関して研究したところによると，デスフルランによる麻酔ではイソフルランによる麻酔よりも，総肝血流量が平均血圧を約40 mmHg低下させる高用量においても保たれていることが示された（図4）[12]。その機序としては，イソフルランとデスフルランによる高用量での肝血管抵抗の有意な減少が考えられている。

　Armbrusterらの報告では，ブタに対してデスフルランを投与し，0.5MACでは肝動脈血流に変化なかったが，1MACでは減少した。反対に，門脈血流は0.5MACで低下したものの，1MACでさらなる低下は認めなかった。その結果，総肝血流量は用量依存性に低下し，酸素供給量も減少したが，酸素消費量には変化を認めなかった[13]。

　O'Riordanらはヒトにおけるイソフルランとデスフルランによる内臓への局所血流を比較した結果，1MACのデスフルランは消化管の血流をイソフルランよりも維持したことを報告した。ただし，総肝血流量では2つの群に差を認めておらず，どちらもHABRを正常に維持していると考えられた[14]。

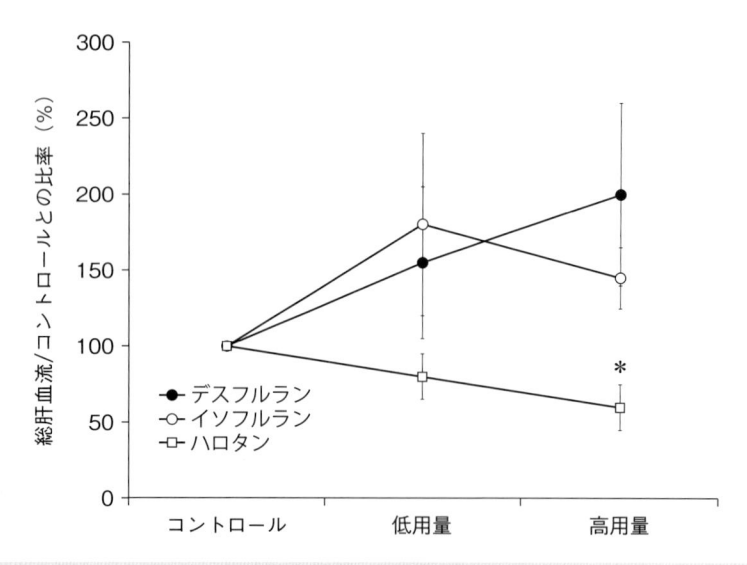

図4 各吸入麻酔薬による総肝血流量の変化

低用量は平均血圧を約25 mmHg低下させる濃度（デスフルラン1.11 MAC，イソフルラン1.22 MAC，ハロタン1.44 MAC），高用量は平均血圧を約40 mmHg低下させる濃度（デスフルラン1.63 MAC，イソフルラン1.85 MAC，ハロタン2.15 MAC）。
＊：コントロールに対し$P<0.05$
（Hartman JC, Pagel PS, Proctor LT, et al. Influence of desflurane, isoflurane and halothane on regional tissue perfusion in dogs. Can J Anaesth 1992；39：877-87 より改変引用）

　健康成人に対して，デスフルランを0.74 MAC-hour投与した研究では，投与後の肝機能に異常を認めなかった。また，7.4 MAC-hourと長期間高用量で投与した場合でも，投与後1週間までの肝酵素，凝固系に異常を認めなかった[15]。一方で，セボフルランとデスフルランを10 MAC-hour投与した研究では，セボフルラン群でALTの有意な上昇を認めたのに対し，デスフルラン群では上昇を認めなかった[15]。また，ウイルス性肝炎，アルコール性肝炎，肝硬変などの肝機能異常患者に対して，イソフルラン，デスフルランで麻酔を行った研究でも，両群ともに術後の肝酵素の上昇は認めていない[15]。

　Koらは，生体肝移植のドナーに対して，セボフルランによる麻酔と比較して，デスフルランによる麻酔では術後の肝機能に与える影響が少ないことを報告している[16]。それによると，手術当日，術後1，2，3日目のAST，術後1，3日目のALTが，セボフルラン群と比較してデスフルラン群では有意に低かった。臨床的には重大な合併症の発現率に変化はなく，麻酔薬の違いによる術後肝機能の変化に関する臨床的な意義についてはさらなる検討が必要であるが，両麻酔薬とも生体肝移植ドナーの肝切除術における麻酔薬として安全に使用できると報告している。

　彼らは，同様の比較でプロポフォール＋レミフェンタニルによる麻酔法との違いも検討している。これによると，デスフルランはプロポフォールと比較して術後の肝酵素の上昇を抑えており，上記のセボフルランと同様の結果が出ている[17]。

　健康成人20人に対して行われたデスフルランによる麻酔とプロポフォールによる麻酔を，クロスオーバーで比較した臨床研究がある。この報告の結論からは，両群間で全

身の血行動態に有意な差は認めなかったが，デスフルランによる麻酔はプロポフォールによる麻酔よりも経食道エコーでの測定で有意に肝静脈血流を減少させた。しかし，この研究では，麻酔導入前の肝血流は測定されておらず，また動物実験の結果からはプロポフォールの持続静注によって酸素消費量の増加が起こり，肝血流の増加を認めている。プロポフォールと比較した場合には血流低下を認めるが，デスフルランによる肝血流減少を直接的に示したデータとはいえない[18]。

　これらの動物実験，健康成人への投与，臨床使用データから，デスフルランはプロポフォールと比較すると肝血流を減少させる可能性があるものの，吸入麻酔薬の中ではイソフルランよりは総肝血流を保つこと，術後の肝酵素変化に関してもプロポフォール，セボフルランよりも上昇を抑えることが示されている。デスフルランは，イソフルラン，セボフルランと同様にHABRを維持し，血管拡張作用によって肝動脈血流を保つため，高用量でも総肝血流の低下が少ない。

e. 亜酸化窒素

　亜酸化窒素単独による肝血流の変化，酸素消費量の変化に関する研究は少ない。Thomsonらの報告によると，イヌを用いた実験で，亜酸化窒素の投与により用量依存性に肝動脈・門脈・総肝血流が減少した。酸素消費量には変化を認めず，これらの変化には肝血管への α 受容体刺激が関与していることが示唆された[19]。

　Hahnらによる，健康成人に対する低循環血液量状態における50％亜酸化窒素投与の影響についての報告では，亜酸化窒素の投与によって1回拍出量の減少，末梢血管抵抗の増加が起こり，その結果，肝血流はコントロールから15％の低下を認め，酸素消費量は30％減少した[20]。

　次に，揮発性吸入麻酔薬と亜酸化窒素を併用した場合の変化に関する報告をいくつか紹介する。Lundeenらのブタを用いた研究では，コントロール，1.45％イソフルラン（1 MAC），2.18％イソフルラン（1.5 MAC），50％亜酸化窒素併用0.95％イソフルラン（1 MAC），50％亜酸化窒素併用1.68％イソフルラン（1.5 MAC），50％亜酸化窒素の6つのコンディションにおける局所血流に関して検討されている。その結果，脳血流の増加などが認められているが，肝動脈血流に関しては6つのコンディション間で有意な変化を認めなかったことから，この研究からは亜酸化窒素による肝血流への影響は小さいと考えられる[21]。ブタを用いた肝移植モデルにおける麻酔方法の違いについて検討した結果，50％亜酸化窒素併用イソフルランによる麻酔は，50％亜酸化窒素併用ハロタンによる麻酔と比較して，術中の血圧を保ち，生存期間の延長，覚醒までの時間短縮が観察された[22]。

　Goldfarbらのヒトに対する研究では，チオペンタール，フェンタニル，亜酸化窒素を用いた麻酔導入に続いて，1 MACのハロタン，1 MACのイソフルランと亜酸化窒素による麻酔維持を行い，肝血流の変化につき検討している。その結果，亜酸化窒素を用いた麻酔導入によって肝血流，心係数は減少した。イソフルラン群では肝血流の増加を認めたが，ハロタン群では変化が見られず，肝静脈の酸素飽和度はハロタン群と比較してイソフルラン群で有意に高かった[23]。

Kanayaらの報告では，インドシアニングリーン（ICG）クリアランスを用いてヒトの手術中の肝血流を評価している。その結果，亜酸化窒素併用2MACハロタンによる麻酔は，コントロール，亜酸化窒素併用1MACハロタン，亜酸化窒素併用1MAC，2MACイソフルランによる麻酔と比較して有意にICGクリアランスを低下させた。体血圧の低下は，亜酸化窒素併用2MACイソフルランによる麻酔と同程度であり，このクリアランスの低下は，体血圧低下とは関係がないと考えられた[24]。

これらの動物やヒトに対する研究の結果から，亜酸化窒素はそれ自身で用量依存性に肝血流を低下させる可能性がある。ほかの揮発性吸入麻酔薬と併用した場合には，イソフルランとの併用では変化が見られないが，高用量のハロタンと併用した場合には体血圧低下とは関係なく肝血流減少を引き起こし，肝臓でのICGクリアランスを低下させることから，術後早期の肝機能に影響を及ぼす可能性が否定できない。ただし，これらの作用は，亜酸化窒素単独によるものよりも併用した吸入麻酔薬による影響がきわめて大きいと考えられた。

f．キセノン

キセノンは，ブタを用いた実験において，体血圧を変化させない濃度でも用量依存的に門脈血流を減少させたが，肝動脈血流は変化させなかった。また，ICGクリアランスには変化がなかったが，体循環の酸素上昇に伴う肝表面の酸素上昇は見られず，乳酸の取り込みも減少していたことから，酸素消費量は増加させる可能性があるが，HABRは維持されている[25]。ただし，キセノンの肝血流に関する報告は少なく，さらなる研究の蓄積が必要であると考えられる。

吸入麻酔薬の代謝産物による肝毒性

すべての吸入麻酔薬は，生体内変化によって組織に障害を起こしうる代謝産物へと変化する可能性がある（詳しくは 基礎編：第5章C 吸入麻酔薬の肝毒性と腎毒性 を参照されたい）。一般的にハロゲン化吸入麻酔薬は，生体内でシトクロムP450 2E1によって代謝される[26]。図5に，その代謝産物およびタンパク付加複合体を示す[27]。ハロタンは約20％が，生体内で好気性代謝によってトリフルオロアセチル化タンパクおよびトリフルオロ酢酸へと変化する。このタンパク付加複合体によって免疫系が感作され，ハロタン肝炎といわれる肝細胞の広範壊死が引き起こされる。イソフルラン，デスフルランも同様のタンパク付加複合体へと代謝されるが，デスフルランはイソフルランのエチル基のα炭素原子に結合している塩素がフッ素に置き換わっただけのハロゲン化メチルエチルエーテルである。この置換によって，デスフルランの生体内代謝率は0.02％となっており，これはセボフルランの3％，イソフルランの0.2％よりもきわめて低い。デスフルランは現在臨床使用されている揮発性吸入麻酔薬の中では最も生体内で安定しているため[28]，代謝産物とのタンパク質複合体による肝障害を最も起こしがたいと考えられる。

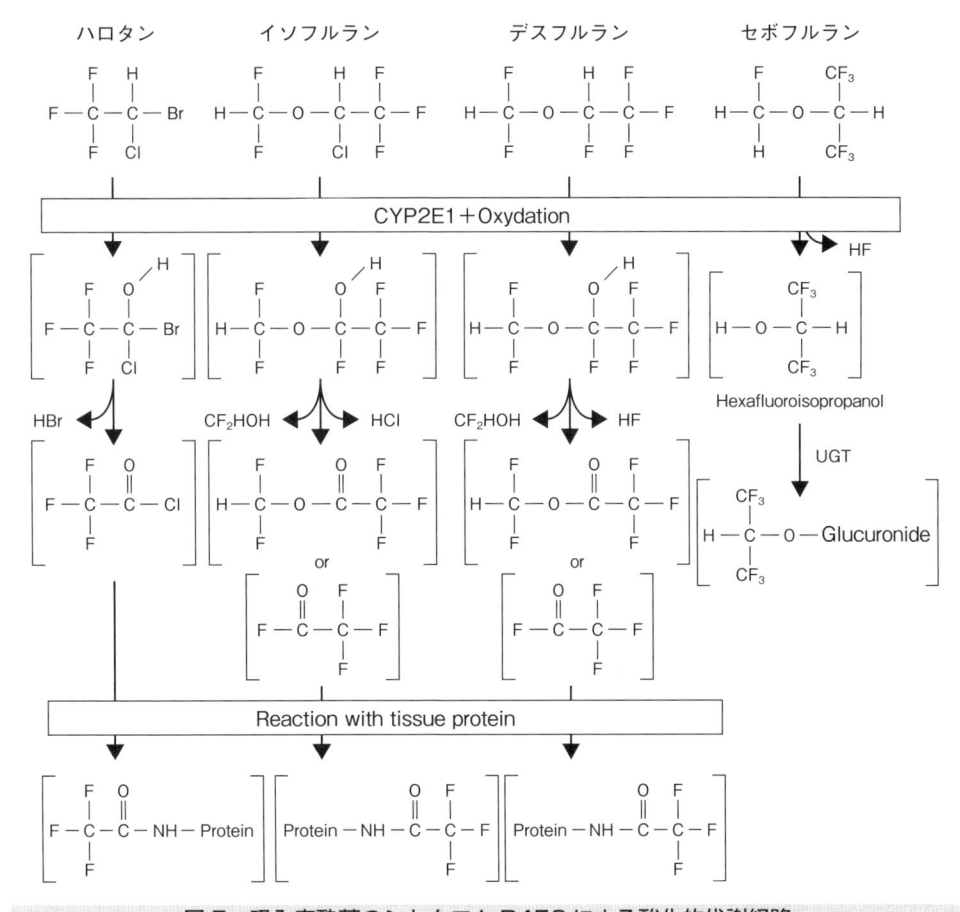

図5 吸入麻酔薬のシトクロム P450 による酸化的代謝経路

ハロタン，イソフルラン，デスフルランから生じるトリフルオロアセチル化タンパク付加複合体の構造は同一である。セボフルランは無機フッ素とヘキサフルオロイソプロパノールに分解され，UGT によってグルクロン酸抱合を受ける。
UGT：ウリジン 5'-二リン酸グルクロノシルトランスフェラーゼ
(Martin JL. 現代の吸入麻酔薬の代謝と毒性．武田純三監訳．Miller RD 編．ミラー麻酔科学．第 6 版．東京：メディカル・サイエンス・インターナショナル；2007. p.188-94 より改変引用)

ただし，代謝率が低いとされているこれらの吸入麻酔薬が原因とされる術後の肝障害に関する報告も散見されており[29]，ほかの薬物による酵素誘導，低血圧，低酸素状態の関与などが考えられている。このようなイソフルラン，セボフルラン，デスフルランなどの代謝率の低い吸入麻酔薬による肝障害は，きわめてまれな病態ではあるが，麻酔科医としては常に念頭に置いておくべきであると思われる。

おわりに

本項では，肝血流の生理学的特徴に加えて，吸入麻酔薬による総肝血流への影響，肝臓における酸素消費量への影響，代謝産物による肝臓への影響という視点から，吸入麻酔薬による肝臓への薬理作用について概説した。全身麻酔下では，多くの因子が複雑に

関与してくるが，それぞれの吸入麻酔薬による肝臓に対する作用の特徴を理解することによって，より安全な麻酔を行うための一助となれば幸いである。

■参考文献

1) Kurosawa M, Unno T, Aikawa Y, et al. Neural regulation of hepatic blood flow in rats : an *in vivo* study. Neurosci Lett 2002 ; 321 : 145-8.
2) Richter S, Mücke I, Menger MD, et al. Impact of intrinsic blood flow regulation in cirrhosis : maintenance of hepatic arterial buffer response. Am J Physiol Gastrointest Liver Physiol 2000 ; 279 : G454-62.
3) Lautt WW. Resistance in the Hepatic artery. Hepatic Circulation : Physiology and Pathophysiology. San Rafael (CA) : Morgan & Claypool Life Sciences ; 2009.
4) Gelman S. General anesthesia and hepatic circulation. Can J Physiol Pharmacol 1987 ; 65 : 1762-79.
5) Gatecel C, Losser MR, Payen D. The postoperative effects of halothane versus isoflurane on hepatic artery and portal vein blood flow in humans. Anesth Analg 2003 ; 96 : 740-5.
6) Gelman S, Fowler KC, Smith LR. Regional blood flow during isoflurane and halothane anesthesia. Anesth Analg 1984 ; 63 : 557-65.
7) Hursh D, Gelman S, Bradley EL Jr. Hepatic oxygen supply during halothane or isoflurane anesthesia in guinea pigs. Anesthesiology 1987 ; 67 : 701-6.
8) Frink EJ Jr, Morgan SE, Coetzee A, et al. The effects of sevoflurane, halothane, enflurane, and isoflurane on hepatic blood flow and oxygenation in chronically instrumented greyhound dogs. Anesthesiology 1992 ; 76 : 85-90.
9) Bernard JM, Doursout MF, Wouters P, et al. Effects of sevoflurane and isoflurane on hepatic circulation in the chronically instrumented dog. Anesthesiology 1992 ; 77 : 541-5.
10) Higuchi H, Adachi Y, Wada H, et al. Comparison of plasma alpha glutathione S-transferase concentrations during and after low-flow sevoflurane or isoflurane anaesthesia. Acta Anaesthesiol Scand 2001 ; 45 : 1226-9.
11) Kharasch ED, Frink EJ Jr, Artru A, et al. Long-duration low-flow sevoflurane and isoflurane effects on postoperative renal and hepatic function. Anesth Analg 2001 ; 93 : 1511-20.
12) Hartman JC, Pagel PS, Proctor LT, et al. Influence of desflurane, isoflurane and halothane on regional tissue perfusion in dogs. Can J Anaesth 1992 ; 39 : 877-87.
13) Armbruster K, Nöldge-Schomburg GF, Dressler IM, et al. The effects of desflurane on splanchnic hemodynamics and oxygenation in the anesthetized pig. Anesth Analg 1997 ; 84 : 271-7.
14) O'Riordan J, O'Beirne HA, Young Y, et al. Effects of desflurane and isoflurane on splanchnic microcirculation during major surgery. Br J Anaesth 1997 ; 78 : 95-6.
15) Eger EI 2nd, Eisenkraft JB, Weiskopf RB. Effects of inhaled anesthetics on the liver. The pharmacology of inhaled anesthetics. Eger EI 2nd. Distinguished Professor Program ; 2002 : p.177-90.
16) Ko JS, Gwak MS, Choi SJ, et al. The effects of desflurane and sevoflurane on hepatic and renal functions after right hepatectomy in living donors. Transpl Int 2010 ; 23 : 736-44.
17) Ko JS, Gwak MS, Choi SJ, et al. The effects of desflurane and propofol-remifentanil on postoperative hepatic and renal functions after right hepatectomy in liver donors. Liver Transpl 2008 ; 14 : 1150-8.
18) Meierhenrich R, Gauss A, Mühling B, et al. The effect of propofol and desflurane anaesthe-

sia on human hepatic blood flow : a pilot study. Anaesthesia 2010 ; 65 : 1085-93.
19) Thomson IA, Hughes RL, Fitch W, et al. Effects of nitrous oxide on liver haemodynamics and oxygen consumption in the greyhound. Anaesthesia 1982 ; 37 : 548-53.
20) Hahn RG, Riddez L, Brismar B, et al. Haemodynamics during inhalation of a 50% nitrous-oxide-in-oxygen mixture with and without hypovolaemia. Acta Anaesthesiol Scand 1997 ; 41 : 485-91.
21) Lundeen G, Manohar M, Parks C. Systemic distribution of blood flow in swine while awake and during 1.0 and 1.5 MAC isoflurane anesthesia with or without 50% nitrous oxide. Anesth Analg 1983 ; 62 : 499-512.
22) Eisele PH, Woodle ES, Hunter GC, et al. Anesthetic, preoperative and postoperative considerations for liver transplantation in swine. Lab Anim Sci 1986 ; 36 : 402-5.
23) Goldfarb G, Debaene B, Ang ET, et al. Hepatic blood flow in humans during isoflurane-N_2O and halothane-N_2O anesthesia. Anesth Analg 1990 ; 71 : 349-53.
24) Kanaya N, Nakayama M, Fujita S, et al. Comparison of the effects of sevoflurane, isoflurane and halothane on indocyanine green clearance. Br J Anaesth 1995 ; 74 : 164-7.
25) Iber T, Hecker K, Vagts DA, et al. Xenon anesthesia impairs hepatic oxygenation and perfusion in healthy pigs. Minerva Anestesiol 2008 ; 74 : 511-9.
26) Njoku D, Laster MJ, Gong DH, et al. Biotransformation of halothane, enflurane, isoflurane, and desflurane to trifluoroacetylated liver proteins : association between protein acylation and hepatic injury. Anesth Analg 1997 ; 84 : 173-8.
27) Martin JL. 現代の吸入麻酔薬の代謝と毒性. 武田純三監訳. Miller RD編. ミラー麻酔科学. 第6版. 東京：メディカル・サイエンス・インターナショナル；2007. p.188-94.
28) Sutton TS, Koblin DD, Gruenke LD, et al. Fluoride metabolites after prolonged exposure of volunteers and patients to desflurane. Anesth Analg 1991 ; 73 : 180-5.
29) Singhal S, Gray T, Guzman G. Sevoflurane hepatotoxicity : a case report of sevoflurane hepatic necrosis and review of the literature. Am J Ther 2010 ; 17 : 219-22.

（賀来　隆治）

基礎編 4 臓器機能への影響

D 腎臓への薬理作用

はじめに

　腎臓は水分調節，電解質調節，解毒作用，血行動態にかかわる種々のホルモン産生など生体内での重要な役割を担っている。麻酔，手術，血行動態の変動，輸液管理などは腎機能へ多大な影響を与え，周術期の腎機能障害は患者の予後を悪化させる。したがって，周術期に腎臓に及ぼされるさまざまな影響とその要因を熟知しておくことは周術期管理を行う上で重要である。

　本書の主題でもある吸入麻酔薬は，腎機能障害の軽減という観点から発展してきた側面がある。メトキシフルランやエンフルランは，代謝で生じる無機フッ素が腎機能障害を与えることが明らかとなり，臨床使用されることはなくなった。また，現在，世界中で広く用いられているセボフルランは，動物実験において，低流量麻酔で発生するコンパウンドAにより腎機能障害がもたらされることが報告され，ヒトの使用においても広く議論がなされてきた。現在では，臨床上問題はないと考えられている[1]が，米国では2 l/min以下での低流量麻酔での使用が禁じられている。そのような腎臓に対する毒性が指摘される一方で，近年，吸入麻酔薬は抗炎症作用を介して，腎臓の虚血再灌流傷害を軽減することが注目されている[2]。このように，吸入麻酔薬と腎機能については，最近は，毒性と臓器保護作用という観点から論じられることが多い。この2点については，「基礎編：第5章　吸入麻酔薬の臓器保護作用と毒性」で詳細な記載があるので参照されたい。

　吸入麻酔薬による腎生理機能への影響としては，腎血流量，糸球体濾過率，尿量，ナトリウム排出が可逆性に低下すると考えられている[3]。本項では，腎生理機能について概説し，直接的および間接的に吸入麻酔薬が腎臓生理機能に対してどのような影響を及ぼすのかを述べるとともに，周術期管理に関連した事項について述べる。

腎生理機能と吸入麻酔薬

1 腎臓の基本単位──ネフロン

それぞれの腎臓は，100万個ものネフロンからなっている（図1）。ネフロンは腎臓の基本的な単位であり，腎小体（糸球体を包んだボーマン嚢）とそれに続く尿細管からなる。血液は糸球体で濾過され原尿となり，血漿成分や体内毒素がボーマン嚢へ流出する。原尿は，生体の状況に合わせて，再吸収，分泌により水分と電解質の調整がなされ，最終的に尿として排出される。ネフロンは解剖学的・機能的に，糸球体，近位尿細管，ヘンレのループ，遠位尿細管，集合管，傍糸球体装置の6つのセグメントに分かれている（表1)[4]。

2 糸球体毛細血管

糸球体では毛細血管叢が形成され，血液濾過のために広い表面積が得られている。血液は，輸入細動脈から輸出細動脈へ流れる。糸球体内皮細胞は比較的大きな濾過孔が存在するのに対し，上皮細胞は細胞が密接に並んでおり，微小な濾過間隙のみが存在する。この内皮細胞と上皮細胞の間隙の違いにより，血液細胞や分子量の大きい物質は透過せ

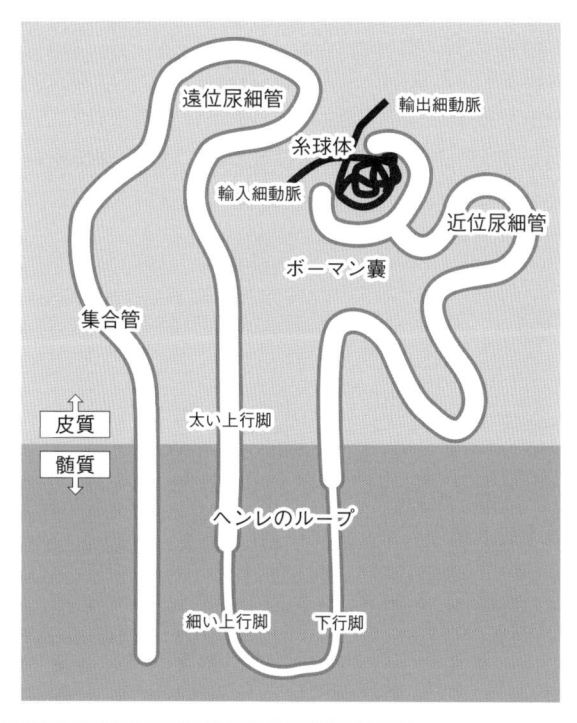

図1 ネフロンの構造

表1 ネフロンの機能別分類

部位	主な機能
糸球体	血液濾過
近位尿細管	再吸収 　Na$^+$，Cl$^-$，水，グルコース，アミノ酸，K$^+$，Mg^{2+}，Ca^{2+}，尿酸，尿素 分泌 　有機イオン，アンモニア
ヘンレのループ	再吸収 　Na$^+$，Cl$^-$，水，K$^+$，Mg^{2+}，Ca^{2+} 対向流増幅系
遠位尿細管	再吸収 　Na$^+$，Cl$^-$，水，K$^+$，Ca^{2+}，HCO$_3^-$ 分泌 　H$^+$，K$^+$
集合管	再吸収 　Na$^+$，Cl$^-$，水，K$^+$，HCO$_3^-$ 分泌 　H$^+$，K$^+$，アンモニア
傍糸球体組織	レニン分泌など

ず，水やグルコース，電解質，アミノ酸のような小さな分子のみが，ボーマン腔へ自由に透過する．この部位は負に荷電しており，陽イオンが濾過されやすい構造になっている．

　糸球体濾過圧は約 60 mmHg であり，通常平均動脈圧の 60％程度であるが，血漿膠質浸透圧や腎間質浸透圧により変動する．糸球体濾過圧には，輸入動脈圧，輸出動脈圧の両者がかかわっており，輸出動脈圧に比例し，輸入動脈圧に反比例する．通常 20％の血漿が糸球体で濾過される[4]．後述するが，吸入麻酔薬は，輸出動脈圧・輸入動脈圧に直接的に作用し，糸球体濾過に影響を及ぼす．

3 再吸収と分泌

a. 近位尿細管

　ボーマン嚢で濾過された水分と Na$^+$ のうち，65〜75％が近位尿細管で再吸収される．近位尿細管の主要な機能は Na$^+$ の再吸収である．Na$^+$ は，Na$^+$-K$^+$-ATPase により，近位尿細管細胞から毛細血管側へ輸送される（図2）．周術期に用いられるノルアドレナリンは，近位尿細管での Na$^+$ 再吸収を増加させる．一方，ドパミンはドパミン$_1$受容体を活性化し，近位尿細管での Na$^+$ 再吸収を抑制する．Na$^+$ の再吸収は，ほかの電解質の再吸収や H$^+$ の分泌と関連している．ブドウ糖，アミノ酸，無機リン酸などは，ナトリウム勾配によって共輸送チャネルによる二次性能動輸送で再吸収される．また，

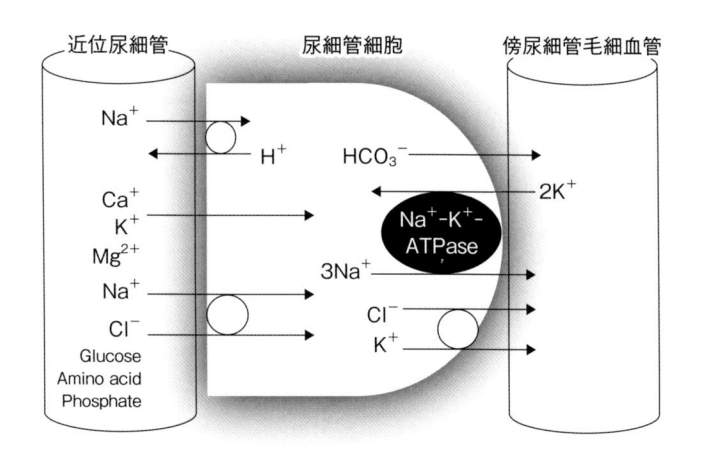

図2 近位尿細管における再吸収

Na⁺-K⁺-ATPaseの活性化により，尿細管細胞内は陽電荷が低下するため，K⁺, Ca²⁺, Mg²⁺といったほかの陽イオンが尿細管細胞に吸収されやすくなる。このように，Na⁺-K⁺-ATPaseは，ほとんどの電解質の再吸収のきっかけになっている（図2）。また，Na⁺再吸収によりH⁺が対向移送され分泌（毛細血管-尿細管細胞から尿細管内への移行）される。H⁺が対向移送される結果，90％のHCO₃⁻が再吸収される。Cl⁻の再吸収の多くは，濃度勾配に従って受動的に行われている。一部，尿細管細胞のK⁺-Cl⁻共輸送ポンプによりCl⁻は積極的に再吸収されている。

水は近位尿細管の浸透圧勾配によって受動的に移動する。アクアポリン-1による水移送チャネルが調整にかかわっている。また，近位尿細管では，クレアチニン，シメチジン，キニジンなどの有機イオンを分泌する。これらの物質だけではなく，尿酸塩，ケト酸，利尿薬や抗菌薬，いくつかの抗がん薬などの物質も近位尿細管で排出されると考えられている[4]。

b. ヘンレのループ

ヘンレのループは，下行脚と上行脚に分かれている。近位尿細管から続く下行脚は，腎臓皮質から下行し，腎臓髄質で折り返し上行して皮質に戻る（図1）。上行脚は機能的・構造的に，細い上行脚，太い上行脚，皮質脚の3つの部分に分けられる。

ヘンレのループは腎臓髄質の間質を高張に維持する役割を担っており，尿の濃縮という集合管の役割を間接的に担っている。原尿の25～35％がヘンレのループに到達する。この部分では，原尿の15～20％のNa⁺が再吸収される。下行脚，細い上行脚では，基本的に濃度や浸透圧勾配によって，主に水が再吸収される。太い上行脚では，水よりもNa⁺やCl⁻などの電解質が再吸収される（図3）。Na⁺の再吸収は，Na⁺-K⁺-ATPaseにより行われ，K⁺, Cl⁻の再吸収と直接関連している。一方，太い上行脚では水がほとんど透過しない。そのため，ヘンレのループ通過後の尿細管内の原尿は低張液となり，逆に間質は再吸収された電解質により高張となる。太い上行脚の機能により髄質間質が高張となった結果，髄質の深い部分（下行脚と上行脚の折り返しが生じる部分）では，

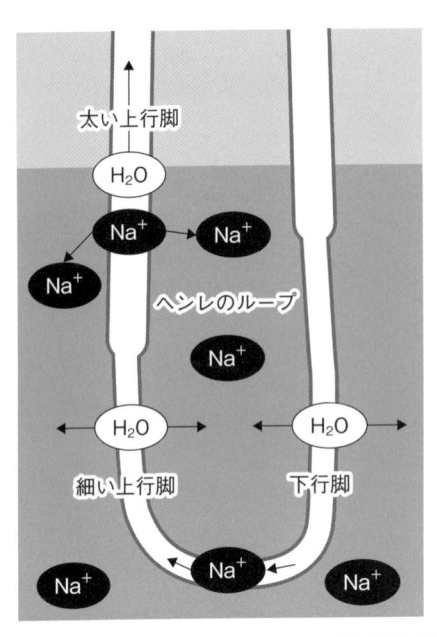

図3　ヘンレのループにおける再吸収

下行脚や細い上行脚を流れる原尿の水が濃度勾配に従って間質側に再吸収されていく。このように，下行脚と上行脚の対向流により効率的にナトリウムイオンと水分の再吸収が行われており，これを対向流増幅系と呼ぶ[4]。

c. 遠位尿細管

遠位尿細管には，ヘンレのループを通過した低張な原尿が流入する。遠位尿細管は近位尿細管やヘンレのループと比べて尿細管細胞が密に接合しており，水やNa^+の透過性が低い。遠位尿細管では，原尿のNa^+の5％の再吸収が行われる。ネフロンのほかの部分と同様に，毛細管側ではNa^+-K^+-ATPaseによりNa^+は再吸収されるが，管腔側ではNa^+-Cl^-輸送体によりNa^+再吸収が行われる。遠位尿細管は，副甲状腺ホルモンとビタミンDによるCa^+再吸収の中心部位でもある。

d. 集合管

集合管は皮質部分と髄質部分に分かれており，原尿の5〜7％のNa^+を再吸収する。皮質集合管には，主細胞（principal cell：P細胞）と介在細胞（intercalated cell：I細胞）が存在する。P細胞は，K^+を分泌し，アルドステロンによるNa^+再吸収に関与している。I細胞は酸塩基調整を担っている。皮質集合管において，アルドステロンは，基底膜にあるK^+とNa^+チャネルを開口し，Na^+-K^+-ATPaseを活性化させる。アルドステロンは，基底膜にあるI細胞において，H^+-ATPaseも活性化させる。I細胞はまた，基底膜のK^+-H^+-ATPaseを用いて，K^+再吸収とH^+の分泌も行う（図4）。

髄質集合管は高張である間質に包まれている。この部位は，抗利尿ホルモン（バソプレシン）の作用部位でもある。バソプレシンは水チャネルであるアクアポリン2を髄質

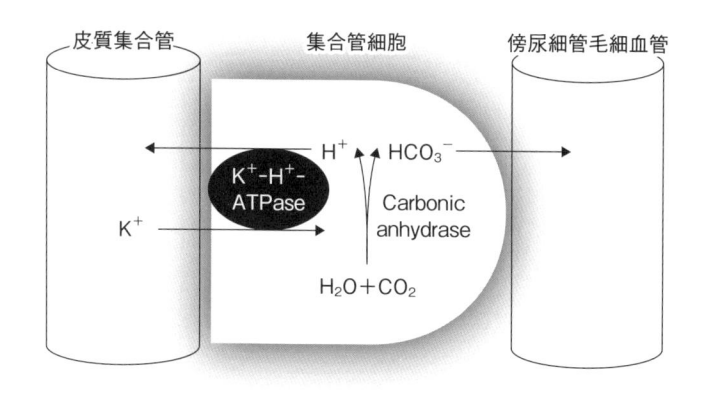

図4 皮質集合管におけるK⁺再吸収とH⁺分泌

集合管細胞膜に発現させ，水の再吸収を促進する．そのため，水の透過性はバソプレシンに依存している．脱水になると，バソプレシンが分泌され，髄質集合管における水の透過性が増加し，原尿から水分が再吸収され，濃縮した尿が産生される．逆に，十分な輸液はバソプレシンの分泌を抑制し，低張尿が産生される．この髄質集合管では，H⁺がリン酸化やアンモニウムイオン化され，酸化された尿として排出される．

4 吸入麻酔薬が尿細管機能，集合管へ及ぼす影響

セボフルランの代謝過程で発生するコンパウンドAは，ラットにおいて近位尿細管細胞を傷害し，腎機能を低下させる．この結果はヒトでの再現性に乏しいが，尿細管機能へなんらかの影響を及ぼしている可能性が示唆される．

Kharaschらは，2〜4時間の全身麻酔症例において，1 l/min以下の低流量セボフルランとイソフルランがヒト尿細管機能へ及ぼす影響を調べた[5]．尿細管への影響を詳細に観察するために，N-アセチル-β-D-グルコサミナーゼ（NAG），近位尿細管細胞酵素として特異的なα-グルタチオン-S-トランスフェラーゼ（αGST），遠位尿細管細胞酵素として特異的なπ-グルタチオン-S-トランスフェラーゼ（πGST）の排泄量を調べた．コンパウンドAの産生量は，セボフルラン群（79±54 ppm/hr）がイソフルラン群（53±40 ppm/hr）と比較して有意に多かったが，術後の血漿クレアチニン（Cr），尿素窒素（BUN），尿蛋白（UP），尿糖には差がなかった．また，尿細管の指標であるNAG，αGST，πGSTには周術期を通じて差がなかったことから，セボフルラン，イソフルランが尿細管機能へ及ぼす影響は臨床的に無視できると考えられる．

吸入麻酔薬が集合管に及ぼす影響についても，腎毒性という観点から研究がなされてきた．メトキシフルラン，エンフルラン，セボフルランなどのハロゲン化麻酔薬では，無機フッ素が発生し，多尿症を引き起こす．尿の濃縮には，上述したようにヘンレのループと集合管が中心的な役割を担っているが，無機フッ素による腎障害で生じる多尿症は，集合管の機能障害と考えられている．ヒトの集合管細胞を用いた研究では，無機フッ素が集合管細胞のミトコンドリアやNa⁺-K⁺-ATPaseの活性を障害することが示されて

いる[6]。多尿症が問題となったメトキシフルランやエンフルランについては，現在使用されることはなく，セボフルランについても臨床的に集合管機能への影響はないと考えられている。

腎循環，自動調節能と吸入麻酔薬

1 腎循環

　腎機能は腎血流量と密接に関連している。腎臓は，酸素消費量が血流量に依存する臓器である。心拍出量の20〜25％が腎臓に供給されるが，具体的には腎血流量の80％が皮質部に流入し，10〜15％が傍髄質部ネフロンに流入する。皮質部では，血流の多くは濾過に使用され，酸素はほとんど消費されない。一方，髄質部では，電解質の再吸収や高浸透圧を維持するために多くの酸素が使用される。腎動脈は腎盂部分で葉間動脈に分枝し，さらに皮髄境界部分で弓状動脈に分枝する。弓状動脈は葉間動脈に再び分枝し，それぞれのネフロンに輸入細動脈を分枝する。糸球体から流出した輸出細動脈は，近傍の尿細管周囲を取り囲み傍尿細管毛細血管を構築する。糸球体毛細血管では濾過が目的であるが，傍尿細管毛細血管は再吸収がその中心的役割となる。

2 腎血流と糸球体濾過

a. 腎血漿流量と腎血流量

　腎血漿流量（renal plasma flow：RPF）は単位時間あたりの腎臓を流れる血漿量であり，パラアミノ馬尿酸（para-aminohippuric acid：PAH）クリアランス試験によって測定される。低濃度のPAHは，腎臓を通過すると，濾過もしくは分泌により完全に排出され，再吸収されることもないため，そのほとんどが尿へ排出される。すなわち，1分間，腎へ流入する血漿中のPAHの量と，1分間，尿中に排出されたPAHの量は同じとなる。したがって，腎血漿量は表2の式により算出される。また，ヘマトクリット（Ht）値を用いることで，腎血流量（renal blood flow：RBF）が算出される。

b. 糸球体濾過量

　糸球体濾過量（glomerular filtration rate：GFR）は，通常RPFのおよそ20％である。多糖類の一つであるイヌリンは，RPFの20％の血漿とともに糸球体で濾過され原尿となるが，分泌や再吸収はされない（すなわち，残り80％は体循環へ戻る）。したがって，GFR測定のよい指標となる。実際の臨床では，イヌリンよりも正確性が劣るが，CrがGFRの指標として使用される（表2）。Crは通常，尿細管で一部分泌されるため，GFRを過大評価する可能性がある。

表2 RPF, RBF, GFR (Creatinine Clearance) の計算式と正常値

- RPF = Urine flow rate × ([PAH]$_{urine}$ ÷ [PAH]$_{plasma}$)
- RBF = RPF ÷ (1−Hematocrit)
- Creatinine Clearance =([Creatinine]$_{urine}$ × Urinary flow rate)÷[Creatinine]$_{plasma}$
  〔[x]$_{urine}$ = x concentration in urine, [x]$_{plasma}$ = x concentration in plasma〕

	正常値
RPF (ml/min)	400-650
RBF (ml/min)	650-1100
GFR (Ccr) (ml/min)	70-130

　GFR/RPF は filtration fraction (FF) と呼ばれ，前述したように，通常 20% である。GFR は輸入細動脈・輸出細動脈の緊張により調整され，輸入細動脈の拡張と輸出細動脈の収縮は，RPF が減少しても FF を上昇させ GFR が保たれる。輸入細動脈の血管緊張が，GFR 維持のための自動調節能の中心的役割を果たしていると考えられる。

c. 腎臓の自動調節能と傍糸球体装置

　腎血流量は，通常平均血圧 80〜180 mmHg では自動調節能により維持される。正確な機序はよく分かっていないが，血圧に対する輸入細動脈の筋原性反応であると考えられる[4]。この範囲を逸脱すると，腎血流量は圧に依存する。平均血圧が 50 mmHg を下回ると，糸球体濾過が徐々に停止する。

　腎尿細管流量の変化は，GFR に影響を及ぼす。尿細管流量が増えると GFR は減少，逆に尿細管流量の減少は GFR の増加をもたらす。尿細管糸球体間のフィードバック機構がこのような調整を可能にし，灌流圧に関係なく一定の GFR を保つことが可能となっている。このフィードバック機構の詳細なメカニズムもいまだ不明な点が多いが，傍糸球体装置が深くかかわっている。傍糸球体装置は，輸入細動脈，輸出細動脈，傍糸球体細胞，遠位尿細管（ヘンレのループ：太い上行脚），緻密斑からなる。

　傍糸球体細胞からは，レニンが分泌される。レニンの分泌は，カテコールアミンにより刺激され（β_1 刺激），輸入細動脈の圧変化，緻密斑での Cl$^-$ の濃度変化に依存している。血中に流入したレニンは，肝臓で産生されるアンギオテンシンをアンギオテンシンⅠに変換する。アンギオテンシンⅠは，肺や腎臓（近位尿細管細胞）に存在するアンギオテンシン変換酵素によりアンギオテンシンⅡに変換される。アンギオテンシンⅡは，血圧調整やアルドステロン分泌で中心的な役割を担う。アンギオテンシンⅡは，近位尿細管における Na$^+$ の再吸収と K$^+$ や水の排出を行うほか，交感神経を刺激し血圧を上昇させる（図5）。輸液負荷などによりアデノシンが分泌されると，レニンの放出が抑制され，輸入細動脈は拡張する。血圧上昇によるナトリウム利尿や Na 再吸収の減少にも，傍糸球体装置におけるフィードバック機構が関与している。

　アンギオテンシンⅡは全身性に動脈を収縮し，腎血流量を減少させる。輸入細動脈だけではなく輸出細動脈も収縮するが，輸出細動脈は小径で血管抵抗が輸入細動脈より大きくなるため，結果として GFR は比較的保たれる。一方，腎で合成される PGD$_2$，

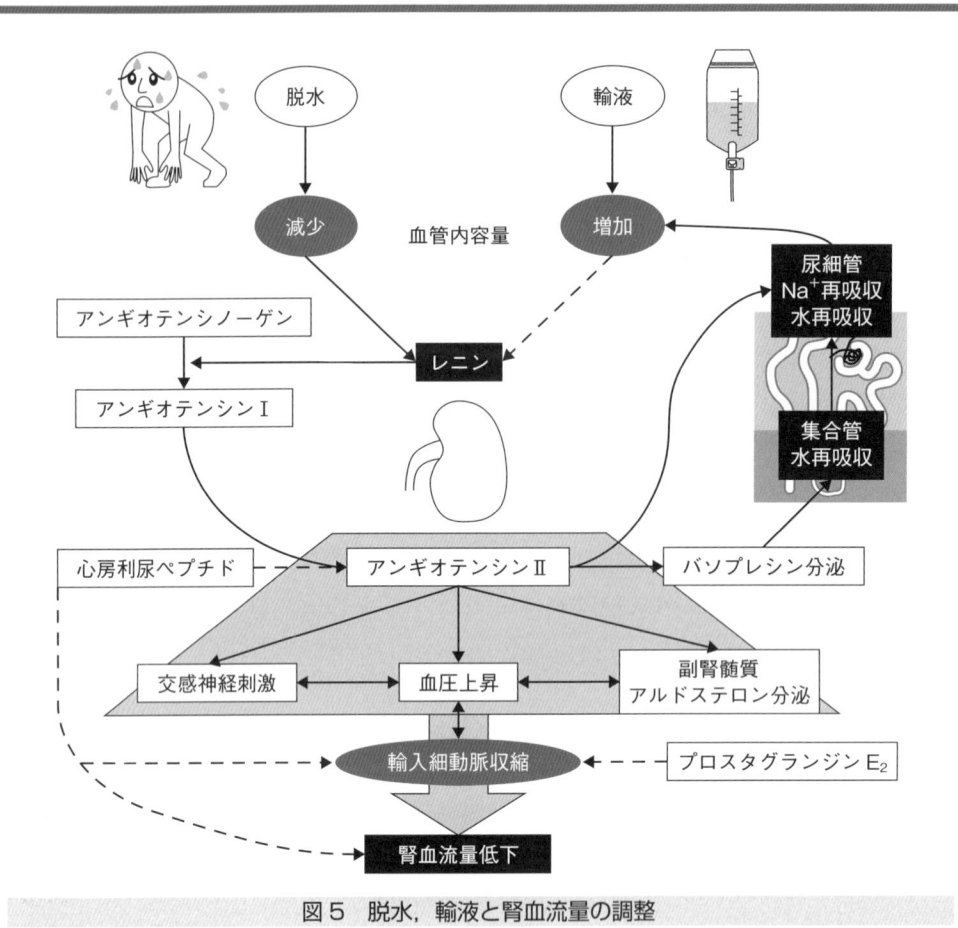

図5 脱水，輸液と腎血流量の調整
実線は活性化および刺激，破線は抑制を示す。

PGE$_2$，PGI$_2$などの血管拡張性プロスタグランジン群は，全身性低血圧や腎虚血の際に重要な腎保護作用を持つ。心房性利尿ペプチドは，平滑筋細胞を直接弛緩し，ノルアドレナリンやアンギオテンシンIIの血管収縮作用を阻害する。心房性利尿ペプチドは輸入細動脈を弛緩させ，輸出細動脈を収縮させることでGFRを効果的に増加させる。心房性利尿ペプチドはまた，レニンやアンギオテンシンによるアルドステロンの分泌を抑制し，遠位尿細管でのアルドステロンの作用を阻害することが知られている（図5）。

また，腎臓は遠心性交感神経の支配を受けている。交感神経は，腎血管を収縮させるだけではなく傍糸球体装置を刺激する。周術期のさまざまなストレスによる腎血流の減少には，この交感神経刺激がかかわっていると考えられている。α_1アドレナリン刺激は，近位尿細管でのNa再吸収にかかわっており，α_2刺激は，再吸収を抑制し，水を分泌させると考えられている。低用量のドパミンは，D$_1$受容体を介して輸入細動脈・輸出細動脈のいずれも拡張させ，ノルアドレナリンによる腎動脈収縮を抑制する。シナプス前作用の節後交感神経D$_2$受容体の活性は，ノルアドレナリン分泌抑制により血管を拡張させる。

3 吸入麻酔薬が腎臓血流，自動調節能に与える影響

多くの吸入麻酔薬は，RBF，GFR を減少させると考えられている[1)3)4)7)8)]。ヒトを対象としたイソフルランの研究では，麻酔前後で平均動脈圧がほとんど変わらない状況でも，RBF，RPF，GFR のすべてが低下した（図6）[7)]。一方，FF や腎血管抵抗（renal vascular resistance：RVR）が上昇していた。RVR の上昇は，輸入細動脈または輸出細動脈の収縮の可能性が考えられるが，FF が上昇していたことから，輸出細動脈が優位に収縮したと考えられる[7)]。注目すべき点は，吸入麻酔薬投与下で平均動脈圧が維持された場合でも，RBF，GFR が低下する点である。ハロタン，エンフルラン，イソフルランを用いた研究でも，心拍出量が維持される一方，RPF が低下することが示されている[8)]。以上を踏まえると，吸入麻酔薬による RBF，RPF，GFR の低下は，心拍出量低下のような循環抑制作用よりも腎細動収縮作用によるところが大きいと考えられる。

一般的に，吸入麻酔薬を高濃度で使用すると徐々に循環抑制を来す。高濃度吸入麻酔薬による循環抑制が生じている環境下では，RBF，RPF，GFR はさらに低下するのだろうか？　上述した研究[7)]では，高濃度イソフルランにより，平均動脈圧を下げた際の腎灌流についても検討している。その結果，高濃度イソフルランにより，平均動脈圧が 83.7 ± 2.0 mmHg から 59.8 ± 0.4 mmHg へ著しく低下したにもかかわらず，RBF，RPF，GFR，FF は低血圧前と変わらなかった（図6）[7)]。一方，RVR は減少した。FF が変わらず，RVR が減少したことから，輸入細動脈の弛緩作用により腎灌流が保たれた可能性が考えられる。

麻酔薬自体は，GFR，RPF，RBF をすべて低下させる一方で，麻酔によって生じた低血圧では，上記の流量が低血圧前と変わらなかった点は非常に興味深い。麻酔薬による低血圧前後で見られた RVR の低下やそれに続く GFR，RPF，RBF が維持される反応は，麻酔下の特異的な反応ではなく，一般的な低血圧の際にも生じる反応である。低血圧時の腎灌流維持は自動調節能によると考えられるが，高濃度吸入麻酔薬による低血圧で見られた腎灌流の維持は，吸入麻酔薬の腎細動脈拡張作用によると考えられる。

周術期の腎灌流維持という観点からは，血行動態維持が注目されがちであるが，循環抑制の有無にかかわらず，吸入麻酔薬は腎細動脈への作用を介して腎灌流に抑制的に作用することを理解しておく必要がある。

4 吸入麻酔薬がレニン-アンギオテンシン-アルドステロン系へ及ぼす影響

RBF，RPF，GFR は，レニン-アンギオテンシン-アルドステロン系（renin-angiotensin-aldosterone system：RAAS）と深くかかわっている。ほとんどの吸入麻酔薬は心抑制作用，血管拡張作用を有しているが，臨床的に問題となるような低血圧を招くことはほとんどない。イソフルラン，デスフルラン麻酔時の血行動態変動には RAAS が関与している[9)10)]。0.55 MAC（最小肺胞濃度）イソフルラン麻酔による軽度の血圧低下でも，レニン活性は上昇する[10)]。また，血中のアドレナリン，ノルアドレナリン，バソプレシ

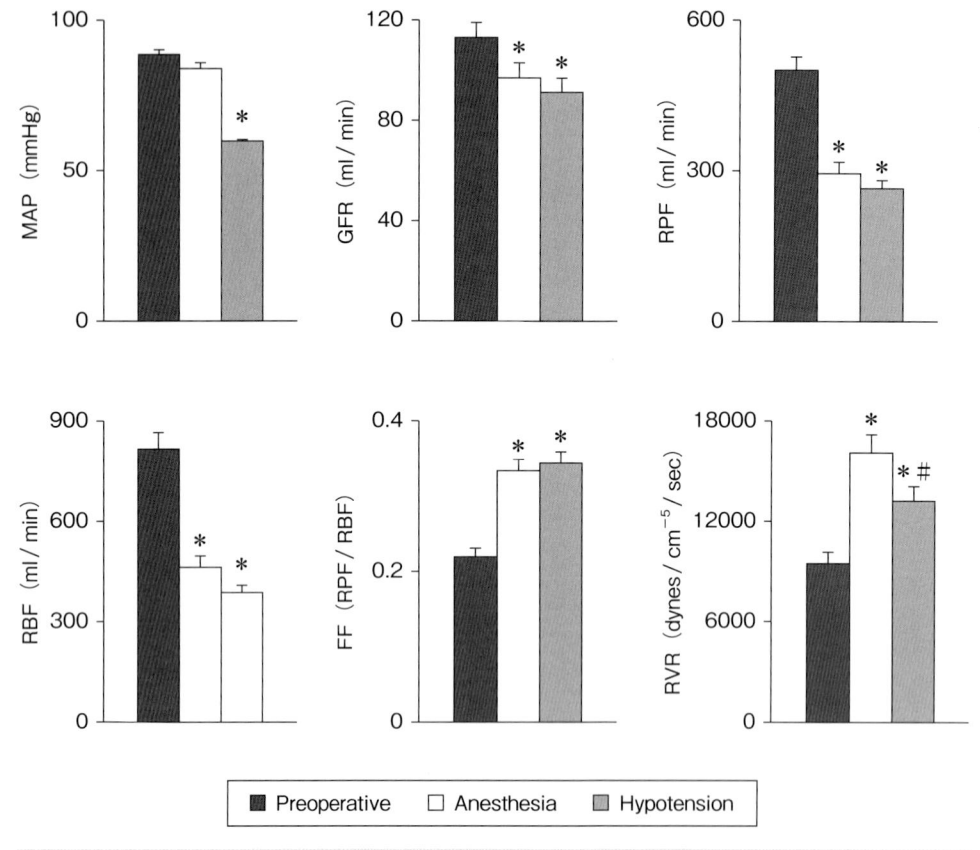

図6 麻酔，低血圧が腎血流に及ぼす影響

MAP：mean arterial pressure, GFR：glomerular filtration rate, RPF：renal plasma flow, RBF：renal blood flow, FF：filtration fraction, RVR：renal vascular resistance
＊ P＜0.005 versus preoperative, ＃ P＜0.005 anesthesia versus hypotension
(Lessard MR, Trépanier CA. Renal function and hemodynamics during prolonged isoflurane-induced hypotension in humans. Anesthesiology 1991；74：860-5 より改変引用)

ンも上昇する。吸入麻酔薬による腎灌流低下，血圧低下，直接的または間接的なカテコールアミン分泌が，レニン分泌と相まって吸入麻酔薬による循環抑制を制御していると考えられる。

一方，イソフルランやデスフルランでは，急激な濃度上昇により血圧上昇や脈拍上昇といった交感神経刺激症状が出現する。高濃度のイソフルラン，デスフルランが，血中カテコールアミンやバソプレシン分泌を一過性に刺激することがその本態である（図7）。レニン活性は，血中カテコールアミン上昇からやや遅れて一時的に上昇する。このことから，吸入麻酔薬は直接レニン分泌を刺激しているわけではなく，カテコールアミン濃度上昇によりレニン分泌が刺激されると推察される[10]。

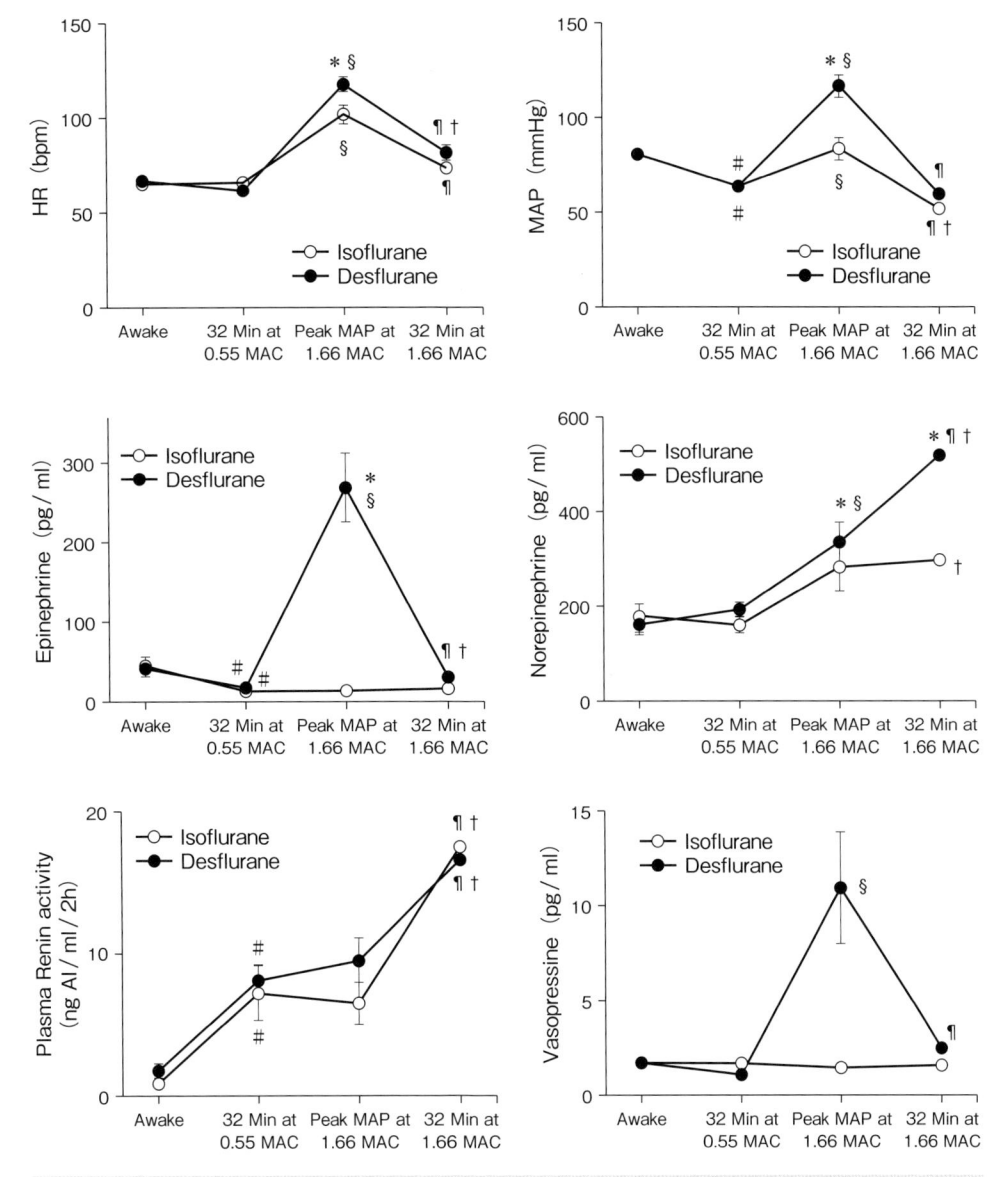

図7 吸入麻酔薬が血中カテコールアミン，レニン活性へ及ぼす影響

＊：P＜0.05 between anesthetics at equivalent concentration, ＃：P＜0.05 between awake and 0.55 MAC with same anesthetics, §：P＜0.05 between peak at 1.66 MAC and 0.55 MAC with same anesthetics, ¶：P＜0.05 between peak at 1.66 MAC and 32 min at 1.66 MAC, †：P＜0.05 between 32 min at 0.55 MAC and 32 min at 1.66 MAC

(Annat G, Viale JP, Bui Xuan B, et al. Effect of PEEP ventilation on renal function, plasma renin, aldosterone, neurophysins and urinary ADH, and prostaglandins. Anesthesiology 1983；58：136-41 より改変引用)

吸入麻酔薬以外の影響

1 術後の腎機能変化

2時間以上の全身麻酔下手術症例で術前と術後3日間，腎機能評価を行った研究がある[11]。鎮静薬として，セボフルラン，デスフルラン，プロポフォールが用いられた。血漿 Cr は術前から術後3日間変化がなかったのに対し，BUN は術後3日間において術前より有意に低下した。一方，尿糖は術後1日目のみで上昇し，尿中アルブミン（Alb）/Cr 比，UP/Cr 比は術後3日間において上昇した。用いた麻酔薬による違いは認めていないことや，胸部，腹部，股関節手術において上記変化が大きかったことから，麻酔薬による腎機能への影響というよりは，手術による侵襲ストレスによる反応であると考えられる。

2 呼気終末陽圧が腎機能へ及ぼす影響

気管挿管全身麻酔で吸入麻酔薬を投与する際には陽圧換気が行われるが，陽圧換気自体も腎機能へ影響を及ぼす。

集中治療患者に対して，呼気終末陽圧（positive end-expiratory pressure：PEEP）が血行動態，腎機能へ及ぼす影響を調べた研究がある[12]。間欠的陽圧換気（intermittent positive pressure ventilation：IPPV）を 60 分間行った後，IPPV＋PEEP（10 cmH$_2$O）を 60 分間，再び IPPV のみを 60 分間行い，PEEP が腎機能へ及ぼす影響を調べた。その結果，PEEP を加えたことによって GFR は 19％減少，RBF は 32％減少，Na 排出は 33％減少，K 排出は 26％減少した。また，血漿レニン活性，アルドステロン，バソプレシンのいずれも上昇した。本研究では，PEEP による平均動脈圧の低下は認めなかったが，心拍出量は 15％減少し，右房圧の上昇を認めていることから，腎灌流量，腎灌流圧低下が上記反応の原因と考えられる。

吸入麻酔薬自体の影響のほかに，麻酔科医が日常的に用いる PEEP も腎灌流に影響を及ぼすことを念頭に置いて，周術期管理を行う必要がある。

■参考文献

1) Eger EI 2nd, Eisenkraft JB, Weiskopf RB. Chapter 13：Effects of inhaled anesthetics on the kidney. In：Eger EI 2nd editor. The pharmacology of inhaled anesthetics. United States, Distinguished Professor Program 2002. p.191-203.
2) Lee HT, Kim M, Kim M, et al. Isoflurane protects against renal ischemia and reperfusion injury and modulates leukocyte infiltration in mice. Am J Physiol Renal Physiol 2007；293：F713-22.
3) Evers SA, Maze M. Anesthetic pharmacology：Physiologic principles and clinical practice. New York：Churchill Livingstone；2004.

4) Morgan GE, Mikhail MS, Murray MJ. Renal physiology & anesthesia. Clinical anesthesiology. 4th ed. New York：McGraw-Hill Medical；2005. Chapter 31.
5) Kharasch ED, Frink EJ Jr, Zager R, et al. Assessment of low-flow sevoflurane and isoflurane effects on renal function using sensitive markers of tubular toxicity. Anesthesiology 1997；86：1238-53.
6) Cittanova ML, Lelongt B, Verpont MC, et al. Fluoride ion toxicity in human kidney collecting duct cells. Anesthesiology 1996；84：428-35.
7) Lessard MR, Trépanier CA. Renal function and hemodynamics during prolonged isoflurane-induced hypotension in humans. Anesthesiology 1991；74：860-5.
8) Groves ND, Leach KG, Rosen M. Effects of halothane, enflurane and isoflurane anaesthesia on renal plasma flow. Br J Anaesth 1990；65：796-800.
9) Weiskopf RB, Moore MA, Eger EI 2nd, et al. Rapid increase in desflurane concentration is associated with greater transient cardiovascular stimulation than with rapid increase in isoflurane concentration in humans. Anesthesiology 1994；80：1035-45.
10) Kataja J, Viinamäki O, Punnonen R, et al. Renin-angiotensin-aldosterone system and plasma vasopressin in surgical patients anaesthetized with halothane or isoflurane. Eur J Anaesthesiol 1988；5：121-9.
11) Ebert TJ, Arain SR. Renal responses to low-flow desflurane, sevoflurane, and propofol in patients. Anesthesiology 2000；93：1401-6.
12) Annat G, Viale JP, Bui Xuan B, et al. Effect of PEEP ventilation on renal function, plasma renin, aldosterone, neurophysins and urinary ADH, and prostaglandins. Anesthesiology 1983；58：136-41.

〈平田　直之〉

基礎編

4 臓器機能への影響

E 脳循環・脳波への影響

はじめに

　脳神経外科手術において揮発性麻酔薬を使用する場合，一般的な麻酔薬の特性以外に，個々の麻酔薬の脳循環，脳代謝，頭蓋内圧への影響を考慮する必要がある。その特徴を理解せず使用することは，手術を困難にするばかりでなく，患者の神経学的予後などの悪化につながる可能性がある。また，近年，脳神経モニタリングを行う手術症例が増えてきたため，それらに及ぼす麻酔薬の影響についての理解も求められる。

脳生理への影響

1 脳血流に対する影響

　脳血流量は，およそ 50 ml/100 g/min であり，心拍出量のおよそ 15％である。揮発性麻酔薬は，2つの作用でこの脳血流量に影響を及ぼす。一つは，濃度依存性に脳代謝を抑制し，脳血流・脳代謝カップリングにより脳血管が収縮して脳血流を低下させる作用，もう一つは，血管平滑筋に直接作用し脳血管を拡張させ，濃度依存性に脳血流を増加させる作用である（図1)[1]。揮発性麻酔薬投与下の脳血流は，この相反する2つの作用のバランスによって決定される。

　揮発性麻酔薬全般において，1.0 MAC（minimum alveolar concentration：最小肺胞濃度）では両方の作用がほぼ均衡しており脳血流の変化はあまり見られないが，1.0 MAC より高くなると脳血管拡張作用が強くなり脳血流は増加する。その作用は，セボフルラン＜デスフルラン＝イソフルラン＜ハロタンの順で強くなっていく（表1)[2]。1.0 MAC 以下の使用であれば，脳血流への影響が少ないとされ，実際の臨床使用は許容範囲と考えられている。

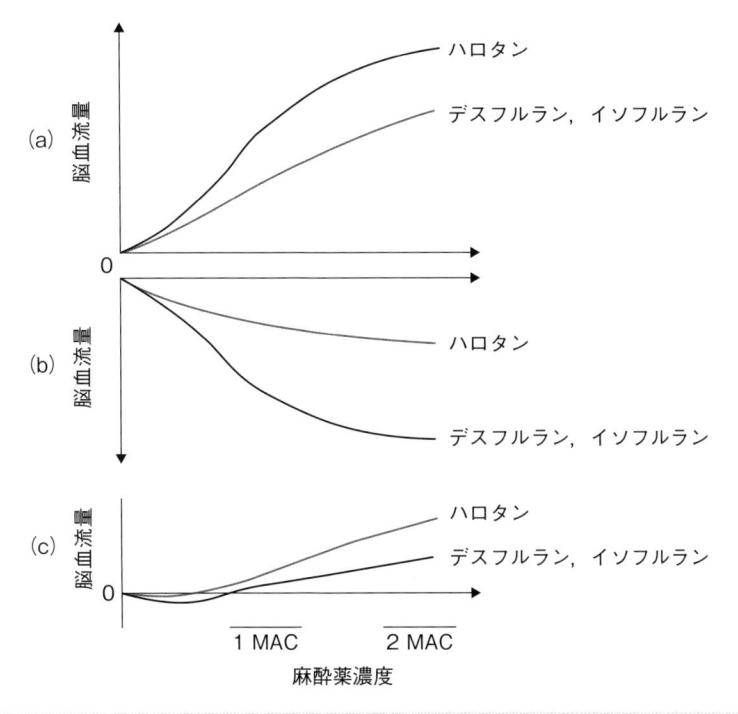

図1 揮発性麻酔薬の濃度別の脳血流変化（模式図）

(a) 血管拡張作用：揮発性麻酔薬は，血管拡張により濃度依存性に脳血流を増加させる。
(b) 代謝抑制作用：揮発性麻酔薬の代謝抑制作用には，濃度依存性に脳血流を低下させる働きがある。
(c) ＝（a）＋（b）実際の脳血流量の変化：揮発性麻酔薬の血管拡張による脳血流増加と代謝抑制による脳血流低下を合わせたもの。1.0 MACを超えると脳血流は増加する。

(Sakabe T, Matsumoto M. Effects of anesthetic agents and other drugs on cerebral blood flow, metabolisim, and intracranial pressure. In：Cottrell JE, Young WL, editor. Cottrell and Young's neuroanesthesia. 5th ed. Philadelphia：Mosby；2010. p.78-94 より改変引用）

表1 揮発性麻酔薬，静脈麻酔薬の脳循環・代謝に及ぼす影響

	脳血流量	脳代謝率	頭蓋内圧	CO_2 反応性	自己調節能
吸入麻酔薬					
デスフルラン	→↑	↓	→↑	→	↓
セボフルラン	→↑	↓	→↑	→	→↓
イソフルラン	→↑	↓	→↑	→	↓
ハロタン	↑↑	↓	↑	→	↓
亜酸化窒素	→↑	→↑	→↑	→	→↓
静脈麻酔薬					
プロポフォール	↓↓	↓	↓	→	→

↑↑：著明に増加，↑：増加，→：変化せず，↓：低下，↓↓：著明に低下

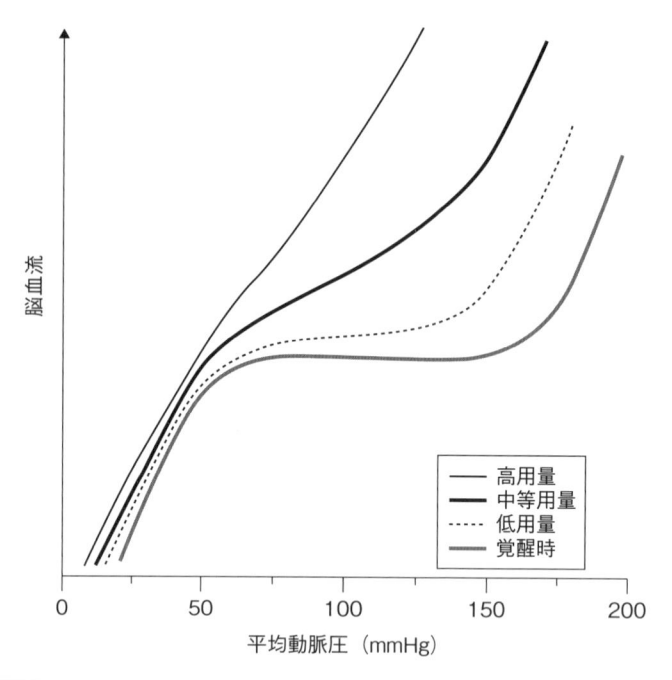

図2 典型的な揮発性麻酔薬の濃度増加が脳血流の自己調節に及ぼす影響（概念図）
（Patel P, Drummond J. 脳生理と麻酔薬・麻酔法の影響. 武田純三監訳. Miller RD編. ミラー麻酔科学. 東京：メディカル・サイエンス・インターナショナル；2005. p.642 より改変引用）

2 脳血管自己調節機能（autoregulation）

　脳には平均動脈圧の広い範囲で脳血流を一定に維持する機構がある。術中のさまざまな原因による血圧変動に対して，ある一定の範囲で脳血流が維持されるため，この自己調節機能に影響を及ぼさない麻酔薬が望ましい。一般に高濃度の揮発性麻酔薬は，自己調節機能を障害することが知られている。用量依存性の脳血管拡張により自己調節能の低下が生じると，上限と下限閾値の左方移動が生じる（図2）[2]。
　イソフルラン，セボフルラン，デスフルランのいずれも 1.5 MAC の投与では自己調節機能を消失させるが，1.0 MAC では保たれるので[3,4]，自己調節機能を維持するためにはこれらの麻酔薬を 1.0 MAC 以下で使用する必要がある。

3 動脈血二酸化炭素分圧反応性

　動脈血二酸化炭素分圧（Pa_{CO_2}）と脳血流との関係は，Pa_{CO_2} が 1 mmHg 増減すると，Pa_{CO_2} が 20〜80 mmHg の間では，脳血流が±2〜4%（1〜2 ml/100 g/min）変化する。この Pa_{CO_2} に対する脳血流の変化は，局所代謝変化に伴う血流変化という合目的的反応であるため，自己調節機能と同様に全身麻酔下でも保たれることが望ましい。一般に揮発性麻酔薬は，浅い麻酔レベルでは Pa_{CO_2} に対する脳血管の反応性は保たれるが[5-8]，深麻酔レベルでは揮発性麻酔薬の脳血管拡張作用が最大となるため，Pa_{CO_2} に

4 頭蓋内圧に対する影響

　頭蓋内には，脳実質（80〜90％，脳実質液も含める），血液（4〜8％），脳脊髄液（6〜12％）があり，これらの容量の増加によって頭蓋内圧が亢進する。

　揮発性麻酔薬は，脳血管を拡張させ，脳血流が増加することにより頭蓋内圧を上昇させる可能性がある。揮発性麻酔薬の脳血流増加作用は，1.0 MAC 以上で明らかとなり，それに伴って脳血流が増加する。揮発性麻酔薬の血管拡張作用は，高い順に，ハロタン≫デスフルラン≒イソフルラン＞セボフルランである[2]。

　しかし，揮発性麻酔薬の頭蓋内圧への影響を考える上で注意が必要なのは，頭蓋内圧に影響を与えるのは脳血液量であって，脳血流自体ではないことである。大部分の頭蓋内血液は脳の静脈内にあり，血管拡張に伴う脳血流と脳血液量の増加の間にはある程度の相関はあるが，同程度の変化につながらない可能性がある[9]。また，健常者では脳血流量の増加による脳血液量の増加は 10〜20 ml にすぎず，さらに脳脊髄液は脊髄への移動などの代償機能を持つため，揮発性麻酔薬によって頭蓋内圧はほとんど増加しない。しかし，わずかな脳血流量の増加によっても脳ヘルニアや脳虚血を引き起こす可能性がある頭蓋内圧亢進例では注意を要する。このような症例では，揮発性麻酔薬を 1.0 MAC 以下にとどめ，静脈麻酔薬を併用し，揮発性麻酔薬による脳圧亢進を防ぐことが推奨される。

5 脳代謝に及ぼす影響

　脳代謝率は，中枢神経の神経活動状態，麻酔薬，体温などの要因により影響を受ける。一般的には，揮発性麻酔薬は用量依存性に脳代謝を抑制するが，亜酸化窒素は例外で若干亢進させる。揮発性麻酔薬の脳代謝を抑制する強さは，セボフルラン＞デスフルラン＝イソフルラン＞ハロタンの順である[2]。1.0 MAC のデスフルラン投与下では，体血圧を正常範囲に保つと脳代謝率は 45％減少し[10]，平坦脳波に移行する約 2.0 MAC で 60％まで減少する[2]。この変化はイソフルラン，セボフルランもほぼ同じである[11]。

6 脳脊髄液の動態に及ぼす影響

　成人には約 150 ml の脳脊髄液があり，半分は頭蓋内に，半分は脊髄の脳脊髄液腔に存在し，中枢神経系のクッションおよび排泄経路としての役割を果たしている。脳脊髄液は脈絡叢で 1 日あたり 500 ml 産生され，くも膜に存在するくも膜下粒や脳の毛細血管から吸収され，1 日あたりおよそ 3 回入れ替わる[12]。

　揮発性麻酔薬は，脳脊髄液の産生と吸収の両者に影響を与えることが明らかにされてきた（表2）。特にエンフルランは，脳脊髄液の産生増加と吸収低下を招くことが示されており[13]，頭蓋内圧が亢進した状態ではエンフルランは好ましくないと考えられてい

表2 麻酔薬の脳脊髄液動態に及ぼす影響

	髄液産生	髄液吸収
ハロタン	↓	↓
エンフルラン	↑	↓
イソフルラン	—	↑
デスフルラン	↑	—
フェンタニル	—	↑

↑：増加，↓：低下，—：変化なし

る．しかしながら，これらの脳脊髄液動態に及ぼす影響の経時的変化は緩徐である．そのため，開頭手術において脳脊髄液腔が大気に解放されているような状況では，揮発性麻酔薬の脳脊髄液動態に及ぼす影響は，おそらく臨床的意義をほとんど持たない．

7 てんかん誘発性

いくつかの麻酔薬の中には潜在的にてんかんを誘発するものがある．特に注意が必要なことは，全身麻酔中の筋弛緩状態にある患者において痙攣が気づかれないまま進行し，神経障害を生じる可能性があることである[14]．そのため，てんかん素因がある患者では，これを誘発する可能性がある麻酔薬は避けるほうが賢明である．

これまで，さまざまな研究が行われてきたが，揮発性麻酔薬については，1990年にModicaらが総説にまとめている[15]．エンフルランは，臨床使用範囲でてんかんを誘発する可能性がある．特に低二酸化炭素血症下では痙攣様スパイクを増強する[16]．エンフルランは，てんかん病変部位だけでなく健常部位でも異常な脳波を生じるとされる．したがって，異常な脳波を指標に手術を行えば，健常部位にも操作が及んでしまう．

イソフルランでは，臨床使用において説明のつかない"痙攣様運動"は2人の患者で報告されているのみである．1例は手術中に[17]，もう1例は手術直後に[18]生じている．イソフルランは，難治性のてんかん重積状態患者の脳波上の痙攣活動をコントロールするのに効果があるとされている[19]．

デスフルランも脳波上，痙攣波を誘発するとの報告はなく，痙攣のリスクのある患者においても安心して使用できる．

セボフルランは，臨床使用濃度においても脳波上で痙攣波形を誘発することがあり，特に高濃度のセボフルランを用いた導入中に小児で痙攣を生じることが知られている[20]．てんかんの外科治療の麻酔管理に最も適している麻酔薬はセボフルランである．てんかん患者の皮質脳波において，呼気セボフルラン濃度を2.5％に維持することにより病変部位で棘波が出現し，健常部位では棘波が認められないため[21]，病変部位のみ摘出することができるとしている．

8 脳保護作用

揮発性麻酔薬の脳保護作用の機序についてはさまざまな可能性が考えられている。脳代謝抑制作用だけでなく，興奮性アミノ酸であるグルタミンの放出抑制作用，N-メチル-D-アスパラギン酸（NMDA）型や α-アミノ-3-ヒドロキシ-5-メチルイソオキサゾール-4-プロピオン酸（AMPA）型グルタミン酸受容体を介した反応抑制作用，細胞内カルシウム上昇抑制などが考えられている[22]。そのほか，抑制性伝達に関与する γ アミノ酪酸（GABA）受容体での伝達促進作用，フリーラジカルスカベンジャーとしての作用などが報告されている。しかし，動物実験で脳保護効果が認められた麻酔薬でも，臨床試験で有効性が確認されたものはほとんどない。その理由の一つに，動物実験での虚血後の効果判定までの期間が短いことが指摘されていた。

Kawaguchi らは，揮発性麻酔薬の脳保護効果に関して，その効果の持続性を検討した[23]。ラット一過性中大脳動脈閉塞モデルで，再灌流 2 日後と 2 週間後に評価してみると，イソフルラン群は対照群（覚醒下）に比較して，2 日後では保護効果が観察されたが，2 週間後には保護効果が消失していた[23]。すなわち，イソフルランは，神経細胞死を単に遅らせているだけである可能性を示唆した。

これに対し，Sakai らは，やや侵襲の弱いラット一過性中大脳動脈閉塞モデルで，脳温を厳密にコントロールし，イソフルランの脳保護効果の持続性を検討した[24]。その結果，再灌流 8 週間後でも対照群（覚醒下）に比較し保護効果が観察された。

これらの研究から，虚血侵襲が弱ければイソフルランの脳保護効果は長期的に認められると考えられる。イソフルランの神経保護効果は，ほかの揮発性麻酔薬の保護効果と大きな差はない[25]〜[35]。セボフルランは，動物の局所脳虚血モデル[35]と大脳半球片側虚血モデル[36]で虚血障害を軽減することが明らかにされており，その効果はハロタンの効果と違いはない。デスフルランも，イソフルランと同じ程度に神経障害を軽減する[37]。したがって，揮発性麻酔薬の脳保護効果は，虚血侵襲の弱い場合，また短期間においてのみ認められる可能性があると考えるべきであろう。

神経系モニタリングへの影響

脳・脊髄あるいは末梢神経に侵襲が加わる可能性のある手術では，手術操作による神経障害を回避するために全身麻酔中にさまざまな神経系モニタリングが行われる。この際，揮発性麻酔薬の薬物動態や神経系モニタリングに対する影響を熟知している必要がある。

1 脳　波

脳の自発的な電気活動を頭皮上の電極から記録したものを脳波（electroencephalo-

4. 臓器機能への影響（E 脳循環・脳波への影響）

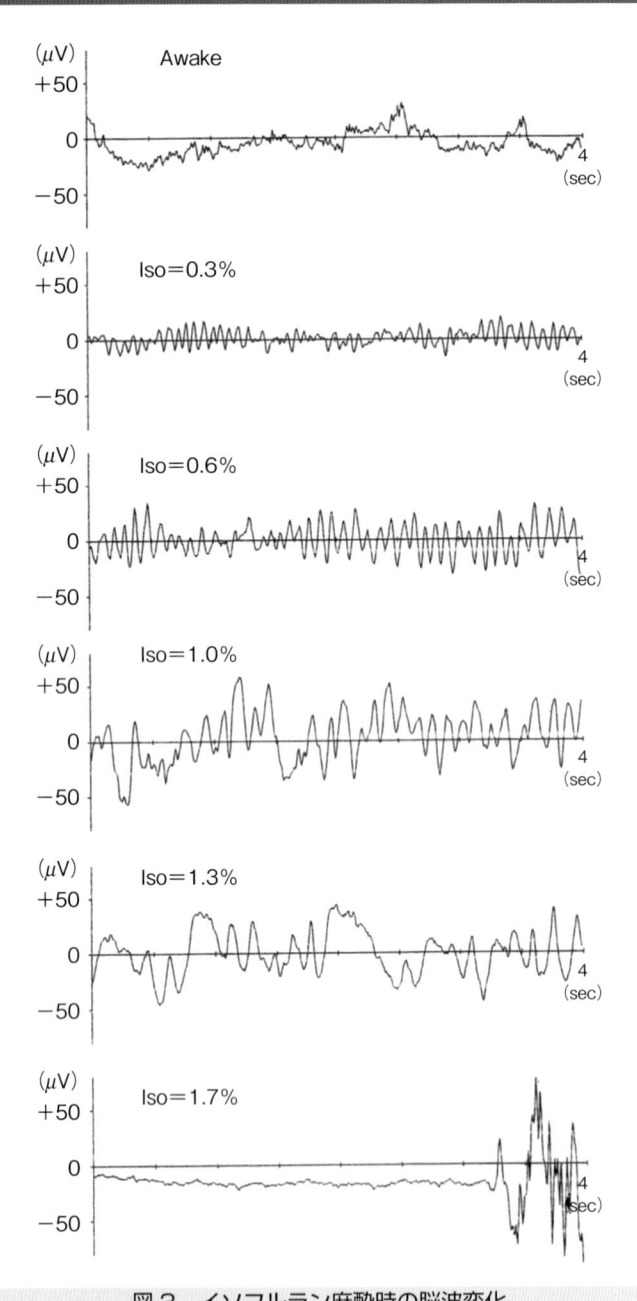

図3　イソフルラン麻酔時の脳波変化
(萩平 哲．脳波からみた麻酔深度．臨床麻酔 2007；31 臨時増刊：325-38 より引用)

gram：EEG）と呼び，これは電極直下の大脳皮質神経細胞の電気活動を反映する。脳波の波形は周波数によって分類される。8〜13 Hz の α 波は閉眼した覚醒患者で見られ，14〜30 Hz の β 波は正常の覚醒患者で見られる。より周波数の遅い δ 波（1〜3 Hz）や θ 波（4〜7 Hz）は自然睡眠または病的状態で見られる。

　揮発性麻酔薬による脳波変化のパターンは，その種類によらずよく似ている。例えば，イソフルランでは用量増加とともに図3のように変化する。麻酔用量未満では，前頭部

のβ波活動を増加させ，安静閉眼覚醒時に後頭部に見られるα波活動を消失させる。全身麻酔により患者が眠ると，脳波の振幅が大きくなり周波数は遅くなる。前頭部では覚醒時の患者に見られる小さなβ波活動が遅くなってα波領域に入り，振幅が増す。後頭部のα波活動の消失とともに，後頭部から前頭部にα波活動がシフトする。さらに麻酔が深くなると，脳波は平坦脳波と高振幅波が交互に出現する burst and suppression パターンを示すようになり，やがて完全な平坦脳波となる[38]。

セボフルランとデスフルランも，等 MAC ではイソフルランとほぼ同様の脳波変化を示す[39,40]。エンフルランによる脳波変化は，てんかん様脳波がかなり顕著に見られることを除いて，イソフルランとほぼ同様である。ハロタンもまたイソフルランと同じ脳波変化を示すが，群発抑止を生じる 3～4 MAC では，過度の心血管系の抑制を生じる。

2 各誘発電位への影響

心電図や脳波は，生体内で自発的に発生する活動電位である。一方，生体の感覚受容器や神経に外界から刺激を与えても活動電位が発生し，これらが誘発電位と呼ばれているものである。この項では，代表的な誘発電位である，体性感覚誘発電位（somatosensory evoked potential：SEP），聴性誘発電位（auditory evoked potential：AEP），視覚誘発電位（visual evoked potential：VEP），運動誘発電位（motor evoked potential：MEP）への揮発性麻酔薬の影響をまとめる。

a. 体性感覚誘発電位（SEP）への影響

SEP は，末梢感覚神経を刺激し，末梢神経，脊髄，脳幹，視床，大脳皮質感覚野など末梢感覚の伝導路に生じる電位変化である。揮発性麻酔薬の SEP に及ぼす作用は，用量依存的な各成分の潜時の延長と振幅の低下である[41〜45]。異なる揮発性麻酔薬を比較した研究では，結果にばらつきはあるが，神経学的に正常な患者では，0.5～1.0 MAC までの麻酔により SEP モニタリングを行うことができる[41,45]。

図 4 は，同一患者における，覚醒時，プロポフォール麻酔下，セボフルラン（亜酸化窒素併用も含む）麻酔下の SEP である。覚醒時に比べ，麻酔下では主に後期成分の潜時の延長と振幅の低下が認められる。セボフルラン 0.6 MAC〔亜酸化窒素併用なし，bispectral index（BIS 値）60〕麻酔下では，プロポフォール麻酔下（BIS 値 60）とほぼ同程度の影響であることが分かるが，MAC の上昇や亜酸化窒素の併用により各成分の潜時の延長と振幅の低下が認められる。

b. 聴性誘発電位（AEP）への影響

AEP は聴覚刺激により誘発される電位であり，潜時により短潜時（0～8 ms），中潜時（8～50 ms），長潜時（50～1000 ms）の 3 つに分類される。短潜時聴性誘発電位は，脳幹部に由来するために聴性脳幹反応（auditory brain-stem response：ABR）とも呼ばれる。ABR は聴覚刺激に誘発される聴神経から下丘までを起源とする電位で，I 波から V 派が同定される。ABR は揮発性麻酔薬の影響をほとんど受けず，臨床使用範囲内

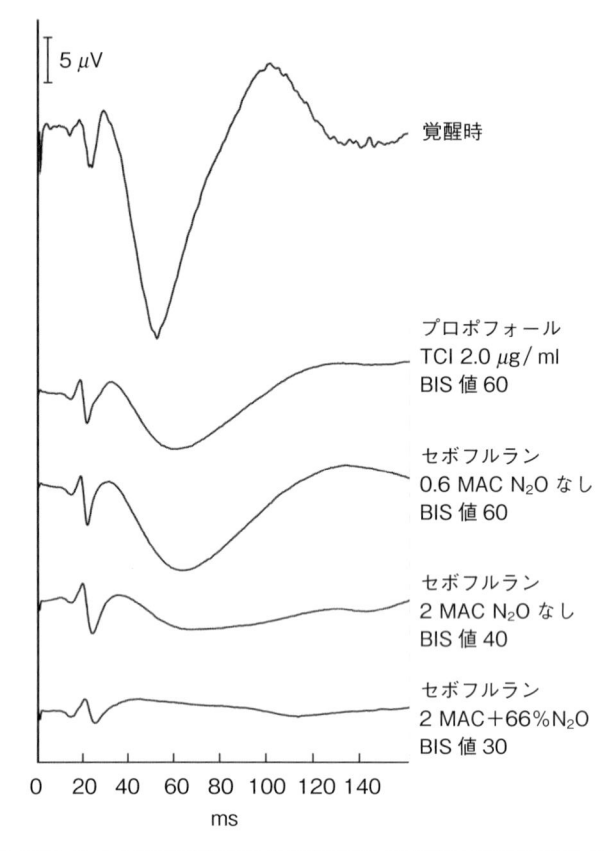

図4 同一患者において記録した覚醒時と種々の麻酔時における体性感覚誘発電位（SEP）の変化

すべてのSEPは，平均動脈圧が同じ状況で記録した。

であればABRの適切なモニタリングが可能である[45)〜49)]。一方，中潜時聴性誘発電位は揮発性麻酔薬の濃度に依存して各ピークの潜時が延長し，振幅が減少するので，麻酔深度の指標として臨床応用されている[50)51)]。

c. 視覚誘発電位（VEP）への影響

VEPは光刺激により誘発される電位変化で，後頭部，頭頂部，中央部の頭皮上に置かれた電極から記録する。VEPは揮発性麻酔薬の影響を受けやすく，振幅の変化の有無にかかわらず用量依存的な潜時の延長を生じる[45)52)〜55)]。例えばイソフルランでは，1.8％までは用量依存的な潜時の延長と振幅の低下を来し，1.8％で波形は消失した[45)52)]。

d. 運動誘発電位（MEP）への影響

MEPは，錐体路上で障害が予想される部位よりも上部で刺激し，下部で電位を記録することにより，その間の伝導を誘発電位として記録するものである。MEPは揮発性麻酔薬の影響を著明に受けるが，近年，3〜5連などのトレインパルスを用いた刺激により電位記録が可能になり，手術時の運動機能モニタリングとして積極的に使用されて

表3　麻酔薬の運動誘発電位（MEP）に与える影響

	MEP
吸入麻酔薬	
イソフルラン	↓↓↓
セボフルラン	↓↓↓
亜酸化窒素	↓↓
静脈麻酔薬	
プロポフォール	↓↓
ケタミン	→
フェンタニル	→or↓
レミフェンタニル	→

いる。しかし，揮発性麻酔薬に比べ静脈麻酔薬のほうが MEP への影響が小さいため（表3），現在はプロポフォール，レミフェンタニル，ケタミンなどの静脈麻酔薬を用いた麻酔管理が推奨されている。

■参考文献

1) Sakabe T, Matsumoto M. Effects of anesthetic agents and other drugs on cerebral blood flow, metabolisim, and intracranial pressure. In：Cottrell JE, Young WL, editor. Cottrell and Young's neuroanesthesia. 5th ed. Philadelphia：Mosby；2010；p.78-94.
2) Patel P, Drummond J：脳生理と麻酔薬・麻酔法の影響．武田純三監訳．Miller RD 編．ミラー麻酔科学．東京：メディカル・サイエンス・インターナショナル；2005．p.639-73.
3) Bedforth NM, Girling KJ, Skinner HJ, et al. Effects of desflurane on cerebral autoregulation. Br J Anaesth 2001；87：193-7.
4) Ogawa Y, Iwasaki K, Shibata S, et al. The effect of sevoflurane on dynamic cerebral blood flow autoregulation assessed by spectral and transfer function analysis. Anesth Analg 2006；102：552-9.
5) Ornstein E, Young WL, Ostapkovich N, et al. Comparative effects of desflurane and isoflurane on cerebral blood flow [abstract]. Anesthesiology 1991；75：A209.
6) Madsen JB, Cold GE, Hansen ES, et al. Cerebral blood flow, cerebral metabolic rate of oxygen and relative CO_2-reactivity during craniotomy for supratentorial cerebral tumours in halothane anaesthesia. A dose-response study. Acta Anaesthesiol Scand 1987；31：454-7.
7) Drummond JC, Todd MM. The response of the feline cerebral circulation to Pa_{CO_2} during anesthesia with isoflurane and halothane and during sedation with nitrous oxide. Anesthesiology 1985；62：268-73.
8) Cho S, Fujigaki T, Uchiyama Y, et al. Effects of sevoflurane with and without nitrous oxide on human cerebral circulation. Transcranial Doppler study. Anesthesiology 1996；85：755-60.
9) Todd MM, Weeks J. Comparative effects of propofol, pentobarbital, and isoflurane on cerebral blood flow and blood volume. J Neurosurg Anesthesiol 1996；8：296-303.

10) Mielck F, Stephan H, Buhre W, et al. Effects of 1 MAC desflurane on cerebral metabolism, blood flow and carbon dioxide reactivity in humans. Br J Anaesth 1998 ; 81 : 155-60.
11) Kuroda Y, Murakami M, Tsuruta J, et al. Preservation of the ration of cerebral blood flow/metabolic rate for oxygen during prolonged anesthesia with isoflurane, sevoflurane, and halothane in humans. Anesthesiology 1996 ; 84 : 555-61.
12) Cutler RW, Spertell RB. Cerebrospinal fluid : a selective review. Ann Neurol 1982 ; 11 : 1-10.
13) Artru AA, Nugent M, Michenfelder JD. Enflurane causes a prolonged and reversible increase in the rate of CSF production in the dog. Anesthesiology 1982 ; 57 : 255-60.
14) Kreisman NR, Magee JC, Brizzee BL. Relative hypoperfusion in rat cerebral cortex during recurrent seizures. J Cereb Blood Flow Metab 1991 ; 11 : 77-87.
15) Modica PA, Tempelhoff R, White PF. Pro- and anticonvulsant effects of anesthetics (Part I). Anesth Analg 1990 ; 70 : 303-15.
16) Neigh JL, Garman JK, Harp JR. The electroencephalographic pattern during anesthesia with ethrane : effects of depth of anesthesia, Pa_{CO_2}, and nitrous oxide. Anesthesiology 1971 ; 35 : 482-7.
17) Hymes JA. Seizure activity during isoflurane anesthesia. Anesth Analg 1985 ; 64 : 367-8.
18) Harrison JL. Postoperative seizures after isoflurane anesthesia. Anesth Analg 1986 ; 65 : 1235-6.
19) Kofke WA, Young RS, Davis P, et al. Isoflurane for refractory status epilepticus : a clinical series. Anesthesiology 1989 ; 71 : 653-9.
20) Constant I, Seeman R, Murat I. Sevoflurane and epileptiform EEG changes. Paediatr Anaesth 2005 ; 15 : 266-74.
21) Nakayama H, Maehara T, Nagata O, et al. Effects of sevoflurane on electrocorticogram in epileptic patients. Electroencephalogr Clin Neurophysiol 1995 ; 97 : S243.
22) Kawaguchi M, Furuya H, Patel PM. Neuroprotective effects of anesthetic agents. J Anesth 2005 ; 19 : 150-6.
23) Kawaguchi M, Kimbro JR, Drummond JC, et al. Isoflurane delays but does not prevent cerebral infarction in rats subjected to focal ischemia. Anesthesiology 2000 ; 92 : 1335-42.
24) Sakai H, Sheng H, Yates RB, et al. Isoflurane provides long-term protection against focal cerebral ischemia in the rat. Anesthesiology 2007 ; 106 : 92-9.
25) Hoffman WE, Thomas C, Albrecht RF. The effect of halothane and isoflurane on neurologic outcome following incomplete cerebral ischemia in the rat. Anesth Analg 1993 ; 76 : 279-83.
26) Nehls DG, Todd MM, Spetzler RF, et al. A comparison of the cerebral protective effects of isoflurane and barbiturates during temporary focal ischemia in primates. Anesthesiology 1987 ; 66 : 453-64.
27) Sano T, Drummond JC, Patel PM, et al. A comparison of the cerebral protective effects of isoflurane and mild hypothermia in a model of incomplete forebrain ischemia in the rat. Anesthesiology 1992 ; 76 : 221-8.
28) Warner DS, Zhou JG, Ramani R, et al. Reversible focal ischemia in the rat : effects of halothane, isoflurane, and methohexital anesthesia. J Cereb Blood Flow Metab 1991 ; 11 : 794-802.
29) Drummond JC, Cole DJ, Patel PM, et al. Focal cerebral ischemia during anesthesia with etomidate, isoflurane, or thiopental : a comparison of the extent of cerebral injury. Neurosurgery 1995 ; 37 : 742-8.
30) Warner DS, Deshpande JK, Wieloch T. The effect of isoflurane on neuronal necrosis fol-

lowing near-complete forebrain ischemia in the rat. Anesthesiology 1986 ; 64 : 19-23.
31) Baughman VL, Hoffman WE, Miletich DJ, et al. Neurologic outcome in rats following incomplete cerebral ischemia during halothane, isoflurane, or N_2O. Anesthesiology 1988 ; 69 : 192-8.
32) Milde LN, Milde JH, Lanier WL, et al. Comparison of the effects of isoflurane and thiopental on neurologic outcome and neuropathology after temporary focal cerebral ischemia in primates. Anesthesiology 1988 ; 69 : 905-13.
33) Gelb AW, Boisvert DP, Tang C, et al. Primate brain tolerance to temporary focal cerebral ischemia during isoflurane- or sodium nitroprusside-induced hypotension. Anesthesiology 1989 ; 70 : 678-83.
34) Ruta TS, Drummond JC, Cole DJ. A comparison of the area of histochemical dysfunction after focal cerebral ischaemia during anaesthesia with isoflurane and halothane in the rat. Can J Anaesth 1991 ; 38 : 129-35.
35) Warner DS, McFarlane C, Todd MM, et al. Sevoflurane and halothane reduce focal ischemic brain damage in the rat. Possible influence on thermoregulation. Anesthesiology 1993 ; 79 : 985-92.
36) Werner C, Möllenberg O, Kochs E, et al. Sevoflurane improves neurological outcome after incomplete cerebral ischaemia in rats. Br J Anaesth 1995 ; 75 : 756-60.
37) Engelhard K, Werner C, Reeker W, et al. Desflurane and isoflurane improve neurological outcome after incomplete cerebral ischaemia in rats. Br J Anaesth 1999 ; 83 : 415-21.
38) 萩平　哲．脳波からみた麻酔深度．臨床麻酔 2007；31 臨時増刊：325-38.
39) Artru AA, Lam AM, Johnson JO, et al. Intracranial pressure, middle cerebral artery flow velocity, and plasma inorganic fluoride concentrations in neurosurgical patients receiving sevoflurane or isoflurane. Anesth Analg 1997 ; 85 : 587-92.
40) Schwender D, Daunderer M, Klasing S, et al. Power spectral analysis of the electroencephalogram during increasing end-expiratory concentrations of isoflurane, desflurane and sevoflurane. Anaesthesia 1998 ; 53 : 335-42.
41) Peterson DO, Drummond JC, Todd MM. Effects of halothane, enflurane, isoflurane, and nitrous oxide on somatosensory evoked potentials in humans. Anesthesiology 1986 ; 65 : 35-40.
42) McPherson RW, Mahla M, Johnson R, et al. Effects of enflurane, isoflurane, and nitrous oxide on somatosensory evoked potentials during fentanyl anesthesia. Anesthesiology 1985 ; 62 : 626-33.
43) Pathak KS, Amaddio MD, Scoles PV, et al. Effects of halothane, enflurane, and isoflurane in nitrous oxide on multilevel somatosensory evoked potentials. Anesthesiology 1989 ; 70 : 207-12.
44) Samra SK, Vanderzant CW, Domer PA, et al. Differential effects of isoflurane on human median nerve somatosensory evoked potentials. Anesthesiology 1987 ; 66 : 29-35.
45) Sebel PS, Ingram DA, Flynn PJ, et al. Evoked potentials during isoflurane anaesthesia. Br J Anaesth 1986 ; 58 : 580-5.
46) Manninen PH, Lam AM, Nicholas JF. The effects of isoflurane and isoflurane-nitrous oxide anesthesia on brainstem auditory evoked potentials in humans. Anesth Analg 1985 ; 64 : 43-7.
47) Thornton C, Catley DM, Jordan C, et al. Enflurane anaesthesia causes graded changes in the brainstem and early cortical auditory evoked response in man. Br J Anaesth 1983 ; 55 : 479-86.
48) Dubois MY, Sato S, Chassy J, et al. Effects of enflurane on brainstem auditory evoked re-

sponses in humans. Anesth Analg 1982 ; 61 : 898-902.
49) Cohen MS, Britt RH. Effects of sodium pentobarbital, ketamine, halothane, and chloralose on brainstem auditory evoked responses. Anesth Analg 1982 ; 61 : 338-43.
50) Hughes JR. EEG in clinical practice. 2nd ed. Newton, MA：Butterworth-Heinemann；1994.
51) Kurita T, Doi M, Katoh T, et al. Auditory evoked potential index predicts the depth of sedation and movement in response to skin incision during sevoflurane anesthesia. Anesthesiology 2001 ; 95 : 364-70.
52) Chi OZ, Field C. Effects of isoflurane on visual evoked potentials in humans. Anesthesiology 1986 ; 65 : 328-30.
53) Uhl RR, Squires KC, Bruce DL, et al. Effect of halothane anesthesia on the human cortical visual evoked response. Anesthesiology 1980 ; 53 : 273-6.
54) Domino EF, Corssen G, Sweet RB. Effects of various general anesthetics on the visually envoked response in man. Anesth Analg 1963 ; 42 : 735-47.
55) Burchiel KJ, Stockard JJ, Myers RR, et al. Proceedings：Visual and auditory evoked responses during enflurance anesthesia in man and cats. Electroencephalogr Clin Neurophysiol 1975 ; 39 : 434.

（古瀬　晋吾）

基礎編

4 臓器機能への影響

F 吸入麻酔薬と筋弛緩作用

はじめに

　全身麻酔に要求される鎮静および不動化といった要素において，揮発性吸入麻酔薬と筋弛緩薬は，それぞれ主要な役割を果たす薬物である．それゆえ，同時に投与されることも多く，その関係性を理解しておくことは大変重要である．

　揮発性吸入麻酔薬それ自体が持つ筋弛緩作用および筋弛緩薬の効果増強作用は古くから知られている．このことは，臨床において筋弛緩薬の必要量を減ずることから大変重要である．また，揮発性吸入麻酔薬による全身麻酔の維持と静脈麻酔薬による全身麻酔の維持において，重要な差異の一つといえよう．

　本項では，揮発性吸入麻酔薬による筋弛緩作用の原理および，それ自体の筋弛緩作用，筋弛緩薬の効果増強作用について解説し，また筋弛緩薬の回復に与える影響や，筋弛緩拮抗薬の作用に対する影響なども同時に概説する．

（大友　重明）

吸入麻酔薬による筋弛緩作用の原理

　揮発性吸入麻酔薬による筋弛緩作用を考えるにあたって，まず骨格筋収縮について簡単に解説する．骨格筋収縮は，神経筋接合部におけるシナプス伝達（神経筋伝達），および筋細胞表面膜に生ずる活動電位を引き金とした連鎖反応による収縮タンパクの収縮反応（興奮収縮連関）により起こる．神経筋伝達では，運動神経終末から放出されたアセチルコリン（acetylcholine：ACh）が接合部後膜ACh受容体に結合し，それにより生じた終板電位が接合部周囲の筋細胞膜に活動電位を発生させる．興奮収縮連関は，この筋細胞表面に生じた活動電位を筋線維の深部に伝える一連の反応で，最終的にはアクチン・ミオシン相互作用の抑制が解除され筋収縮が起こる．

　揮発性吸入麻酔薬は，神経筋伝達と興奮収縮連関の両者に対して抑制作用を示す．しかし，その抑制作用の程度は揮発性吸入麻酔薬の種類により異なる．例えば，ハロタンは神経筋伝達と興奮収縮連関を同程度に抑制するが，イソフルランやセボフルランは興

4. 臓器機能への影響（F 吸入麻酔薬と筋弛緩作用）

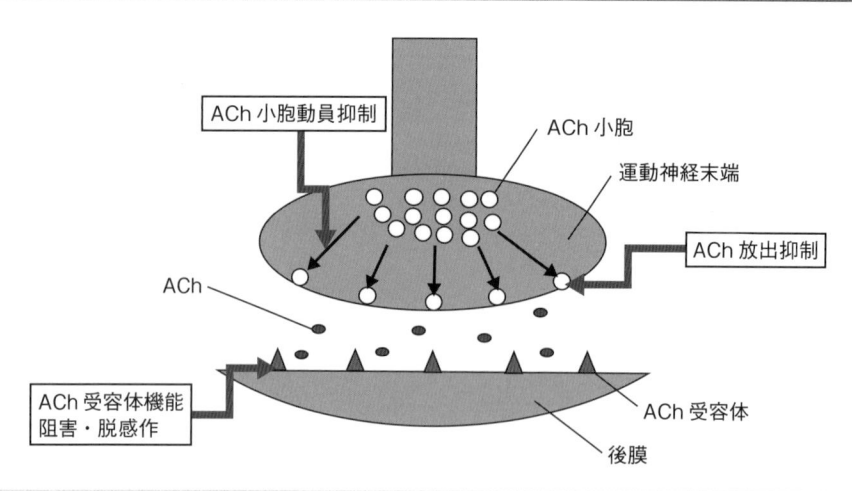

図1　揮発性吸入麻酔薬による神経筋伝達抑制の作用機序

揮発性吸入麻酔薬は，運動神経末端からのアセチルコリン（ACh）放出とACh小胞の神経末端への動員を抑制する。また，接合部後膜のACh感受性を低下させる。

奮収縮連関抑制作用よりも神経筋伝達抑制作用が強い。

まず，神経筋伝達抑制作用について見ていく。揮発性吸入麻酔薬は，運動神経末端からのAch放出を抑制するとともに，Ach小胞の神経末端への動員を抑制する。また，接合部後膜のAch感受性を低下させる（図1）。これらの作用により神経筋伝達を抑制するが，その作用性の程度も揮発性吸入麻酔薬の種類により差がある。例えば，Ach小胞の動員抑制作用は非エーテル型よりもエーテル型揮発性吸入麻酔薬でより強い[1]。また，接合部後膜のAch感受性低下作用は，揮発性吸入麻酔薬により接合部後膜Ach受容体の陽イオンチャネル機能が阻害されること[2,3]，およびAch受容体の脱感作状態が維持されること[4]によるが，これらの後膜に対する作用も非エーテル型よりもエーテル型揮発性吸入麻酔薬で強い。

次に，興奮収縮連関抑制作用について見ていく。この作用は，揮発性吸入麻酔薬がミオシンのATPase活性を抑制し，その結果，クロスブリッジの結合・解離速度が低下する機序が考えられている[5]。興奮収縮連関抑制作用についても，揮発性吸入麻酔薬の種類により差があること，また別の機序が存在する可能性もあることが考えられるが，明らかではない。

そのほかにも，揮発性吸入麻酔薬はNa^+チャネル機能の抑制[6]や，K^+チャネル機能の賦活[7]により細胞膜興奮性を抑制し，筋収縮を抑制することが知られている。しかし，この作用は神経筋伝達により強く現れ，軸索伝導にはあまり影響を与えない。臨床濃度の吸入麻酔薬は，α運動ニューロンの軸索伝導を抑制しないことが知られている[8]。

（大友　重明）

吸入麻酔薬単独での筋弛緩作用

1 吸入麻酔薬の種類と筋弛緩作用

　吸入麻酔薬単独による筋弛緩作用の報告は古く，1960年代にはジエチルエーテル単独による筋弛緩作用が報告されている[9]。以降，各吸入麻酔薬において四連刺激反応比（train-of-four ration：TOF ratio）や単収縮高，テタヌス刺激を用いた評価が行われ，その効果が異なることが示されている。

　本項では，それぞれの吸入麻酔薬単独による筋弛緩作用について述べる。

a. セボフルラン

　Nitaharaらは，セボフルラン単独の筋弛緩作用を神経筋疾患の既往のない12名の患者において観察している[10]。セボフルランは15分間，安定するまで投与された。結果，1.7％〔1 MAC（最小肺胞濃度：minimum alveolar concentration）〕のセボフルランは対照と比較して有意な筋弛緩作用を認めなかったが，3.4％（2 MAC）ではTOF ratioは約70％程度に低下した。また，四連刺激における第一反応高（T1 height）も約75％程度まで低下した。高濃度のセボフルランは単独で筋弛緩作用を有することがうかがえる。

b. デスフルラン

　Caldwellらの報告によれば，20〜27歳の健常ボランティアに12％（1.67 MAC）のデスフルランを単独投与したところ，T1 heightは約20％減少し，TOF ratioは約15％減少した[11]。それに比して3％，6％，9％の濃度では筋弛緩作用を認めなかった。また，100 Hzテタヌス刺激による筋収縮をデスフルランは濃度依存性に抑制した。

c. イソフルラン

　Millerらは，7人の健常ボランティアに0.6〜1.9％（1.5 MAC）のイソフルランを投与したが単収縮高に有意な低下を認めなかった[12]。ほかの研究よりも使用した吸入麻酔薬濃度が低いことが結果に影響を与えている可能性がある。また，この研究においても15分間イソフルランが投与されているが，イソフルランはほかの吸入麻酔薬よりも血液/筋肉分配係数が高いため[13]，筋肉でのイソフルランが十分に平衡状態になかった可能性も示唆される。

2 重症筋無力症での報告

　ボランティアや神経筋疾患のない患者での研究によって，低濃度の吸入麻酔薬はT1 heightやTOF ratioに影響を与えないことが報告されたが，一方で1 MAC程度の吸入麻酔薬でも20〜40％の終板の脱分極を抑制していることが示唆されている[14]。通常，

神経筋接合部は安全域を持ち，およそ75％程度のAch受容体が占拠されて初めて筋弛緩作用が出現する。よって，1 MAC程度の吸入麻酔薬単独で筋弛緩作用が出現しないのは妥当である。しかし，重症筋無力症のような安全域の低下した患者においては，低濃度の吸入麻酔薬でも効果を及ぼす可能性がある。

Nilssonらは，1.9 MACのハロタンとイソフルランを15分間，重症筋無力症患者に投与した。TOF ratioは0.72，0.59とイソフルランで強く抑制されたが，低濃度での作用は明らかにはならなかった[15)16)]。Nitaharaは，重症筋無力症患者をフェードの有無で2群に分け，1 MACと2 MACのセボフルランをそれぞれ投与した。結果，フェードを有する重症筋無力症患者では1 MACのセボフルラン投与においても対照群と有意な差を認め，重症筋無力症の重症度によっては低濃度の吸入麻酔薬でも筋弛緩作用を有する可能性を示唆した[10)]。

これらの結果から，重症筋無力症のような安全域が低下した患者では，吸入麻酔薬の使用が筋弛緩作用に影響を与える可能性があるため注意が必要である。

（笹川　智貴）

吸入麻酔薬による筋弛緩薬の効果増強作用（効果持続時間延長作用）

筋弛緩薬の効果時間は，追加投与タイミングを決定する上で臨床上重要なポイントである。本項では，吸入麻酔薬が筋弛緩薬の効果持続時間に影響を与えるのか否かについて概説する。

1 効果持続時間とは

まず筋弛緩薬の効果時間を比較するために効果持続時間を定義する。効果持続時間とは，筋弛緩薬を単回投与した後，単収縮高が25％まで回復するのに要する時間とすることが多い。手術時の筋弛緩維持目標は単収縮高25％以下とすることが多く，実際の臨床では効果持続時間を指標に追加投与タイミングを検討する。

2 脱分極性筋弛緩薬効果持続時間に与える影響

脱分極性筋弛緩薬であるスキサメトニウムは，投与後速やかに偽性コリンエステラーゼにより代謝されるため，その効果持続時間は短い。正常の偽性コリンエステラーゼをもつ患者においてスキサメトニウム1 mg/kgを単回投与した後，T1 height 25％回復までに要する時間は7.0 ± 2.7 min（平均±標準偏差）であった[17)]。

このような効果持続時間を吸入麻酔薬群と対照群とで直接比較している研究はないが，Kopmanらがデスフルランを呼気終末濃度4～5％に維持してスキサメトニウム1 mg/kgを投与した報告がある。T1 heightが25％まで回復する時間は6.6 ± 0.9 minであった[18)]。統計学的な差について言及することはできないが，過去の報告と比較して

もほぼ同等の効果持続時間であったといえよう。ただし，使用していたデスフルラン濃度が1MAC未満であった可能性を考慮すると，高濃度での検討は別途必要と考える。

3 非脱分極性筋弛緩薬（ロクロニウム）効果持続時間に与える影響

　Lowryらは，1.5 MACのセボフルラン，イソフルランおよびプロポフォール投与下にロクロニウムを単回投与して，その効果時続時間を比較している[19]。それぞれ45±13.1 min（35.5-54.2），35±6.1 min（31.1-39.8），35±9.2 min（28.4-41.6）〔平均値±標準偏差（最小値－最大値）〕と延長傾向はあるものの，統計学的有意差は認めなかった。

　また，Kumarらは，1 MACのデスフルラン，イソフルラン存在下にロクロニウム0.6 mg/kgを単回投与し，効果持続時間を比較した。結果，T1 height 25％まで回復する時間はデスフルランで36±8.3 min，イソフルランで31±8.2 min（平均値±標準偏差）と有意差を認めなかった[20]。

　Wulfらは，デスフルラン，セボフルラン，イソフルラン，全静脈麻酔（total intravenous anesthesia：TIVA）を使用した各群においてロクロニウムの効果持続時間が変化するかを比較検討した[21]。各種麻酔法によりロクロニウムの力価が変化するため，ロクロニウムは95％有効量（ED_{95}）の等力価となるように計算されて投与され，吸入麻酔薬はそれぞれ70％亜酸化窒素存在下に1.5MACとなるように投与された。結果，T1 heightが25％まで回復する時間はそれぞれ13.2±1.8 min，13.9±4.7 min，15.5±5.0 min，13.9±3.9 minと有意差を認めず，各吸入麻酔薬はTIVAと比較してロクロニウムの効果持続時間に影響を与えなかった。

　これらの研究から，筋弛緩薬追加投与の指標となる効果持続時間には1.5 MAC程度の吸入麻酔薬は影響を与えないため，臨床上作用延長を考慮する必要はないと考えられる。

（笹川　智貴）

筋弛緩薬の回復に与える影響

　揮発性吸入麻酔薬が筋弛緩薬の力価を増強し，作用持続時間を延長することは前項までに述べたが，それでは揮発性吸入麻酔薬が筋弛緩薬の回復時間（T1が25％から75％に回復するまでの時間など）に与える影響はどうであろうか。この点に関しても，揮発性吸入麻酔薬の種類による差や，静脈麻酔との比較を行った研究が多数なされている。

　揮発性吸入麻酔薬の種類による差を比較したものでは，Kumarら[20]の報告がある。それによると，1 MACのデスフルランおよびイソフルランによる麻酔において，ロクロニウム0.6 mg/kgを投与し，T1が25％および90％まで回復する時間とTOF ratioが0.7まで回復する時間，T1が25％から75％に回復するまでの時間を比較したところ，デスフルランによる麻酔において延長する傾向はあるものの，いずれの項目にも有意差

4. 臓器機能への影響（F 吸入麻酔薬と筋弛緩作用）

表1 各揮発性吸入麻酔薬のロクロニウムによる筋弛緩の回復に与える影響

作用持続時間（min）	デスフルラン	イソフルラン
T1が25%になるまでの時間	36 ± 8.3	31 ± 8.2
T1が90%になるまでの時間	54 ± 15.4	45 ± 12.7
TOF ratioが0.7になるまでの時間	66 ± 13.4	52 ± 16.3
回復時間（min）	14 ± 5.3	10 ± 3.2

平均値±標準偏差
回復時間：第一反応（T1）が25%から75%に回復するまでの時間
(Katz RL. Neuromuscular effects of diethyl ether and its interaction with succinylcholine and d-tubocurarinE. Anesthesiology 1966；27：52-63 より改変引用)

表2 各揮発性吸入麻酔薬とプロポフォールのロクロニウムによる筋弛緩の回復に与える影響

	duration 25%（min）	recovery index 25/75（min）	TOF 0.70（min）
デスフルラン	13.2 ± 1.8	12.7 ± 3.4	26.9 ± 5.7
イソフルラン	13.9 ± 4.7	10.7 ± 3.3	26.3 ± 8.9
セボフルラン	15.5 ± 5.0	11.4 ± 3.8	31.0 ± 6.0
プロポフォール	13.9 ± 3.9	11.3 ± 5.7	27.5 ± 8.2

平均値±標準偏差
duration 25%：第一反応（T1）の95%抑制後25%に回復するまでの時間，recovery index 25/75：T1が25%から75%に回復するまでの時間，TOF 0.70：T1が25%の状態からTOF ratio 0.7に回復するまでの時間
(Caldwell JE, Laster MJ, Magorian T, et al. The neuromuscular effects of desflurane, alone and combined with pancuronium or succinylcholine in humans. Anesthesiology 1991；74：412-8 より改変引用)

を認めなかったとしている（表1）。

各種揮発性吸入麻酔薬と静脈麻酔薬の比較も行われている。Bockら[22]は，プロポフォールによる静脈麻酔とセボフルラン，イソフルラン，デスフルランによる麻酔において，ロクロニウムによる筋弛緩後の回復時間を比較している。それによると，TOF ratioが0.25から0.7に回復するまでの時間は，各麻酔薬において有意差を認めなかったとしている。

また，Wulfら[21]は，ロクロニウムによる筋弛緩を行い，T1の95%抑制後25%まで回復する時間と，T1が25%から75%に回復するまでの時間およびT1が25%の状態からTOF ratio 0.7まで回復する時間を，プロポフォールによる静脈麻酔とセボフルラン，イソフルラン，デスフルランによる麻酔において比較している。それによると，各麻酔薬においていずれの項目も有意差を認めなかったとしている（表2）。

このように，揮発性吸入麻酔薬は，その種類や静脈麻酔薬との比較において筋弛緩薬の回復時間に影響を与えないとする報告が多いが，一方でこのような報告もある。Lowryら[19]は，ロクロニウムによる筋弛緩後，T1が25%および90%まで回復する時間と，TOF ratioが0.8まで回復する時間，T1が25%から75%に回復するまでの時間

表3 セボフルラン，イソフルラン，プロポフォールのロクロニウムによる筋弛緩の回復に与える影響

作用持続時間（min）	セボフルラン	イソフルラン	プロポフォール
T1が25%になるまでの時間	45±13	35±6	35±9
T1が90%になるまでの時間	83±29	56±16	55±19
TOF ratioが0.8になるまでの時間	103±31*	69±20	62±21
回復時間（min）	26±12*	12±5	14±7

平均±標準偏差．*$p < 0.05$ ほかの麻酔薬群と比較して
回復時間：第一反応（T1）が25%から75%に回復するまでの時間
（Miller RD, Eger EI 2nd, Way WL, et al. Comparative neuromuscular effects of Forane and halothane alone and in combination with d-tubocurarine in man. Anesthesiology 1971；35：38-42 より改変引用）

を，セボフルラン，イソフルランによる麻酔とプロポフォールによる静脈麻酔において比較している．それによると，ほかの麻酔薬と比べてセボフルランによる麻酔において，TOF ratioが0.8まで回復する時間およびT1が25%から75%に回復するまでの時間が有意に延長したとしている（表3）．

セボフルランやデスフルランは，ほかの揮発性吸入麻酔薬と比較して筋弛緩薬の効果増強作用が強い．前述のKumarらの報告と併せて考えると，これらの揮発性吸入麻酔薬を使用した際は，筋弛緩の回復時間が延長する可能性も考慮する必要があるだろう．

（大友　重明）

筋弛緩拮抗薬の作用に与える影響

全身麻酔において筋弛緩薬を使用した場合，手術終了後にそれを拮抗することは，残存筋弛緩による合併症を避ける上で必須といえる．近年，筋弛緩拮抗はスガマデクスの登場により大きな変革期を迎えた．スガマデクスの迅速かつ強力な筋弛緩拮抗作用は，従来の抗コリンエステラーゼ薬による筋弛緩拮抗に比べて完全に優位である．今後，筋弛緩拮抗薬の主力は，抗コリンエステラーゼ薬からスガマデクスへ切り替わっていくのは間違いないが，これらの薬物と揮発性吸入麻酔薬の関係はそれぞれ異なっている．

本項では，抗コリンエステラーゼ薬とスガマデクスに分けて，揮発性吸入麻酔薬が筋弛緩拮抗薬の作用に与える影響を見ていく．

1 抗コリンエステラーゼ薬による筋弛緩拮抗に揮発性吸入麻酔薬が与える影響

抗コリンエステラーゼ薬は，AChを加水分解するコリンエステラーゼを阻害する．これにより，神経筋接合部におけるAChの分子量を増やし，筋弛緩薬の作用を競合的に拮抗する．ゆえに，その拮抗作用は神経終末からのACh放出能力に依存することになるが，これを抑制する薬物，すなわち揮発性吸入麻酔薬や局所麻酔薬，抗菌薬の一部

4. 臓器機能への影響（F 吸入麻酔薬と筋弛緩作用）

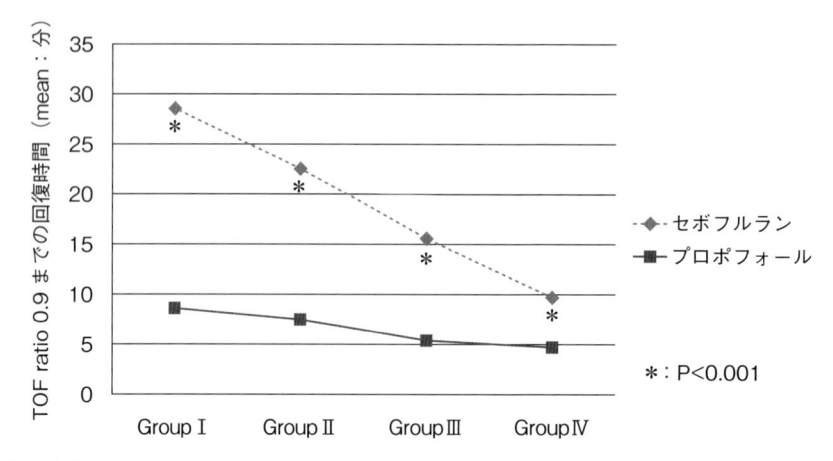

図2 ネオスチグミンによる筋弛緩拮抗に麻酔薬が与える影響

ネオスチグミン投与後，四連刺激反応比（TOF ratio）0.9 まで回復するのに要した時間を比較した。セボフルランと比べ，プロポフォールによる静脈麻酔下のほうが有意に短縮させた。
(Waud BE, Waud DR. Effects of volatile anesthetics on directly and Indirectly stimulated skeletal muscle. Anesthesiology 1979；50：103-10 より改変引用)

などが存在すると，拮抗作用が減弱する。臨床において使用する濃度の揮発性吸入麻酔薬が，抗コリンエステラーゼ薬による筋弛緩拮抗を遅延させるという報告は多数ある。

Delisle ら[23]によると，エンフルランによる麻酔下では亜酸化窒素と静脈麻酔薬による麻酔下に比べて，ネオスチグミンによるパンクロニウムの筋弛緩拮抗を遅延させるという。

また，Kim ら[24]によると，セボフルランによる麻酔下ではプロポフォールによる静脈麻酔下に比べて，ネオスチグミンによるロクロニウムの筋弛緩拮抗を遅延させるという。両麻酔下において，ネオスチグミン投与のタイミングにより Group I～IV に割り振り（TOF による T1 再出現時にネオスチグミンを投与される群を Group I，T2 再出現時にネオスチグミンを投与される群を Group II，T3 再出現時にネオスチグミンを投与される群を Group III，T4 再出現時にネオスチグミンを投与される群を Group IV），ネオスチグミン投与後，TOF ratio 0.9 まで回復するのに要した時間を比較したところ，すべての Group においてプロポフォールによる静脈麻酔下のほうが有意に短かったとしている（図2）。

さらに，Baurain ら[25]は，イソフルランがネオスチグミンによるベクロニウムの筋弛緩拮抗を遅延させることを報告している。この作用の程度は，揮発性吸入麻酔薬の種類によって異なる。例えば，Morita ら[26]によると，ベクロニウムによる筋弛緩をネオスチグミンで拮抗する場合，セボフルランはイソフルランよりネオスチグミンの拮抗作用を強く妨げるという。

揮発性吸入麻酔薬と静脈麻酔薬の差異を考える上で，抗コリンエステラーゼ薬による筋弛緩拮抗に与える影響は無視できない重要な要素の一つである。このような作用は，より筋弛緩作用が強いとされるセボフルランやデスフルランにおいて強調される可能性があるため留意すべきである。

ロクロニウム スガマデクス ロクロニウムとスガマデクスの包接体

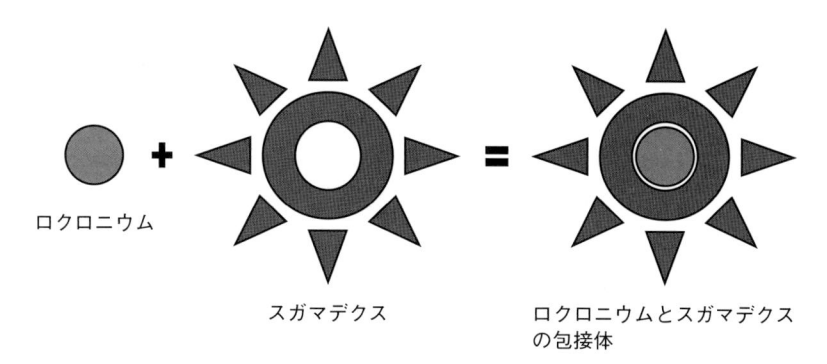

図3 スガマデクスの作用機序
スガマデクスは内部に疎水性の腔を持ち，この腔にロクロニウムおよびベクロニウムを不可逆的に包接する。

表4 スガマデクスによる筋弛緩拮抗に麻酔薬が与える影響

	プロポフォール（n = 21） 平均（SD）[range]	セボフルラン（n = 20） 平均（SD）[range]
TOF ratio 0.9 までの回復時間（min）	1.8（0.7）[0.9〜3.4]	1.8（0.7）[1.1〜4.5]
TOF ratio 0.8 までの回復時間（min）	1.5（0.5）[0.9〜2.9]	1.5（0.3）[1.1〜2.1]
TOF ratio 0.7 までの回復時間（min）	1.3（0.5）[0.8〜2.4]	1.3（0.3）[0.7〜1.9]

セボフルランまたはプロポフォール麻酔下にスガマデクスを投与した。TOF ratio 0.7, 0.8, 0.9 まで回復する時間を比較したところ，両麻酔法において有意差はなかった。
（Viby-Mogensen J. Correlation of succinylcholine duration of action with plasma cholinesterase activity in subjects with the genotypically normal enzyme. Anesthesiology 1980；53：517-20 より改変引用）

2 スガマデクスによる筋弛緩拮抗に揮発性吸入麻酔薬が与える影響

　スガマデクスは，シクロデキストリンという構造を持つ薬物である。シクロデキストリンは周囲が親水性で内部が疎水性の腔を形成しており，この腔に疎水性の分子を包接し複合体を作る。この包接がロクロニウムおよびベクロニウムと不可逆的に起こるよう修飾されたものがスガマデクスである（図3）。よって，スガマデクスの作用は神経筋接合部における Ach の分子量に依存せず，非競合的に筋弛緩薬の作用を拮抗する。
　スガマデクスによる筋弛緩拮抗を，セボフルラン麻酔下またはプロポフォールによる静脈麻酔下と比較した報告がいくつかある。Vanacker ら[27]は，セボフルランまたはプロポフォール麻酔下において，ロクロニウム 0.6 mg/kg の単回投与後，T2 再出現時にスガマデクス 2 mg/kg を投与し，TOF ratio 0.7, 0.8, 0.9 まで回復する時間を比較している。それによると，両麻酔法において TOF ratio の回復に要した時間に有意差はなかった（表4）。また，Veiga-Ruiz ら[28]も，セボフルランまたはプロポフォール麻酔下において，ロクロニウムの持続投与による筋弛緩作用をスガマデクスで拮抗したところ回復時間に差はなかったと報告している。

これらの報告より，ロクロニウムの筋弛緩作用をスガマデクスで拮抗する場合，セボフルランはプロポフォールによる静脈麻酔と比較して回復時間に影響を与えないといえる。ほかの吸入麻酔薬がスガマデクスの筋弛緩拮抗に与える影響や，セボフルランとほかの吸入麻酔薬で与える影響を比較した報告はない。しかし，スガマデクスの作用機序を考えると，揮発性吸入麻酔薬の種類による差はほとんどないものと考えられる。

〈大友　重明〉

■参考文献

1) Kennedy RD, Galindo AD. Comparative site of action of various anaestetic agents at the mammalian myoneural junction. Br J Anaesth 1975；47：533-40.
2) Brett RS, Dilger JP, Yland KF. Isoflurane causes "flickering" of the acetylcholine receptor channel：observations using the patch clamp. Anesthesiology 1988；69：161-70.
3) Dilger JP, Vidal AM, Mody HI, et al. Evidence for direct actions of general anesthetics on an ion channel protein. A new look at a unified mechanism of action. Anesthesiology 1994；81：431-42.
4) Raines DE, Zachariah VT. Isoflurane increases the apparent agonist affinity of the nicotinic acetylcholine receptor by reducing the microscopic agonist dissociation constant. Anesthesiology 2000；92：775-85.
5) 西脇孝彦，宮城島俊雄，坂井宏康．骨格筋弾性に対するエンフルレンの影響—弛緩および硬直状態化における弾性に対する作用．麻酔 1991；40：782-8.
6) Ratnakumari L, Vysotskaya TN, Duch DS, et al. Differential effects of anesthetic and non-anesthetic cyclobutanes on neuronal voltage-gated sodium channels. Anesthesiology 2000；92：529-41.
7) Friederich P, Benzenberg D, Trellakis S, et al. Interaction of volatile anesthetics with human Kv channels in relation to clinical concentrations. Anesthesiology 2001；95：954-8.
8) Berg-Johnsen J, Langmoen IA. The effect of isoflurane on unmyelinated and myelinated fibres in the rat brain. Acta Physiol Scand 1986；127：87-93.
9) Katz RL. Neuromuscular effects of diethyl ether and its interaction with succinylcholine and d-tubocurarine. Anesthesiology 1966；27：52-63.
10) Nitahara K, Sugi Y, Higa K, et al. Neuromuscular effects of sevoflurane in myasthenia gravis patients. Br J Anaesth 2007；98：337-41.
11) Caldwell JE, Laster MJ, Magorian T, et al. The neuromuscular effects of desflurane, alone and combined with pancuronium or succinylcholine in humans. Anesthesiology 1991；74：412-8.
12) Miller RD, Eger EI 2nd, Way WL, et al. Comparative neuromuscular effects of Forane and halothane alone and in combination with d-tubocurarine in man. Anesthesiology 1971；35：38-42.
13) Yasuda N, Targ AG, Eger EI 2nd. Solubility of I-653, sevoflurane, isoflurane, and halothane in human tissues. Anesth Analg 1989；69：370-3.
14) Waud BE, Waud DR. Effects of volatile anesthetics on directly and indirectly stimulated skeletal muscle. Anesthesiology 1979；50：103-10.
15) Nilsson E, Paloheimo M, Müller K, et al. Halothane-induced variability in the neuromuscular transmission of patients with myasthenia gravis. Acta Anaesthesiol Scand 1989；33：395-401.
16) Nilsson E, Muller K. Neuromuscular effects of isoflurane in patients with myasthenia gra-

vis. Acta Anaesthesiol Scand 1990 ; 34 : 126-31.
17) Viby-Mogensen J. Correlation of succinylcholine duration of action with plasma cholinesterase activity in subjects with the genotypically normal enzyme. Anesthesiology 1980 ; 53 : 517-20.
18) Kopman AF, Zhaku B, Lai KS. The "intubating dose" of succinylcholine : the effect of decreasing doses on recovery time. Anesthesiology 2003 ; 99 : 1050-4.
19) Lowry DW, Mirakhur RK, McCarthy GJ, et al. Neuromuscular effects of rocuronium during sevoflurane, isoflurane, and intravenous anesthesia. Anesth Analg 1998 ; 87 : 936-40.
20) Kumar N, Mirakhur RK, Symington MJ, et al. Potency and time course of action of rocuronium during desflurane and isoflurane anaesthesia. Br J Anaesth 1996 ; 77 : 488-91.
21) Wulf H, Ledowski T, Linstedt U, et al. Neuromuscular blocking effects of rocuronium during desflurane, isoflurane, and sevoflurane anaesthesia. Can J Anaesth 1998 ; 45 : 526-32.
22) Bock M, Klippel K, Nitsche B, et al. Rocuronium potency and recovery characteristics during steady-state desflurane, sevoflurane, isoflurane or propofol anaesthesia. Br J Anaesth 2000 ; 84 : 43-7.
23) Delisle S, Bevan DR. Impaired neostigmine antagonism of pancuronium during enflurane anaesthesia in man. Br J Anaesth 1982 ; 54 : 441-5.
24) Kim KS, Cheong MA, Lee HJ, et al. Tactile assessment for the reversibility of rocuronium-induced neuromuscular blockade during propofol or sevoflurane anesthesia. Anesth Analg 2004 ; 99 : 1080-5.
25) Baurain MJ, d'Hollander AA, Melot C, et al. Effects of residual concentrations of isoflurane on the reversal of vecuronium-induced neuromuscular blockade. Anesthesiology 1991 ; 74 : 474-8.
26) Morita T, Tsukagoshi H, Sugaya T, et al. Inadequate antagonism of vecuronium-induced neuromuscular block by neostigmine during sevoflurane or isoflurane anesthesia. Anesth Analg 1995 ; 80 : 1175-80.
27) Vanacker BF, Vermeyen KM, Struys MM, et al. Reversal of rocuronium-induced neuromuscular block with the novel drug sugammadex is equally effective under maintenance anesthesia with propofol or sevoflurane. Anesth Analg 2007 ; 104 : 563-8.
28) Veiga-Ruiz G, Domínguez N, Orozco J, et al. Efficacy of sugammadex in the reversal of neuromuscular blockade induced by rocuronium in long-duration surgery : under inhaled vs. intravenous anesthesia. Rev Esp Anestesiol Reanim 2009 ; 56 : 349-54.

(大友　重明, 笹川　智貴)

基礎編 5

吸入麻酔薬の臓器保護作用と毒性

A 心保護作用

はじめに

　本邦における虚血性心疾患の患者数は，厚生労働省実施の 2008 年患者調査によると，およそ 81 万人とされている。また，2011 年人口動態統計によると，死因別死亡数は心疾患が悪性新生物に次いで第 2 位であり，心疾患のうち急性心筋梗塞とその他の虚血性心疾患が約 30％を占めている。

　このような背景に加え，わが国では高齢化，食生活の欧米化が進んでいる。2000 年の岩出らの報告では，虚血性心疾患を合併した患者の非心臓手術は全体の約 4％と，欧米の約 1/10 であった[1]が，今後はその割合がいっそう増加すると考えられる。さまざまなストレスが発生する周術期において，このような患者に周術期心イベントが発生すると，生命予後に直結する転機となると同時に，入院日数の延長や医療費の増大など，医療資源の有効活用といった視点からも問題となる。海外における報告では，周術期に心筋梗塞が発症するとその死亡率は 10〜30％になるとされており[2]，周術期心イベントの発生予防や心イベントが発生してしまった場合はその重症度を軽減させることが重要になってくる。

　本項では，吸入麻酔薬による心保護作用，特に心虚血再灌流傷害に対する吸入麻酔薬による保護作用について，その分類，メカニズム，臨床応用と問題点について説明していく。

プレコンディショニングとポストコンディショニング

1 プレコンディショニングの背景

　「いかに心臓における虚血再灌流傷害を軽減させるか」　このようなテーマに関する研究は 1980 年代から広く行われてきた。1986 年 Murry らはイヌを用いた実験において，40 分間の左冠動脈前下行枝結紮に先立って，5 分間の虚血（冠動脈同部位の結紮）お

よび 5 分間の再灌流を 4 回繰り返すことにより，前処置なしに 40 分間冠動脈を結紮した群と比べ，有意に心筋梗塞巣が縮小することを報告した[3]。短時間の繰り返す虚血再灌流は，その後の長時間虚血による再灌流傷害を軽減させることを示し，これは虚血プレコンディショニングと呼ばれる。主に循環器内科・心臓外科領域においてさまざまな臨床応用が試みられるとともに，その機序に関する報告も数多くされている。

その後，麻酔科領域において，吸入麻酔薬が虚血後の心機能低下を軽減させる作用を持つことが報告されるようになった。1988 年に Warltier らはイヌを用いた実験において，短時間の冠動脈結紮によって引き起こされた，心筋壊死には至っていないが心収縮能が低下している，いわゆる「気絶心筋」からの心収縮能回復が，ハロタンやイソフルラン投与下で良好であることを示した[4]。また，低酸素灌流液を用いて灌流することにより発生する摘出モルモット心の収縮能低下や不整脈発生が，ハロタンの投与によって軽減されることが報告された[5]。

これらの研究に引き続き，1997 年に Kersten らは，60 分間の冠動脈左前下行枝結紮前にイソフルランを投与し，その後に洗い出しをすると，60 分間冠動脈を結紮したのみの群に比べ，180 分の再灌流後における心筋梗塞範囲が減少することを，イヌを用いた実験において報告した[6]。Kersten らの実験結果は，Murry らが報告した虚血プレコンディショニングにおける短時間の繰り返す虚血再灌流という過程をイソフルラン投与に置き換えても，引き続いた長時間の心筋虚血による再灌流傷害が軽減されることを示している。この現象は麻酔薬プレコンディショニングと呼ばれ，虚血プレコンディショニングと同様に，さまざまな臨床応用やメカニズムの探究が行われている。

2 ポストコンディショニングの背景

プレコンディショニングにおいては，その適用を考えたとき，虚血再灌流の発生が大前提となる。したがって，虚血プレコンディショニングは心臓カテーテルによる治療時，麻酔薬プレコンディショニングは心臓外科麻酔時などと，適用は限られている。

しかしながら，臨床の現場においては，周術期合併症の一つである予期せぬ心虚血が麻酔中に発生した際に重篤な転機に陥らないよう，心虚血後の心筋障害をいかに軽減させるかということも重要になってくる。心筋虚血発生前になんらかの処置を加えるプレコンディショニングと異なり，虚血発生後に介入を行い，その後の再灌流傷害を軽減させようという概念がポストコンディショニングである。ポストコンディショニングもプレコンディショニングと同様に，虚血性と麻酔薬によるものとに分けられる。

虚血ポストコンディショニングに関しては，2003 年 Zhao らがイヌにおいて冠動脈結紮による 60 分間の心筋虚血を作製し，繰り返す短時間の虚血再灌流を再灌流早期に施行すると，心筋梗塞範囲が縮小することを報告している[7]。また，麻酔薬ポストコンディショニングに関しては，1997 年 Schlack らが，ウサギにおいて冠動脈左前下行枝を 30 分間結紮後，再灌流 3 分前から 15 分後までハロタンを投与したところ，再灌流 120 分後の心筋梗塞範囲が対照群に比して縮小したことを示した[8]。さらに，2005 年に Chiari らは，ウサギに対する 30 分間の冠動脈結紮後 5 分間のイソフルラン投与によっ

て，180分間再灌流後の心筋梗塞範囲が減少したことを報告している[9]。

プレコンディショニングと同様にポストコンディショニングにおいても，短時間の繰り返す虚血再灌流の代わりに麻酔薬を投与することによって，再灌流傷害に対する心保護作用が発現することになる。手術・麻酔中に発症した心虚血イベントに対し，発症後に吸入麻酔薬を用いた薬理学的な方法によって再灌流後の心筋障害を軽減させるという麻酔薬ポストコンディショニングは，心臓手術麻酔時はもちろんのこと，非心臓手術麻酔中に発症した予期せぬ心虚血再灌流傷害からの有力な心筋保護手段として，メカニズムの解明や臨床応用に関する研究が進んでいる。

このように，吸入麻酔薬〔多くは揮発性吸入麻酔薬が用いられているが，一部希ガス（キセノン）なども含まれる〕はプレ・ポストコンディショニング両作用を持つことが，さまざまな動物実験において証明されてきた。さらには，後述するいくつかの臨床研究の結果から，アメリカ心臓病学会とアメリカ循環器学会から発表されている「非心臓手術患者の周術期心血管系評価ガイドライン（2009年改訂）」においては，血行動態の安定した心筋虚血発症の危険のある患者に対する非心臓手術の際に，吸入麻酔薬の使用が推奨されている（クラスIIa，エビデンスレベルB）[10]。吸入麻酔薬による虚血再灌流傷害に対するプレ・ポスト両コンディショニングは，周術期心保護において重要な位置を占めている。

以降，これら吸入麻酔薬による麻酔薬プレ・ポスト両コンディショニングに関して，判明している基礎的なメカニズムについて説明していく。

吸入麻酔薬によるプレコンディショニングのメカニズム

1 トリガーの一つとしての活性酸素

麻酔薬プレコンディショニング効果発現のトリガーの一つとして，活性酸素（reactive oxygen species：ROS）が挙げられる。ウサギを用いた実験において，イソフルランによるプレコンディショニング処置中にROS除去薬を投与すると，プレコンディショニングによる虚血再灌流後の心筋梗塞巣縮小効果が，ROS除去薬非併用群と比べ減弱したことが報告されている[11]。このように，麻酔薬プレコンディショニング効果発現において重要な役割を担っていると考えられているROSは，イソフルランやセボフルランの投与によって心筋細胞内で産生されることが，ROSの蛍光指示薬であるジヒドロエチジウムを用いた実験で示されている[11,12]。

一方，ROSは細胞を傷害する作用を持つ。虚血再灌流時には大量のROS（bursting ROS）が産生され，心筋細胞は障害を受ける。しかしながら，吸入麻酔薬によるプレコンディショニング適用時に発生するROSは少量である。吸入麻酔薬によって発生した少量のROS（triggering ROS）が，プレコンディショニング効果発現のためのトリガーの一部となり，その後の反応を修飾している[12]。

この麻酔薬プレコンディショニングのトリガーとなる少量のROSは，ミトコンドリアで産生される。ミトコンドリアの電子伝達系は複合体ⅠからⅣで構成され，解糖系とクエン酸回路から供給されたニコチンアミドアデニンジヌクレオチド（NADH）を酸化することにより発生した電子が伝達されることによりアデノシン三リン酸（adenosine triphosphate：ATP）が産生される。分離したミトコンドリアを用い，複合体Ⅰから電子伝達系を賦活化した場合はイソフルラン投与によってROS産生が増加するが，複合体Ⅱから賦活化した場合はROS産生が増加しないことや各種複合体阻害薬を用いた実験結果などより，吸入麻酔薬は複合体Ⅰの活性を阻害することにより電子のリークを生じさせ，複合体ⅠとⅢから心筋保護効果発現に必要なtriggering ROSが産生されると考えられている[13]。

2 細胞内シグナリング

　心筋細胞には細胞死を軽減させるシグナリング経路（prosurvival signaling pathways）が存在する。このprosurvival signaling pathwayが吸入麻酔薬によって活性化されることが，麻酔薬プレコンディショニングのメカニズムの一つになっている[14,15]。

　吸入麻酔薬はまず，細胞膜上のアデノシンA1/A3受容体刺激を刺激し，G1タンパクを活性化させる。G1タンパクが活性化されると，次のことなどが引き起こされる。

① ホスファチジルイノシトール-3キナーゼ（PI3K）を介したAkt（プロテインキナーゼB）のリン酸化による活性化
② PKC（プロテインキナーゼC）の活性化
③ Aktによる内皮一酸化窒素合成酵素（endothelial nitric oxide synthase：eNOS）の活性化を介した一酸化窒素（nitric oxide：NO）の産生促進
④ Aktによるグリコーゲン合成酵素キナーゼ-3β（glycogen synthase kinase 3 beta：GSK-3β）のリン酸化による活性抑制

　実際は，多くの経路が複雑に相互に作用しており，報告によっては統一の見解を見ていない経路も存在するが，これらの変化が最終的に心筋細胞保護効果発現につながっている。
　キセノンはプレコンディショニング効果を持つが，キセノンが投与されたラット心筋ではAktやGSK-3βのリン酸化が認められている[16]。また，イソフルランによるプレコンディショニング効果は，NO合成阻害薬で打ち消される[17]。このように，ウエスタンブロット法を用いた経路を構成するタンパクのリン酸化の観察や，経路を停止させるタンパク阻害薬を用いて保護効果が消失するか否かの検討などによって，シグナリングネットワークが一つひとつ明らかにされ，先に述べた①～④以外の経路も判明している。先述した吸入麻酔薬によって産生されたtriggering ROSは，PKCの活性化を促進し，よりいっそうのprosurvival signaling pathwaysの活性化に寄与している。

3 ミトコンドリア

　ミトコンドリアは，上述した細胞内シグナリングの変化と細胞保護効果発現を介在している。ミトコンドリアは，プレコンディショニング効果発現のトリガーの一つである少量のROSを産生するだけでなく，プレコンディショニング効果発現の標的の一つでもある。

　その最終標的となるミトコンドリアに存在し，心筋細胞の生死に大きく関与している構造が，ミトコンドリア膜透過性遷移孔（mitochondrial permeability transition pore：mPTP）である。mPTPは正常では孔としての構造を有していないが，虚血再灌流時などに生じる，大量のROS，低ATP・高リン状態，細胞内カルシウム濃度上昇などによって孔を有する構造物として形成される[18]。mPTPが開口すると，ミトコンドリアは膨化し，その機能は障害を受け，エネルギー産生が行われなくなる。その結果，細胞内環境の恒常性維持は困難となり，さらにmPTPの開口が進行する。mPTPは細胞内低pHによって開口が阻害されるため，虚血時よりもpHが回復（上昇）する再灌流時により多く開口し，心筋細胞死へとつながっていく。

　「細胞内シグナリング」の項で挙げた，Aktを介したGSK-3βの活性抑制（リン酸化），NO産生の促進，そのほかのさまざまな細胞内ネットワークの変化などがmPTPの開口を防いでいることが明らかになっている[15)19)20]。つまり，麻酔薬プレコンディショニングによって活性化されたprosurvival signaling pathwaysは，最終ターゲットとしてミトコンドリアに存在するmPTPに作用し，その開口を阻害することによりミトコンドリア機能を保持し，細胞保護効果を発現しているといえる。

　ミトコンドリア機能維持と細胞保護効果の関連については，いくつかの報告がされている。キセノンによるプレコンディショニングを適用したラット心筋から得た単離ミトコンドリアは，対照のミトコンドリアに比べ，周囲のカルシウム濃度上昇に対する耐性，つまり高カルシウム環境下においても，その機能が温存される傾向にあるということが確認されている[16]。細胞内カルシウムの過負荷が心筋再灌流傷害の一因であり，このmPTPのカルシウム負荷に対する耐性は細胞保護に際して有益である。また，mPTPの開口阻害によるミトコンドリア機能の温存は，再灌流時の細胞内カルシウム濃度上昇を軽減することが，細胞内カルシウム指示薬であるfluo-4AMを用いたラット単離心筋細胞での実験において確認されている[21]。mPTPの開口が阻害され，ミトコンドリア機能が温存，ATP産生能が保持され，細胞膜や小胞体に存在するカルシウムATPaseの活性が保護された結果，細胞内カルシウム濃度の維持という恒常性が保たれていると考えられる。

　mPTPは従来，ミトコンドリア外膜に存在するvoltage-dependent anion channel（VDAC），内膜に存在するadenine nucleotide translocator（ANT），マトリックスに存在するシクロフィリンDなどからなる構造物であるとされてきた。しかしながら，近年の遺伝子解析などを行った研究結果から，VDACとANTはmPTPの主たる構築物ではないとされ，mPTPはシクロフィリンDとリン酸輸送体から構成されていると考

えられるようになっている[18]。その一方，mPTP 形成メカニズムの調整においては VDAC と ANT が重要な役割を担っているとも考えられ，mPTP の構造や形成に関する分子レベルの詳細は完全には明らかになっていない。

4 ATP 感受性カリウムチャネル

ATP 感受性カリウムチャネル（K_{ATP} チャネル）は ATP 濃度によって開閉が制御されているカリウムチャネルで，細胞膜上に存在する sarcolemmal K_{ATP}（sarcK_{ATP}）チャネルとミトコンドリア内膜に存在する mitochondrial K_{ATP}（mitoK_{ATP}）チャネルの 2 種類に分類される。

sarcK_{ATP} チャネルの構造は，内向き整流性チャネルのサブユニット（Kir6）と調節性スルフォニル尿素受容体（SURA2A）が結合したものが 4 個集合したヘテロ 8 量体となっている。sarcK_{ATP} チャネルは通常の細胞内 ATP 濃度では閉鎖しているため，生理学的な状態下での役割は低いとされている。しかしながら，虚血ストレスが発生したときは，sarcK_{ATP} チャネルは開口してカリウムが細胞外に流出，細胞膜の過分極と活動電位期間の短縮によって，カルシウムの細胞内への過流入が防止される[14]。これらによって細胞内環境が正常に保持され，臓器保護効果が発現する。

ブタを用いた実験で，イソフルランによるプレコンディショニング効果が，非選択的な K_{ATP} チャネル阻害薬であるグリベンクラミドにて消失したことより[6]，sarcK_{ATP} チャネルは吸入麻酔薬によるプレコンディショニングにおいて重要な役割を演じていると考えられていた。その後，sarcK_{ATP} チャネルの阻害薬である HMR-1098 投与で麻酔薬プレコンディショニング効果が棄却されないといった実験結果や，mitoK_{ATP} チャネルの開口薬であるジアゾキシドで心筋保護効果が観察された実験結果といった K_{ATP} チャネルに関するさまざまな報告から[22,23]，麻酔薬プレコンディショニングにおいては sarcK_{ATP} チャネルではなく mitoK_{ATP} チャネルが重要な役割を持っていると考えられるようになった。

しかしながら近年，sarcK_{ATP} チャネルが麻酔薬プレコンディショニングにおいて効果器として作用発現に深く関与していると，再度考えられるようになった。sarcK_{ATP} チャネルの細胞内 ATP 濃度による閉鎖制御を吸入麻酔薬が阻害する[24]，吸入麻酔薬によって産生・誘導される，「トリガー」の項で述べた ROS[25]，「シグナリング」の項で述べた NO や PKC[26] が sarcK_{ATP} チャネルの開口を促進するといった機序が，心保護効果における吸入麻酔薬の sarcK_{ATP} チャネルへの直接的・間接的作用として挙げられている。

一方，mitoK_{ATP} チャネルに関しては，構造の詳細は十分には解明されていない。先に述べた mitoK_{ATP} チャネルの開口薬（ジアゾキシド）や拮抗薬 5-ヒドロキシデカノエート（5-hydroxydecanoate：5-HD）を用いた実験から，mitoK_{ATP} チャネルの開口が麻酔薬プレコンディショニングにおいて重要な機序の一つであるといった多くの報告がなされている。Zaugg らはラット左室心筋細胞を用い，イソフルランやセボフルランが間接的に mitoK_{ATP} チャネルを活性化することによってプレコンディショニング効果が発現

し，その効果は 5-HD で阻害されることを報告している[22]。吸入麻酔薬の mitoK$_{ATP}$ チャネル開口作用を麻酔薬プレコンディショニングのメカニズムの一つとする見方は，動物種や使用する吸入麻酔薬が異なる数多くの報告でなされている[23)27]。

このように，麻酔薬プレコンディショニングにおける mitoK$_{ATP}$ チャネル開口の重要性が報告されているが，チャネルの開口が細胞保護につながるメカニズムは明らかになっていない。① mitoK$_{ATP}$ チャネルの開口によりミトコンドリア内に細胞質よりカリウムが流入し，ミトコンドリア内への過剰なカルシウム流入が防止されるため，② mitoK$_{ATP}$ チャネルがミトコンドリアマトリックスと膜間スペース（ミトコンドリアを構成する外膜と内膜の間のスペース）の容積を調節して虚血時の細胞機能を正常に保ち，その後の再灌流時に細胞活動維持に必要な十分なエネルギーが供給されるため，③ mitoK$_{ATP}$ チャネルの開口がプレコンディショニング効果発現のトリガーとなる少量の ROS 産生を促進するため[28]，などの仮説が挙げられている。

しかしながら，報告によっては，これらの仮説を立証する根拠を否定する，まったく逆の結果が導き出されている実験もある。上に述べたように，麻酔薬プレコンディショニングにける mitoK$_{ATP}$ チャネルの関与を解明するためには，その開口薬のジアゾキシド，阻害薬の 5-HD などを用いて実験を行うことが一般的である。しかしながら，ジアゾキシドは電子伝達系に，5-HD は脂肪酸の酸化にそれぞれ影響を及ぼすことも明らかになった[15]。つまり，これら開口薬・阻害薬の mitoK$_{ATP}$ チャネルに対する特異性が低いということであり，特異性の低い薬物を用いた実験結果から，麻酔薬プレコンディショニングにおける mitoK$_{ATP}$ チャネルの関与を論じていることが，意見の別れる要因の一つになっている。

近年，① mitoK$_{ATP}$ チャネル開口薬は複合体 II を阻害する，②複合体 II の阻害薬は mitoK$_{ATP}$ チャネルを開口する，③複合体 II の阻害は虚血プレコンディショニング効果を発現させる，などといった実験結果から，mitoK$_{ATP}$ チャネル開口とミトコンドリア電子伝達系複合体 II 阻害との関連性が提唱されている[29]。吸入麻酔薬は複合体 II の阻害作用を持たないとされているが，一般に同一薬物であっても mitoK$_{ATP}$ チャネル開口作用を示す薬物濃度に比べ複合体 II 阻害に必要な薬物濃度が高くなっているとされるため，吸入麻酔薬も濃度を上昇させれば複合体 II の阻害作用を示す可能性がある。この分野における吸入麻酔薬との関連について今後の研究が待たれる。

5 遅発性麻酔薬プレコンディショニング

これまで述べてきた，数々の麻酔薬プレコンディショニングの実験においては，虚血再灌流の直前に吸入麻酔薬が投与されている。また，再灌流後早期に心筋保護効果を判断しているため，吸入麻酔薬投与から比較的早期に保護効果が発現していることになる。これに対して，短時間の吸入麻酔薬投与 1〜3 日後の虚血再灌流によって発症した心筋障害に対する保護効果を，遅発性麻酔薬プレコンディショニングという。

選択的シクロオキシゲナーゼ-2（cyclooxygenase-2：COX-2）阻害薬の投与で，イソフルランによる遅発性麻酔薬プレコンディショニング効果が減弱したウサギを用いた実

験より，麻酔薬遅発性プレコンディショニングにおいてはCOX-2の関与が考えられている[30]が，遅発性虚血プレコンディショニングと異なり，心筋においてCOX-2の発現は増加しておらず，COX-2は仲介物質として作用していると考えられている。また，各種NO合成酵素阻害薬を用いた実験から，吸入麻酔薬によるeNOSの誘導によって産生されるNOの関与も考えられている[31]。さらには，カベオラと呼ばれる細胞膜陥没構造を形成する主要タンパクの一つであるカベオリン-3や4型グルコース輸送体が，イソフルランによる遅発性プレコンディショニングにおいて重要な役割を担っていることが，ノックアウトマウスを用いた実験から明らかになっている[32]。

遅発性麻酔薬プレコンディショニングにおいては，麻酔薬の投与から効果発現の間に，保護効果に必要なタンパクが新たに合成されると考えられているが，上記のeNOS，カベオリン-3，4型グルコース輸送体などが，これらに相当している。

吸入麻酔薬によるポストコンディショニングのメカニズム

1 細胞内シグナリング

麻酔薬プレコンディショニングと同様に，ポストコンディショニングにおいても，細胞死を防ぐ方向性を持った，さまざまな細胞内シグナリングの関与が報告されている。ポストンディショニング独自の系も存在する[33]が，Akt，GSK-3β，NOなどが介在し，最終的にはミトコンドリアに作用してmPTPの開口を防ぎ，細胞内環境の恒常性が維持され臓器保護につながるといった点では，麻酔薬プレコンディショニングと同一である。

これらは，冠動脈枝結紮30分後イソフルランを投与することによってポストコンディショニングを適用した心筋において，AktとGSK-3βのリン酸化が促進されていたウサギを用いた実験や[9]，イソフルランによるポストコンディショニング効果が非選択的NO合成阻害薬の投与やeNOSノックアウトマウスにおいて打ち消された実験[34]などから確認されている。

2 トリガーの一つとしてのミトコンドリア内酸性化

麻酔薬プレコンディショニングにおいては，吸入麻酔薬によって産生された少量のROSが，効果発現のトリガーの一つになっている。一方，虚血後再灌流早期に吸入麻酔薬を適用するポストコンディショニングにおいては，麻酔薬適用時にはすでにある程度のROSは産生されてしまっており，ROSがトリガーになるとは考えづらい。

また，再灌流早期に吸入麻酔薬を投与することによって心筋保護効果が発現するポストコンディショニングにおいては，プレコンディショニングと比べ，麻酔薬投与から効果発現までの時間が短くなっている。速やかな作用発現といったポストコンディショニ

ングの特徴から，前述した細胞内シグナリングに依存しないポストコンディショニング特有の作用機序が存在することが推測できる。

　この機序を解明するために，単離心筋ミトコンドリアを用い，イソフルランによるプレ・ポストコンディショニングが，in vitro での低酸素・再酸素化曝露前後のミトコンドリア機能にどのように影響を与えるかを検討した報告がある。単離ミトコンドリアにイソフルランによるプレコンディショニングを適用したところ，低酸素・再酸素化後のミトコンドリア機能は保護されなかったが，ポストコンディショニングにおいてはミトコンドリア機能が保持された[21]。単離ミトコンドリアに対する麻酔薬プレコンディショニングではミトコンドリア機能保護効果は観察されず，ポストコンディショニング作用は観察されるということは，麻酔薬ポストコンディショニングにおいては細胞質成分の関与しない機序が存在することになる。

　細胞質に依存しない麻酔薬ポストコンディショニングのトリガーとしてのメカニズムの一つに，虚血再灌流時のミトコンドリア内環境の酸性化が挙げられる。ラット心筋細胞を分離してミトコンドリア内pH指示薬を導入，心筋細胞に対して低酸素・再酸素化刺激とイソフルランによるポストコンディショニングを行ったところ，イソフルランによるポストコンディショニング開始時より約20分間，ミトコンドリア内pHは低値を示した[21]。ミトコンドリア内pHの低下はmPTPの開口を抑制することが明らかになっており[35]，イソフルランによるミトコンドリア内pH低下作用が，ポストコンディショニングにおける細胞質成分が関与しない作用発現のトリガーの一つであると考えられる。

　イソフルランによるミトコンドリア内pH低下作用に関しては，電子伝達系複合体Ⅰへの直接的阻害作用によって，水素イオンがミトコンドリア内へATP合成酵素を介して流入する[36)37)]ことなどが機序として考えられている。

　また，吸入麻酔薬は複合体ⅡからⅠへの電子の逆流を防ぐことにより再灌流時の大量のROS発生を抑制することも確認されており，これもポストコンディショニング効果のメカニズムの一つとして考えられる[13]。

3 ATP感受性カリウムチャネル

　麻酔薬ポストコンディショニングにおけるsarcK$_{ATP}$チャネルの関与は明らかにされていないが，麻酔薬プレコンディショニングと同様に，mitoK$_{ATP}$チャネルの関与を示唆する報告はされている。5-HDの投与によってセボフルランによるポストコンディショニング効果が打ち消されたラットの実験や[38]，5-HDとともにmPTP開口阻害薬・mPTP開口薬を用いたウサギの実験から[39]，吸入麻酔薬によるポストコンディショニング効果は，mitoK$_{ATP}$チャネルの活性化を介したmPTPの開口阻害によって発現するとしている。

　しかしながら，麻酔薬ポストコンディショニングにおいてはmitoK$_{ATP}$チャネル開口とmPTP開口阻害効果との関連を示す詳細な機序は明らかになっていない。先に述べたように，mitoK$_{ATP}$チャネルの開口薬・阻害薬に関する特異性の低さが，メカニズムの解明を進める上での問題となっている。

プレ・ポストコンディショニングの臨床応用

1 臨床応用

　吸入麻酔薬の臨床的な心保護効果に関しては、いくつかの研究が報告されている。オフポンプ冠動脈バイパス術（off-pump coronary artery bypass：OPCAB）において、ベースに麻薬を用いた麻酔に全経過セボフルランを付加投与した群で、プロポフォールを投与した群と比べ、冠動脈吻合直後の心拍出量が増加し、術後のトロポニン I の上昇が抑制された[40]。また、同様の研究モデルにおいて、デスフルランやセボフルランの使用が、プロポフォール使用群と比べ、人工心肺使用冠動脈バイパス術（coronary artery bypass graft：CABG）後の ICU 在室期間や入院期間を短縮させたばかりでなく[41]、術後1年の死亡率も減少させた[42]。1922例22研究からなるメタ解析においても、心臓手術周術期心筋梗塞発生率や術後30日の死亡率は、吸入麻酔薬使用群で低いという結果が報告されている[43]。動物実験においては、虚血再灌流前の麻酔薬投与がプレコンディショニング、虚血後再灌流早期の麻酔薬投与がポストコンディショニングとプロトコールを厳密に区別することが可能であるが、実際の臨床ではこのような投与方法は現実的でなく、全経過において吸入麻酔薬が投与されるなど、投与法にかかわらない心保護作用が報告がされている。一方、人工心肺使用 CABG の際に、麻薬による麻酔をベースとし、大動脈クランプ前に限定した短時間のセボフルラン投与が、非投与群と比べ、術後1年の心イベント発生率を低下させた[44]といった、動物実験に近いプロトコールでの報告もされている。

　ポストコンディショニングに関しては、人工心肺使用 CABG の患者を対象に、セボフルランの投与時期によって術後の因子に影響を与えるかを検討した報告がある[45]。麻薬による麻酔をベースにセボフルランの①人工心肺前投与、②人工心肺離脱後投与、③全経過投与の3群に分けたところ、セボフルランの全経過投与群においてのみトロポニン I の上昇が抑制され、ICU 在室期間・入院期間を短縮させた。人工心肺中を虚血期間と仮定すると、その使用前あるいは後のみの吸入麻酔薬投与、つまりプレ・ポストコンディショニング単独では心筋保護作用を示さなかったということになる。また、心リスクを持った非心臓手術患者を対象にした前向き研究において、セボフルラン麻酔とプロポフォール麻酔では、心電図変化やトロポニンの上昇で規定される心虚血の発生頻度に差がなかったという報告もされている[46]。

2 臨床研究における問題点

　このように、動物実験では明確に証明される吸入麻酔薬の心保護効果が、臨床研究において同様に再現されているとはいいがたいという側面がある。先に述べたように、①麻酔薬の使用方法が動物実験と臨床の現場では異なること、②併用薬の影響があること、

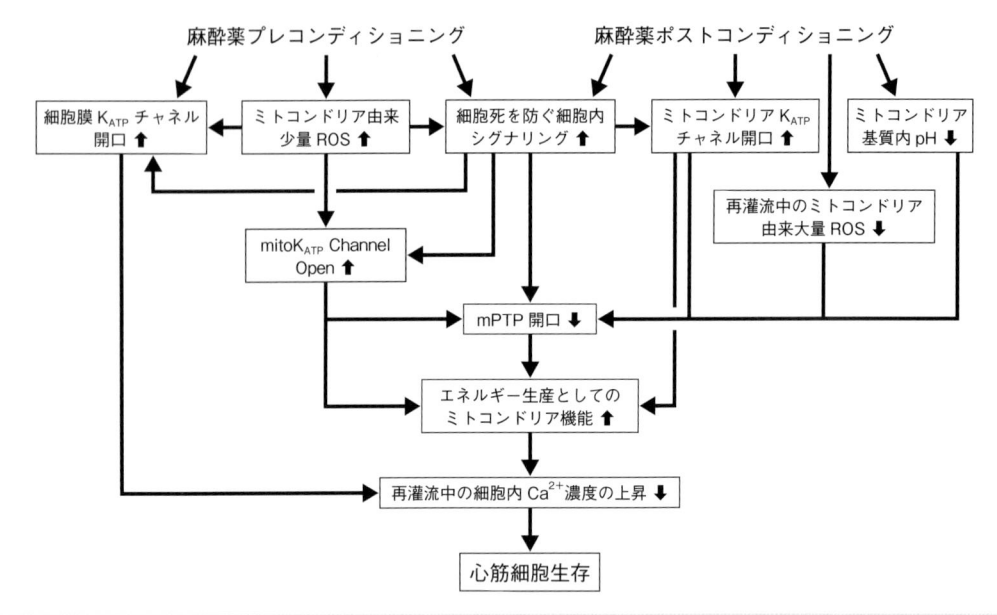

図 麻酔薬プレ・ポストコンディショニングのメカニズム

さまざまな経路が存在するが，ミトコンドリアが最終ターゲットとなる。ミトコンドリア機能（ATP産生）が保持され，細胞内環境の恒常性が維持されることによって細胞は生存する。

K_{ATP}：ATP-sensitive potassium, ROS：reactive oxygen species, mPTP：mitochondrial permeability transition pore

③特に予期せぬ虚血発生後の介入となるポストコンディショニングにおいては大規模な前向き研究施行が困難であること，などがその原因として考えられる。

さらには，本来心保護効果を期待すべき患者集団に多く見られる高血糖や高齢といった要素が，麻酔薬プレ・ポスト両コンディショニングを妨げることが明らかになっている。動物実験において，高血糖はAktのリン酸化やNOの産生を抑制することによって麻酔薬プレ・ポストコンディショニング効果を減弱させることが知られている[47)48)]。また，加齢に関しては，ヒト心筋組織から分離した心筋細胞とミトコンドリアを用いた実験において，高齢者ではイソフルランによるプレコンディショニング作用が減弱することが報告されている[49)]。このような背景も，動物実験と臨床研究での結果の相違に関連していると考えられる。

おわりに

数々の実験から，吸入麻酔薬は麻酔薬プレ・ポストコンディショニング作用を有することが明らかになった。保護効果の発現には，ミトコンドリア，細胞内情報伝達経路（prosurvival signaling pathways），K_{ATP}チャネルなどが関与している（図）。麻酔薬プレ・ポストコンディショニングの臨床上の有用性を示していない研究も報告されており，心筋保護効果は高血糖や加齢によって減弱してしまう。しかしながら，作用機序の類似する虚血プレ・ポストコンディショニングにおいても臨床上の有用性が報告されており，

吸入麻酔薬によるコンディショニングに関しても，投与法によっては臨床研究において効果が認められている．また，動物・臨床研究において，いずれも吸入麻酔薬使用にかかわる大きな有害事象は認められておらず，高血糖に関しては棄却された保護効果を回復させる手段の研究なども進んでおり，併せて保護効果の増強法に関する研究も行われている[50]．

このような背景を考えると，心筋の酸素需要と供給を注意深く考慮に入れながら循環管理を行うことが麻酔を施行する上で重要であることはいうまでもないが，吸入麻酔薬の使用は，周術期心筋虚血に対する補助的な保護手段になると考えられる．

■参考文献

1) 岩出宗代，野村 実，山田達也ほか．虚血性心疾患患者の非心臓手術の周術期管理に関する多施設共同調査—第2報—．麻酔 2000；49：796-801．
2) Münter Sellevold O, Stenseth R. Management of cardiac patients for non-cardiac surgery. Anestezjol Intens Ter 2011；43：104-12.
3) Murry CE, Jennings RB, Reimer KA. Preconditioning with ischemia：a delay of lethal cell injury in ischemic myocardium. Circulation 1986；74：1124-36.
4) Warltier DC, al-Wathiqui MH, Kampine JP, et al. Recovery of contractile function of stunned myocardium in chronically instrumented dogs is enhanced by halothane or isoflurane. Anesthesiology 1988；69：552-65.
5) Marijic J, Stowe DF, Turner LA, et al. Differential protective effects of halothane and isoflurane against hypoxic and reoxygenation injury in the isolated guinea pig heart. Anesthesiology 1990；73：976-83.
6) Kersten JR, Schmeling TJ, Pagel PS, et al. Isoflurane mimics ischemic preconditioning via activation of K_{ATP} channels：reduction of myocardial infarct size with an acute memory phase. Anesthesiology 1997；87：361-70.
7) Zhao ZQ, Corvera JS, Halkos ME, et al. Inhibition of myocardial injury by ischemic postconditioning during reperfusion：comparison with ischemic preconditioning. Am J Physiol Heart Circ Physiol 2003；285：H579-88.
8) Schlack W, Preckel B, Barthel H, et al. Halothane reduces reperfusion injury after regional ischaemia in the rabbit heart *in vivo*. Br J Anaesth 1997；79：88-96.
9) Chiari PC, Bienengraeber MW, Pagel PS, et al. Isoflurane protects against myocardial infarction during early reperfusion by activation of phosphatidylinositol-3-kinase signal transduction：evidence for anesthetic-induced postconditioning in rabbits. Anesthesiology 2005；102：102-9.
10) Fleisher LA, Beckman JA, Brown KA, et al. 2009 ACCF/AHA focused update on perioperative beta blockade incorporated into the ACC/AHA 2007 guidelines on perioperative cardiovascular evaluation and care for noncardiac surgery. J Am Coll Cardiol 2009；54：e13-e118.
11) Tanaka K, Weihrauch D, Kehl F, et al. Mechanism of preconditioning by isoflurane in rabbits：a direct role for reactive oxygen species. Anesthesiology 2002；97：1485-90.
12) Kevin LG, Novalija E, Riess ML, et al. Sevoflurane exposure generates superoxide but leads to decreased superoxide during ischemia and reperfusion in isolated hearts. Anesth Analg 2003；96：949-55.
13) Hirata N, Shim YH, Pravdic D, et al. Isoflurane differentially modulates mitochondrial reactive oxygen species production via forward versus reverse electron transport flow：im-

plications for preconditioning. Anesthesiology 2011 ; 115 : 531-40.
14) Stadnicka A, Marinovic J, Ljubkovic M, et al. Volatile anesthetic-induced cardiac preconditioning. J Anesth 2007 ; 21 : 212-9.
15) Bienengraeber MW, Weihrauch D, Kersten JR, et al. Cardioprotection by volatile anesthetics. Vascul Pharmacol 2005 ; 42 : 243-52.
16) Mio Y, Shim YH, Richards E, et al. Xenon preconditioning : the role of prosurvival signaling, mitochondrial permeability transition and bioenergetics in rats. Anesth Analg 2009 ; 108 : 858-66.
17) Chiari PC, Bienengraeber MW, Weihrauch D, et al. Role of endothelial nitric oxide synthase as a trigger and mediator of isoflurane-induced delayed preconditioning in rabbit myocardium. Anesthesiology 2005 ; 103 : 74-83.
18) Javadov S, Hunter JC, Barreto-Torres G, et al. Targeting the mitochondrial permeability transition : cardiac ischemia-reperfusion versus carcinogenesis. Cell Physiol Biochem 2011 ; 27 : 179-90.
19) Juhaszova M, Zorov DB, Kim SH, et al. Glycogen synthase kinase-3beta mediates convergence of protection signaling to inhibit the mitochondrial permeability transition pore. J Clin Invest 2004 ; 113 : 1535-49.
20) Rakhit RD, Mojet MH, Marber MS, et al. Mitochondria as targets for nitric oxide-induced protection during simulated ischemia and reoxygenation in isolated neonatal cardiomyocytes. Circulation 2001 ; 103 : 2617-23.
21) Pravdic D, Mio Y, Sedlic F, et al. Isoflurane protects cardiomyocytes and mitochondria by immediate and cytosol-independent action at reperfusion. Br J Pharmacol 2010 ; 160 : 220-32.
22) Zaugg M, Lucchinetti E, Spahn DR, et al. Volatile anesthetics mimic cardiac preconditioning by priming the activation of mitochondrial K_{ATP} channels via multiple signaling pathways. Anesthesiology 2002 ; 97 : 4-14.
23) Hanouz JL, Yvon A, Massetti M, et al. Mechanisms of desflurane-induced preconditioning in isolated human right atria *in vitro*. Anesthesiology 2002 ; 97 : 33-41.
24) Stadnicka A, Bosnjak ZJ. Isoflurane decreases ATP sensitivity of guinea pig cardiac sarcolemmal K_{ATP} channel at reduced intracellular pH. Anesthesiology 2003 ; 98 : 396-403.
25) An J, Stadnicka A, Kwok WM, et al. Contribution of reactive oxygen species to isoflurane-induced sensitization of cardiac sarcolemmal adenosine triphosphate-sensitive potassium channel to pinacidil. Anesthesiology 2004 ; 100 : 575-80.
26) Aizawa K, Turner LA, Weihrauch D, et al. Protein kinase C-epsilon primes the cardiac sarcolemmal adenosine triphosphate-sensitive potassium channel to modulation by isoflurane. Anesthesiology 2004 ; 101 : 381-9.
27) Ludwig LM, Patel HH, Gross GJ, et al. Morphine enhances pharmacological preconditioning by isoflurane : role of mitochondrial K_{ATP} channels and opioid receptors. Anesthesiology 2003 ; 98 : 705-11.
28) Morin D, Assaly R, Paradis S, et al. Inhibition of mitochondrial membrane permeability as a putative pharmacological target for cardioprotection. Curr Med Chem 2009 ; 16 : 4382-98.
29) Burwell LS, Nadtochiy SM, Brookes PS. Cardioprotection by metabolic shut-down and gradual wake-up. J Mol Cell Cardiol 2009 ; 46 : 804-10.
30) Tanaka K, Ludwig LM, Krolikowski JG, et al. Isoflurane produces delayed preconditioning against myocardial ischemia and reperfusion injury : role of cyclooxygenase-2. Anesthesiology 2004 ; 100 : 525-31.

31) Chiari PC, Bienengraeber MW, Weihrauch D, et al. Role of endothelial nitric oxide synthase as a trigger and mediator of isoflurane-induced delayed preconditioning in rabbit myocardium. Anesthesiology 2005 ; 103 : 74-83.
32) Tsutsumi YM, Kawaraguchi Y, Horikawa YT, et al. Role of caveolin-3 and glucose transporter-4 in isoflurane-induced delayed cardiac protection. Anesthesiology 2010 ; 112 : 1136-45.
33) Pagel PS. Postconditioning by volatile anesthetics : salvaging ischemic myocardium at reperfusion by activation of prosurvival signaling. J Cardiothorac Vasc Anesth 2008 ; 22 : 753-65.
34) Ge ZD, Pravdic D, Bienengraeber M, et al. Isoflurane postconditioning protects against reperfusion injury by preventing mitochondrial permeability transition by an endothelial nitric oxide synthase-dependent mechanism. Anesthesiology 2010 ; 112 : 73-85.
35) Halestrap AP, McStay GP, Clarke SJ. The permeability transition pore complex : another view. Biochimie 2002 ; 84 : 153-66.
36) Dlasková A, Hlavatá L, Jezek J, et al. Mitochondrial Complex I superoxide production is attenuated by uncoupling. Int J Biochem Cell Biol 2008 ; 40 : 2098-109.
37) Pravdic D, Hirata N, Barber L, et al. Complex I and ATP synthase mediate membrane depolarization and matrix acidification by isoflurane in mitochondria. Eur J Pharmacol 2012 ; 690 : 149-57.
38) Obal D, Dettwiler S, Favoccia C, et al. The influence of mitochondrial K_{ATP}-channels in the cardioprotection of preconditioning and postconditioning by sevoflurane in the rat *in vivo*. Anesth Analg 2005 ; 101 : 1252-60.
39) Krolikowski JG, Bienengraeber M, Weihrauch D, et al. Inhibition of mitochondrial permeability transition enhances isoflurane-induced cardioprotection during early reperfusion : the role of mitochondrial K_{ATP} channels. Anesth Analg 2005 ; 101 : 1590-6.
40) De Hert SG, ten Broecke PW, Mertens E, et al. Sevoflurane but not propofol preserves myocardial function in coronary surgery patients. Anesthesiology 2002 ; 97 : 42-9.
41) De Hert SG, Van der Linden PJ, Cromheecke S, et al. Choice of primary anesthetic regimen can influence intensive care unit length of stay after coronary surgery with cardiopulmonary bypass. Anesthesiology 2004 ; 101 : 9-20.
42) De Hert S, Vlasselaers D, Barbé R, et al. A comparison of volatile and non volatile agents for cardioprotection during on-pump coronary surgery. Anaesthesia 2009 ; 64 : 953-60.
43) Landoni G, Biondi-Zoccai GG, Zangrillo A, et al. Desflurane and sevoflurane in cardiac surgery : a meta-analysis of randomized clinical trials. J Cardiothorac Vasc Anesth 2007 ; 21 : 502-11.
44) Garcia C, Julier K, Bestmann L, et al. Preconditioning with sevoflurane decreases PECAM-1 expression and improves one-year cardiovascular outcome in coronary artery bypass graft surgery. Br J Anaesth 2005 ; 94 : 159-65.
45) De Hert SG, Van der Linden PJ, Cromheecke S, et al. Cardioprotective properties of sevoflurane in patients undergoing coronary surgery with cardiopulmonary bypass are related to the modalities of its administration. Anesthesiology 2004 ; 101 : 299-310.
46) Lurati Buse GA, Schumacher P, Seeberger E, et al. Randomized comparison of sevoflurane versus propofol to reduce perioperative myocardial ischemia in patients undergoing noncardiac surgery. Circulation 2012 ; 126 : 2696-704.
47) Amour J, Brzezinska AK, Jager Z, et al. Hyperglycemia adversely modulates endothelial nitric oxide synthase during anesthetic preconditioning through tetrahydrobiopterin- and heat shock protein 90-mediated mechanisms. Anesthesiology 2010 ; 112 : 576-85.

48) Raphael J, Gozal Y, Navot N, et al. Hyperglycemia inhibits anesthetic-induced postconditioning in the rabbit heart via modulation of phosphatidylinositol-3-kinase/Akt and endothelial nitric oxide synthase signaling. J Cardiovasc Pharmacol 2010 ; 55 : 348-57.

49) Mio Y, Bienengraeber MW, Marinovic J, et al. Age-related attenuation of isoflurane preconditioning in human atrial cardiomyocytes : roles for mitochondrial respiration and sarcolemmal adenosine triphosphate-sensitive potassium channel activity. Anesthesiology 2008 ; 108 : 612-20.

50) Amour J, Brzezinska AK, Jager Z, et al. Hyperglycemia adversely modulates endothelial nitric oxide synthase during anesthetic preconditioning through tetrahydrobiopterin- and heat shock protein 90-mediated mechanisms. Anesthesiology 2010 ; 112 : 576-85.

〔三尾　寧〕

基礎編 5

吸入麻酔薬の臓器保護作用と毒性

B 虚血肝・腎保護作用

はじめに

　麻酔薬の標的臓器は主に脳と脊髄であるが，全身麻酔薬はその名前のとおり全身の臓器・組織のみならず，自律神経・内分泌系，血液・凝固系，さらには免疫系にも作用し，さまざまな影響を与える。全身麻酔薬が肝・腎に与える影響を巡っては，従来主にその毒性について多くの研究が行われてきた。近年，虚血再灌流傷害のメカニズム解明と同時に，麻酔薬のプレコンディショニング作用など臓器保護作用に関する研究が進んできている。このため，現在では臓器保護作用を最大限に考えた麻酔薬の選択を行うという視点が必要となってきている。
　本項では，吸入麻酔薬の虚血肝・腎保護作用についての臨床研究とそのメカニズムについて述べる。

虚血肝保護作用

1 周術期における虚血性肝障害

　周術期に虚血性肝障害が生じる状況としては，肝切除術中の肝血行遮断，肝移植手術，体外循環中の低灌流，大動脈手術における大動脈遮断が挙げられる。虚血による肝障害の発生機序として，①再灌流後に生じる肝細胞のアポトーシス，②肝類洞上皮細胞からの一酸化窒素（nitric oxide：NO）産生低下による肝血流低下，③クッパー細胞活性化による炎症反応，④類洞形成細胞である肝星細胞による肝微小循環障害が関与する[1]。肝臓の虚血再灌流傷害において，ほかの重要臓器である脳，心臓，腎臓と異なる点は，肝細胞に再生能がある点と類洞機能や組織マクロファージであるクッパー細胞の関与が大きいことが挙げられる。

表 1　肝切除術における麻酔方法の検討

血流遮断	肝硬変	麻酔方法	primary outcome（肝逸脱酵素ほか）	secondary outcome（合併症，入院日数）	文　献
あり	あり Child Pugh A	Sevo vs. Iso N₂O+Epi (lido)	Sevo 群で AST・ALT ↓，ALP ↓	—	Nishiyama 文献 2
あり	あり Child Pugh A	Iso vs. Propo Epi (ropiva)	Iso 群で AST・ALT ↓，WBC ↓，TNF-α/IL-1 ↓	NS	Yang 文献 3
あり	含む	Sevo vs. Propo Fenta+Epi (ropiva)	NS 肝硬変の有無でも NS	NS	Song 文献 5
あり	なし	Sevo precon Propo+Fenta +RF	Sevo precon 群で AST・ALT ↓，iNOS mRNA ↑	Sevo precon 群で 合併症 ↓ 入院日数：NS	Beck-Schimmer 文献 6
なし	なし 肝移植ドナー	Des vs. Propo RF	Des 群で T-bil ↓，Cr ↓	Des 群で 無気肺 ↓	Ko 文献 8
なし	なし 肝移植ドナー	Des vs. Sevo RF	Des 群で AST・ALT ↓，Cr ↓	NS	Ko 文献 9
なし	なし 肝移植ドナー	Des vs. Iso RF	Iso 群で T-bil ↓	NS	Ko 文献 10
あり	なし 肝移植ドナー	Des vs. Iso RF	Des 群で AST・ALT ↓，T-bil ↓	NS	Toprak 文献 4

NS：有意差なし，Sevo：セボフルラン，Iso：イソフルラン，Des：デスフルラン，Propo：プロポフォール，Epi：硬膜外麻酔，lido：リドカイン，ropiva：ロピバカイン，Fenta：フェンタニル，RF：レミフェンタニル，AST：アスパラギン酸アミノトランスフェラーゼ，ALT：アラニンアミノトランスフェラーゼ，ALP：アルカリホスファターゼ，T-bil：総ビリルビン，WBC：白血球数，Cr：クレアチニン，TNF：腫瘍壊死因子，IL：インターロイキン，precon：プレコンディショニング，iNOS：誘導型一酸化窒素合成酵素

2　現在までの臨床研究

　今日広く用いられているセボフルラン，デスフルラン，イソフルラン，プロポフォールのいずれも肝細胞に対する障害性はわずかであり，肝血流量に及ぼす影響も少ない．肝硬変患者に対しても，いずれの麻酔薬も臨床において安全に使用できる．
　ここでは，周術期に虚血性肝障害が生じうる肝切除術，人工心肺を用いた心臓手術，脳死肝ドナーでの麻酔薬の選択が与える影響について，臨床研究を踏まえ言及する．

a．肝切除術（表 1）

　肝切除術術中の出血量や輸血量は，術後の回復や長期予後に影響する因子の一つである．肝門部をクランプすることにより，肝動脈血流と門脈血流を遮断させる"プリングル手技"と中心静脈圧を低く保つことで肝切除術中の出血を軽減させる方法が多くの施

設で行われている。一方で，プリングル手技は残存肝に対して虚血再灌流障害を誘発するため，15分間の虚血と5分間の再灌流の繰り返しによる間欠的方法により肝障害の軽減を図っている。

(1) 血流遮断を用いた肝切除術

Child Pugh Aに分類される肝硬変患者に対する血流遮断を用いた肝切除術を対象として，セボフルランとイソフルランを比較した検討では，セボフルラン麻酔群で術後の肝逸脱酵素であるアスパラギン酸アミノトランスフェラーゼ（aspartate aminotransferase：AST），アラニンアミノトランスフェラーゼ（alanine aminotransferase：ALT），アルカリホスファターゼ（ALP）の上昇が抑制されている[2]。イソフルランとプロポフォールでの検討では，イソフルラン麻酔群で術後の肝逸脱酵素AST，ALTと白血球数（WBC）の上昇が抑制されている[3]。

肝移植ドナーに対する血流遮断を用いた肝切除術を対象としたデスフルランとイソフルランの検討では，デスフルラン麻酔群で術後の肝逸脱酵素AST，ALTと総ビリルビン（T-bil）の上昇が抑制されている[4]。一方，Songらは，肝硬変患者を含む血流遮断下の肝切除術でセボフルランとプロポフォールを比較し，術後のASTおよびALTの最高値はセボフルラン麻酔群で若干低い傾向はあるが両群に有意差はなく，肝硬変ありなしによるサブグループ解析でも両群に差を認めないと報告している[5]。

臨床において虚血肝に対するセボフルランによる薬理学的プレコンディショニング（pharmacological preconditioning：PPC）の有効性についてのランダム化比較試験（randomized controlled trial：RCT）を，Beck-Schimmerらが報告している[6]。肝硬変がない患者に対して30分以上の肝血行遮断を行う肝切除術で，全症例プロポフォール，フェンタニル，レミフェンタニルによる麻酔を行い，セボフルランプレコンディショニング群では，血流遮断前にセボフルランを3.2％で15分間投与して，再びプロポフォール麻酔に戻した。セボフルランプレコンディショニング群で，術後AST，ALTの最高値ならびにすべての合併症，重篤な合併症の発生率が抑えられ，肝での誘導型一酸化窒素合成酵素（inducible nitric oxide synthase：iNOS）mRNAが誘導されている。サブグループ解析では，①脂肪変性あり，②術前に化学療法を行った患者，③60歳以上で，より肝逸脱酵素の上昇が抑制されている（図1）。

彼らは，30分以上の肝血行遮断を行う肝切除術でセボフルランによる薬理学的ポストコンディショニングの有効性についても検討しており，血流遮断解除後にセボフルランを3.2％で15分間投与を行い，術後ASTの最高値ならびにすべての合併症，重篤な合併症の発生率が抑えられたと報告している[7]。

(2) 血流遮断を用いない肝切除術

Koらのグループは，生体肝移植ドナーに対する血流遮断なしの肝右葉切除術でデスフルランとセボフルラン，イソフルラン，プロポフォールを比較し，検討している[8]〜[10]。結果は表1に示すように，イソフルランとデスフルランがセボフルランやプロポフォールより術後の肝・腎障害に与える影響が少なかった。しかし，生体肝移植ド

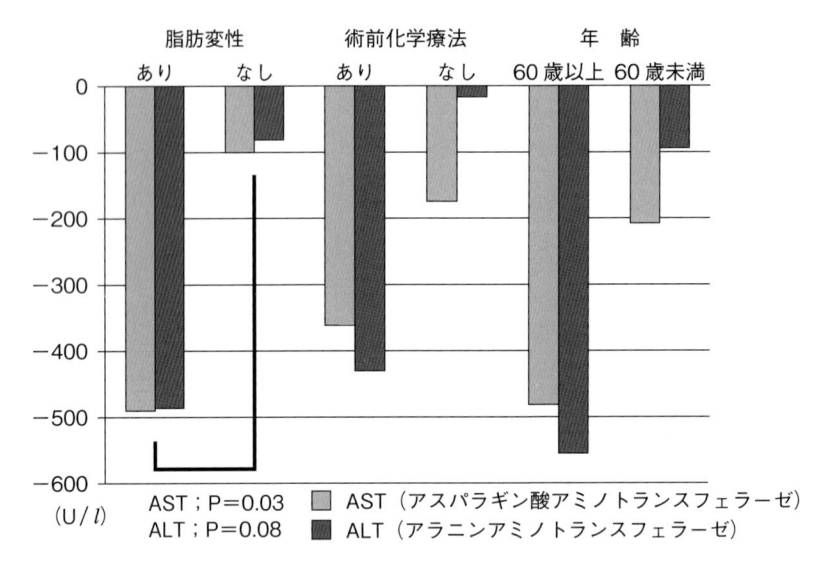

図1 セボフルランプレコンディショニングによる術後肝逸脱酵素の上昇抑制作用

脂肪変性，術前化学療法の有無，年齢によるサブグループ解析を行った。セボフルランプレコンディショニングを用いた患者のうち，①脂肪変性あり，②術前化学療法あり，③60歳以上で，より肝逸脱酵素の上昇が抑制されている。

(Beck-Schimmer B, Breitenstein S, Urech S, et al. A randomized controlled trial on pharmacological preconditioning in liver surgery using a volatile anesthetic. Ann Surg 2008；248：909-18より改変引用)

ナーに対する血流遮断なしの肝切除術は，全身合併症や肝機能異常などの対照間のばらつきが少なく，同一施設での研究のため外科医グループによるバイアスも少ないと考えられ，これらの結果は有意差を認めるが，臨床上わずかな差にすぎない。

b. 人工心肺手術

人工心肺を用いる心臓手術において，体外循環中の低灌流は消化管領域への酸素供給が低下しやすく，肝虚血を誘発する状態の一つである。人工心肺下冠動脈バイパス術(coronary artery bypass graft：CABG)を受けた患者320症例を対象として，セボフルラン麻酔群とプロポフォール麻酔群を無作為に割り付け比較した報告がある[11]。セボフルラン麻酔群では，術後のAST，ALT，乳酸脱水素酵素(LDH)の上昇が抑制された(図2)。また，トロポニンIの上昇抑制，心拍出量が高いなどの心筋保護効果を示し，ICU滞在時間と入院日数も短かった。

c. 脳死肝ドナー

本邦における「臓器提供施設マニュアル」では，摘出手術中の呼吸・循環管理は，原則として臓器提供施設の麻酔科医が行う。脊髄反射は残るため，筋弛緩薬の投与が必要となるが，原則として，吸入麻酔薬，麻薬は使用しないとされている。

海外の施設で，脳死肝ドナーに対してセボフルランによるPPCの有効性についてのRCTをMinouらが報告している[12]。すべてのドナーに対して，フェンタニルとピペクロニウムが投与され，セボフルランプレコンディショニング群では，2.0%セボフルラ

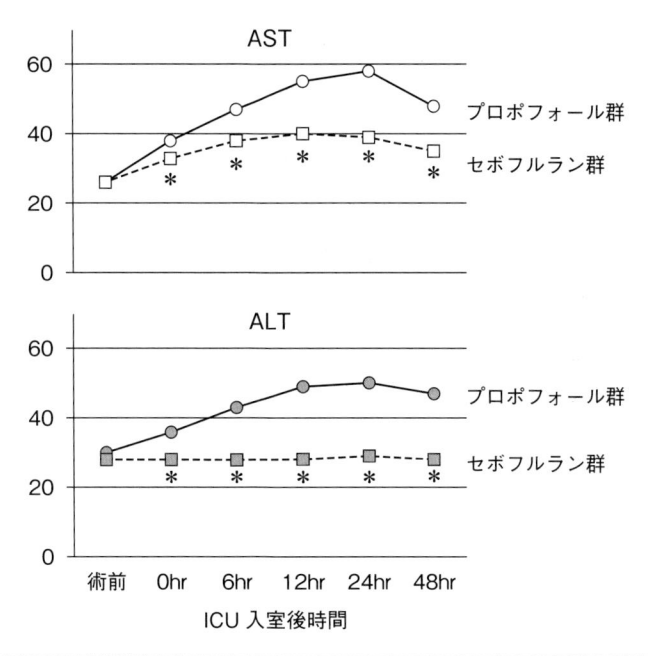

図2 人工心肺下冠動脈バイパス術を受けた患者における術後肝逸脱酵素の推移
（セボフルラン麻酔とプロポフォール麻酔の比較）

データは中央値．＊：P＜0.01　プロポフォールとの比較
AST：アスパラギン酸アミノトランスフェラーゼ，ALT：アラニンアミノトランスフェラーゼ
(Lorsomradee S, Cromheecke S, Lorsomradee S, et al. Effects of sevoflurane on biomechanical markers of hepatic and renal dysfunction after coronary artery surgery. J Cardiothorac Vasc Anesth 2006；20：684-90 より改変引用)

ンが臓器摘出手術開始と同時に加えられた。レシピエントの麻酔方法はすべてセボフルランとフェンタニルで行われた。セボフルランプレコンディショニング群では，脳死肝移植術後 AST の最高値ならびに早期移植片障害の発生率が抑えられた（表2）。特筆すべきは，脂肪変性を有するドナー肝を移植されたレシピエントに対して，より効果的である点である。

　非アルコール性脂肪性肝疾患（non-alcholic fatty liver disease：NAFLD）は，本邦においては最も罹患率の高い慢性肝疾患となっている（男性検診者の有病率は41％，女性検診者では18％）。背景には肥満や糖尿病，脂質異常症，高血圧などの生活習慣病を有することが多い[13]。肝硬変への移行頻度が高い（10年後に10～20％）非アルコール性脂肪性肝炎（non-alcoholic steatohepatitis：NASH）と移行頻度が低い非アルコール性脂肪肝（non-alcholic fatty liver：NAFL）からなる。NASH は，NAFL に活性酸素（reactive oxygen species：ROS）や異常なサイトカインによる炎症が発生して起こる進行性の病変で，日本人の頻度は1％程度といわれており，およそ100万人の NASH 患者がいると推定されている。肝移植ドナーの NAFLD は，移植後の無機能肝リスクとして報告されており，脂肪肝を有する患者の肝切除術後死亡率も正常肝患者に比べて高率（14％ vs 2％）である[14]。この原因として，NAFLD は正常肝と比較して虚血再灌流傷害が強くなることや肝再生能が障害されていることが挙げられている[15]。

表2 脳死ドナーに対するセボフルラン麻酔が移植後の肝機能と早期移植片障害に与える影響

		セボフルラン群（30人）	対照群（30人）
AST 最高値（IU/*l*）			
全体		791（481〜1436）*	1861（519〜3590）
脂肪変性	なし	699（276〜1327）	759（315〜1021）
	軽度（1〜30%）	825（515〜1654）	2571（524〜3493）
	中等度（31〜60%）	979（658〜2267）*	4002（2322〜8601）
ALT 最高値（IU/*l*）			
全体		606（344〜892）	1191（392〜2137）
脂肪変性	なし	421（285〜974）	413（222〜603）
	軽度（1〜30%）	576（363〜861）	1666（481〜2642）
	中等度（31〜60%）	757（428〜1776）	1711（940〜3474）
早期移植片障害（%）			
全体		16.7（5 of 30）*	50.0（15 of 30）
脂肪変性	なし	11.1（1 of 9）	11.1（1 of 9）
	軽度（1〜30%）	18.8（3 of 16）*	60.0（9 of 15）
	中等度（31〜60%）	20.0（1 of 5）	83.3（5 of 6）

早期移植片障害のクライテリアは，①移植後7日目のビリルビン値が10 mg/dl 以上，②移植後7日目のプロトロンビン時間国際標準比が1.6 以上，③移植後7日以内にAST または ALT が2000 IU/*l* を超えた場合．
データは中央値（四分位値），＊：P＜0.05　対照群との比較
AST：アスパラギン酸アミノトランスフェラーゼ，ALT：アラニンアミノトランスフェラーゼ
（Minou AF, Dzyadzko AM, Shcherba AE, et al. The influence of pharmacological preconditioning with sevoflurane on incidence of early allograft dysfunction in liver transplant recipients. Anesthesiol Res Pract 2012；2012：930487 より改変引用）

d. 臨床報告のまとめ

肝血行遮断を行う肝切除術において，セボフルランとデスフルランがイソフルランやプロポフォールより術後の肝障害に与える影響が少なく，人工心肺を用いる心臓手術においてもセボフルランが有効とされている．セボフルランによる PPC は，術後肝機能障害のリスクが高い NAFLD 患者に対する肝血行遮断を用いた肝切除術や NAFLD を罹患したドナー肝において，よりその効果が期待できる点は注目される．

3 吸入麻酔薬による虚血肝保護作用のメカニズム（図3）

a. ヘムオキシゲナーゼ-1

揮発性麻酔薬の肝保護メカニズムの一つとしてヘムオキシゲナーゼ-1（heme oxygenase-1：HO-1）が考えられている．HO-1 は熱ショックタンパク（heat shock protein：HSP）-32 とも呼ばれるヘム分解酵素で，種々のストレスで誘導される．ヘムは分解されると一酸化炭素，ビリベルジン，Fe^{2+} となり，多様な生理作用を発揮する（図4）。一酸化炭素は，細胞内の環状グアノシン一リン酸（cGMP）濃度増加による血管拡張，

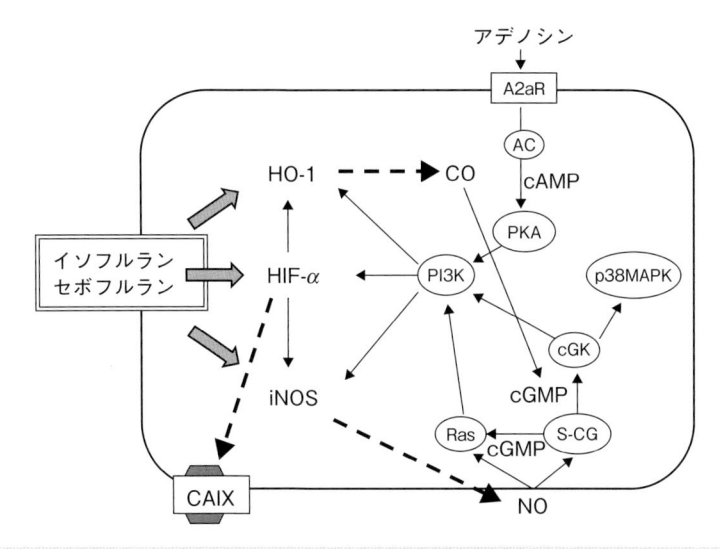

図3 吸入麻酔薬による虚血肝保護作用のメカニズム

HO-1：ヘムオキシゲナーゼ-1, HIF：低酸素誘導性因子, iNOS：誘導型一酸化窒素合成酵素, CAIX：炭酸脱水酵素 IX, A2aR：アデノシン 2a 受容体, AC：アデニル酸シクラーゼ, cAMP：環状アデノシン一リン酸, PKA：プロテインキナーゼ A, PI3K：ホスファチジルイノシトール-3 キナーゼ, cGMP：環状グアノシン一リン酸, S-CG：可溶性グアニリルシクラーゼ, cGK：cGMP 依存性タンパク質リン酸化酵素, p38MAPK：p38 分裂促進因子活性化タンパク質キナーゼ

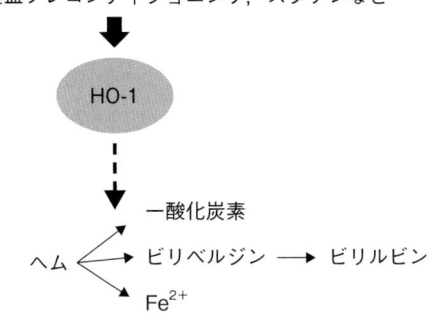

図4 ヘムオキシゲナーゼ-1（HO-1）とヘム分解産物

抗アポトーシス作用，マクロファージ活性化抑制などの抗炎症作用により細胞保護効果を発揮する。ビリベルジンはビリルビンに変換され，ROS の除去に働く。

Hoetzel らは，ラットにイソフルラン 2.3％，デスフルラン 12％，セボフルラン 4％を 6 時間投与し，セボフルラン，イソフルランで HO-1 が誘導されることを報告している[16]。Lv らは，ラットにペントバルビタール麻酔を行い，70％の 60 分間の肝虚血後に再灌流を行うモデルを用いた検討を行っている[17]。イソフルランプレコンディショニング群（1.4％イソフルランを虚血前に 30 分間投与）と HO-1 誘導剤であるヘミン投与群では，HO-1 タンパクの発現と活性増加が認められ，再灌流後の AST，ALT の上昇抑制，肝組織中の腫瘍壊死因子（tumor necrosis factor：TNF)-α mRNA と酸化ストレ

表3 イソフルランによる肝プレコンディショニングとヘムオキシゲナーゼ-1の関与

	sham	IR	Iso + IR	Iso/ZnPP + IR	ZnPP + IR	ヘミン + IR
ALT (IU/l)	39 ± 14 *	3336 ± 393	2787 ± 209 *	3677 ± 249	3106 ± 327	2290 ± 334 *
AST (IU/l)	31 ± 25 *	3792 ± 326	2867 ± 475 *	4149 ± 401	3904 ± 414	2149 ± 509 *
肝組織 TNF-α mRNA (fold of sham)		12.8 ± 7.2	6.7 ± 3.5 *	14.5 ± 7.8	13.6 ± 6.9	7.5 ± 4.9 *
MDA (μmol/l)	4.8 ± 1.6 *	29.6 ± 7.2	13.1 ± 1.8 *	39.4 ± 10.6	37.6 ± 8.8	19.8 ± 4.7 *
MPO (U/g tissue)	1.5 ± 0.3 *	3.5 ± 0.3	2.2 ± 0.4 *	3.7 ± 0.5	4.1 ± 0.7	2.0 ± 0.3 *

データは平均値±標準偏差, *：P＜0.05 IR群との比較
Sham：シャム, IR：虚血再灌流, Iso：イソフルランプレコンディショニング, ZnPP：Znプロトポルフィリン, AST：アスパラギン酸アミノトランスフェラーゼ, ALT：アラニンアミノトランスフェラーゼ, TNF：腫瘍壊死因子, MDA：マロンジアルデヒド, MPO：ミエロペルオキシダーゼ
(Lv X, Yang L, Tao K, et al. Isoflurane preconditioning at clinically relevant doses induce protective effects of heme oxygenase-1 on hepatic ischemia reperfusion in rats. BMC Gastroenterol 2011；11：31 より改変引用)

スの指標であるマロンジアルデヒド、ミエロペルオキシダーゼの上昇も抑制されている（表3）。この保護効果は、選択的 HO-1 抑制薬である Zn プロトポルフィリンで抑制されている。この結果から、臨床使用量のイソフルランの虚血前短時間投与によるプレコンディショニングは肝虚血再灌流傷害に対して保護効果を発揮し、HO-1 が関与することが示された。

b. 低酸素誘導性因子-1α

低酸素誘導性因子-1α（hypoxia inducible factor-1α：HIF-1α）は低酸素誘導性遺伝子応答のマスター因子で、少なくとも 2,000 個以上の遺伝子の発現が HIF-1α によって制御されており、虚血再灌流傷害におけるプレコンディショニングやポストコンディショニングにも関与することが知られている。イソフルランは、肝細胞株である Hep3B で、HIF-1α とその誘導物質である HO-1, iNOS の発現を増加させる[18]。また、HIF-1α は肝臓において、炭酸脱水酵素（CA）IX を誘導して、細胞内 pH の維持と Na^+ の蓄積を防ぐことで細胞機能を維持する。

c. 誘導型一酸化窒素合成酵素（iNOS）

虚血再灌流早期において、iNOS により産生された大量の NO は、スーパーオキシドと反応してより強力な酸化力や毒性を有するペルオキシナイトライト（$ONOO^-$）となり肝障害に働く一方で、ROS の消去作用や白血球の内皮細胞への接着阻害、接着分子発現抑制などの保護的作用にも働く二面性を有している。再灌流晩期においては、iNOS による NO はより保護的に働くとされる[19]。前述のように、イソフルランは肝細

胞でiNOSの発現を増加させること[18]，セボフルランのプレコンディショニングで肝組織のiNOS mRNAが増加していること[6]が報告されているが，このことが揮発性麻酔薬の肝保護作用に果たす役割については現在までに検討されていない。

近年，YangらはレミフェンタニルがHepプレコンディショニング作用を有すること，免疫染色によりiNOSが関与することを報告しており[20]，揮発性麻酔薬の肝保護作用にもiNOSが重要な役割を果たす可能性がある。

虚血腎保護作用

1 周術期における虚血性腎障害

周術期の急性腎障害（acute kidney injury：AKI）は，術後合併症と死亡率を増加させる。非心臓手術ではAKI発生率は1％程度であるが，心臓手術や大血管手術においては10％以上といわれる。高血圧，糖尿病，高齢，心臓疾患，術前腎機能障害などの術前のリスクファクターに加えて，低血圧，心拍出量減少，循環血液量不足などの血行動態の不安定な状態により，急性尿細管壊死によるAKIが発症する[21]。

腎臓は心拍出量の約20％の血流を受ける。皮質は腎血流量の94％以上を供給され，酸素摂取率は18％と低く，血流の自己調節能を有する。髄質は腎血流量の6％しか供給されないが，酸素摂取率は80％と高い。髄質には血流の自己調節能はないため，低血圧により容易に血流が低下する。このため，髄質外層部にある近位尿細管やヘンレ係蹄の太い上行脚は虚血性変化に弱いとされる。

2 現在までの臨床研究

a．人工心肺手術

人工心肺下CABG患者を対象にプロポフォールによる静脈麻酔薬で維持を行い，セボフルランプレコンディショニング群では人工心肺開始の10分間セボフルラン4％を回路人工肺より投与した臨床研究[22]では，クレアチニン（Cr）値には有意差を認めなかったが，セボフルランプレコンディショニング群は，術後24，48，72時間後で糸球体濾過量（GFR）の指標である血中シスタチンC濃度の上昇を抑制している（図5）。術後腎機能障害のカットオフ値（シスタチンCで1.5 mg/l）による評価では，対照群で10/35人，セボフルランプレコンディショニング群は2/37人が腎機能障害を生じている。

前述したLorsomradeeらは，セボフルラン麻酔とプロポフォール麻酔で術後Cr値とクレアチニンクリアランス（CCr）に差を認めない結果であったが，腎機能障害のより鋭敏な指標であるシスタチンCなどを測定した場合には違った結果が得られた可能性

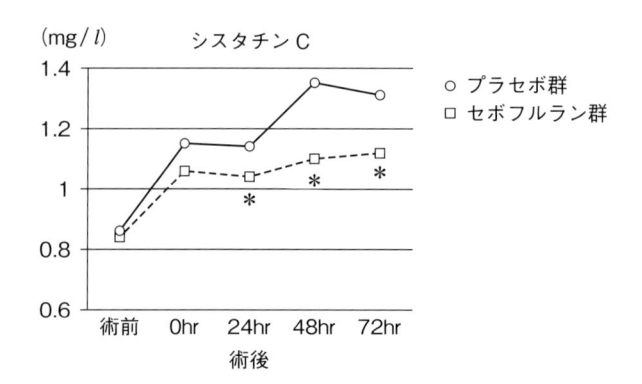

図5 セボフルランプレコンディショニングが人工心肺下冠動脈バイパス手術後の腎機能に与える影響

データは平均値．＊：P＜0.05　プラセボ群との比較

(Julier K, da Silva R, Garcia C, et al. Preconditioning by sevoflurane decreases biochemical markers for myocardial and renal dysfunction in coronary artery bypass graft surgery：a double-blinded, placebo-controlled, multicenter study. Anesthesiology 2003；98：1315-27 より改変引用)

について言及している[11]。

b. 腎移植術

生体腎移植患者を対象に，ドナー，レシピエントともにセボフルラン麻酔を行った群とドナー，レシピエントともにデスフルラン麻酔を行った群で術後腎機能を比較したレトロスペクティブ研究[23]では，退院時と1年後のCr値，推算糸球体濾過量（eGFR），移植腎の拒絶頻度に差を認めなかった（表4）。

腎移植患者を対象にセボフルラン麻酔を行った群とイソフルラン麻酔を行った群で術後経過を観察した観察研究[24]でも，術後1，3，6カ月でのCr値，移植腎の4時間以内利尿開始，術後透析導入率，移植腎の拒絶の頻度に差を認めなかった。

c 臨床報告のまとめ

人工心肺を用いる心臓手術において，セボフルランのプレコンディショニング作用は腎機能障害を軽減する可能性があり，術後心機能改善作用や肝障害軽減効果も期待できるため，プロポフォールによる静脈麻酔薬より有利である。腎移植患者の麻酔に関しては，現在までに静脈麻酔との比較検討はされていないが，セボフルラン，イソフルラン，デスフルランでの優劣はない。

3 吸入麻酔薬による虚血腎保護作用のメカニズム

ここ数年の研究により，揮発性麻酔薬が虚血腎保護作用を有すること，その保護メカニズムの一端が明らかになってきており，以下に紹介する。

表4 生体腎移植後の腎機能（セボフルラン麻酔とデスフルラン麻酔の比較）

	セボフルラン群（73人）	デスフルラン群（71人）
術後退院までの日数（日）	19.7 ± 3.7	20.3 ± 28.8
移植腎機能遅延の数	2（2.7%）	1（1.4%）
退院時の腎機能		
尿素窒素（mg/dl）	21.3 ± 5.9	19.0 ± 5.4
クレアチニン（mg/dl）	1.18 ± 0.33	1.21 ± 0.39
推算糸球体濾過量（ml/min）	65.9 ± 14.8	64.5 ± 18.0
1年後の腎機能		
尿素窒素（mg/dl）	17.8 ± 5.5	18.2 ± 7.9
クレアチニン（mg/dl）	1.29 ± 0.27	1.45 ± 0.95
推算糸球体濾過量（ml/min）	62.7 ± 15.0	60.0 ± 16.1
1年間での急性拒絶の数	17（23.3%）	16（22.5%）
1年間での移植片損失の数	0	1

データは平均値±標準偏差
（Park JH, Lee JH, Joo DJ, et al. Effect of sevoflurane on grafted kidney function in renal transplantation. Korean J Anesthesiol 2012；62：529-35 より改変引用）

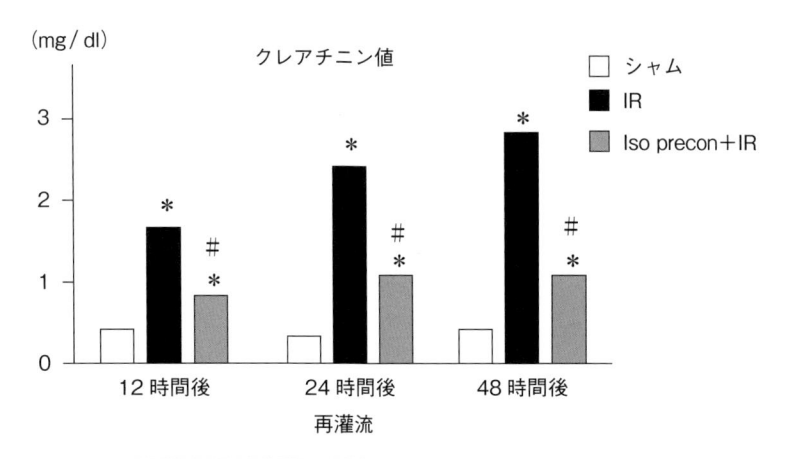

図6 イソフルランのプレコンディショニング作用

データは平均値．＊：P＜0.05　シャム群との比較，＃：P＜0.05　IR群とIso precon群の比較
IR：虚血再灌流，Iso precon：イソフルランプレコンディショニング
（Hashiguchi H, Morooka H, Miyoshi H, et al. Isoflurane protects renal function against ischemia and reperfusion through inhibition of protein kinases, JNK and ERK. Anesth Analg 2005；101：1584-9 より改変引用）

a. プレコンディショニング作用

ラットにペントバルビタール麻酔下で両側腎の40分虚血後再灌流を行った検討では，虚血前に1.5%イソフルランを20分間吸入させたプレコンディショニング群で，24，48時間後のCr値の上昇と組織学的傷害が抑制されていた（図6)[25]。

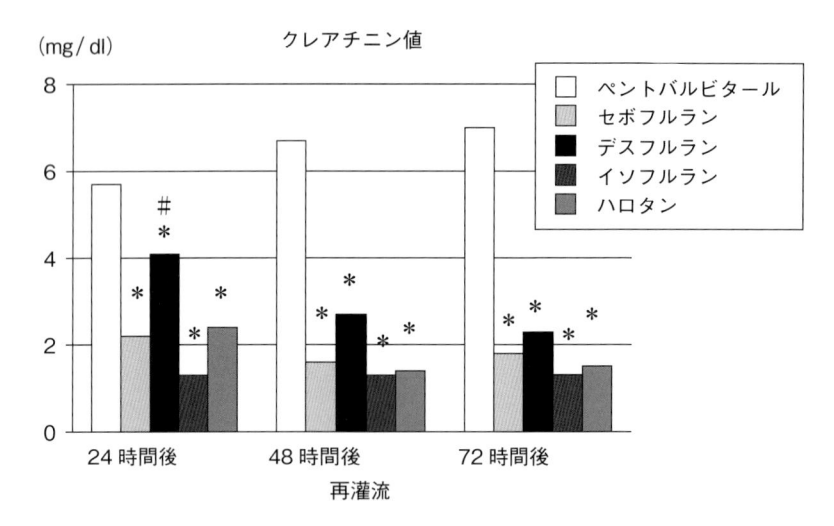

図7 揮発性麻酔薬虚血後投与による虚血腎保護作用（in vivo study）
データは平均値．＊：P＜0.05 ペントバルビタール群との比較，＃：P＜0.05 セボフルラン群との比較
(Lee HT, Ota-Setlik A, Fu Y, et al. Differential protective effects of volatile anesthetics against renal ischemia-reperfusion injury *in vivo*. Anesthesiology 2004；101：1313-24 より改変引用)

b. 虚血後投与による保護作用

　一方，Leeらの右腎摘後に左腎45分虚血再灌流を行うラットモデルによる検討では，イソフルランを含め揮発性麻酔薬の虚血前投与には虚血腎保護効果はなく，虚血後から再灌流での投与により虚血腎保護作用を認める結果であった（図7）[26]。この結果の相違に関する原因や，揮発性麻酔薬が虚血腎へのプレコンディショニング作用を有するかについては今後の検討が待たれる。

　揮発性麻酔薬の虚血後投与による腎保護作用メカニズム（図8）[27,28]は，揮発性麻酔薬曝露によって，次のことが起こることによる。

①ホスファチジルセリンが外面化（細胞膜表面への移動）し，トランスフォーミング成長因子（transforming growth factor：TGF）-β1 が産生される。
② TGF-β1 受容体からの刺激がスフィンゴシンキナーゼ（SK）活性化とスフィンゴシン-1-リン酸（sphingosine-1-phosphate：S1P）産生を促す。
③ S1P受容体からのシグナルから reperfusion injury salvage kinase（RISK）経路の細胞外シグナル調節キナーゼ（ERK）とAktの活性化，ストレス誘導タンパクHSP70の誘導が生じる。
④転写因子である核内因子（nuclear factor：NF）-κB の転写活性抑制は，炎症性サイトカインであるTNF-α，ケモカインのIL-8，マクロファージ炎症性タンパク（MIP）-2，単球遊走タンパク（MCP）-1や細胞接着因子（intercellular adhesion molecule：ICAM）-1 の発現を抑制し，抗炎症作用を発揮する。

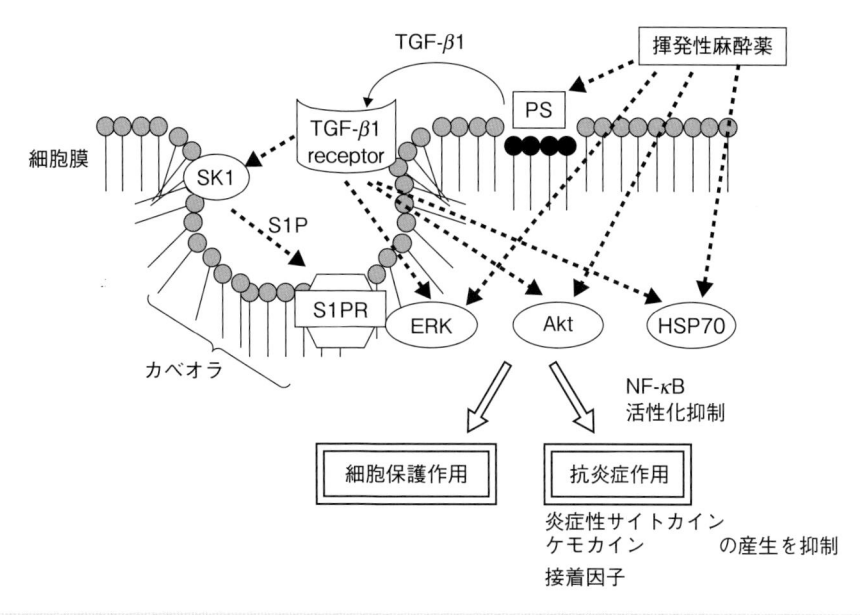

図8 揮発性麻酔薬虚血後投与による虚血腎保護作用メカニズム

PS:ホスファチジルセリン, TGF-β1:トランスフォーミング成長因子-β1, SK1:スフィンゴシンキナーゼ1, S1P:スフィンゴシン-1-リン酸, S1PR:S1P受容体, ERK:細胞外シグナル調節キナーゼ, NF-κB:核内因子-κB, HSP70:熱ショックタンパク70

(Lee HT, Kim M, Song JH, et al. Sevoflurane-mediated TGF-beta1 signaling in renal proximal tubule cells. Am J Physiol Renal Physiol 2008 ; 294 : F371-8 / Song JH, Kim M, Park SW, et al. Isoflurane via TGF-beta1 release increases caveolae formation and organizes sphingosine kinase signaling in renal proximal tubules. Am J Physiol Renal Physiol 2010 ; 298 : F1041-50 より改変引用)

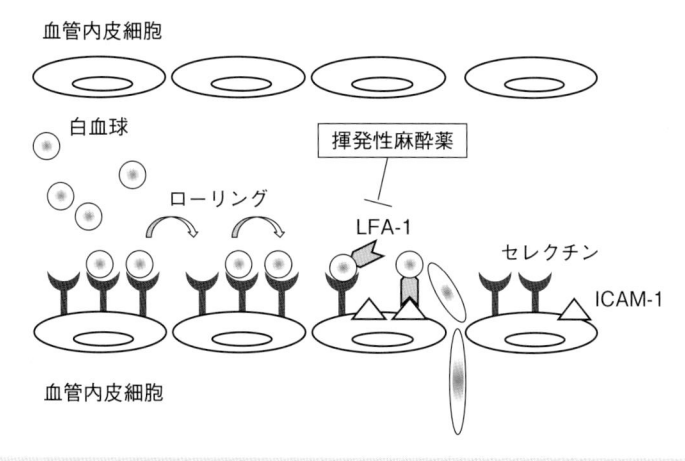

図9 揮発性麻酔薬は白血球と内皮細胞の接着を抑制する

白血球は血管内皮細胞表面のセレクチンに弱く結合し、ローリングする。白血球のインテグリンLFA-1は、内皮細胞のインテグリンリガンド細胞接着因子-1（ICAM-1）と結合し、炎症部位へ移動する。

揮発性麻酔薬は，NF-κB制御によるICAM-1の発現抑制だけでなく，白血球のインテグリンであるリンパ球機能関連抗原（LFA）-1のアロステリック部位に結合して立体構造を変化させ，内皮細胞のインテグリンリガンドであるICAM-1との結合を抑制する（図9)[29)30)]。

おわりに

　麻酔薬による虚血肝・腎保護作用について概説した。今日広く用いられている揮発性麻酔薬セボフルラン，デスフルラン，イソフルランと静脈麻酔薬プロポフォールのいずれも肝腎に対する障害性はわずかであり，肝硬変や腎機能障害を有する患者に対しても，いずれの麻酔薬も臨床において安全に使用できる。しかし，周術期に虚血のリスクがある場合には，臓器保護作用を最大限に考えた麻酔薬の選択としてセボフルラン，デスフルラン麻酔が有利に働くと考えられる。
　肝・腎虚血のリスクに応じた周術期の臓器保護戦略として，プレコンディショニングを含めた揮発性麻酔薬の効果的投与方法や投与時期，臓器保護の観点から見たオピオイドとの相互作用，虚血プレ・ポストコンディショニングとの相互作用など今後の研究成果が期待される。

■参考文献

1) 小竹良文. 麻酔薬の肝保護作用. 麻酔 2006；55：570-8.
2) Nishiyama T, Fujimoto T, Hanaoka K. A comparison of liver function after hepatectomy in cirrhotic patients between sevoflurane and isoflurane in anesthesia with nitrous oxide and epidural block. Anesth Analg 2004；98：990-3.
3) Yang LQ, Tao KM, Cheung CW, et al. The effect of isoflurane or propofol anaesthesia on liver injury after partial hepatectomy in cirrhotic patients. Anaesthesia 2010；65：1094-100.
4) Toprak HI, Şahin T, Aslan S, et al. Effects of desflurane and isoflurane on hepatic and renal functions and coagulation profile during donor hepatectomy. Transplant Proc 2012；44：1635-9.
5) Song JC, Sun YM, Yang LQ, et al. A comparison of liver function after hepatectomy with inflow occlusion between sevoflurane and propofol anesthesia. Anesth Analg 2010；111：1036-41.
6) Beck-Schimmer B, Breitenstein S, Urech S, et al. A randomized controlled trial on pharmacological preconditioning in liver surgery using a volatile anesthetic. Ann Surg 2008；248：909-18.
7) Beck-Schimmer B, Breitenstein S, Bonvini JM, et al. Protection of pharmacological postconditioning in liver surgery：results of a prospective randomized controlled trial. Ann Surg 2012；256：837-44.
8) Ko JS, Gwak MS, Choi SJ, et al. The effects of desflurane and propofol-remifentanil on postoperative hepatic and renal functions after right hepatectomy in liver donors. Liver Transpl 2008；14：1150-8.
9) Ko JS, Gwak MS, Choi SJ, et al. The effects of desflurane and sevoflurane on hepatic and renal functions after right hepatectomy in living donors. Transpl Int 2010；23：736-44.
10) Ko JS, Kim G, Shin YH, et al. The effects of desflurane and isoflurane on hepatic and renal functions after right hepatectomy in living donors. Transplant Proc 2012；44：442-4.
11) Lorsomradee S, Cromheecke S, Lorsomradee S, et al. Effects of sevoflurane on biomechanical markers of hepatic and renal dysfunction after coronary artery surgery. J Cardiothorac Vasc Anesth 2006；20：684-90.

12) Minou AF, Dzyadzko AM, Shcherba AE, et al. The influence of pharmacological preconditioning with sevoflurane on incidence of early allograft dysfunction in liver transplant recipients. Anesthesiol Res Pract 2012；2012：930487.
13) 西原利治, 小野正文. 非アルコール性脂肪性肝疾患. 日本医師会雑誌 2012；141：S271-3.
14) Selzner M, Clavien PA. Fatty liver in liver transplantation and surgery. Semin Liver Dis 2001；21：105-13.
15) Teoh NC, Williams J, Hartley J, et al. Short-term therapy with peroxisome proliferation-activator receptor-alpha agonist Wy-14,643 protects murine fatty liver against ischemia-reperfusion injury. Hepatology 2010；51：996-1006.
16) Hoetzel A, Geiger S, Loop T, et al. Differential effects of volatile anesthetics on hepatic heme oxygenase-1 expression in the rat. Anesthesiology 2002；97：1318-21.
17) Lv X, Yang L, Tao K, et al. Isoflurane preconditioning at clinically relevant doses induce protective effects of heme oxygenase-1 on hepatic ischemia reperfusion in rats. BMC Gastroenterol 2011；11：31.
18) Li QF, Wang XR, Yang YW, et al. Up-regulation of hypoxia inducible factor 1alpha by isoflurane in Hep3B cells. Anesthesiology 2006；105：1211-9.
19) Abu-Amara M, Yang SY, Seifalian A, et al. The nitric oxide pathway—evidence and mechanisms for protection against liver ischaemia reperfusion injury. Liver Int 2012；32：531-43.
20) Yang LQ, Tao KM, Liu YT, et al. Remifentanil preconditioning reduces hepatic ischemia-reperfusion injury in rats via inducible nitric oxide synthase expression. Anesthesiology 2011；114：1036-47.
21) 宮田和人, 讃井將満. 周術期 AKI—そのリスクファクター, 誘因, 予防, 治療. INTENSIVIST 2009；1：565-74.
22) Julier K, da Silva R, Garcia C, et al. Preconditioning by sevoflurane decreases biochemical markers for myocardial and renal dysfunction in coronary artery bypass graft surgery：a double-blinded, placebo-controlled, multicenter study. Anesthesiology 2003；98：1315-27.
23) Park JH, Lee JH, Joo DJ, et al. Effect of sevoflurane on grafted kidney function in renal transplantation. Korean J Anesthesiol 2012；62：529-35.
24) Teixeira S, Costa G, Costa F, et al. Sevoflurane versus isoflurane：does it matter in renal transplantation? Transplant Proc 2007；39：2486-8.
25) Hashiguchi H, Morooka H, Miyoshi H, et al. Isoflurane protects renal function against ischemia and reperfusion through inhibition of protein kinases, JNK and ERK. Anesth Analg 2005；101：1584-9.
26) Lee HT, Ota-Setlik A, Fu Y, et al. Differential protective effects of volatile anesthetics against renal ischemia-reperfusion injury *in vivo*. Anesthesiology 2004；101：1313-24.
27) Lee HT, Kim M, Song JH, et al. Sevoflurane-mediated TGF-beta1 signaling in renal proximal tubule cells. Am J Physiol Renal Physiol 2008；294：F371-8.
28) Song JH, Kim M, Park SW, et al. Isoflurane via TGF-beta1 release increases caveolae formation and organizes sphingosine kinase signaling in renal proximal tubules. Am J Physiol Renal Physiol 2010；298：F1041-50.
29) Yuki K, Astrof NS, Bracken C, et al. The volatile anesthetic isoflurane perturbs conformational activation of integrin LFA-1 by binding to the allosteric regulatory cavity. FASEB J 2008；22：4109-16.
30) Yuki K, Astrof NS, Bracken C, et al. Sevoflurane binds and allosterically blocks integrin lymphocyte function-associated antigen-1. Anesthesiology 2010；113：600-9.

（趙　成三, 前川　拓治）

基礎編 5 吸入麻酔薬の臓器保護作用と毒性

C 吸入麻酔薬の肝毒性と腎毒性

はじめに

吸入麻酔薬の開発の歴史を振り返ると，導入・覚醒が早く，臓器障害性が少ない薬物が探究されてきた（図1）。吸入麻酔薬の臓器毒性として注目されたものを表に示した。ハロゲン化吸入麻酔薬による肝毒性，腎毒性に関しては，生体内あるいは麻酔回路内で生成される代謝産物が重要である。

ハロゲン化吸入麻酔薬の代謝はシトクロム P450 酵素系のうち特に CYP2E1 が担っており，ハロタン，セボフルラン，エンフルラン，イソフルラン，デスフルランの生体内代謝率はそれぞれ 15 ～ 20％，3％，2.4％，0.2％，0.02％とされている[1]。CYP2E1 の活性はフェニトイン，イソニアジド，エタノール，フェノバルビタールなどの投与に

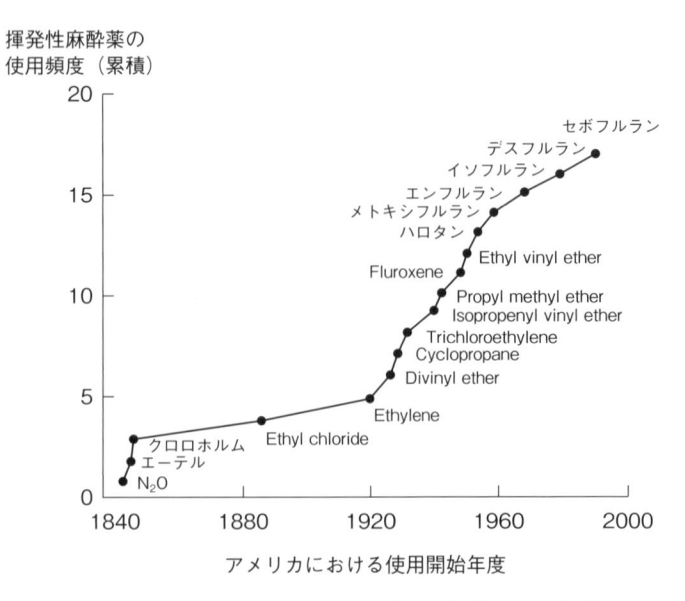

図1 揮発性麻酔薬の変遷
(Stoelting RK, Hiller SC. Inhaled anesthetics. Pharmacology and physiology in anesthetic practice. 4th ed. Philadelphia：Lippincott Williams & Wilkins；2006. p.42-86 より改変引用)

表 ハロゲン化吸入麻酔薬による肝毒性，腎毒性

メカニズム	麻酔薬	標的臓器
代謝産物による直接障害	クロロホルム	肝臓，腎臓
	ハロタン	肝臓
トリフルオロ酢酸と肝細胞タンパク複合体に対する免疫反応	ハロタン（エンフルラン，イソフルラン？，デスフルラン？）	肝臓
無機フッ素	メトキシフルラン	腎臓
システイン抱合体に対する β-リアーゼ反応	トリクロルエチレン	腎臓
	BCDFE*（ラット）	腎臓
	コンパウンドA**（ラット）	腎臓

*：ハロタンと CO_2 吸収剤の反応で生成される（本文参照）。
**：セボフルランと CO_2 吸収剤の反応で生成される（本文参照）。

(Kenna JG, Jones RM. The organ toxicity of inhaled anesthetics. Anesth Analg 1995；81：S51-66 より改変引用)

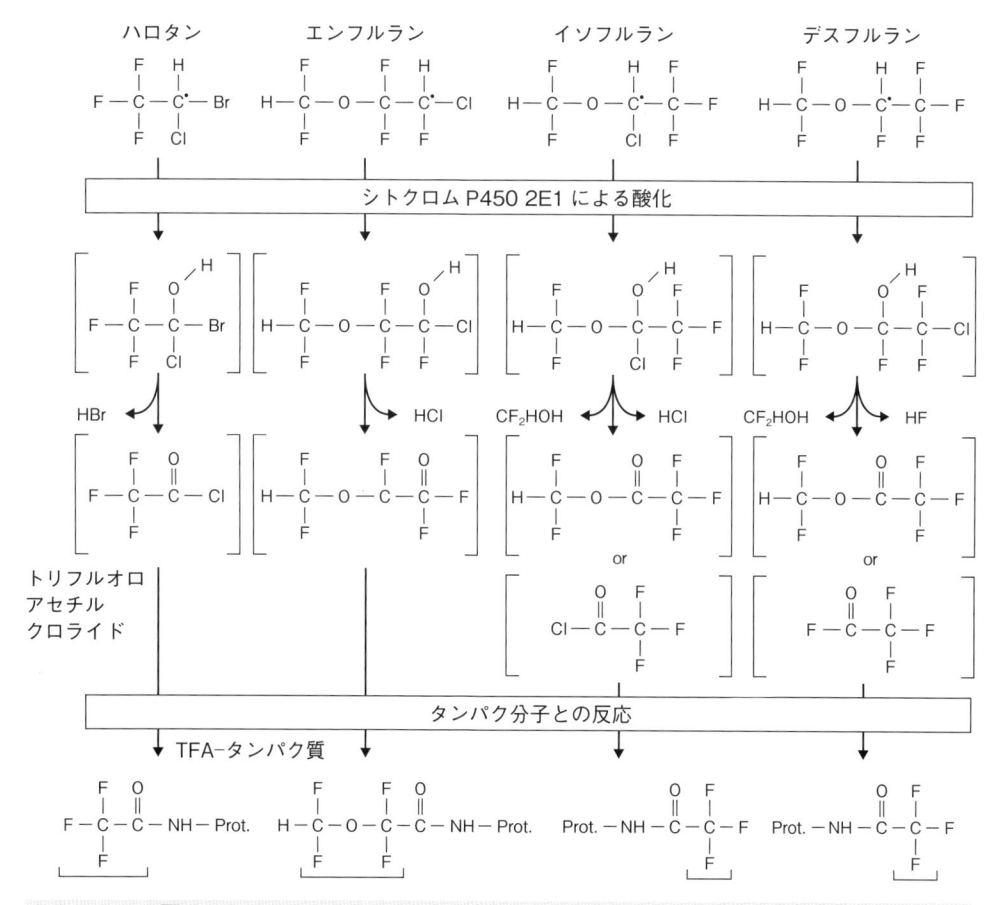

図2 ハロタン，エンフルラン，イソフルラン，デスフルランの代謝

(Martin JL, Plevak DJ, Flannery KD, et al. Hepatotoxicity after desflurane anesthesia. Anesthesiology 1995；83：1125-9/Martin JL, Njoku DB. 現代の吸入麻酔薬の代謝と毒性. 武田純三監訳. Miller RD 編. ミラー麻酔科学. 6th ed. 東京：メディカル・サイエンス・インターナショナル；2007. p.183-216 より改変引用)

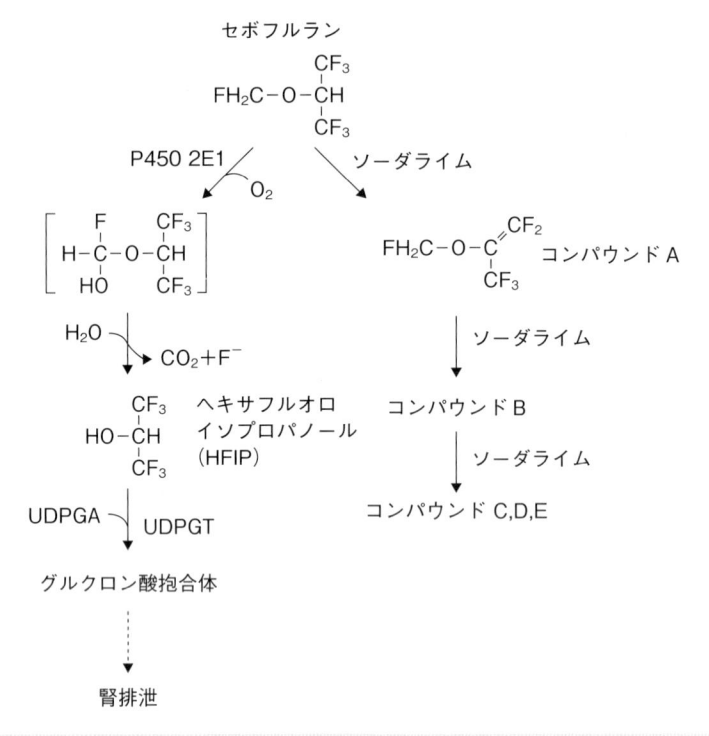

図3 セボフルランの代謝

左 panel，右 panel は，それぞれ生体内での代謝および CO_2 吸収剤との反応を示す。
(Kenna JG, Jones RM. The organ toxicity of inhaled anesthetics. Anesth Analg 1995；81：S51-66 より改変引用)

よって誘導されるため，これらの薬物を長期に服用している患者においては，ハロゲン化吸入麻酔薬の生体内の代謝率が増加している可能性がある。また，ハロゲン化吸入麻酔薬のうち，ハロタン，エンフルラン，イソフルラン，デスフルランは代謝によってトリフルオロ酢酸（trifluoroacetic acid：TFA）が生じる点で共通しているが（図2），セボフルランでは生体内代謝によって，TFA ではなくフッ素イオンとヘキサフルオロイソプロパノール（hexafluoroisopropanol：HFIP）が生じる点で特異的である（図3）。

吸入麻酔薬の肝毒性

1 ハロタン以前の吸入麻酔薬による肝毒性

ハロタン以前の吸入麻酔薬による肝障害についてはクロロホルムが有名であり，その肝障害の機序としては，クロロホルムが肝細胞で代謝される際にラジカルを生じ，用量依存性に肝細胞を障害したと考えられている[2]。

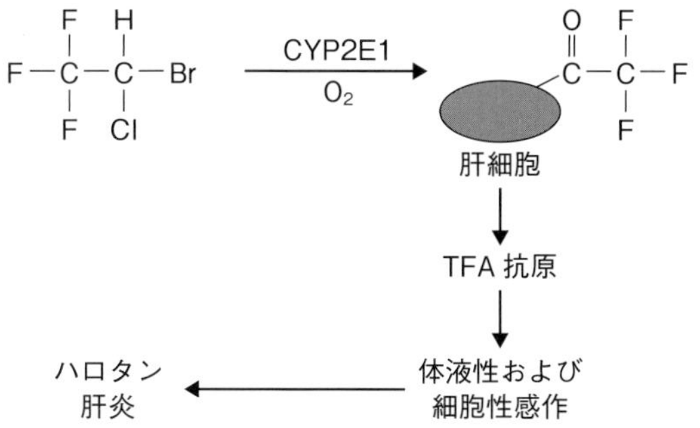

図4 トリフルオロ酢酸による肝炎の誘発機序

(Njoku D, Laster MJ, Gong DH, et al. Biotransformation of halothane, enflurane, isoflurane, and desflurane to trifluoroacetylated liver proteins : association between protein acylation and hepatic injury. Anesth Analg 1997 ; 84 : 173-8/Martin JL, Njoku DB. 現代の吸入麻酔薬の代謝と毒性. 武田純三監訳. Miller RD 編. ミラー麻酔科学. 6th ed. 東京：メディカル・サイエンス・インターナショナル；2007. p.183-216 より引用)

2 ハロタンによる肝毒性[3]

　ハロタンの特徴は引火性がなく，これ以前の麻酔薬と比較して化学的に安定であることであり，そのために広く使用されるようになったとされている。しかし，ハロタンが肝臓に及ぼす副作用としてハロタン肝炎が注目されていた。

　ハロタン投与後の肝機能障害には2つのパターンがあるとされている。一つはハロタン投与後20%程度の症例で見られる軽度の早期肝機能障害であり，その特徴は肝逸脱酵素の軽度上昇を特徴とする一過性の肝機能障害である。病理学的には肝小葉の局所的壊死が見られるが，経過は良好でほとんどの症例が自然治癒する。原因は不明であり，ハロタンの反復投与を必要としない。

　もう一つ，すなわちハロタン肝炎は，まれであるが，時に致命的な遅発性肝細胞壊死である。ハロタン肝炎に関してはこれまで数百例の報告があり，発生頻度は1万件に1件程度と推定されている[4]。ハロタン肝炎発症の危険因子としては短期間内の繰り返す曝露，遺伝的素因，性差（女性に多い），年齢（中年成人に多い），肥満患者などが挙げられている。肝逸脱酵素，アルカリホスファターゼ，ビリルビンの著しい上昇および広範な肝細胞壊死を生じ，死亡率が50%程度と報告されている。

　ハロタン肝炎に関しては病態が検討され，自己免疫性の肝障害であることが明らかにされている。前述したように，投与されたハロタンからトリフルオロアセチルクロライドおよびTFAが産生される（図2）。TFA自体には免疫原性はないが，TFAがハプテンとして作用し，本来免疫原性のない肝細胞表面のタンパク質が抗原性を有するようになる（図4）。このTFAタンパク質に対するアレルギー反応として，劇症型のハロタン肝炎が生じると考えられている。これらの研究の結果，"ハロタン麻酔に伴って原因不明の発熱および黄疸が出現した場合，その患者に対するハロタンの再使用を控えるべきである"との警告がなされている。

3 そのほかの吸入麻酔薬による肝毒性

　図2に示したように，エンフルラン，イソフルラン，デスフルランの代謝過程でもTFAおよびその類似物質が生成される。ただし，エンフルラン，イソフルラン，デスフルランの代謝率がそれぞれ，約2.5％，約0.2％，約0.02％とハロタンより低く，TFAの産生量も有意に低い。これらの麻酔薬による肝障害の報告例はエンフルランで約50例だが，イソフルラン，デスフルランではごく少数である[5)6)]。

　一方，図3に示したようにセボフルランの代謝過程ではHFIPが生成されるが，TFAは生成されないためハロタン類似の肝炎は発生しないと考えられている。HFIPおよびセボフルランとソーダライムが反応して生成されるコンパウンドAのいずれも肝障害を引き起こす可能性は低いとされている。

4 麻酔薬による肝障害に関するコンセンサス

　これらの点を踏まえて，現時点でのコンセンサスとしては以下のようにまとめられている[7)]。
① 特に有用性が証明されている適用がある場合以外は，ハロタンを成人に使用するべきではない。
② フッ化吸入麻酔薬で術後肝毒性が生じた場合は，将来の再投与を避けるべきである。
③ 小児でもハロタン肝炎の報告はあるが，ハロタンは小児麻酔では選択肢の一つである。
④ エンフルラン，イソフルラン，デスフルランはハロタンよりも安全である。
⑤ 麻酔薬誘発性肝炎は除外診断でしか診断できない。

吸入麻酔薬の腎毒性

　ハロゲン化吸入麻酔薬が腎障害を生じる機序としては，歴史的にメトキシフルラン使用時に発生したフッ素による腎毒性が有名である（図5）。メトキシフルランはすでに使用されなくなった吸入麻酔薬であるが，構造上フッ素を有する吸入麻酔薬による腎毒性を論じる上では重要な位置を占める。セボフルランについてはフッ素による腎毒性の可能性およびCO_2吸収剤との反応によって生成される物質による腎毒性についても注目された。

1 フッ素による腎毒性

　ハロタン以降の揮発性麻酔薬にはフッ素が含まれており，生体内代謝によって血中無機フッ素が増加する可能性がある。図6に2〜3 MAC-hourのメトキシフルラン，セボフルラン，エンフルラン，イソフルラン，デスフルラン麻酔後の血清無機フッ素濃度の

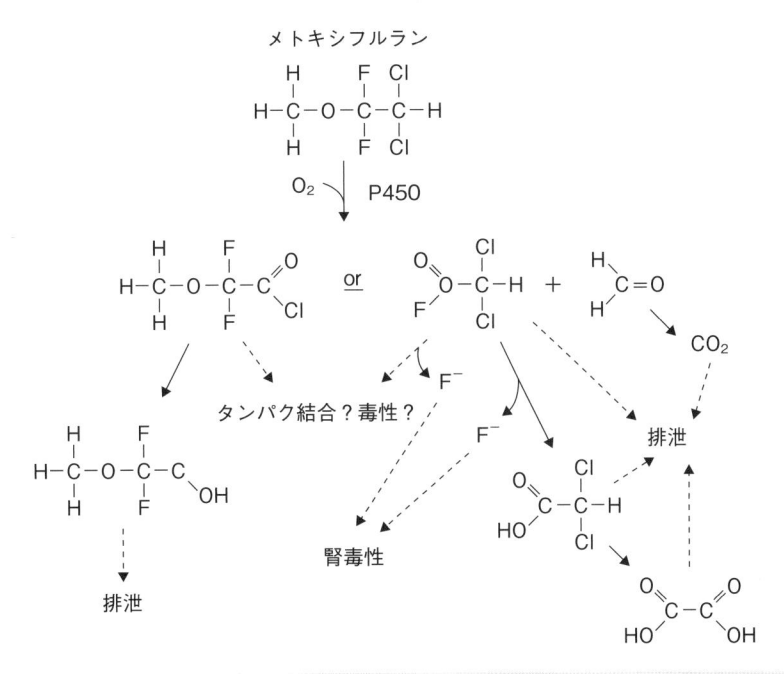

図5 メトキシフルランの代謝
(Kenna JG, Jones RM. The organ toxicity of inhaled anesthetics. Anesth Analg 1995 ; 81 : S51-66 より改変引用)

推移を示した．ちなみに，ハロタンは代謝によっても無機フッ素を生じることがないため，腎毒性を生じないと考えられている．

a. メトキシフルラン

図6に示したように，メトキシフルラン麻酔後には血清無機フッ素濃度が有意に増加する．臨床的にはメトキシフルラン投与後に多尿，高ナトリウム血症，血清浸透圧上昇などを主徴とするバソプレシン抵抗性の非乏尿性腎不全が生じることが注目され，腎不全の重症度と血清無機フッ素濃度の間に相関が認められたことから，両者の関係が強く疑われる結果となった．

具体的には，血清無機フッ素濃度が50 μmol/l 未満の場合，腎障害を来すことはないが，50～80 μmol/l で軽度の腎障害，80 μmol/l 以上で重症の腎障害が発生するとされている．図6に示したように，メトキシフルランによる2～3 MAC-hour の麻酔後には，数日にわたって軽度の腎障害を生じうる程度まで無機フッ素濃度が上昇すると報告されている．

無機フッ素によって非乏尿性腎不全が生じる機序としては，フッ素が尿細管のアデニルシクラーゼを抑制することによるバソプレシンに対する阻害効果，あるいはフッ素による腎髄質血流増加が対向流システムによる濃縮機構を破綻させる可能性などが挙げられているが，メトキシフルランの特徴は，腎臓で代謝され，腎臓内でフッ素が発生する点であり，この特徴が腎障害の発生と大きく関与していると考えられている[8]．

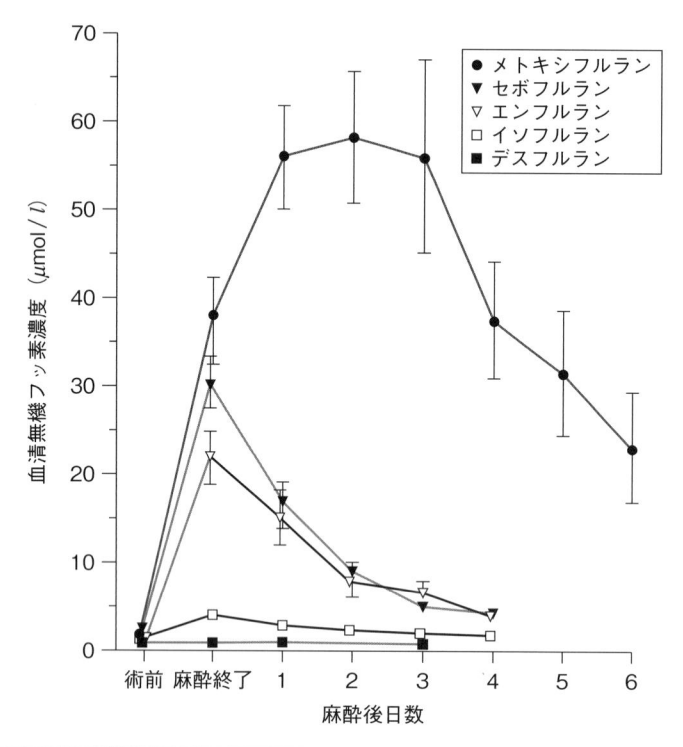

図6 各種吸入麻酔薬投与後の血清無機フッ素濃度の変化
(Martin JL, Njoku DB. 現代の吸入麻酔薬の代謝と毒性. 武田純三監訳. Miller RD 編. ミラー麻酔科学. 6th ed. 東京：メディカル・サイエンス・インターナショナル；2007. p.183-216 より引用)

b. エンフルラン

図6に示したように，エンフルラン曝露後の無機フッ素濃度の増加はメトキシフルランよりも軽度である．エンフルランの長時間曝露によってメトキシフルランと同様の尿濃縮障害が発生するとされているが，エンフルランの場合は症状が一過性である点が特徴である．短時間曝露の場合，ほとんど腎障害は発生しないとされている．

c. イソフルラン

図6に示したように，短時間のイソフルラン曝露後の無機フッ素濃度はほとんど増加しないため，通常の麻酔後のフッ素に由来する腎障害はほぼ発生しないと考えてよいと思われる．

一方，人工呼吸中の鎮静を目的として長期間投与を行った場合，血清無機フッ素濃度が最高 26.1 μmol/l まで増加したが尿濃縮能，血清クレアチニン（Cr）濃度には変化がなかったとされている[9]．

d. セボフルラン

セボフルランは通常の臨床使用の場合でも，エンフルランと同程度の無機フッ素濃度の増加を来しうる（図6）．さらに，メトキシフルラン使用時における腎障害発生域値

である 50 μmol/l を超える場合もしばしばあることが報告されている[10]。

しかし，無機フッ素濃度の有意な増加と対照的に有意な腎障害を認めないとする報告が多い。この理由として，セボフルランは血液への溶解性が低いため，投与中止後，速やかにセボフルランの濃度が低下し，代謝産物であるフッ素血中濃度の上昇が遷延することがない点，セボフルランの代謝は主に肝臓で行われ，腎臓におけるフッ素の生成がない点が挙げられている。代表的な教科書においても「合併症のない患者におけるセボフルラン麻酔後には，無機フッ素のみによる重大な腎障害の危険性は大きな問題ではないようである」と述べられている[7]。

e. デスフルラン

デスフルランはほとんど代謝を受けないため，図6に示したように無機フッ素濃度の増加も見られない。これらの点から，デスフルランには腎毒性はないと考えて差し支えない。

2 フッ素以外の代謝産物による腎毒性

a. セボフルラン

図3に示したように，セボフルランの生体内代謝によって HFIP が発生する。この化合物はグルクロン酸抱合を受け，無毒化されると考えられているが，小児においては HFIP のグルクロン酸抱合に関与する酵素である uridine diphosphate glucuronosyl-transferase の酵素量が少ないため，遊離の HFIP 濃度が上昇する可能性が考えられる。

実際に新生ラットを用いた in vitro の報告では，セボフルラン曝露後かなりの長期間にわたって高濃度の HFIP が検出されている[11]。ただし，小児においてセボフルラン麻酔後に有意な腎機能障害を認めたという報告は見当たらない。

b. セボフルラン以外の麻酔薬

TFA による腎障害は報告されていない。

3 吸入麻酔薬と CO_2 吸収剤の反応生成物による腎毒性

従来用いられてきた CO_2 吸収剤であるソーダライム，バラライムには強アルカリが含まれており，ハロタンおよびセボフルランを分解する。

a. ハロタンと CO_2 吸収剤の反応生成物による腎毒性

ハロタンと CO_2 吸収剤の反応によって，2-bromo-2-chloro-1,1-difluoroethylene（BCDFE，$F_2C=CBrCl$）が発生する。後述するセボフルランと CO_2 吸収剤との反応生成異物であるコンパウンドAと比較してBCDFEの濃度は1/40，腎障害惹起性も25％程度とされており，BCDFEによる腎障害はほぼ無視してよいとされている。

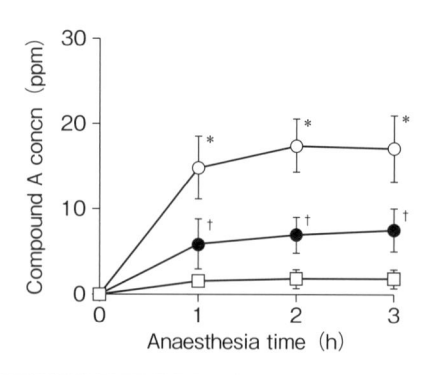

図7 新鮮ガス流量とコンパウンドA産生量の関係

open circle, closed circle および open square は，それぞれ新鮮ガス流量 1 l/min, 3 l/min, 6 l/min でのコンパウンドA濃度を示す．

(Bito H, Ikeda K. Effect of total flow rate on the concentration of degradation products generated by reaction between sevoflurane and soda lime. Br J Anaesth 1995 ; 74 : 667-9 より引用)

b. セボフルランと CO_2 吸収剤の反応生成物による腎毒性

セボフルランと CO_2 吸収剤の反応によっていくつかの化合物が生成されるが，このうち最も高濃度となるものがコンパウンドA〔fluoromethyl-2-2-difluoro-1-(trifluoromethyl) vinyl ether〕である（図3）．動物実験においてコンパウンドAが腎障害性を有する可能性が指摘されたことから，前述した無機フッ素による腎障害と並んで，セボフルランの問題点とみなされてきた．

(1) ラットモデルによるコンパウンドAの腎毒性

ラットに対する高濃度コンパウンドA曝露によって，腎髄質近傍の近位尿細管細胞の壊死が生じる[12)13)]．これらの所見が生じるコンパウンドA濃度の閾値は 25〜50 ppm，累積値で 150〜300 ppm/hr とされている．また，約 200 ppm のコンパウンドA曝露によって血清尿素窒素（BUN），Cr，尿中 N-アセチル-β-D-グルコサミニダーゼ（NAG）などの指標が増加することが報告されている[14)]．ラットにおけるコンパウンドAの腎障害は用量依存性があるとともに可逆的であり，経時的に改善が見られる点が特徴である．

(2) 臨床例におけるコンパウンドA濃度

当然のことではあるが，低流量麻酔によってセボフルランと CO_2 吸収剤の接触が増加するとともに，回路外へのコンパウンドAの除去が減少するため，低流量麻酔の際にコンパウンドA濃度が上昇しやすい（図7）．実際の報告としては，新鮮ガス流量 1 l/min 程度の低流量麻酔の際の回路内コンパウンドA濃度は 20〜30 ppm とされているが，一部 50 ppm 程度までの上昇を認めた報告もある[15)]．すなわち，低流量麻酔を長時間施行した際には，コンパウンドA濃度がラットにおいて腎障害を来しうるレベルまで増加する可能性がある．

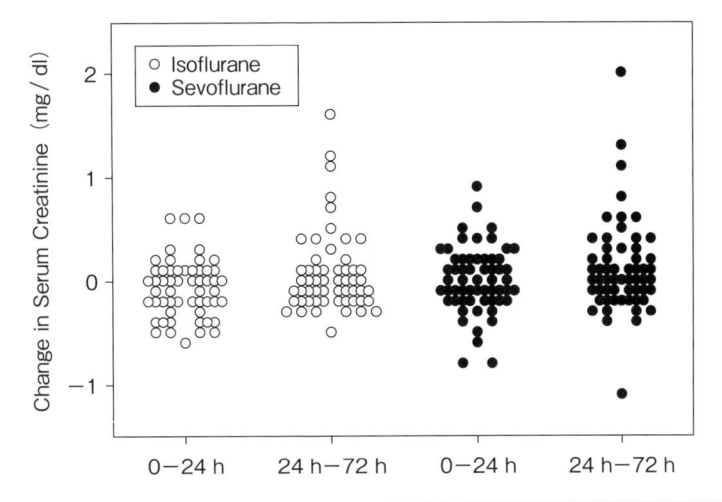

図8 血清 Cr ＞ 1.5 mg / dl を呈する軽度腎機能低下患者における低流量セボフルラン麻酔と低流量イソフルラン麻酔が術後血清 Cr の変化に及ぼす影響
(Conzen PF, Kharasch ED, Czerner SF, et al. Low-flow sevoflurane compared with low-flow isoflurane anesthesia in patients with stable renal insufficiency. Anesthesiology 2002；97：578-84 より引用)

(3) 臨床例におけるコンパウンド A 濃度と腎機能障害の関係

前述したようにコンパウンド A による腎毒性は比較的軽度で可逆性が認められることから，BUN，Cr などの指標よりも，さらに感度の高い尿中 NAG，尿中アルブミン（Alb），尿中 α-グルタチオントランスフェラーゼ（α-GST），尿中 π-グルタチオントランスフェラーゼ（π-GST）などを用いて検討されている。これらの報告は総じて，コンパウンド A の累積曝露量が 200 〜 300 ppm / hr であり，一過性に尿中酵素マーカーの増加を来すが，数日で回復するという結果を示している[16)〜24)]。また，軽度腎機能低下を有する患者を対象とした報告でも，低流量セボフルラン麻酔と低流量イソフルラン麻酔の間で術後腎機能の差は認められていない（図8）[25)26)]。すなわち，臨床例においてはセボフルランによる低流量麻酔の際にはラットにおいて腎障害を来しうる程度のコンパウンド A 曝露が生じるが，実際に生じる腎障害の程度はかなり軽度であることが示唆される。

このラットにおける実験結果と臨床データの乖離の解決に手間取ったため，アメリカにおけるセボフルランの承認が遅れた模様である。さらにアメリカでは，セボフルランの発売当初，新鮮ガス流量 2 l / min 未満の低流量麻酔は禁忌とされ，現在でもアメリカのセボフルランの添付文書には新鮮ガス流量 1 l / min 未満の低流量麻酔は推奨しないと記載されている。

(4) コンパウンド A による腎障害の機序

その後，ラットにおけるコンパウンド A による腎障害の機序がほぼ解明された（図9）[27)28)]。すなわち，コンパウンド A は肝臓においてグルタチオン抱合およびシステイン抱合を受け，腎より排泄される。この際，ラットにおいては腎近位尿細管細胞に β-リアーゼという酵素の活性が高く，システイン抱合体をチオノアシルフルオリドという

推定されているコンパウンドA活性化の代謝経路

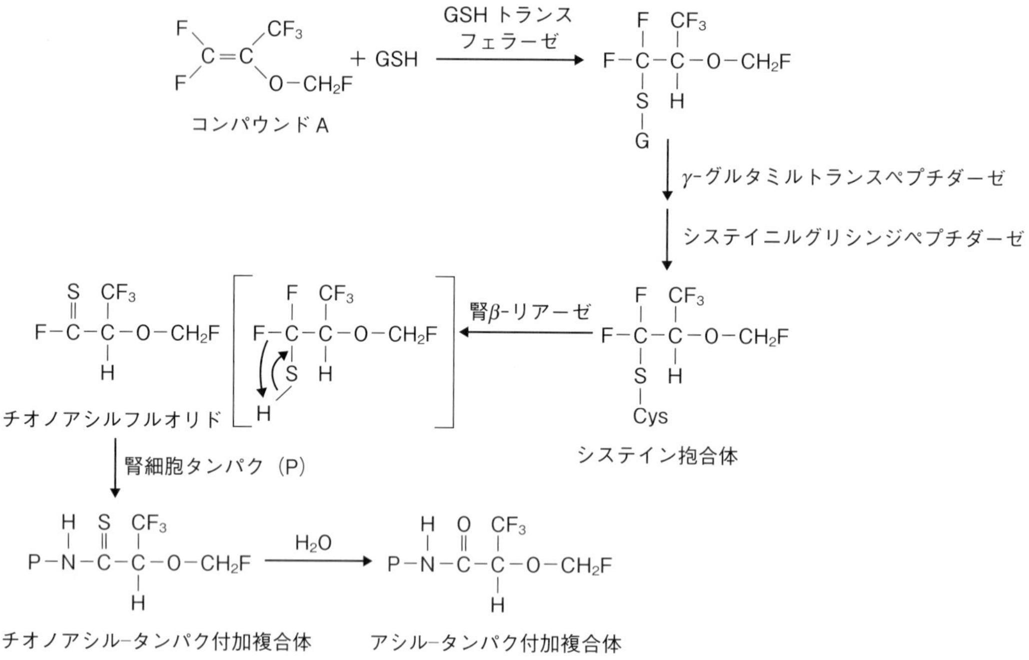

図9 腎β-リアーゼによるコンパウンドAの代謝

（Martin JL, Njoku DB. 現代の吸入麻酔薬の代謝と毒性. 武田純三監訳. Miller RD 編. ミラー麻酔科学. 6th ed. 東京：メディカル・サイエンス・インターナショナル；2007. p.183-216 より引用）

化合物に変換する。この化合物は高反応性であり，腎細胞のタンパクをアシル化し，腎細胞障害を引き起こすと考えられている。

一方，ヒトでは腎近位尿細管細胞における β-リアーゼ活性がラットの 1/30 ～ 1/20 であるとされており，システイン抱合体の分解はごくわずかである。このため，重篤な腎障害の発生が回避できると考えられている。

4 麻酔薬による腎毒性に関するコンセンサス

肝毒性の場合と異なり，代表的な教科書にもコンセンサスに該当する記述は見当たらない。セボフルランによる腎毒性の可能性が詳細に検討されてきたが，無機フッ素による腎毒性, CO_2 吸収剤との反応によって生じるコンパウンドAによる腎毒性のいずれも，大きな問題とは考えられていないようである。

■参考文献

1) Eger EI 2nd. New inhaled anesthetics. Anesthesiology 1994；80：906-22.
2) Kenna JG, Jones RM. The organ toxicity of inhaled anesthetics. Anesth Analg 1995；81：S51-66.
3) Elliott RH, Strunin L. Hepatotoxicity of volatile anaesthetics. Br J Anaesth 1993；70：

339-48.

4) Ray DC, Drummond GB. Halothane hepatitis. Br J Anaesth 1991 ; 67 : 84-99.
5) Tung D, Yoshida EM, Wang CS, et al. Severe desflurane hepatotoxicity after colon surgery in an elderly patient. Can J Anaesth 2005 ; 52 : 133-6.
6) Anderson JS, Rose NR, Martin JL, et al. Desflurane hepatitis associated with hapten and autoantigen-specific IgG4 antibodies. Anesth Analg 2007 ; 104 : 1452-3.
7) Martin JL, Njoku DB. 現代の吸入麻酔薬の代謝と毒性. 武田純三監訳. Miller RD編. ミラー麻酔科学. 6th ed. 東京：メディカル・サイエンス・インターナショナル；2007. p.183-216.
8) Kharasch ED, Hankins DC, Thummel KE. Human kidney methoxyflurane and sevoflurane metabolism. Intrarenal fluoride production as a possible mechanism of methoxyflurane nephrotoxicity. Anesthesiology 1995 ; 82 : 689-99.
9) Arnold JH, Truog RD, Rice SA. Prolonged administration of isoflurane to pediatric patients during mechanical ventilation. Anesth Analg 1993 ; 76 : 520-6.
10) Kobayashi Y, Ochiai R, Takeda J, et al. Serum and urinary inorganic fluoride concentrations after prolonged inhalation of sevoflurane in humans. Anesth Analg 1992 ; 74 : 753-7.
11) Payne AK, Morgan SE, Gandolfi AJ, et al. Biotransformation of sevoflurane by rat neonate liver slices. Drug Metab Dispos 1995 ; 23 : 497-500.
12) Gonsowski CT, Laster MJ, Eger EI 2nd, et al. Toxicity of compound A in rats. Effect of a 3-hour administration. Anesthesiology 1994 ; 80 : 556-65.
13) Gonsowski CT, Laster MJ, Eger EI 2nd, et al. Toxicity of compound A in rats. Effect of increasing duration of administration. Anesthesiology 1994 ; 80 : 566-73.
14) Keller KA, Callan C, Prokocimer P, et al. Inhalation toxicity study of a haloalkene degradant of sevoflurane, compound A (PIFE), in Sprague-Dawley rats. Anesthesiology 1995 ; 83 : 1220-32.
15) Frink EJ Jr, Isner RJ, Malan TP Jr, et al. Sevoflurane degradation product concentrations with soda lime during prolonged anesthesia. J Clin Anesth 1994 ; 6 : 239-42.
16) Bito H, Ikeuchi Y, Ikeda K. Effects of low-flow sevoflurane anesthesia on renal function : comparison with high-flow sevoflurane anesthesia and low-flow isoflurane anesthesia. Anesthesiology 1997 ; 86 : 1231-7.
17) Kharasch ED, Frink EJ Jr, Zager R, et al. Assessment of low-flow sevoflurane and isoflurane effects on renal function using sensitive markers of tubular toxicity. Anesthesiology 1997 ; 86 : 1238-53.
18) Eger EI 2nd, Koblin DD, Bowland T, et al. Nephrotoxicity of sevoflurane versus desflurane anesthesia in volunteers. Anesth Analg 1997 ; 84 : 160-8.
19) Ebert TJ, Frink EJ Jr, Kharasch ED. Absence of biochemical evidence for renal and hepatic dysfunction after 8 hours of 1.25 minimum alveolar concentration sevoflurane anesthesia in volunteers. Anesthesiology 1998 ; 88 : 601-10.
20) Goldberg ME, Cantillo J, Gratz I, et al. Dose of compound A, not sevoflurane, determines changes in the biochemical markers of renal injury in healthy volunteers. Anesth Analg 1999 ; 88 : 437-45.
21) Higuchi H, Wada H, Usui Y, et al. Effects of probenecid on renal function in surgical patients anesthetized with low-flow sevoflurane. Anesthesiology 2001 ; 94 : 21-31.
22) Higuchi H, Sumita S, Wada H, et al. Effects of sevoflurane and isoflurane on renal function and on possible markers of nephrotoxicity. Anesthesiology 1998 ; 89 : 307-22.
23) Eger EI 2nd, Gong D, Koblin DD, et al. Dose-related biochemical markers of renal injury after sevoflurane versus desflurane anesthesia in volunteers. Anesth Analg 1997 ; 85 : 1154-63.

24) Ebert TJ, Messana LD, Uhrich TD, et al. Absence of renal and hepatic toxicity after four hours of 1.25 minimum alveolar anesthetic concentration sevoflurane anesthesia in volunteers. Anesth Analg 1998 ; 86 : 662-7.
25) Higuchi H, Adachi Y, Wada H, et al. The effects of low-flow sevoflurane and isoflurane anesthesia on renal function in patients with stable moderate renal insufficiency. Anesth Analg 2001 ; 92 : 650-5.
26) Conzen PF, Kharasch ED, Czerner SF, et al. Low-flow sevoflurane compared with low-flow isoflurane anesthesia in patients with stable renal insufficiency. Anesthesiology 2002 ; 97 : 578-84.
27) Iyer RA, Anders MW. Cysteine conjugate beta-lyase-dependent biotransformation of the cysteine S-conjugates of the sevoflurane degradation product compound A in human, nonhuman primate, and rat kidney cytosol and mitochondria. Anesthesiology 1996 ; 85 : 1454-61.
28) Spracklin DK, Kharasch ED. Evidence for metabolism of fluoromethyl 2,2-difluoro-1-(trifluoromethyl) vinyl ether (compound A), a sevoflurane degradation product, by cysteine conjugate beta-lyase. Chem Res Toxicol 1996 ; 9 : 696-702.

(小竹　良文)

基礎編 5 吸入麻酔薬の臓器保護作用と毒性

D 吸入麻酔薬と神経発達

はじめに

　麻酔医学の進歩とともに，麻酔薬の安全性は以前に比べて格段に進歩してきた。しかしながら，周術期の麻酔管理法の急速な発達と比較して，長期予後に関してはいまだに不明な点が多い。また，麻酔薬の詳細な分子メカニズムはいまだに解明されておらず，現代においても麻酔薬の安全性は臨床使用における経験的な知識に大きく頼らざるをえない。ところが，麻酔薬の長期的な影響は，臨床で見過ごされている可能性もあると思われ，動物実験の結果を臨床にトランスレートしていくことも重要である。

　2003年にJevtovic-Todorovicらは，ラットを用いた実験で，神経発達期における臨床濃度の麻酔が将来的に脳機能の異常につながる可能性を報告した[1]。以来，この問題に関して多くの動物実験が行われ，吸入麻酔薬に関しても，現在臨床で使用されているイソフルラン，セボフルラン，デスフルランのいずれもが発達期の脳に悪影響を与えることが動物実験で示されている。現時点では動物実験の結果がヒトにおいても当てはまるのか否か，コンセンサスは得られていないが，この問題は麻酔科医や脳科学者だけが興味を示しているものではなく，今や社会問題となりつつある。仮にヒトにおいても麻酔薬が神経発達に重篤な影響を及ぼすならば，小児・産科麻酔は安全性の高い医療として成り立たなくなる可能性がある。今後，小児麻酔・産科の安全性の向上のためには，麻酔薬の発達期の脳に対する作用メカニズムを脳科学の最新の手法を用いて明らかにしていく必要がある。

麻酔薬の神経発達に対する影響（動物）

　1999年にはIkonomidouらが，新生期のラットにN-メチル-D-アスパラギン酸（N-methyl-D-aspartic acid：NMDA）阻害薬やケタミンを投与すると，脳の広範な部分でアポトーシスが起こることを報告した[2]。この報告は，後にJevtobic-Todororicらの行った，麻酔薬の毒性に関する研究につながっていく。

　先述したように，2003年，Jevtovic-Todorovicらは生後7日目のラットを用いて麻

酔薬3剤（ミダゾラム，亜酸化窒素，イソフルラン）を併用投与し，麻酔直後のアポトーシスが増加することを確認した[1]。さらに著者らは，成長後の脳機能について，モーリス水迷路テストを用いて空間記憶能力を行動学的に解析し，また脳海馬スライスを用いて長期増強（long-term potentiation：LTP）を電気生理学的に解析した。LTPはシナプスにおいて長期的にシグナルの伝達効率が上昇する現象であり，シナプス可塑性を知るための実験モデルとしてよく使われる（シナプス可塑性は，記憶や学習に重要な役割を持つと考えられている）。その結果，対照群と比較して麻酔投与群では，成長後の記憶能力の低下とシナプス可塑性の異常が確認された。今では臨床でよく使われる麻酔薬を含め，動物実験レベルではほとんどの麻酔薬が発達期の神経に対して神経毒性を持つということが分かっている[1〜7]。

さらにBrambrinkらは，生後6日目のサルを用いて研究を行った[8]。呼吸管理下イソフルランを5時間曝露し，麻酔終了3時間後に脳サンプルを採取して解析したところ，神経アポトーシスが増加していたと報告した。そのため，サルにおいても脳機脳に異常が生じるのか議論となったが，Pauleらは生後5日目または6日目のサルに24時間ケタミンを投与して，成長後に認知障害などが起こることを報告した[9]。齧歯類の実験では，麻酔薬の直接的な影響ではなく，低換気などの麻酔の二次的な影響により神経アポトーシスが起こるのではないかという議論があった。しかしながら，サルを用いたこの実験では，呼吸・循環管理に大きな問題はないと思われる。齧歯類の実験において高二酸化炭素血症などの影響が上乗せされている可能性[10]は排除できないが，少なくとも神経アポトーシスの原因の一部は麻酔薬による直接的な作用があると考えるのが主流となっている。

Gentryらは，より下等な生物である線虫を用いて，発達期の神経に対する麻酔薬の影響を報告した[11]。研究に用いた C.elegans は神経細胞がわずか302個しかなく，頭部の神経環と呼ばれる部位が脳に相当する。受精卵から数日で成虫となり，誘引行動の解析によって神経機能の異常を調べることができる。孵化後早い発生移行段階でイソフルランまたはセボフルランを4時間投与すると，成虫になったときに誘引行動に異常が生じていたが，より遅い発生移行段階では異常は観察されなかった。この結果は，麻酔薬に対する発達期の神経の脆弱性が，進化の過程で保存された共通のメカニズムと関連していることを示唆しており興味深い。

吸入麻酔薬の神経発達に対する影響（動物）

吸入麻酔薬に関しても，動物を用いて盛んに研究が行われている。ほとんどの吸入麻酔薬が臨床濃度において神経細胞死を惹起し，不可逆的な脳機能障害を引き起こすことが示されている。唯一例外なのはキセノンであり，これについては後で説明する。

現在，動物を用いた研究でよく使われている吸入麻酔薬は，セボフルラン，イソフルラン，デスフルランである。これら3剤とも発達期の脳において神経アポトーシスを増加させることが動物実験によって示されている[4〜7,12]。

われわれは，生後6日目のマウスに3%セボフルランを6時間曝露し，麻酔直後に脳サンプルを取り出して解析したところ[5]，対照群と比較して顕著にアポトーシスが増加していた。また，成獣になった後に恐怖条件付けテストを行ったところ，長期記憶に異常が認められた。さらに興味深いことに，これらのマウスは社会性行動に異常が見られた。マウスはヒトと同じような社会性動物であり，マウスの社会性行動の異常は自閉症様行動の研究によく用いられる[13]。この結果は，発達期の神経に対する麻酔が学習能力のみならず，ほかの脳機能も変化させるということを示唆している。

　セボフルラン，イソフルラン，デスフルランの間に毒性の違いはあるのだろうか？これら3剤の神経毒性は，最小肺胞内濃度（minimum alveolar concentration：MAC）を指標とした「等価の麻酔」を前提に，アポトーシスの程度で比較することができる。Liangらは，イソフルラン（0.75%）とセボフルラン（1.1%）の神経毒性について比較したところ，イソフルランのほうがより神経アポトーシスの増加が顕著であった[12]。また，Kodamaらも，イソフルラン（2%），セボフルラン（3%），デスフルラン（8%）の神経毒性について比較したところ，毒性の最も少なかったのはセボフルランで，デスフルランの毒性が一番大きかったと報告している[7]。一方，Istaphanousらは，イソフルラン（1.5%），セボフルラン（2.9%），デスフルラン（7.4%）の神経毒性の程度に有意な差はないと報告した[6]。研究グループによって違う結果が出た理由は明らかではないが，麻酔した日齢やマウスの系統などの条件の違いのほかに，麻酔薬の濃度設定に違いがある。使用したイソフルランの濃度とセボフルランの濃度の比を見ると，Liangらと Kodamaらの研究ではほぼ一致しているのに対して，Istaphanousらの研究では大きく異なっている。これは「等価の麻酔」の前提としたMAC値の決定方法に違いがあるためだと考えられる。Istaphanousらは，15分ごとに tail clamping を行い，幼若マウスの MAC値を決定している。しかしながら，発達中の脳においては麻酔中に時々刻々とMACが変化していることがほかの研究から明らかになっており[7][14]，15分ごとの tail clamping では MAC値を正確に決定することが難しい[15]。それに対して Kodama らは，麻酔中の MAC値の時間変化も加味して決定している。また，*in vitro* の研究ではイソフルラン，セボフルラン，デスフルランの間で細胞毒性が違うことが報告されている[16]〜[18]。

　Maらは，キセノンはほかの吸入麻酔薬とは違い，発達期の神経を保護する効果があると報告した[19]。イソフルラン麻酔にキセノンを併用すると，神経アポトーシスがイソフルラン単独のときに比べて軽減するという。しかしながら，Cattanoらは，キセノン単独では神経アポトーシスが増加したと報告している[20]。

疫学研究

　動物実験の結果を受け，ヒトでも同じことが起きるのかが議論となっているが，現時点では結論は出ていない。動物実験の結果をヒトにトランスレートできない大きな原因の一つは，齧歯類が麻酔に脆弱とされている時期がヒトのどの時期に相当するのか，詳

しく分かっていないということである。また，神経発達に要する期間に関しても動物とヒトでは大きな違いがあり，ヒトの場合，ほかの動物（特に齧歯類）と比べて著しく長いと考えられる。そのため，動物実験に比較して臨床でヒトが受ける麻酔時間は相対的に非常に短いと考えられる。さらに，神経システム自体の冗長性に関しても，ヒトとそのほかの動物では大きく違う可能性があり，動物で起こることがヒトでは起こらないという可能性も十分ありうる。

2007年にアメリカ食品医薬品局（Food and Drug Administration：FDA）は，ヒトにおける研究が必要であるという見解を示しており，2009年にはFDAを中心として，大型研究プロジェクト"SAFEKIDS"（The Safety of Key Inhaled and Intravenous Drugs in Pediatrics）が開始された。その後，2010年より"SmartTots"（Strategies for Mitigating Anesthetic-Related neuroToxicity in Tots）と名称を変更してプロジェクトが継続中である。2012年12月の報告では，幼若動物あるいは小児に対する麻酔薬の悪影響が直接的なものなのか，あるいは手術などほかの要因によるものなのかについて，まだ結論を導ける証拠はそろっていないという見解を示している。

疫学的には，小児麻酔における麻酔薬の神経毒性の可能性はかなり以前より示唆されてきた。1945年にLevyらは，当時用いられていたエーテル麻酔による小児の行動異常の可能性を報告しており，手術時の年齢依存的に行動異常が見られたとしている[21]。つまり，2歳児以下では顕著な行動異常が観察されたのに対して，8歳以上ではそのような異常はほとんど観察されなかった。しかしながら，手術そのものの影響などほかの要因は考慮されておらず，大きな注目は集めなかった。

近年，動物実験の結果を受けて，小児麻酔の神経毒性に対する大規模な疫学的研究が増加している。

Wilderらは，5,357人の小児を対象とした後ろ向きコホート研究を行い，4歳以下で2回以上の手術を受けた児は学習障害のリスクが有意に上昇していたと報告し[22]，大きな注目を集めた。また，Sunらは22万8,961人を対象とし，3歳以下に手術の適用を受けた小児は，学習障害のリスクが高まると報告している[23]。しかしながら，学習障害の診断基準が，神経学的に客観的な尺度といえるのか，という批判がある。また，麻酔を受けた児にはもともと原疾患があり，原疾患自体の影響やほかの合併症の影響が大きな意味を持つことは想像にかたくないが，これらの研究では原疾患に大きなばらつきがあるという指摘がある。

DiMaggioらは，3歳以下で鼠径ヘルニアの手術を全身麻酔下に受けた383名の児と5,050名の麻酔を受けていない児を，ICD-9（International Classification of Disease 9th Revision）というアメリカの疾病分類を用いて比較した[24]。その結果，麻酔によって発達障害や行動異常のリスクが上昇したと報告した。一方，Hansenらは，デンマークにおいて1歳までに鼠径ヘルニア手術を全身麻酔下に受けた2,457名を対象に15歳時点での学習能力を対照群と比較したところ，有意な差はなかったと報告している[25]。

Bartelsらは，オランダにおいて一卵性双生児1,143組を対象とした研究を行った[26]。発達障害や学習障害などには家庭環境も大きく影響すると容易に推測されるため，双生児を対象とした研究は貴重である。この研究では，3歳以下で麻酔による手術を受けた

児の12歳の時点での学習機能を解析したところ，麻酔を受けた児は受けていない児に比べて，有意に成績が落ちていた。しかしながら，ペアの双生児で麻酔を受けていない児との間では，12歳の時点では有意な差は見られなかった。DiMaggioらも，1万450人の双生児（一卵性とは限らない）を対象とした研究を行い，3歳以下で手術を受けた児の発達障害や行動障害を起こすリスクを解析した[27]。麻酔を受けた児は受けていない児に比べて有意に成績が落ちていたが，この研究でもBartelsらと同様に，ペアの双生児で麻酔を受けていない児との間では有意な差は見られなかった。Sprungらは，帝王切開中に短時間の麻酔を受けた児の5歳時における学習障害の影響を調べたところ，麻酔を受けた児は対照群に比べて差はなかったと報告している[28]。以上の研究はすべてが後ろ向き研究であり，交絡因子の影響を取り除くことが難しい，あるいは交絡因子が必ずしも明らかではない（未知の条件をそろえること自体が不可能である）。そのため，どの研究も麻酔の効果のみを見ているとはいいがたく，ほかの解釈を退けられるような証拠とはいえない。

　以上の疫学研究はパイロット研究と位置付けられるものであり，今後は前向き研究を含むいっそう精密な研究に進むのが妥当と思われる。無作為化二重盲検での前向き研究であれば，後ろ向き研究の問題点の多くを回避できる可能性がある。しかしながら，健康な児に麻酔を曝露したり，麻酔をしないで手術を行ったりすることは，倫理的に不可能であることから，麻酔の影響のみを抽出するためには他因子の十分なコントロールが必要である。

発達期の神経における麻酔薬の毒性メカニズム

　発達期の脳では，まず過剰な神経結合（シナプス）が形成される。その後，シナプスを形成しない神経細胞は抑制性神経によって徐々に絞り込みが行われ，逆に生き残った神経細胞はシナプスが増加して，成熟した神経回路が形成される。ヒトでは神経細胞の密度は出生後1歳までに急激に減少するが，シナプス密度は半年くらいの間に急速に増加し，その後は成人期にかけて少しずつ減少していくことが分かっている。注意すべきなのは，脳の重量が増加する時期とシナプス形成（synaptogenesis）が盛んな時期は必ずしも一致しないということである。

　発達期の脳への麻酔薬の投与によって生じる，広範なアポトーシス増加の分子メカニズムはいまだによく分かっていない。しかしながら，この現象は非常に強い時期依存性があり，齧歯類ではおおむねシナプス形成が盛んな時期と一致している。この時期を過ぎると，麻酔薬を投与しても神経におけるアポトーシスの増加は観察されない[29]。発達期の脳への麻酔薬曝露によって，シナプスの密度が減少することも分かっている[30]が，逆に生後15日目のラットでは，麻酔薬曝露によってシナプス密度が増加する[31]。また，成熟したラットに低濃度（0.1 MAC付近の）セボフルラン（0.11%）を曝露すると記憶機能が増加するという報告もある[32]。

　吸入麻酔薬を含めた全身麻酔薬は，神経系を抑制する薬物としてはかなり強力なもの

として分類される。多くの麻酔薬は，γアミノ酪酸（γ-aminobutyric acid：GABA）受容体を介したシナプス伝達を増強するか，NMDA型グルタミン酸受容体を介したシナプスを抑制するか，あるいはその両方の作用があるということが多くの研究結果から支持されている[33]。Fredrikssonらは，プロポフォールあるいはケタミン単独よりも，その2剤を併用すると神経毒性が相乗的に増えることから，NMDA受容体抑制作用とGABA受容体活性作用が同時に発揮されることによって，その神経毒性が相乗的に増えると報告した[34]。胎児性アルコール症候群のように，エタノールが発達期の脳に対して悪影響を及ぼすことはよく知られている[35]が，エタノールはNMDA受容体とGABA受容体の両方に作用を及ぼす。興味深いことに，動物実験における神経病態や行動異常を見るかぎり，エタノールと麻酔薬の神経発達に及ぼす影響は非常によく似ている[36]。吸入麻酔薬のセボフルラン，イソフルラン，デスフルランの作用は，主にGABA受容体を介した抑制性のシナプス伝達を増強することだと考えられている[37]が，これらの麻酔薬はNMDA受容体も抑制するという報告があり[38]，単剤で両方の受容体に作用している可能性がある。

1 対処法の研究

現時点でヒトにおける影響が明らかになっていない以上，麻酔法を変更する必要はないというのがSmartTotsの見解である。しかしながら，今後，小児の手術においては麻酔による神経への影響の可能性を認識し，児の親に対してリスクの説明が重要になってくるかもしれない。

現在使われている麻酔薬については，どの時期の麻酔がリスクが少ないのか，どの程度の麻酔薬の量，あるいは投与時間ならリスクが少ないのかなど，最も臨床的に欲しい情報について，動物実験の結果をヒトに移行することが難しい。

しかしながら近年，動物実験において，対処法の研究が多くの研究室で行われている。現時点で臨床応用されているものはないが，代表的なものをいくつか紹介する。

先述したように，吸入麻酔薬の一つであるキセノンも動物実験においてはイソフルランの神経毒性を軽減する効果が報告されている[19]が，キセノン単独ではむしろアポトーシスを増加している上[20]，コストに問題があり，臨床応用できるか疑問が残る。Straikoらは，双極性障害の治療に使われるリチウムもアポトーシスを抑制することを報告した[39]。この報告はメカニズムの解明という点では興味深いが，臨床応用という点ではリチウムの催奇性の問題のため，小児への適用は難しい。α_2アゴニストのデクスメデトミジンも，新生期のラットにおいて，イソフルラン曝露によるアポトーシスを軽減すると報告された[40]。また，抗酸化薬が効果的に麻酔薬の神経毒性を軽減するという報告が増加している。Yonらは，生後7日目のラットにおいて，松果腺から分泌されるホルモンであるメラトニンがイソフルランによるアポトーシスを減弱させることを報告した[29]。メラトニンには，ホルモンとしての作用のほかに，抗酸化作用やミトコンドリアDNAを保護する作用があるといわれている。

Boscoloらは，発達期のラット脳において，人工合成した活性酸素（reactive oxygen

species：ROS）スカベンジャーである EUK-134 が，麻酔薬による神経アポトーシスの増加をほぼ完全に拮抗したのみならず，成長後の行動異常もほぼ完全に抑制したと報告した[41]。この結果によると，酸化ストレスが発達期の脳への麻酔薬の毒性において大きな割合を占める可能性もある。しかし，酸化ストレスは麻酔薬による直接の作用ではなく，ミトコンドリア障害などによる二次的なものである可能性もある。いずれにせよ，酸化ストレスの除去が神経毒性の軽減に大きな効果を示すのは興味深く，臨床応用が期待される。

2 水素を用いた対処法

　Yonamine らは，発達中の脳に対する麻酔薬の神経毒性を水素によって軽減する方法を発表した[42]。水素は抗酸化作用を持つが，*in vitro* の実験では毒性の高いヒドロキシラジカルを選択的に除去し，過酸化水素などの量は変化しない[43]。過酸化水素などの ROS は，ある程度の量が神経に必要であることが分かっている。そのため，ほかの多くの抗酸化薬のように，有益な ROS が枯渇してしまうことは，神経にとって大きなデメリットであると考えられる。

　また，水素は分子量が小さく，電気的に中性なため，患部に到達しやすく，細胞内に有害な反応物質が蓄積されない，などの特徴が挙げられる。水素は，抗酸化作用のほかに，抗炎症作用や抗酸化酵素の遺伝子発現を促す作用も示唆されている。吸入麻酔であれば，水素をキャリアガスに混ぜるだけで供給でき，患者側から見れば通常の手術と比べて見かけ上は何も変わらない。さらに，水素は安価であり，医療経済的にも都合が良い。現時点では水素は医療用ガスとしては認可されていないが，将来的には水素が小児麻酔における救世主となる可能性がある。

おわりに

　臨床医にとって最も重要なのは，実際に麻酔の何を変える必要があるのかという具体的な情報であろう。しかしながら現時点では，ヒトにおいて吸入麻酔を含めた全身麻酔が神経発達に影響を与えるのかは分からない。そのため，ただちに麻酔法を変更することは推奨できない。一方，動物実験においてはほとんどの麻酔薬が神経発達に悪影響を与えることも事実である。今後，われわれ麻酔科医は，この問題に対して常に最新の情報に注意していく必要がある。

■参考文献

1) Jevtovic-Todorovic V, Hartman RE, Izumi Y, et al. Early exposure to common anesthetic agents causes widespread neurodegeneration in the developing rat brain and persistent learning deficits. J Neurosci 2003；23：876-82.
2) Ikonomidou C, Bosch F, Miksa M, et al. Blockade of NMDA receptors and apoptotic neurodegeneration in the developing brain. Science 1999；283：70-4.

3) Cattano D, Young C, Straiko MM, et al. Subanesthetic doses of propofol induce neuroapoptosis in the infant mouse brain. Anesth Analg 2008 ; 106 : 1712-4.
4) Johnson SA, Young C, Olney JW. Isoflurane-induced neuroapoptosis in the developing brain of nonhypoglycemic mice. J Neurosurg Anesthesiol 2008 ; 20 : 21-8.
5) Satomoto M, Satoh Y, Terui K, et al. Neonatal exposure to sevoflurane induces abnormal social behaviors and deficits in fear conditioning in mice. Anesthesiology 2009 ; 110 : 628-37.
6) Istaphanous GK, Howard J, Nan X, et al. Comparison of the neuroapoptotic properties of equipotent anesthetic concentrations of desflurane, isoflurane, or sevoflurane in neonatal mice. Anesthesiology 2011 ; 114 : 578-87.
7) Kodama M, Satoh Y, Otsubo Y, et al. Neonatal desflurane exposure induces more robust neuroapoptosis than do isoflurane and sevoflurane and impairs working memory. Anesthesiology 2011 ; 115 : 979-91.
8) Brambrink AM, Evers AS, Avidan MS, et al. Isoflurane-induced neuroapoptosis in the neonatal rhesus macaque brain. Anesthesiology 2010 ; 112 : 834-41.
9) Paule MG, Li M, Allen RR, et al. Ketamine anesthesia during the first week of life can cause long-lasting cognitive deficits in rhesus monkeys. Neurotoxicol Teratol 2011 ; 33 : 220-30.
10) Stratmann G, May LD, Sall JW, et al. Effect of hypercarbia and isoflurane on brain cell death and neurocognitive dysfunction in 7-day-old rats. Anesthesiology 2009 ; 110 : 849-61.
11) Gentry KR, Steele LM, Sedensky MM, et al. Early developmental exposure to volatile anesthetics causes behavioral defects in Caenorhabditis elegans. Anesth Analg 2013 ; 116 : 185-9.
12) Liang G, Ward C, Peng J, et al. Isoflurane causes greater neurodegeneration than an equivalent exposure of sevoflurane in the developing brain of neonatal mice. Anesthesiology 2010 ; 112 : 1325-34.
13) Satoh Y, Endo S, Nakata T, et al. ERK2 contributes to the control of social behaviors in mice. J Neurosci 2011 ; 31 : 11953-67.
14) Stratmann G, Sall JW, May LD, et al. Isoflurane differentially affects neurogenesis and long-term neurocognitive function in 60-day-old and 7-day-old rats. Anesthesiology 2009 ; 110 : 834-48.
15) Stratmann G, Alvi RS. Can minimum alveolar concentrations in immature rodents be a single number? Anesthesiology 2011 ; 115 : 1132-3.
16) Wei H, Kang B, Wei W, et al. Isoflurane and sevoflurane affect cell survival and BCL-2/BAX ratio differently. Brain Res 2005 ; 1037 : 139-47.
17) Yang H, Liang G, Hawkins BJ, et al. Inhalational anesthetics induce cell damage by disruption of intracellular calcium homeostasis with different potencies. Anesthesiology 2008 ; 109 : 243-50.
18) Wang QJ, Li KZ, Yao SL, et al. Different effects of isoflurane and sevoflurane on cytotoxicity. Chin Med J (Engl) 2008 ; 121 : 341-6.
19) Ma D, Williamson P, Januszewski A, et al. Xenon mitigates isoflurane-induced neuronal apoptosis in the developing rodent brain. Anesthesiology 2007 ; 106 : 746-53.
20) Cattano D, Williamson P, Fukui K, et al. Potential of xenon to induce or to protect against neuroapoptosis in the developing mouse brain. Can J Anaesth 2008 ; 55 : 429-36.
21) Levy DM. Psychic trauma of operations in children and note on combat neurosis. Am J Dis Child 1945 ; 69 : 7-25.

22) Wilder RT, Flick RP, Sprung J, et al. Early exposure to anesthesia and learning disabilities in a population-based birth cohort. Anesthesiology 2009 ; 110 : 796-804.
23) Sun LS, Li G, Dimaggio C, et al. Anesthesia and neurodevelopment in children : time for an answer? Anesthesiology 2008 ; 109 : 757-61.
24) DiMaggio C, Sun LS, Kakavouli A, et al. A retrospective cohort study of the association of anesthesia and hernia repair surgery with behavioral and developmental disorders in young children. J Neurosurg Anesthesiol 2009 ; 21 : 286-91.
25) Hansen TG, Pedersen JK, Henneberg SW, et al. Academic performance in adolescence after inguinal hernia repair in infancy : a nationwide cohort study. Anesthesiology 2011 ; 114 : 1076-85.
26) Bartels M, Althoff RR, Boomsma. Anesthesia and cognitive performance in children : no evidence for a causal relationship. Twin Res Hum Genet 2009 ; 12 : 246-53.
27) DiMaggio C, Sun LS, Li G. Early childhood exposure to anesthesia and risk of developmental and behavioral disorders in a sibling birth cohort. Anesth Analg 2011 ; 113 : 1143-51.
28) Sprung J, Flick RP, Wilder RT, et al. Anesthesia for cesarean delivery and learning disabilities in a population-based birth cohort. Anesthesiology 2009 ; 111 : 302-10.
29) Yon JH, Daniel-Johnson J, Carter LB, et al. Anesthesia induces neuronal cell death in the developing rat brain via the intrinsic and extrinsic apoptotic pathways. Neuroscience 2005 ; 135 : 815-27.
30) Pearn ML, Hu Y, Niesman IR, et al. Propofol neurotoxicity is mediated by p75 neurotrophin receptor activation. Anesthesiology 2012 ; 116 : 352-61.
31) Briner A, De Roo M, Dayer A, et al. Volatile anesthetics rapidly increase dendritic spine density in the rat medial prefrontal cortex during synaptogenesis. Anesthesiology 2010 ; 112 : 546-56.
32) Alkire MT, Nathan SV, McReynolds JR. Memory enhancing effect of low-dose sevoflurane does not occur in basolateral amygdala-lesioned rats. Anesthesiology 2005 ; 103 : 1167-73.
33) Rudolph U, Antkowiak B. Molecular and neuronal substrates for general anaesthetics. Nat Rev Neurosci 2004 ; 5 : 709-20.
34) Fredriksson A, Pontén E, Gordh T, et al. Neonatal exposure to a combination of N-methyl-D-aspartate and gamma-aminobutyric acid type A receptor anesthetic agents potentiates apoptotic neurodegeneration and persistent behavioral deficits. Anesthesiology 2007 ; 107 : 427-36.
35) Lemoine P, Harousseau H, Borteyru JP, et al. Children of alcoholic parents — observed anomalies : discussion of 127 cases. Ther Drug Monit 2003 ; 25 : 132-6.
36) Ikonomidou C, Bittigau P, Ishimaru MJ, et al. Ethanol-induced apoptotic neurodegeneration and fetal alcohol syndrome. Science 2000 ; 287 : 1056-60.
37) Nishikawa K, Harrison NL. The actions of sevoflurane and desflurane on the gamma-aminobutyric acid receptor type A : effects of TM2 mutations in the alpha and beta subunits. Anesthesiology 2003 ; 99 : 678-84.
38) Solt K, Eger EI 2nd, Raines DE. Differential modulation of human N-methyl-D-aspartate receptors by structurally diverse general anesthetics. Anesth Analg 2006 ; 102 : 1407-11.
39) Straiko MM, Young C, Cattano D, et al. Lithium protects against anesthesia-induced developmental neuroapoptosis. Anesthesiology 2009 ; 110 : 862-8.
40) Sanders RD, Xu J, Shu Y, et al. Dexmedetomidine attenuates isoflurane-induced neurocognitive impairment in neonatal rats. Anesthesiology 2009 ; 110 : 1077-85.
41) Boscolo A, Starr JA, Sanchez V, et al. The abolishment of anesthesia-induced cognitive

impairment by timely protection of mitochondria in the developing rat brain : the importance of free oxygen radicals and mitochondrial integrity. Neurobiol Dis 2012 ; 45 : 1031-41.
42) Yonamine R, Satoh Y, Kodama M, et al. Coadministration of hydrogen gas as part of the carrier gas mixture suppresses neuronal apoptosis and subsequent behavioral deficits caused by neonatal exposure to sevoflurane in mice. Anesthesiology 2013 ; 118 : 105-13.
43) Ohsawa I, Ishikawa M, Takahashi K, et al. Hydrogen acts as a therapeutic antioxidant by selectively reducing cytotoxic oxygen radicals. Nat Med 2007 ; 13 : 688-94.

(佐藤　泰司)

基礎編

6 吸入麻酔薬と環境

はじめに

　1846年，ボストンのマサチューセッツ総合病院において，Mortonはエーテル公開麻酔を成功させ人々を驚かせたという。そのきわめて強い引火性から，現在の先進国における手術室でエーテルが用いられることはなくなった。しかし，ほぼすべての麻酔器に気化器が接続されていることからも分かるように，今なお吸入麻酔薬は全身麻酔において欠かすことのできない薬物である。

　ところが近年，環境保護あるいは大気汚染防止の観点から，吸入麻酔薬の使用を避ける動きがある[1]。1997年に京都議定書が採択され，日本のみならず世界が温室効果ガスの人為的排出削減に努力している中，われわれ麻酔科医も環境破壊を避ける努力が求められるのかもしれない。

　一方，温室効果ガスの一つである吸入麻酔薬は，どの程度環境に影響を及ぼしているのだろうか。放射線医学から学ぶように，見えないものに対する漠然とした不安には十分注意し，正しい知識をもって臨むことが必要である。本章をご覧いただき，吸入麻酔薬が大気に及ぼす影響について理解を深めていただければ幸いである。

　なお，手術室内の環境については余剰ガスと関連して別項で述べられているため，本章においては地球的な環境について述べる。

地球の大気

1 大気の鉛直構造

　地球の大気は温度変化を基準として地表面から順に，対流圏（0〜15 km），成層圏（15〜50 km），中間圏（50〜80 km），熱圏（80〜800 km）の4層に分かれている（図1）。

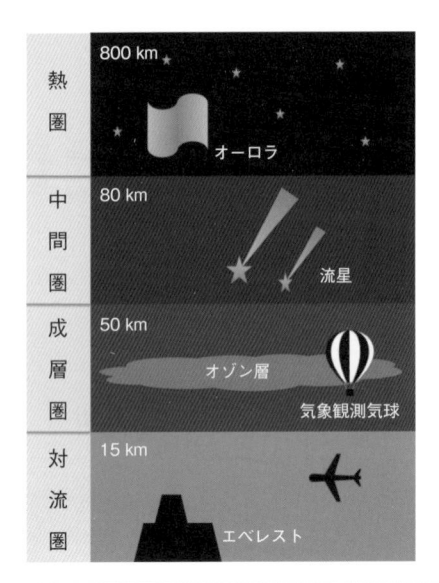

図1　大気の鉛直構造（縮尺は正しくない）

2 オゾン層

　オゾン（O_3）は酸素原子3個からなる，非常に酸化力の強い不安定な分子である。オゾン層は地球の大気におけるオゾン濃度が高い部分を指し，成層圏のうち特に高度20〜30 km付近で最も密度が高くなる（図1）。オゾン層は太陽からの有害な紫外線の多くを吸収し，地上の生態系を保護する役割を果たしている。

3 オゾン層の破壊

　1987年にカナダで採択されたモントリオール議定書では，フロンをはじめハロンや臭化メチルなどがオゾン層を破壊するおそれのある物質として指定されている。フロンは化学的・熱的にきわめて安定で物も溶かしやすいため，夢の化学物質としてもてはやされ，冷蔵庫やクーラーの冷媒あるいは基盤の洗浄剤などに多用されていた。しかし，1974年にフロンがオゾン層を破壊することが指摘され[2]，わが国においても1988年にその製造および輸入が規制された。
　フロンは非常に安定な物質であるため対流圏ではほとんど分解されないが，成層圏にまで到達すると紫外線によって破壊され，塩素ラジカルが生じる。この塩素ラジカルが触媒として作用し，次々とオゾンを破壊していく。オゾンが破壊された場所では強い紫外線が対流圏から地表にまで届き，ヒトに対しては皮膚がんや白内障[3]のリスクを増加させ，さらにほかの生態系にも悪影響を及ぼす。

4 代替フロン

全廃されたフロンの代替品として，フロンと同様あるいは類似の優れた性質を持つ代替フロンが開発された。代替フロンは分子内に塩素を含まない（ハイドロフルオロカーボン）か，もし含んでいたとしても水素を有し（ハイドロクロロフルオロカーボン），成層圏に到達する前に消滅しやすくなっている。そのため，オゾン層への影響はないか，あってもごくわずかと考えられている。一方で，代替フロンには非常に強力な温室効果ガスであるという欠点もあり，後述のとおり1997年の京都議定書において排出削減対象物質に定められた。

温室効果ガス

1 地球温暖化

a. 地球は本当に温暖化しているのか？

気候変動に関する政府間パネル（Intergovernmental Panel on Climate Change：IPCC）が2007年に発表した最新の報告書（第4次評価報告書）によると，世界の平均気温が100年で0.74℃上昇したことなどから，地球が温暖化していることは間違いないとしている。

一方で，地球は温暖化していない，という"温暖化懐疑論"もある。世界気象機関（World Meteorological Organization：WMO）が発表した主要5観測機関の計測による平均気温の推移（http://www.climate4you.com/GlobalTemperatures.htm）では，IPCC第4次評価報告書で強調された1990年代以降の顕著な気温上昇トレンドが，2000年代に入りむしろ下降トレンドになっている。1970年代頃には地球寒冷化が心配されていたように，近年の地球の気温上昇は長い地球の歴史において誤差の範囲内かもしれない。

b. 温室効果ガスによって温暖化しているのか？

では，仮に地球が温暖化しているとして，その原因は温室効果ガスの増加によるものであろうか。同じくIPCC第4次評価報告書では，人為的な温室効果ガスが原因である確率は90％を超えるとしている。やはり，これにも次のような反対意見がある。
・CO_2が増えても気温が下がった時期がある：産業革命以降，地球の二酸化炭素濃度は右肩上がりに増え続けているにもかかわらず，1950～1970年にかけて平均気温が低下している（図2）。
・太陽活動が気温を変化させる最大の要因である。
・温室効果ガスとして最大に寄与しているのは水蒸気である：水蒸気は広い波長で赤外

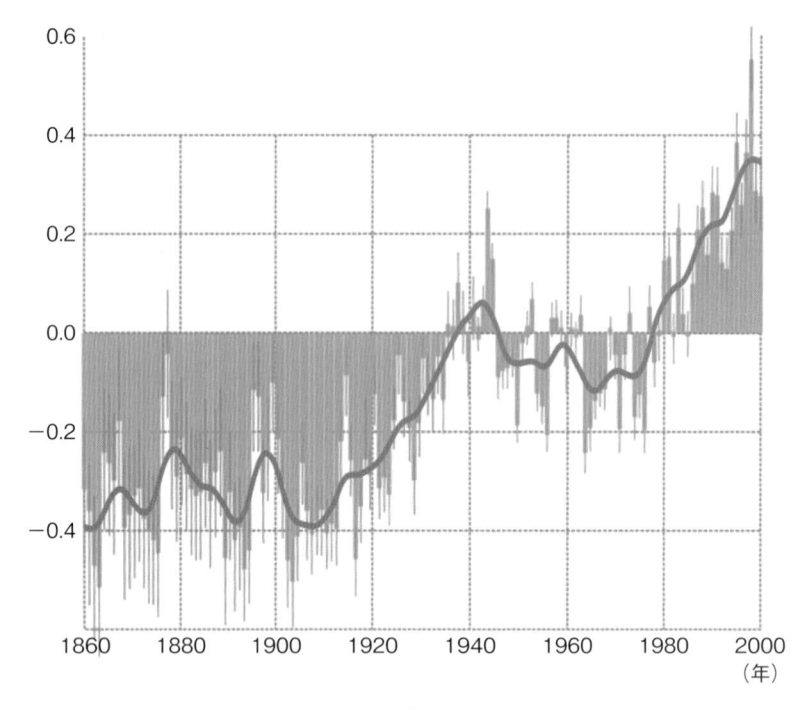

図2 地球の平均気温の変化(地球全体/過去140年)
気温は1961〜1990年の平均からの気温の偏差を表す。
(IPCC第3次評価報告書.全国地球温暖化防止活動推進センターウェブサイト http://www.jccca.org/ より引用)

線を吸収するため,温室効果として最も大きく寄与している。その割合は約6割程度と考えられており[4],二酸化炭素の2割と比して非常に大きい。

このように,気候変動に対する解析においては,科学的理解度が低かったり不確実性が残ったりする部分が多分に存在する。

2 種 類

温室効果ガスは,太陽からの熱が地表から輻射された後に地球の外に放出されるのを防ぎ,その熱が再輻射されることで地球を暖めていると考えられている。温室効果ガスはいくつか指摘されているが,京都議定書において排出量削減対象となっている物質は,二酸化炭素(CO_2),メタン(CH_4),亜酸化窒素(一酸化二窒素,N_2O),ハイドロフルオロカーボン(HFCs),パーフルオロカーボン(PFCs),六フッ化硫黄(SF_6)の6種類である。

3 種類別割合

IPCC第3次評価報告書の"産業革命以降人為的に排出された温室効果ガスによる地球温暖化への寄与度"(図3)によると,二酸化炭素が60%と最も高い割合を占めており,

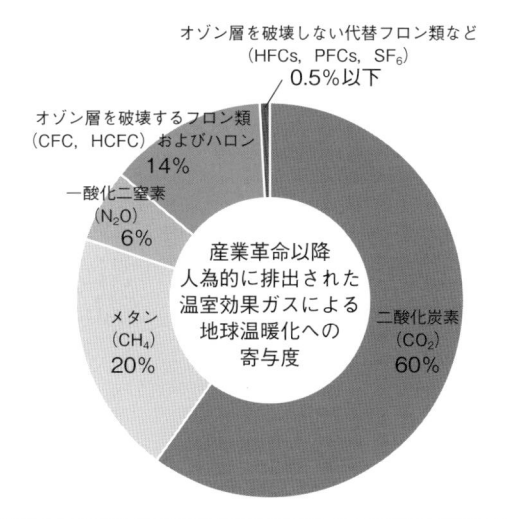

図3 産業革命以降人為的に排出された温室効果ガスによる地球温暖化への寄与度
〔IPCC第3次評価報告書第1作業部資料(2001)より作成,全国地球温暖化防止活動推進センターウェブサイト http://www.jccca.org/ より引用〕

亜酸化窒素は6%,揮発性吸入麻酔薬が該当する可能性のある代替フロン類は0.5%以下となっている。

亜酸化窒素

1 温室効果ガスとして

前述のとおり亜酸化窒素は温室効果ガスの一つであり,その地球温暖化係数(global warming potential:GWP)は二酸化炭素の298倍[5]となっている(表)。GWPは二酸化炭素を基準として,ほかの気体が100年間でどれぐらい温暖化させる能力があるかを示す値である。また,亜酸化窒素は半減期が114年[5](表)となっており,長期にわたって温室効果を発揮する。

2 オゾン層破壊物質として

亜酸化窒素は化学的に安定なため,フロンと同様に対流圏内ではほとんど分解されず成層圏にまで到達する。そして,紫外線で分解されたり酸素原子と反応して一酸化窒素(NO)となる。生成されたNOは,触媒的に作用してオゾンを消滅させる(NO + O_3 → NO_2 + O_2)。

亜酸化窒素のオゾン破壊係数(ozone depletion potential:ODP)は,0.017[6]とされている(表)。ODPは,大気中に放出された単位重量の物質がオゾン層に与える破壊効

6. 吸入麻酔薬と環境

表 各吸入麻酔薬の半減期，GWP，ODP

	life time (y)	GWP	ODP
carbon dioxide	5〜200	1	—
CFC-11	50	3600	1
nitrous oxide	114	298	0.017
isoflurane	3.2	510	0.03
sevoflurane	1.1	130	0
desflurane	14	2540	0

果を，トリクロロフルオロメタン（CFC-11）が1.0とした場合の相対値である．このように亜酸化窒素のオゾンに対する分解力はフロンよりかなり弱いものの，半減期が長いことや規制によりフロン類の大気濃度が低下してきていることから，21世紀におけるオゾン層破壊への寄与度は，フロンを超えて亜酸化窒素が最も高くなるという意見[6]もある．

3 亜酸化窒素が麻酔薬として総排出量に占める割合

上述のように地球環境に大きな影響を与えている亜酸化窒素であるが，では，麻酔薬として大気に排出されている割合はどれくらいなのであろうか．環境省温室効果ガスインベントリ平成22年度排出量によると，"家畜排泄物"や"燃料燃焼"が主たる要因であり，麻酔薬が含まれる"溶剤等"は約0.5％にしかすぎない（図4-A）．温室効果ガスの影響全体に占める亜酸化窒素の割合が6％前後であることから，そのうちの麻酔薬が及ぼす影響は概算で0.03％となり，過去に報告[7]されているように，きわめてわずかな割合であることが分かる．

揮発性吸入麻酔薬

1 温室効果ガスとして

揮発性吸入麻酔薬はフロンや代替フロンと同様に比較的高いGWPを有しており，イソフルランは510[8]，セボフルランは130[9]，デスフルランは2540[9]（表）となっている．セボフルランとデスフルランでは約20倍の差があるが，これは主に半減期の違いによるもので，それぞれ3.2年[8]，1.1年[9]，14年[9]（表）となっている．

よって，現在わが国で主に用いられている揮発性吸入麻酔薬の中では，新鮮ガス流量（fresh gas flow：FGF）が一定の場合，セボフルランが最も温室効果が少ないことになる．

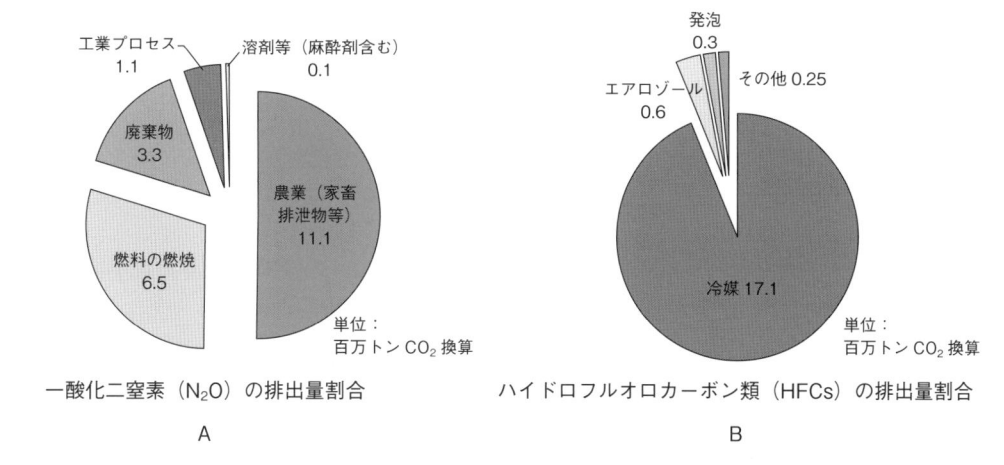

図4 わが国における排出量割合（A：一酸化二窒素，B：ハイドロフルオロカーボン類）
（環境省温室効果ガスインベントリ平成22年度排出量より改変引用）

一酸化二窒素（N_2O）の排出量割合（A）：
- 工業プロセス 1.1
- 溶剤等（麻酔剤含む）0.1
- 廃棄物 3.3
- 燃料の燃焼 6.5
- 農業（家畜排泄物等）11.1
- 単位：百万トン CO_2 換算

ハイドロフルオロカーボン類（HFCs）の排出量割合（B）：
- 発泡 0.3
- その他 0.25
- エアゾール 0.6
- 冷媒 17.1
- 単位：百万トン CO_2 換算

2 オゾン層破壊物質として

"揮発性吸入麻酔薬とフロンの分子構造が似ているため，揮発性吸入麻酔薬もオゾン層を破壊する"可能性が指摘されているが，実際にはほとんど影響がないと考えられる。なぜならば，厳密にはフロンではなく代替フロンと構造が類似しているため，オゾン層破壊効果はまったくないか，あってもごくわずかだからである。

セボフルラン（$CH[CH_3]_2$–O–CH_2F）とデスフルラン（CF_3CHF–O–CHF_2）はハイドロフルオロカーボンに，イソフルラン（CF_3CHCl–O–CHF_2）はハイドロクロロフルオロカーボンに含まれうる。Langbeinらの報告[10]によると，揮発性吸入麻酔薬のODPは，イソフルラン0.03，セボフルラン0，デスフルラン0（表）となっている。

3 揮発性吸入麻酔薬がフロン類の総排出に占める割合

個々ではやや高いGWPを有する揮発性吸入麻酔薬ではあるが，"産業革命以降人為的に排出された温室効果ガスによる地球温暖化への寄与度"（図3）において，オゾン層を破壊しない代替フロンが占める割合は0.5％以下になっている。さらに環境省温室効果ガスインベントリ平成22年度排出量のハイドロフルオロカーボンについて見てみると，麻酔薬がどの項目に該当するか不明であるものの，大部分が"冷媒"で占められている（図4-B）。よって，揮発性吸入麻酔薬がフロン類の総排出に占める割合や，地球温暖化への寄与度はきわめて低いことが予想される。

実際Langbeinらは前述の報告[10]において，揮発性吸入麻酔薬が温暖化に占める割合は0.03％としており，ほかの温室効果ガスと比して非常に小さな割合となっている。

対　策

1 全静脈麻酔

　従来，麻酔深度の調節が難しいといわれていた全静脈麻酔（total intravenous anesthesia：TIVA）であるが，TCI（target-controlled infusion）ポンプやBIS（bispectral index）モニターが容易に利用可能になったことで，広く行われるようになった．また，余剰ガスとして吸入麻酔薬を排出させないことから，地球環境に優しい[1]という意見もある．

　しかし，それは本当であろうか？　プロポフォールを投与するための三方活栓やルート類，BISモニターを焼却すればCO_2などが生じるし，使い終わったガラス容器は廃棄物になる．TCIポンプに必要な電力は，原子力発電所や火力発電所から供給されている．さらに精製卵黄レシチンが含まれているが，前述のとおり鶏は一酸化二窒素排出の最大原因である家畜に分類される．

　これらが環境に及ぼす悪影響と吸入麻酔薬によるそれを直接比較することは困難であるため，TIVAが最も環境に優しい麻酔法かどうかは現時点で決められない．

2 低流量麻酔

　従来より行われてきた高流量麻酔法は，FGFを4〜6 *l*/min程度必要としていたため，経済的に不利であることに加え大量の余剰ガスを排出していた．近年の技術進歩によって正確な気化器と瞬時に測定可能な呼気麻酔薬モニターが利用可能になり，低流量麻酔が安全に行えるようになった．一方，低流量麻酔を行うとソーダライムの消費量が増加することは銘記しておく必要がある．以下にFeldmanが推奨する方法[11]を紹介する．

a. 導入時

・FGFは分時換気量と同じにする．
・挿管時にはFGFを止める（気化器は止めない）．
・挿管後はFGFを分時換気量の半分にする．
・呼気ガスモニターをしながらFGFを漸減する．
・所望の呼気麻酔濃度を保つために，気化器の設定をその濃度より高くすることを考慮する．
・吸気と呼気麻酔の差が小さくなってきたら，気化器の設定濃度を下げる．

b. 維持

・患者の予想酸素消費量は5 ml/kg/minである．
・酸素流量と空気流量の21％の和を，予想酸素消費量と同じになるよう設定する．

- サンプルガスが麻酔回路に戻らない呼気ガスモニターを使用している場合には，200 ml/min の酸素流量を加える。
- 呼気終末陽圧（PEEP）を使用している場合には，100 ml/min の酸素流量を加える。
- 吸気酸素濃度が下がるまで 50 ml/min ずつ酸素流量を下げられる。
- 吸気酸素濃度をモニターし，アラームを設定する。
- 呼気吸入麻酔薬濃度をモニターし，アラームを設定する。

c. 覚醒

- 気化器を完全に止めるまで低 FGF を維持する。

3 キセノン

　キセノンは亜酸化窒素よりも強い麻酔作用を有する[12]が，希ガスとして大変安定しており，また大気中に天然に存在するものを精製して供給されるため，余剰ガスとして排出されても大気を汚染しないと考えられている。しかし，空気中に含まれるキセノンは非常にわずかであるため，その精製には莫大な電力を要する。また，非常に高価（亜酸化窒素の 100～200 倍！）であり，閉鎖循環式回路での麻酔が要求されることから，いまだ本邦において臨床応用には至っていない。

4 余剰麻酔ガス処理システム

　余剰麻酔ガスを大気中に放出する前に処理し無害化するシステムが 2002 年に開発され，2009 年には国内でも 3 つの大学病院で実用化・運用されている[13]。セボフルランを吸着除去・回収し亜酸化窒素を酸素と窒素に分解するクローズドシステムで，回収率はまだそれほど高くないものの除去・分解に有効とされている。

おわりに

　余剰ガス排除装置の普及による労働環境の改善により，手術室などに残存する吸入麻酔薬による医療従事者の健康被害への懸念はほぼ払拭された。ところが，依然として多くの病院で，その余剰ガスは大気へ放出され続けている。本項では排出された吸入麻酔薬が地球環境，とりわけ地球温暖化およびオゾン層の破壊に対して，きわめて限定的な影響しか与えていない可能性が高いことを述べた。しかし，環境保護が声高に叫ばれている現在，麻酔科医が吸入麻酔薬の使用を中止あるいは抑制することで少しでも貢献できるのならばそうしましょう，という意見もあると思う。技術や装置の進歩により，以前より安全かつ容易に TIVA による全身麻酔が可能にもなっている。

　ここで立ち止まり冷静に考えてみたいことは，では，全身麻酔を TIVA で行えば本当に環境に優しいのか，ということである。TIVA を行うことでディスポーザブルシリンジや輸液ルートなどの使用量が増加し，医療廃棄物やその焼却処理過程で生じる二酸

化炭素などがかえって環境を破壊してはいないだろうか。あるいは，中央配管から供給される亜酸化窒素は，ゴミを出さないのでむしろ環境に優しい可能性があるのではないか。

　残念ながら現在の日本における一般的な生活を行う上で，一定の環境破壊が生じてしまうことはほぼ不可避であり，それは麻酔という医療行為も例外ではない。環境保護のために感染の危険があるリユースのシリンジでTIVAをしましょう，とはならないであろうし，環境のために亜酸化窒素の原因となる肉は食べず，二酸化炭素などを排出する車にも乗らないという麻酔科医は，いたとしてもきわめて少数であろう。

　よって，自分が行う麻酔が環境にどのような影響を与えるかを"配慮"しつつも，薬物の特徴を踏まえて，麻酔を受ける患者にとってより良いと思われる麻酔方法を，躊躇なく選択するという姿勢が好ましいのではなかろうか。

■参考文献

1) 廣田和美．プロポフォールを中心とした全静脈麻酔の展望．日臨麻会誌 2007；27：42-9.
2) Molina MJ, Rowland FS. Stratospheric sink for chlorofluoromethanes：chlorine atom-catalysed destruction of ozone. Nature 1974；249：810-2.
3) Ambach W, Blumthaler M. Biological effectiveness of solar UV radiation in humans. Experientia 1993；49：747-53.
4) Kiehl JT, Trenberth KE. Earth's Annual Global Mean Energy Budget. Bull Amer Meteor Soc 1997；78：197-208.
5) World Meteorological Organization (WMO). Scientific Assessment of Ozone Depletion：2010. Global Ozone, Research and Monitoring Project. Switzerland：Geneva, 2011.
6) Ravishankara AR, Daniel JS, Portmann RW. Nitrous oxide (N_2O)：the dominant ozone-depleting substance emitted in the 21st century. Science 2009；326：123-5.
7) 萬家俊博．全身麻酔における亜酸化窒素（笑気）の有用性．日臨麻会誌 2006；26：665-70.
8) Sulbaek Andersen MP, Sander SP, Nielsen OJ, et al. Inhalation anaesthetics and climate change. Br J Anaesth 2010；105：760-6.
9) Sulbaek Andersen MP, Nielsen OJ, Wallington TJ, et al. Medical intelligence article：assessing the impact on global climate from general anesthetic gases. Anesth Analg 2012；114：1081-5.
10) Langbein T, Sonntag H, Trapp D, et al. Volatile anaesthetics and the atmosphere：atmospheric lifetimes and atmospheric effects of halothane, enflurane, isoflurane, desflurane and sevoflurane. Br J Anaesth 1999；82：66-73.
11) Feldman JM. Managing fresh gas flow to reduce environmental contamination. Anesth Analg 2012；114：1093-101.
12) Goto T, Saito H, Nakata Y, et al. Emergence times from xenon anaesthesia are independent of the duration of anaesthesia. Br J Anaesth 1977；79：595-9.
13) 山内聡子，西川光一，徳江　彩ほか．余剰麻酔ガス処理システムアネスクリーンでセボフルランをどれくらい回収できるのか？　麻酔 2010；59：930-4.

（丸山　大介）

臨床編

1. 吸入麻酔薬の供給システム

2. 臨床使用の実際と展望
   A セボフルラン
   B デスフルラン
   C 亜酸化窒素
   D キセノン

3. 吸入麻酔薬と術後悪心・嘔吐（PONV）

4. 小児麻酔での使用

5. 高齢者麻酔での使用

6. 特殊な病態下での使用
   A 心不全患者に対する使用
   B 気管支喘息患者に対する使用
   C 喫煙者に対する使用
   D 肝機能低下，腎機能低下患者での使用
   E 産科麻酔での使用

臨床編 1

吸入麻酔薬の供給システム

はじめに

　麻酔器の適切な作動により酸素供給を行って，「周術期の脳保護」を達成する。同時に，麻酔器から患者に吸入麻酔薬が供給され，「麻酔深度」となる。よって麻酔器は大きく，適切な酸素供給と麻酔深度の調整機能の役割を持つ。本来，麻酔器はきわめて単純な理解しやすい構造である。近年の麻酔器は構造の一体化，電子化，高機能化が進み，直感的な構造の理解が難しくなっているが，本質的な構造はなんら変わりがない。

　本章では，それぞれ麻酔器内回路・外回路である麻酔器本体（ガス供給部）と患者呼吸回路，そしてこれらをつなぐガス共通流出口について，ダイアグラムを図示しながら説明する（図1）。次に，ガス共通流出口からの接続が，近年の麻酔器では麻酔器と一体化して，補助フレッシュガスアウトレット（auxiliary common gas outlet：ACGO）が増加していることを理解する（図2，図3）。また，内外回路それぞれに付属する構成部分について簡潔に説明する（図4）。これらの理解をもとにして，麻酔点検について麻酔科専門医が知っておくべき知見を述べる。最後に，低流量麻酔および新しい吸入麻酔薬の投与法，エンドタイダルコントロール（end-tidal control：EtC）について紹介

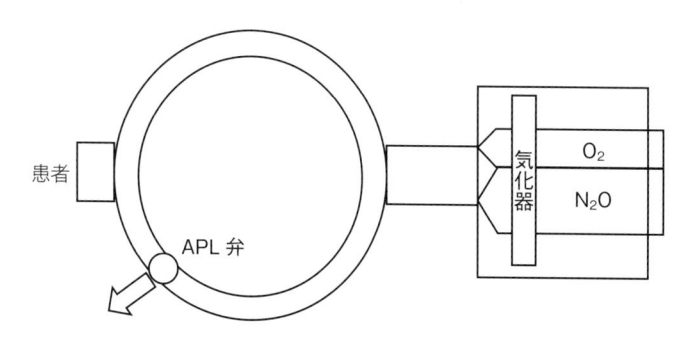

図1　麻酔器の構造のダイアグラム

　麻酔器は，麻酔器本体から新鮮ガスを供給し，ガス共通流出口から患者呼吸回路へ接続する。その一部またはすべてはAPL弁により麻酔ガス排除装置へと捨てられる。現在用いられる呼吸回路は，このように余剰なガスを回路外へ捨てることから「半閉鎖式」循環麻酔器である。患者の体重が小さいときには，それに見合った患者呼吸回路・バッグを選択する。

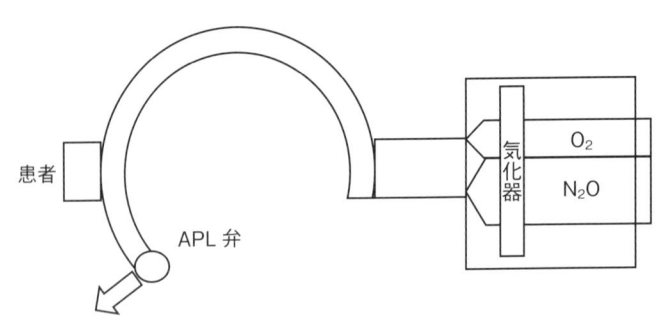

1. 吸入麻酔薬の供給システム

図2 ジャクソンリース回路を用いた非再呼吸式麻酔

　患者の体重が小さい（5 kg以下）ときには，呼吸抵抗や死腔の小さいジャクソンリース回路を用いた管理が推奨されてきた。実際は，このようにガス共通流出口に別の回路を接続する使い分けは煩雑で，接続ミスが発生することも考慮し，すべての症例において閉鎖式循環回路を使用している施設もある。麻酔器本体のリークが少ないことを前提として，バッグを含めた患者呼吸回路を小さくする。よって近年の麻酔器は，ガス共通流出口が麻酔器本体に組み込まれ，必要に応じて補助フレッシュガスアウトレットから新鮮ガスをスイッチにより麻酔器本体から取り出せるように選択できるシステムになっている麻酔器が増えている（図3参照）。

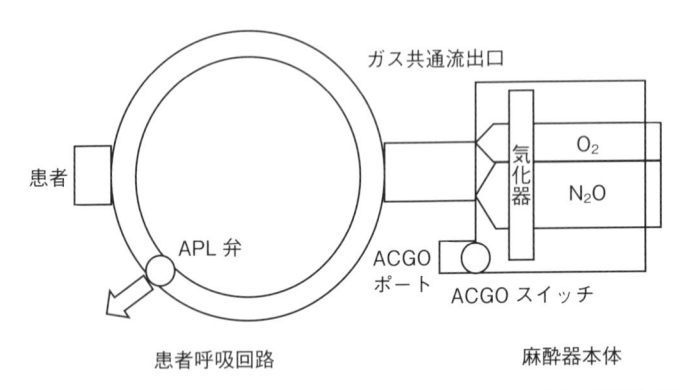

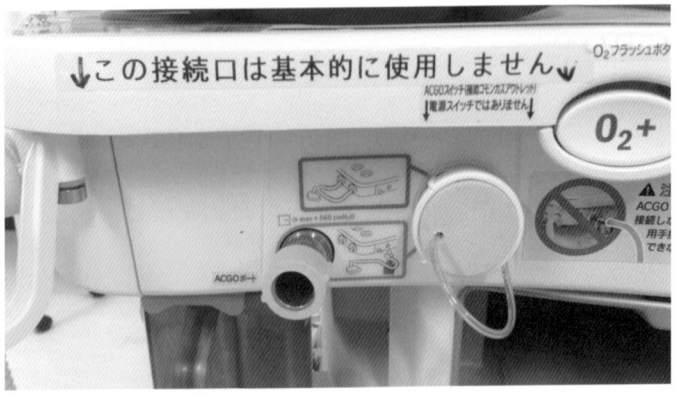

図3 補助フレッシュガスアウトレット（ACGO）から新鮮ガスをスイッチにより麻酔器本体から取り出せるように選択できるシステム

　スイッチは電源スイッチと紛らわしく，またACGOポートに蛇管が誤接続されるおそれがある。そこで当院では，スイッチを患者呼吸回路側に固定するとともにプラスチックで閉鎖して，ACGOポートには蛇管が誤接続されないように外径にプラスチックを設置している。

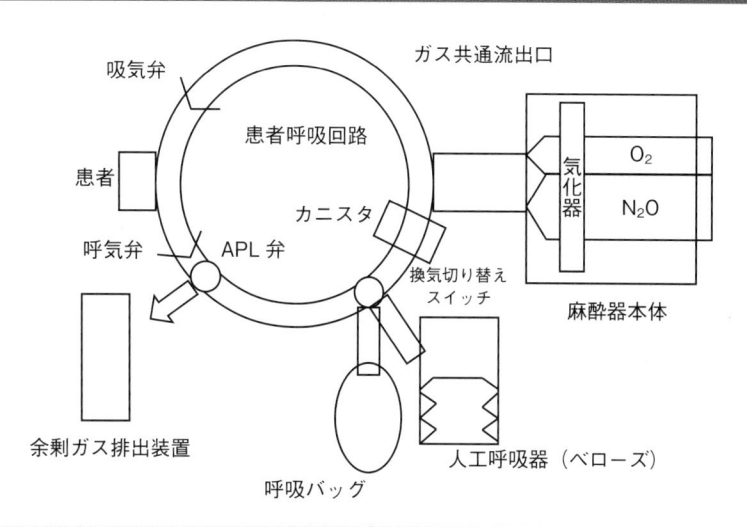

図4 麻酔器に付属する構成部品

麻酔器は，図1～3に示したように，きわめて簡単な構造を持つ。この構造に，呼気弁・吸気弁，APL弁，余剰ガス排出装置，換気切り替えスイッチ，呼吸バッグ，人工呼吸器，カニスタが組み込まれていることを理解する。新しい麻酔器では，蛇管接続口までの回路が麻酔器に組み込まれているため，蛇管を含む患者側の回路，呼吸バッグ，カニスタ，そして余剰ガス排出装置のみ日常的に扱うことが多くなったが，麻酔器の始業点検や，低流量麻酔，エンドタイダルコントロールを理解するためには，麻酔器本体と患者呼吸回路で分けたほうが理解しやすい。

する。

麻酔器本体（ガス供給部）

麻酔器（anesthetic machine）は，医療ガス，麻酔ガスおよび麻酔薬蒸気を調節して呼吸回路に供給する装置である。

1 供給ガス連結部

麻酔器本体へは，医療ガス配管設備またはガスボンベから供給ガス連結部を通して，酸素，亜酸化窒素，圧縮空気が供給される。それぞれピン方式（あるいはシュレーダー方式）迅速継手，ピンインデックスセーフティーシステムの誤接続防止対策が取られている（図5）。

2 圧力調整器（減圧器，減圧弁）

医療ガス配管設備またはガスボンベからの供給ガスは，麻酔器内で減圧（1次減圧，2次減圧）される（表1）。

1. 吸入麻酔薬の供給システム

6 酸素フラッシュ

　JIS規格では，大気圧下で計測したとき，35～75 l/minの流量で酸素を流量計・気化器を経由せず直接ガス流出口に出す，専用かつ手動の装置である。酸素フラッシュの不適切な操作は，流量計を介する流量のおよそ5～10倍となり，患者呼吸回路に大量の流量をもたらすため，偶発的な作動や取り扱い者による誤操作事故を最小限にするように設計され，また片手で操作でき，かつ自動的に閉鎖するように作られている。

7 ガス共通流出口

　ガス共通流出口（common gas outlet，fresh gas outlet）からは，調整された混合ガスが麻酔器から流出してくる。

　新鮮麻酔ガスが麻酔器から流出する口で，麻酔器と患者呼吸回路を接続する。外径22 mmオスと内径15 mmメスの同軸円錐コネクタであり，曲げの強さにより変形したり支持構造がずれたりしない強固な構造である。小児や新生児では，患者呼吸回路が大きいため，ガス共通流出口にジャクソンリースなどの回路を接続することが推奨されていた。新しい麻酔器では，麻酔器に組み込まれて，代わりにACGOとなっていることがある（図2，図3）。

患者呼吸回路

　麻酔器で調節された麻酔ガスを患者に吸気として供給し，患者からの呼気の一部を破棄し，残った呼気から二酸化炭素を取り除いて再呼吸させる構造を持つ回路である。時間あたりに供給されるガスと同量のガスを破棄するため，半閉鎖式呼吸回路と呼ばれる。簡潔に要点を述べる。

1 新鮮ガス取入口

　麻酔器で調節された麻酔ガスが，新鮮ガス供給管を通って患者回路に入る。

2 APL弁（ポップオフバルブ，圧力調節弁）

　設定した以上に呼吸回路内圧が上昇すると，ガスを回路外に逃がす調節弁である。麻酔ガス排除装置を介して排出する。すなわち，言い換えれば，設定した値まで呼吸回路内圧を調節することができるため，患者の状態に合わせた吸気圧を得ることができる。手動換気と機械換気の切り替えスイッチが付いている麻酔器では，機械換気を選択するとAPL弁の操作が無効になるものが多い。

3 吸気弁・呼気弁

　吸気弁は，吸気時に開き，新鮮ガス取入口からの新鮮ガスと，カニスタで二酸化炭素の除去された再呼吸ガスの混合されたガスが，患者へ向かうようにする。一方，呼気時には閉鎖して呼気ガスの逆流を防ぐ。呼気弁は，呼気時に開き呼気をカニスタへ送る一方で，吸気時には閉鎖して同じく逆流を防いでいる。弁の正常作動の確認のため，視認できるようになっている。

4 カニスタ

　呼気ガス中に含まれる二酸化炭素を取り除く，二酸化炭素吸収剤（ソーダライムや水酸化カルシウムライム：後述）を収納する容器がカニスタである。従来2lの容量であったが，より小さいものもある。頻繁な交換のために，リークトラブルが発生しやすい。

5 蛇　管

　吸気管（脚）と呼気脚が，二股に存在する従来からのタイプと，回路断面が同心円上になるように一体化したタイプ（F回路）がある。前者は分かりやすい構造だが嵩張り，後者は取り回しがしやすい反面，回路の消毒が難しく構造が複雑で異常の発見が難しい。いずれも内腔は十分大きく呼吸抵抗とならないが，小児では大きな蛇管による死腔が問題となる。

6 Yピース

　呼吸回路（呼気・吸気）と気管チューブまたは声門上器具またはフェイスマスクを接続するY字型の部分である。麻酔器の始業点検でリークが発見できるのはYピースまでである（図7）。

7 換気の切り替えスイッチと呼吸バッグ・人工呼吸器（ベローズ）

　最近の麻酔回路には，手動換気と機械換気の切り替えスイッチが付いており，それぞれ呼吸バッグまたは人工呼吸器（ベローズ）に接続するように切り替わる（図4）。
　呼吸バッグは成人で3l，小児で2l以下を用いて，自発呼吸時には呼吸回数や換気量の観察に用い，補助または調節呼吸時には手動換気に用いる。
　人工呼吸器は，駆動方式と送気方式により，それぞれ①圧縮ガス式，②電動式，③併用式，または①ベローズ駆動方式，②ピストン駆動方式に分類される。送気方式は，ドレーゲル社でピストン方式（Fabius Tiro®），GEヘルスケア社でガス駆動式，ベローズ駆動方式（Aisys®，Aestiva®）を採用しており，各社で特徴が見られる。

1. 吸入麻酔薬の供給システム

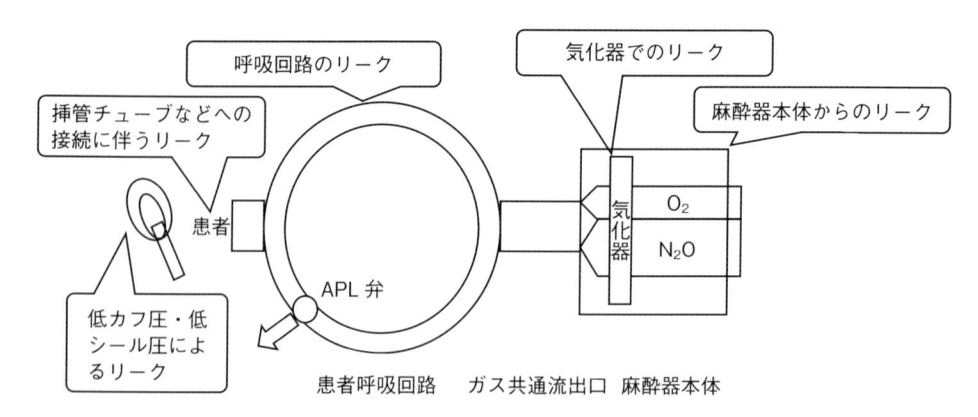

図7 さまざまな場所でのリーク
麻酔器本体，患者呼吸回路，また患者へのマスクフィットなど，すべての場所でリークは発生しうる。このようなリークは低流量麻酔，エンドタイダルコントロールを行う上で問題となる。

新鮮ガス流量を変化させると1回換気量が変化する麻酔器では，低流量麻酔に注意が必要になる（後述）。

気化器

現在，本邦で用いられている気化器は回路外気化器であり，麻酔器に装着して揮発性麻酔薬の定量気化に用いられる。吸入麻酔薬はイソフルラン，セボフルランおよびデスフルランである。それぞれの気化器は，キャリアーガスの有無により可変式バイパス気化器と，新鮮ガス/気化麻酔薬混合器に分類される（図8）。

1 気化器

セボフルランなどに用いられる可変式バイパス気化器（図8-A）では，濃度調節ダイヤルをオフまたは0％に設定すると，流量計を通ってきたガスはすべてバイパス室を通り，気化室を通らない。オンにすると気化室へもガスが流れるようになり，揮発性麻酔薬で飽和され気化器のガス出口に至る。可変式バイパス気化器による揮発性麻酔薬の濃度は，キャリアーガスの組成や流量，麻酔薬の残量，環境温，間欠的逆圧と呼ばれる麻酔器からの逆圧によって影響を受ける。

デスフルランの沸点は23.5℃と室温と近接しているため，加温と加圧が必要な専用の気化器が必要で，新鮮ガス/気化麻酔薬混合器（図8-B）と呼ばれる。加温が必要な分，電源を必要とし，可変式バイパス気化器より装置が大きい。GEヘルスケア社のカセット型気化器 Aladin®（図8-C）は，キャリアーガス流路にデスフルランの沸点以上で作動する逆止弁を設置（デスフルラン使用時のみ作動）し，圧力センサー，温度センサーおよび流量センサーを設置して情報を電子制御することによって，デスフルランを含むすべての吸入麻酔薬をカセットで選択し，あたかも可変式バイパス気化器のように投与

A 可変式バイパス気化器　　B 新鮮ガス/気化麻酔薬混合器　　C カセット型気化器

Tec 4®, Tec 5®
Sevo Tec®, Vapor19.n®
Vapor 200®

ハロタン（50.2℃）
エンフルラン（56.5℃）
イソフルラン（48.5℃）
セボフルラン（58.6℃）

Tec 6®

デスフルラン（23.5℃）

Aladin®

ハロタン
エンフルラン
イソフルラン
セボフルラン
デスフルラン

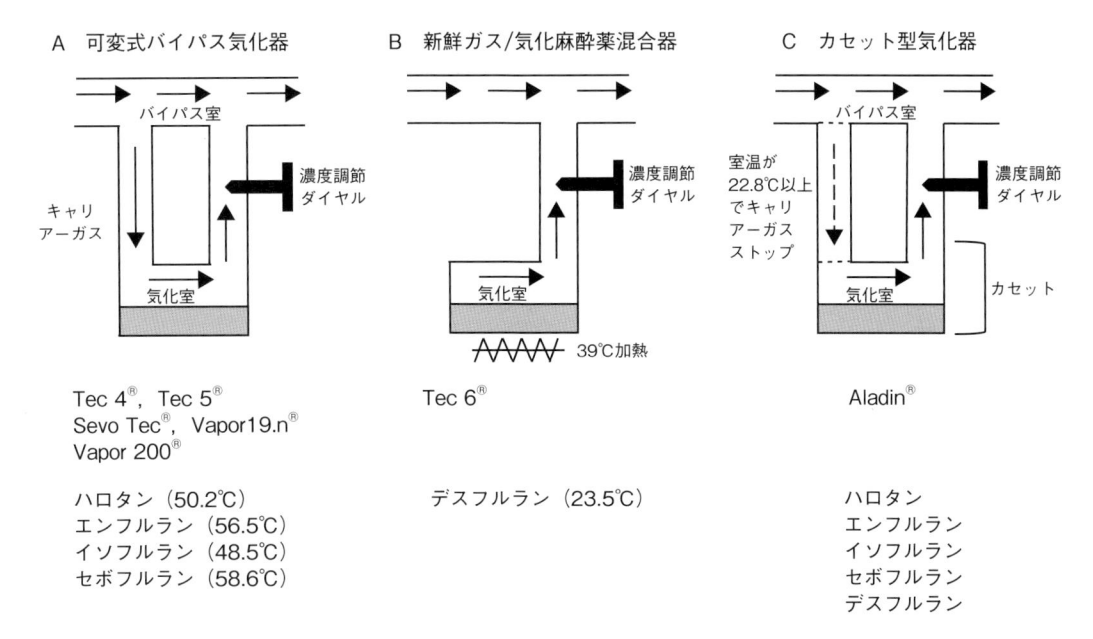

図8　各種麻酔器の動作原理のダイアグラム
新鮮ガス/気化麻酔薬混合器またはカセット型気化器には，それぞれ圧差トランスデューサー（新鮮ガス回路と気化回路の圧差）または圧力センサーと温度センサーおよび流量センサーが設置され電子制御されている。

できる[3]。

2 気化器選択装置

　麻酔器には複数の気化器を直列して設置できるが，インターロック機能により1種の吸入麻酔薬しか投与できないようになっている。回路に直列に気化器が設置されているため，異なる吸入麻酔薬が加算されて投与されないように，混合を防ぐようにある。

二酸化炭素吸収剤

　呼気中の二酸化炭素を，塩基による中和反応で吸収する。組成により，ソーダライム，水酸化カルシウムライム，バラライムに分類される（表2）。塩基はそれぞれに含まれる金属水酸化物であり，反応の最終産物はいずれも水と炭酸化合物（炭酸カルシウムまたは炭酸バリウム）となる。二酸化炭素吸収剤は，揮発性麻酔薬とも反応することから，反応性の高いバラライムはすでに製造販売が中止され，ソーダライムも反応を低減するための改良が進んでいる。揮発性麻酔薬との有害反応は，異なる機序により次の3点が知られている。

表2 二酸化炭素吸収剤の組成

一般名	商品名	Ca(OH)$_2$	CaCl$_2$	Ba(OH)$_2$ 強塩基	NaOH	KOH	water	other matherials
ソーダライム		およそ80%		0	2～3%	0～5%	14～19%	SiO$_2$ Mg(OH)$_2$
	ヤバシライムf				0			
水酸化カルシウムライム	アムソーブ アムソーブプラス	75%以上	含む	0	0	0	14.5	CaSO$_4$ PVP
バラライム	バラライム	80%以上	少量	およそ20%		少量	13～18	

バラライムは製造販売が中止されているが、その組成はソーダライムの改良開発の参考になるため掲載した。

1 異常な発熱・発火

　2003年頃から、アメリカでは6～8%のセボフルランとバラライムの併用により3件の火災事故が発生し、欧州では乾燥したソーダライム使用中のセボフルラン麻酔で異常な発熱事故が報告された。バラライムまたは水酸化カリウムを含む乾燥した二酸化炭素吸収剤とセボフルランの反応が発生機序として考えられている[4]。

2 一酸化炭素の発生

　1994年頃から、月曜日朝一番の症例において、乾燥した二酸化炭素吸収剤（上記同様にバラライム）とデスフルランの併用により一酸化炭素の発生が報告され、一酸化炭素ヘモグロビン濃度は8.5～32%にも達したという。その後の研究で、デスフルラン＞エンフルラン＞イソフルラン＞セボフルラン＞ハロタンの順に一酸化炭素を発生させやすいことが分かった。二酸化炭素吸収剤（とりわけバラライム）の乾燥と高温、また吸入麻酔薬の濃度と投与時間が問題となる[5)6)]。

3 コンパウンドAの発生

　セボフルランは、分解されて次々にコンパウンドA、コンパウンドB、コンパウンドC、コンパウンドD、コンパウンドEとなる。これらの分解産物は、小動物で用量依存性に腎毒性を示すが、臨床上でのヒトにおける影響に関しては議論がある。一酸化炭素の発生と同様に、二酸化炭素吸収剤（とりわけバラライム）の乾燥と高温、また吸入麻酔薬の濃度と投与時間により分解が促進される[7]。

　これらの事故発生状況と機序から臨床上注意すべき事項としては、特に二酸化炭素吸

表3 日本麻酔科学会による麻酔器の始業点検（左）と，GE ヘルスケア社の Aisys® 麻酔器の始業点検「毎日最初の症例の前に」（右）（抜粋）

日本麻酔科学会	GE ヘルスケア社 Aisys®
①補助ボンベ内容量および流量計	①必要な緊急用機器が用意されてあり，良好な状態にあることを確認
②補助ボンベによる酸素供給圧低下時の亜酸化窒素遮断機構およびアラームの点検	②機器に破損がなく，コンポーネントが正しく設置されていることを確認
③医療ガス配管設備（中央配管）によるガス供給	③パイプラインのガス源が接続され，シリンダーが設置されていることを確認
④気化器	④カセット内の吸入麻酔薬が適切であるかどうか確認
⑤酸素濃度計	⑤呼吸回路が正しく接続されており，破損がなく，換気システムに十分なアブゾーバーがあることを確認
⑥二酸化炭素吸収装置	⑥システムスイッチをオン
⑦患者呼吸回路の組み立て	⑦ガス排出システムを接続し，作動を確認
⑧患者呼吸回路，麻酔器内配管のリークテストおよび酸素フラッシュ機構	⑧フローセンサーを校正
⑨患者呼吸回路のガス流	⑨始業点検メニューの始業点検を実施
⑩人工呼吸器とアラーム	⑩1日に使用する各麻酔薬カセットで，麻酔薬供給の始業点検
⑪麻酔ガス排除装置	⑪酸素供給の予備が十分にあることを確認
⑫完了	⑫ベンチレータが正しく起動することを確認
	⑬症例に適切なコントロールとアラームリミットを設定

収剤を乾燥したまま放置しないこと，また二酸化炭素吸収剤を乾燥している新鮮ガスに曝露しないこと，このような状況が発生しやすい環境を理解することがポイントとなる。これらの反応熱や有害物質は，低流量麻酔では半閉鎖式循環回路からの除去を遅延させる。

麻酔器の始業点検（表3）

　麻酔器は，適切な作動により患者の酸素供給を行うことから，適切な保守管理が必須である。始業点検を行うため，日本麻酔科学会はセルフチェック機能を持たない麻酔器の始業点検のガイドラインを示しており，本項ではまずその要点を解説する。

　次に，近年増加しているセルフチェック機能を持つ麻酔器の始業点検について，GEヘルスケア社のAisys®を例に取り，日本麻酔科学会の示すガイドラインの該当箇所と比較しながら解説する。Aisys®をセルフチェック機能を持つ麻酔器の代表として取り上げるが，ほかの麻酔器では別の始業点検方法であることに留意していただきたい。

1 日本麻酔科学会が定める麻酔器の始業点検（セルフチェック機能を持たない麻酔器）

a. 補助ボンベ内容量および流量計

①補助ボンベ（酸素，亜酸化窒素）を開き，圧を確認し，残量をチェックする。
②ノブおよび浮子の動きを点検する。

③酸素の流量が5 l/min であることを確認する。
④低酸素防止装置付き流量計（純亜酸化窒素供給防止装置付き流量計）が装備されている場合は，この機構が正しく作動することを確認する。

　医療ガス配管設備（中央配管）によるガス供給が，震災などなんらかの原因で途絶した場合にも，麻酔器に備え付けられた補助ボンベによって対応できるためのチェックリストである。ガイドラインの解説の中では，酸素の補助ボンベ圧 10 kgf/cm（981 kPa）以下で直ちに交換を進めているが，酸素6 l の流量で賄えるのは5分程度である。
　同じ解説の中では「少なくとも酸素の補助ボンベを常時装備して直ちに使用できる状態に維持すべき」とされ，欧米のガイドラインでは亜酸化窒素のボンベの点検には触れていない。よって，亜酸化窒素補助ボンベを備え付けていない施設もあると思われるが，その場合，亜酸化窒素に関する①②と，④の機構の作動確認は実施不可能となる。この場合はc.-④でチェックを行う。

b. 補助ボンベによる酸素供給圧低下時の亜酸化窒素遮断機構およびアラームの点検

①酸素および亜酸化窒素の流量を5 l/min にセットする。
②酸素ボンベを閉じて，アラームが鳴り，亜酸化窒素が遮断されることを確認する（一部の機種ではアラームが装備されていない）。
③酸素の流量を再び5 l/min にセットすると，亜酸化窒素の流量が5 l/min に自動的に回復することを確認する。
④亜酸化窒素の流量計のノブを閉じる。
⑤酸素の流量計のノブを閉じる。
⑥酸素および亜酸化窒素のボンベを閉じ，メーターが0に戻っていることを確認する。

　補助ボンベによる酸素供給低下時の，酸素供給圧警報装置およびガス遮断装置の作動を確認する内容である。亜酸化窒素補助ボンベを備え付けていない施設では実施できないためc.-⑤でチェックを行う。流量計のノブを開いたまま，次の医療ガス配管設備の点検に進むと，ホースアセンブリを接続時に流量計が壊れる可能性がある。終了点検後には補助ボンベを閉鎖し，緊急の使用に備える。

c. 医療ガス配管設備（中央配管）によるガス供給

①ホースアセンブリ（酸素，亜酸化窒素，圧縮空気など）を接続する際，目視点検を行い，また漏れのないことも確認する。
②各ホースアセンブリを医療ガス設備の配管末端器（アウトレット）あるいは医療ガス配管設備に正しく接続し，ガス供給圧を確認する。酸素供給圧は 4 ± 0.5 kgf/cm。亜酸化窒素および圧縮空気は酸素供給圧よりも約 0.3 kgf/cm 低い。
③ノブおよび浮子の動きを点検する。
④低酸素防止装置付き流量計（純亜酸化窒素供給防止装置付き流量計）が装備されている場合は，この機構が正しく作動することを確認する。

⑤酸素および亜酸化窒素を流した後，酸素のホースアセンブリを外した際に，アラームが鳴り，亜酸化窒素の供給が遮断されることを確認する（一部の機種ではアラームが装備されていない）。

⑥医療ガス配管設備のない施設では，主ボンベについて補助ボンベと同じ要領で圧・内容量の点検を行った後に使用する。

　a. および b. は補助ボンベによるガス供給のチェックであるが，c. では主な新鮮ガス供給源である医療ガス配管設備（中央配管）によるガス供給のチェックを同様に行う。酸素，亜酸化窒素，圧縮空気のホースアセンブリの確実な接続を確認し，供給圧（酸素＞亜酸化窒素≒圧縮空気）を確かめる。低酸素防止装置および酸素供給圧警報装置とガス遮断装置の正常な稼働を確認する。

d. 気化器

①内容量を確認する。
②注入栓をしっかりと閉める。
③オフの状態で酸素を流し，臭いのないことを確認する。
④ダイヤルが円滑に作動するか確認する。
⑤接続が確実かどうか目視確認する。気化器が2つ以上ある場合は，同時に複数のダイヤルが回らないこと（気化器が2つ作動しないこと）を確認する。

　注入栓からのリークは，手術室内への吸入麻酔薬飛散や内容量の低下につながり，麻酔回路内の吸入麻酔薬濃度低下，術中覚醒を招く。誤注入防止のために，吸入麻酔薬ごとにキージョイント型などの専用アダプタが用いられている。気化器の麻酔器への不適切な接続は，ダイヤルが回らない原因となる。このほかに，デスフルラン専用気化器（Tec6®）では別個に，電源の確認とその遮断によるアラームの確認，およびデスフルラン投与下での気化器と麻酔器の間のリークテストが必要である。2個以上の気化器が接続されている場合では，気化器選択装置（p.221の**2**）チェックが必要となる。

e. 酸素濃度計

①電池が十分であることを確認する。
②センサーを空気で21%になるように校正する。
③センサーを回路に組み込み，酸素をフラッシュして酸素濃度が上昇することを確認する。

　低酸素混合ガスの吸入を避けるために，酸素濃度計の適切な機能維持とメンテナンスが必要である。現在の麻酔器では，始業点検が想定する単体酸素濃度計を別個に設置せず，麻酔器の中に組み込まれている機種が多い。このような場合，ガスサンプリングチューブの吸気・呼気中の酸素濃度を監視することで，代用のモニターが可能である。

f. 二酸化炭素吸収装置

①吸収剤の色・量，一様に詰まっているかなどを目視点検する。
②水抜き装置がある場合には，水抜きを行った後は必ず閉鎖する。

　二酸化炭素吸収剤の指示薬の色が変化した場合は交換する。本装置は，乾燥および加湿の両観点から注意が必要である。すなわち，「二酸化炭素吸収剤」の項（p.221）で述べた乾燥した二酸化炭素吸収剤と揮発性吸入麻酔薬との反応，二酸化炭素と二酸化炭素吸収剤の最終産物である水に注意が必要となる。水抜き装置が設置されている場合は水抜きを行うが，カニスタ同様リークが発生しやすい。低流量麻酔では，時間あたりの回路外へ排出される二酸化炭素が減少するため，二酸化炭素吸収剤の消費が多くなる。同様に回路外へ排出される水蒸気が減少するため，カニスタを含む呼吸回路に水滴がたまりやすいため注意する。

g. 患者呼吸回路の組み立て

①正しく，しっかりと組み立てられているかどうかを確認する。

　組み立てには円錐接合が用いられており，口径は 22 mm もしくは 15 mm のオス，メスである。外れ，リークが発生しやすい。最近の麻酔器では，蛇管接続口まで患者回路が麻酔器と一体化している機種が多く，蛇管との接続は容易であるが，トラブルシューティングのため，ガス共通流出口からの接続は理解しておく。本項によって視覚的に正しい接続を確認するとともに，次項 h. および i. でリークの確認およびテスト肺による正常な換気を確認する。

h. 患者呼吸回路・麻酔器内配管のリークテストおよび酸素フラッシュ機構

①新鮮ガス流量を 0 または最少流量にする。
② APL 弁を閉め，患者呼吸回路先端（Y ピース）を閉塞する。
③酸素を 5〜10 l/min 流して呼吸回路内圧を 30 cmH$_2$O に上昇させる。
④少なくとも 10 秒間，回路内圧が 30 cmH$_2$O に保たれることを確認する。
⑤ APL 弁を開き，回路内圧が低下することを確認する。
⑥酸素フラッシュを行い，十分な流量があることを確認する。

　上記が一般的なリークテストの方法であるが，麻酔ガス共通流出口の上流に逆流防止弁を備えた麻酔器では，逆流防止弁よりも患者側の回路のリークしか検出できず，麻酔器内配管（2 次減圧後の低圧回路系）のリークを発見できないため，100 ml/min の酸素を用いた低流量によるリークテストを行う。すなわち，APL 弁を閉じ，酸素を 100 ml/min 程度流す。呼吸バッグを外し，呼吸バッグ接続口と Y ピースを閉塞する。回路内圧の目盛りが 30 cmH$_2$O 以上になることを確認する。圧力が上昇しすぎないうちに酸素流量を 0 に戻す。この試験により，呼吸回路における漏れは少なくとも

30 cmH$_2$O の圧までは 100 ml/min 以下であると判断できるが，呼吸バッグ自体とその接続部位のリークは検出できないので，一般的なリークテストを併用する。

i. 患者呼吸回路のガス流

①テスト肺を付け，換気状態を点検する。
②呼吸バッグを膨らませた後，押して，吸気弁と呼気弁の動きを確認する。
③呼吸バッグを押したり放したりすることにより，テスト肺が膨らんだり萎んだりすることを確認する。
④APL弁の機能を確認する。

　麻酔器全体の機能を確認するために，テスト肺を用いて吸気弁・呼気弁，APL弁の作動を視認，用手換気確認する。

j. 人工呼吸器とアラーム

①人工呼吸器を使用時と同様の状態にしてスイッチを入れ，アラームも作動状態にする。
②テスト肺の動きを確認する。
③テスト肺を外して，低圧ならびに高圧アラームが作動することを確認する。

　前項 i. が用手換気の確認であったのに対して，人工呼吸器による換気の確認のチェックを行う。同じくテスト肺を用いて，円滑な膨張と収縮を確認する。意図的にアラームを作動させて，作動を確認する。

k. 麻酔ガス排除装置

①回路の接続が正しいことを確認する。
②吸引量を目視確認する。
③呼吸回路内からガスが異常に吸引されないことを確認する。

　麻酔ガス排除装置は，APL弁または人工呼吸器の安全弁から排出された余剰ガスを，ガス収集装置，移送装置，排除インターフェイス，ガス排出ホース，ガス排出処理装置を経て手術室外へ排出させる。接続が誤っている場合や装置・設定に問題がある場合には，呼吸回路圧の上昇を含む陽圧負荷または陰圧負荷が発生しうる。

l. 完了

①点検完了を確認する。

　麻酔器の始業点検を行った後に，麻酔記録にその旨を記載する。

2 GE ヘルスケア社 Aisys® の始業点検

　Aisys® の始業点検には「毎日最初の症例」と「各症例の前」に行うものがあり，前者の点検をしておけば，以後の症例はより簡易的な後者の点検のみでよい。

a.「毎日最初の症例の前に」

(1) 必要な緊急用機器が用意されてあり，良好な状態にあることを確認する。
　麻酔科学会の定める始業点検の解説1にある「緊急用自己膨張式バッグ（アンビューバッグなど）を常備し」に該当する点検項目である。当大学病院では，Aisys® 麻酔器を含むすべての麻酔器の引き出しにアンビューバッグを常備している。

(2) 機器に破損がなく，コンポーネントが正しく設置されていることを確認する。
　麻酔科学会の定める始業点検3，6，7の確認に該当する。

(3) パイプラインのガス源が接続され，シリンダーが設置されていることを確認する。
　麻酔科学会の定める始業点検1～3に該当する。

(4) カセット内の吸入麻酔薬が適切であるかどうか確認する。麻酔薬カセットをカセットトラックに挿入する。麻酔薬の種類が表示画面に出れば，カセットが正しく挿入されている。
　麻酔科学会の定める始業点検4に該当する。

(5) 呼吸回路が正しく接続されており，破損がなく，換気システムに十分なアブゾーバーがあることを確認する。
　麻酔科学会の定める始業点検7の「患者呼吸回路」の組み立ての確認に該当する。

(6) システムスイッチをオンにする。
　電子化された麻酔器の電源をオンにする。

(7) ガス排出システムを接続し，作動を確認する。
　麻酔科学会の定める始業点検11に該当する。

(8) フローセンサーを校正する。校正メニューのフローと圧力校正を実行する。
　麻酔科学会の定める始業点検9を電子的に行う。

(9) 始業点検メニューの始業点検を実施する。
　Aisys® の始業点検は，システム（麻酔器本体），サーキット（呼吸回路），サーキット O_2（回路の酸素濃度）の点検に分けられている。前者2つは麻酔科学会の定める始

業点検8に該当し，最後は麻酔科学会の定める始業点検5に該当する．

(10) 1日に使用する各麻酔薬カセットで，麻酔薬供給の始業点検のチェックを実行する．
　　（4）と同様に，麻酔科学会の定める始業点検4に該当する．

(11) 酸素供給の予備が十分にあることを確認する．
　　麻酔科学会の定める始業点検1に該当する．

(12) ベンチレータが正しく起動することを確認する．
　　麻酔科学会の定める始業点検10に該当する．
　　①テスト肺を患者回路のYピースに接続する．
　　②ベンチレータをVCVモードに設定し，TVを400 mlに，RRを12に，I：E比を1：2に，Tpauseをオフに，PEEPをオフに，Pmaxを40に設定する．
　　③ガスフローを最小に設定する．
　　④症例を始める．
　　⑤Bag/VentスイッチをVentに設定する．
　　⑥酸素フラッシュを使用してベローズを満たす．
　　⑦機械換気が開始することを確認する．ベローズが膨張/収縮することを確認する．画面に正しいベンチレータのデータが表示されることを確認する．不適切なアラームが出ていないことを確認する．

(13) 症例に適切なコントロールとアラームリミットを設定する．
　　麻酔科学会の定める始業点検11に該当する．

b. 「各症例の前に」

(1) 前項（1）と同様．
(2) 最後の症例の後にカセットを交換した場合の確認．
　　①カセット内の吸入麻酔薬が適切であることを確認する．
　　②カセットが正しく挿入されていることを確認する．麻酔薬の種類が表示画面に出ればカセットが正しく挿入されている．
(3) 前項（5）と同様．
(4) 換気システムのリーク点検．
　　①Bag/VentのスイッチをBagに設定し，APLバルブを閉め（70に設定し），患者回路のYピースをYピースポートに差し込み閉塞する．
　　②酸素フラッシュボタンを使用して，圧が約30 cmH$_2$Oになるまで，換気システムを加圧する．
　　③圧が最低10秒間，固定することを確認する．
(5) 前項（12）と同様．
(6) 前項（13）と同様．

「毎日最初の症例の前に」の点検では，電子的に換気システムの点検を行うが，2症例目以降では麻酔科学会の定める始業点検 8 にほぼ等しいリークテストおよびフラッシュ機能の点検を推奨している。

低流量麻酔

患者の吸入麻酔薬濃度を含むガスモニターは普及していなかったが，現在では吸気・呼気中のすべての吸入麻酔薬と亜酸化窒素および酸素濃度と二酸化炭素濃度ガスサンプリングにより，連続的測定が可能となっている。吸気中の吸入麻酔薬濃度の定量は，麻酔器から供給される麻酔薬をモニタリングできることから低流量麻酔に寄与し，一方で呼気中の吸入麻酔薬濃度の定量は，患者の麻酔深度を反映することから，患者の呼気を指標に効果的・効率的な麻酔薬投与が可能となる EtC と呼ばれる新しい吸入麻酔薬投与法を生んだ。以上の麻酔器の知識を応用し，まず低流量麻酔の原理と利点を述べる。

1 原理と利点

a. 低流量麻酔の原理

現在広く臨床に用いられている回路は，「半閉鎖式呼吸回路」である（図1）。この回路では，不都合な「リーク」が存在し（図7），そのチェックをすることが始業点検の目的の一つである。さらに言えば，APL弁によって意図的にこの回路からのリークをコントロールすることによって半閉鎖式呼吸回路が成り立っている。麻酔器本体から供給される混合ガス流量を減少させ，APL弁からの排出を減少させることができれば，そのまま吸入麻酔薬および新鮮ガスを節約することが可能となる。

b. 低流量麻酔が可能な麻酔器

従来の高流量用麻酔器では，新鮮ガス流量を変化させると1回換気量が変化する。すなわち，低流量新鮮ガスにより1回換気量が減少し，高二酸化炭素血症を招く。また，麻酔器本体のリークが多いことから，ガスモニターを併用しない低流量麻酔の危険性が指摘されていた。近年普及している低流量対応の麻酔器では，これらの問題点を解決しており，麻酔器の知識を身に付けた者なら低流量麻酔が安全に施行できる。

c. 利点

ガス共通流出口から患者呼吸回路に流入する新鮮ガス流量が少ないことから，酸素・亜酸化窒素・圧縮空気およびその流量に乗じる吸入麻酔ガスを節約することができ，医療経済上のメリットが大きい。また，亜酸化窒素および吸入麻酔ガスによる環境汚染軽減の解決策になりうる。

2 欠点と危険性

a. 欠点

　患者呼吸回路の容積と比して新鮮ガス流量が小さくなることから，低流量麻酔では呼吸回路の酸素・亜酸化窒素・吸入ガス濃度のコントロールに大きなタイムラグが生じる。この問題点を解決するのが，後述する EtC である。二酸化炭素吸収剤での処理は増加することから，その消費は早いが廉価であるため，高価な吸入麻酔薬の節約効果が大きい。

b. 危険性

　新鮮ガス流量が減少するとともに，APL 弁またはベンチレータから排出される余剰ガスが減少する。患者呼気中の二酸化炭素の一部は，この余剰ガスから排出されているが，余剰ガスの減少とともに，二酸化炭素吸収剤での処理は増加する。二酸化炭素吸収の過程で発生する熱，水蒸気，コンパウンド A または一酸化炭素は，低流量麻酔においては排出される余剰ガスが減少することから，患者呼吸回路に蓄積しやすい。
　これらの中で臨床的に問題となりやすいのは，長時間麻酔中の回路内の水滴である。成人酸素消費量は体重 60 kg でおよそ 300 ml/min であるので，麻酔器本体から患者呼吸回路に時間あたり同量以上の酸素供給がなければならない。実際は，患者に到達するまでにはリークが存在することから（図7），定量的または定性的に評価して安全域を持たせる。吸気中のガスサンプリング，特に酸素濃度の計測は，低流量麻酔における安全性を向上する。酸素供給と同様に，リークと流量の比率が大きくなればなるほど，患者呼吸回路内圧は保てない。麻酔器の始業点検では，定量的または定性的に Y ピースまでのリークを測定しているが，挿管チューブなどへの接続または低カフ・低シール圧によるリークは評価していないことに注意する。具体的には，小児へのカフなしチューブの使用または低いシール圧しか得られていない声門上器具の使用中の低流量麻酔は危険であり，特に人工呼吸中では回路の虚脱または低酸素を招く。

エンドタイダルコントロール（EtC）

　GE ヘルスケア・ジャパン社の麻酔器 Aisys® では，オプションのガス供給モード EtC を追加することが可能である。目標とする呼気終末酸素濃度（EtO_2）と呼気終末麻酔薬濃度（EtAA）を設定すると，ガスサンプリングによりシステムが EtO_2 と EtAA をモニターし，目標を達成するようにガス組成とトータルフローを自動調整して低流量で維持する（図9）。患者呼気を目標として，吸入酸素および麻酔ガス濃度を調整することから，低酸素血症や術中覚醒の低減の効果が期待されている。低流量のまま患者の状態に合わせた迅速な麻酔薬濃度の調整が可能であることから，麻酔薬の削減によるコ

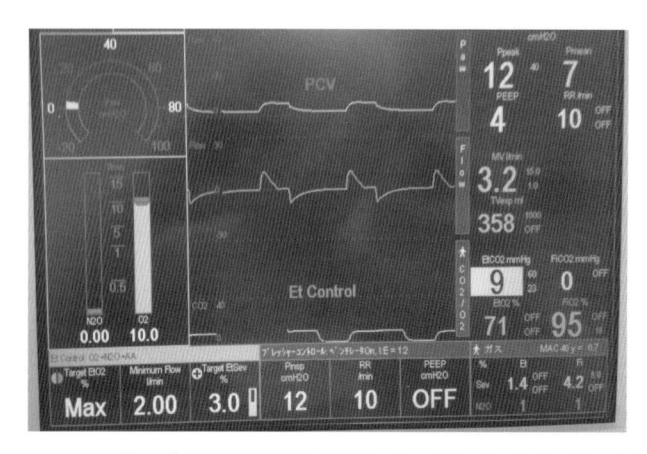

図9 エンドタイダルコントロール
目標となる呼気セボフルラン濃度を3.0％に設定すると，流量を自動的に増加させるとともに，3.0％以上の吸入セボフルランで，目標呼気濃度を速やかに達成する。達成後は，低流量で麻酔を維持する。

スト削減と温室効果ガスの削減が見込まれている。進化した低流量麻酔法であるといえるが，同法の欠点である低カフ・低シール圧によるリークには注意しなければならない。このため，マスク換気による気道確保では，本モードは使用できない。

■参考文献
1) 土田英昭, 唐沢紀幸. 低酸素防止装置. 医器学 2005 ; 75 : 458-62.
2) 佐藤 謙. ドレーゲル・メディカルジャパン（株）. 釘宮豊城編. 麻酔器. 東京：克誠堂出版 ; 2009. p.174.
3) 宮尾秀樹. 気化器. 釘宮豊城編. 麻酔器. 東京：克誠堂出版 ; 2009. p.32-41.
4) U.S. Food and Drug Administration. Safety — Ultane (sevoflurane) Nov 2003. http://www.fda.gov/Safety/MedWatch/SafetyInformation/SafetyAlertsforHumanMedicalProducts/ucm169487.htm
5) Holak EJ, Mei DA, Dunning MB 3rd, et al. Carbon monoxide production from sevoflurane breakdown : modeling of exposures under clinical conditions. Anesth Analg 2003 ; 96 : 757-64.
6) Wissing H, Kuhn I, Warnken U, et al. Carbon monoxide production from desflurane, enflurane, halothane, isoflurane, and sevoflurane with dry soda lime. Anesthesiology 2001 ; 95 : 1205-12.
7) Yamakage M, Yamada S, Chen X, et al. Carbon dioxide absorbents containing potassium hydroxide produce much larger concentrations of compound A from sevoflurane in clinical practice. Anesth Analg 2000 ; 91 : 220-4.

（岩崎　創史）

臨床編

2 臨床使用の実際と展望

A セボフルラン

はじめに

　セボフルランは，日本のみならず世界中で使用頻度の高い吸入麻酔薬である．日本では1983年に前臨床試験，1985年に臨床試験が開始され，1990年に承認された．当初から代謝により生じる無機フッ素や，ソーダライムなどの二酸化炭素吸収剤との反応によるコンパウンドAが懸念されていた．しかし，発売・使用されて以来20年以上経過したが，重大な肝機能・腎機能障害の報告は現在まで見当たらず，安全に使用できるといってよい．

　セボフルランの鎮静薬としての利点は，迅速な導入や覚醒が可能であること，調節性が良いこと，麻酔効果において個人差が小さいことなどが挙げられる．また，鎮静薬としての効果のみならず，例えば気管支拡張作用や虚血再灌流傷害に対するプレコンディショニングやポストコンディショニング作用も期待できる．

　一方，セボフルラン使用時の問題点の例として，悪性高熱や横紋筋融解の可能性，術後悪心・嘔吐（postoperative nausea and vomiting：PONV）の可能性が全静脈麻酔（total intravenous anesthesia：TIVA）に比べ高くなることが挙げられる．また，運動誘発電位（motor evoked potentials：MEP）や体性感覚誘発電位（somatosensory evoked potentials：SEP）使用時は潜時や振幅を変化させるため，帝王切開時は子宮筋収縮を抑制するため，ほかの鎮静薬の使用を考慮すべき場面も考えられる．

　日本では2011年の7月からデスフルランが使用可能になり，手術終了から覚醒や抜管までの時間という点ではデスフルランのほうがやや短いが，セボフルランにはさまざまな利点がある．

　ここでは，セボフルランの特徴や副作用，利点や欠点，臨床での使用方法について述べる．

特　徴

1 血液/ガス分配係数

セボフルランの血液/ガス分配係数は 0.65 とイソフルランやハロタンに比べて低いため，導入および覚醒が早く，麻酔深度調節性が良い．また，心拍出量や換気量の影響が少ない（表）．

2 気道刺激性

気道刺激性が少ないため，単独での円滑な導入が可能である．

3 最小肺胞濃度

最小肺胞濃度（minimum alveolar concentration：MAC）は加齢とともに低下する（図1）．従来，MAC は 1.71％ とされていたが，この値は日本人では 50 歳前後の値である．報告により MAC の値に差があるのは，研究対象の年齢や民族の違いによるものと考えられる[1]．

4 生体内代謝

セボフルランの生体内代謝率は 2〜5％ で，代謝産物である無機フッ素は健常人では尿中に速やかに排泄され，血中濃度は速やかに下降する（図2）[2]．高齢者や肝機能・腎機能低下患者での半減期はやや長くなる．

表　37℃における分配係数

麻酔薬	血液/ガス	脳/血液	肝臓/血液	腎臓/血液	筋肉/血液	脂肪/血液
亜酸化窒素	0.47	1.1	0.8		1.2	2.3
セボフルラン	0.65	1.7	1.8	1.2	3.1	48
デスフルラン	0.45	1.3	1.4	1	2	27
イソフルラン	1.4	1.6	1.8	1.2	2.9	45
ハロタン	2.5	1.9	2.1	1.2	3.4	51

（武田純三監訳．Miller RD 編．ミラー麻酔科学．東京：メディカル・サイエンス・インターナショナル；2007. p.108 より引用）

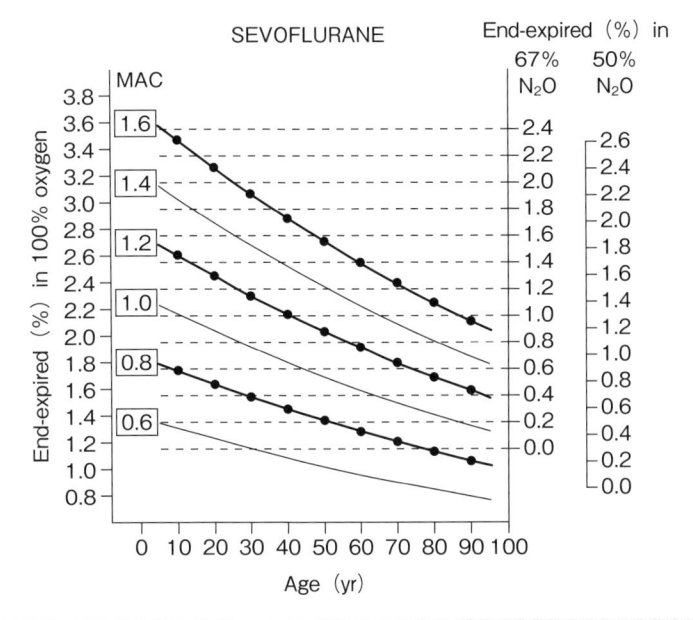

図1 年齢によるセボフルランのMACの変化
(Nickalls RWD, Mapleson WW. Age-related iso-MAC charts for isoflurane, sevoflurane and desflurane in man. Br J Anaesth 2003；91：170-4 より引用)

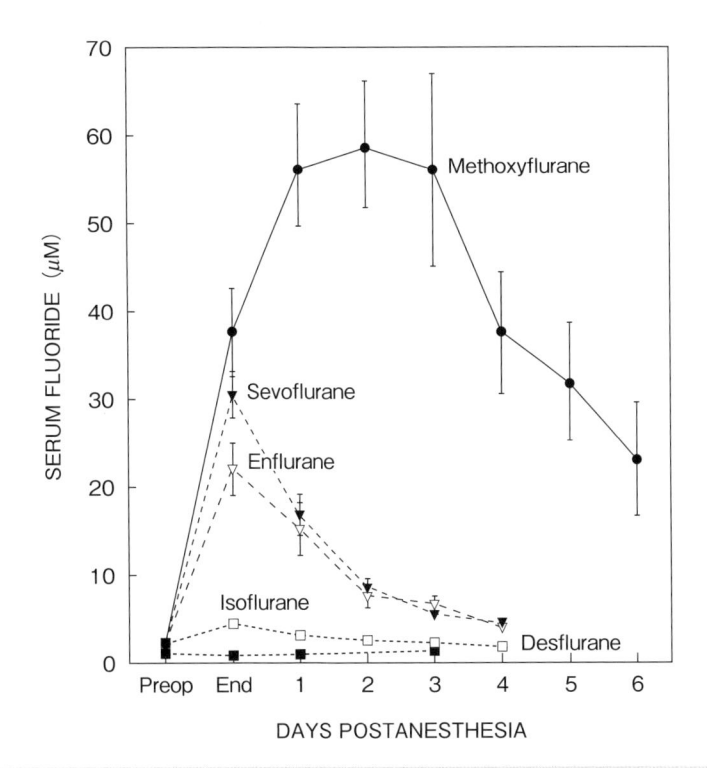

図2 各吸入麻酔薬における血清フッ化物の時間的推移
セボフルラン投与の中止により，血中フッ化物は速やかに低下する。
(Kharasch ED. Biotransformation of sevoflurane. Anesth Analg 1995；81：S27-38 より引用)

副作用

1 悪性高熱

　日本での 2006 ～ 2008 年の diagnosis procedure combination（DPC）データベースからの情報をもとにした報告がある。この報告では 123 万 8,171 人中 17 人（男性 13 人，女性 4 人）が悪性高熱と診断された（1：73,000）。このうちセボフルラン使用例に限ると，93 万 2,771 人中 14 人が悪性高熱と診断されている（1：67,000）[3]。

2 無機フッ素やコンパウンド A による臓器障害

　無機フッ素はセボフルランの代謝産物であり，腎機能の低下している患者で排泄が遅延するが，永久的な腎障害の報告は見当たらない。コンパウンド A はソーダライムやバラライムなどの二酸化炭素吸収剤との反応により産生され，腎障害を引き起こす可能性が示唆されているが，臨床での重大な腎障害の報告はない。近年改良された二酸化炭素吸収剤ではコンパウンド A の産生がより少ないため，より安全に使用できる。

3 術後悪心・嘔吐（PONV）

　吸入麻酔薬による麻酔では TIVA と比較して PONV の発生率が高い。女性，非喫煙者，動揺病の既往，PONV の既往，麻酔手技，術後疼痛は PONV の危険因子となるため，該当がある際には TIVA[4]や制吐薬の投与を考慮すべきである。

4 催不整脈作用（QT 延長，アドレナリンとの相互作用による不整脈）

a. QT 延長

　セボフルランは用量依存性に QT 時間を延長する[5]が，torsades de pointes に至ったという報告は見当たらない。

b. 心室性期外収縮

　セボフルラン使用中，アドレナリンの投与が 5 μg/kg 以下では不整脈（心室性期外収縮が 5 分間に 3 回以上と定義）は出現しなかったが，5 ～ 9.9 μg/kg と 9.9 ～ 14.9 μg/kg では両者とも 33％に不整脈が出現した[6]。

利　点

　セボフルランの鎮静薬としての利点は，上記のように，血液/ガス分配係数が低いため速やかな麻酔導入や覚醒が可能で，麻酔深度の調節性が良いということである。また気道刺激性が少ないため単独での麻酔導入が可能であり，急激に濃度を上げることも可能である。一方，鎮静薬としての利点以外に以下のような利点を有する。

1 気管支平滑筋に対する弛緩作用

　吸入麻酔薬は，直接的に，または迷走神経反射を抑制することで気管支平滑筋を弛緩させ，気道抵抗を減少させると考えられている。臨床研究で，セボフルランはイソフルランやハロタンと比べて，気道抵抗を含む呼吸抵抗をより減少させるとの報告がある[7]。一方，デスフルランに関しては，吸入開始後10分の評価では呼吸気道抵抗の減少は認めないという報告がある[8]。いずれにしても，セボフルランが喘息合併患者の麻酔管理に有利であることは間違いない。

2 虚血再灌流傷害の軽減（プレコンディショニング，ポストコンディショニング効果）

　脳，心臓，肝臓，腎臓などの臓器で，吸入麻酔薬によるプレコンディショニング，ポストコンディショニング効果が報告されている。中でも心臓でのプレコンディショニングは，臨床研究も含め数多く報告されている。
　冠動脈バイパス術（coronary artery bypass graft：CABG）では，人工心肺の使用にかかわらず，プロポフォールによる麻酔よりセボフルランによる麻酔のほうが，術後の心筋障害が少ないという報告がある[9)10]。また，人工心肺を使用したCABGでは，セボフルラン麻酔はTIVAと比べて心機能のみならず，ICU滞在期間と入院期間が短かった[11)12]。同様に大動脈弁置換術でも，セボフルランによる麻酔は人工心肺離脱後の左室機能が高く，術後6～24時間後のトロポニンⅠが抑制される[13]。さらには，4％のセボフルランを大動脈遮断前に10分間投与すると，心原性死亡，心筋梗塞，不安定狭心症，経皮的冠動脈形成術，CABG，入院が必要な不整脈および新たなうっ血性心不全といったCABG後1年までの遅発性心血管イベントが17％から3％まで減少する[14]。このように，吸入麻酔薬のプレコンディショニング，ポストコンディショニング作用は非常に有用であるが，高血糖状態では効果が減弱されるので注意が必要である[15)16]。
　肝の虚血再灌流傷害に対する報告もある。セボフルランとイソフルランの効果を比較した動物実験において肝組織血流量，血清肝逸脱酵素，そして活性酸素によって生じる過酸化脂質によって評価され，セボフルランはイソフルランと比較して肝保護として有利であった[17]。また，臨床研究でもセボフルランの肝虚血に対する有用性の報告を認める[18]。

3 筋弛緩作用，筋弛緩薬増強作用

同じ筋弛緩状態を得るために必要な筋弛緩薬の量は，セボフルランとプロポフォール麻酔下で比較すると，セボフルラン麻酔下のほうが約30％少ない。つまり，セボフルランは非脱分極性筋弛緩薬の作用を増強するといえる[19)20)]。また，セボフルランによる麻酔では，筋弛緩薬効果の遷延について，するという報告[21)]と，しないという報告[20)]があるが，この違いは吸入麻酔薬への曝露時間や濃度が影響していると考えられている[22)]。

セボフルラン使用の可否

1 片肺換気

セボフルランを含めた吸入麻酔薬が低酸素性肺血管収縮（hypoxic pulmonary vasoconstriction：HPV）を抑制することは異論のないところである。しかし動物研究では，セボフルランによるHPVの抑制はほとんどないという報告が多い[23)24)]。また，ヒトを対象とした報告でも，BIS（bispectral index）を同程度に保ったプロポフォールによる麻酔とセボフルランによる麻酔で片肺換気での酸素化を比較すると，両者の酸素化は類似していた[25)]。さらに，どちらの麻酔でもシャント率や動脈血酸素分圧（Pa_{O_2}）に大差がないことが報告されている[26)]。これらの報告から，片肺換気時のセボフルランの使用はほぼ問題ないといえる。

2 運動誘発電位（MEP）や体性感覚誘発電位（SEP）などのモニタリングが必要な手術時の麻酔

セボフルランなどの吸入麻酔薬は，濃度依存的に潜時を延長し，振幅を減衰させるため[27)28)]，影響の少ないTIVAで行われることが多い。

3 人工心肺使用中

人工心肺時，人工心肺に気化器を取り付ければ吸入麻酔薬での鎮静は可能であるが，日本ではTIVAで鎮静している施設が多数である。

4 子宮筋弛緩作用

セボフルランは，単離されたヒトの子宮筋の収縮力と収縮頻度を濃度依存的に抑制する[29)]。帝王切開時にセボフルランを使用する場合，胎児娩出後は子宮筋の弛緩からの出

血を防ぐため低濃度または中止として，ほかの鎮静薬や鎮痛薬で補うことが妥当である。

5 未発達脳に対する神経毒性

近年麻酔薬の未発達脳に対する毒性が示唆されており，ほかの麻酔薬同様，セボフルランも胎児や新生児，幼児などへの悪影響が報告されている（詳細は 臨床編：第4章 小児麻酔での使用 を参照）。

臨床での実際の使用方法

1 全身麻酔の導入

a. 静脈麻酔薬中心の麻酔導入

麻酔導入時に静脈路が確保されている場合，鎮静薬，鎮痛薬，筋弛緩薬などを経静脈的に投与し，就眠後セボフルランを投与して挿管する。これが麻酔維持をセボフルランで行う場合に最も標準的な方法であると考えられる。

この方法の利点は静脈麻酔薬の鎮静効果が非常に速やかな点であり，プロポフォールボーラスによる導入の場合60秒程度で就眠する。また，セボフルラン単独での導入により起こりうる興奮期を回避できる。

プロポフォールボーラス投与による導入の欠点は，セボフルラン単独による導入と比較して血圧低下の度合いが大きいことである。また，プロポフォールなどの静脈麻酔薬は，再分布による効果部位濃度の低下が速やかで，いったん就眠した後に覚醒する可能性があり注意が必要である。よって，挿管までに静脈麻酔薬の追加投与や吸入麻酔薬投与が必要になることがある。

b. セボフルラン単独での麻酔導入

セボフルランにはデスフルランやイソフルランのような気道刺激性がないため，単独での円滑な麻酔導入が可能である。さらに，血液/ガス分配係数が0.65と低いため，速やかな導入が可能である。

セボフルラン単独での導入は，静脈路が確保されていない症例，例えば小児症例や静脈路確保困難の症例に対して行うことが多い。静脈路確保の際の穿刺という苦痛がないため，手術歴のある手術予定の成人患者に静脈麻酔薬と吸入麻酔薬のどちらで麻酔導入するかを選択させると，半数が吸入麻酔薬での導入を希望したという報告がある[30]。また，セボフルラン単独での導入は，プロポフォールと比較して自発呼吸を保持できる可能性が高いため，自発呼吸を残したい症例にも有効である。さらに，ごく短時間の日帰り手術などは，導入時の静脈麻酔薬の残存が見られることがあるため，吸入麻酔薬によ

る導入と維持（VIMA）のよい適用である[31]。

　一方，セボフルラン単独の緩徐導入は，フルストマック症例，妊婦，食道裂孔ヘルニア，糖尿病性神経障害合併患者など胃からの逆流の可能性が高い症例では避けたほうがよい。

　セボフルラン（亜酸化窒素併用）による導入とプロポフォールのボーラスによる導入を比較したメタ解析では，就眠までの時間はセボフルラン7～8％群でのvital capacity induction technique（最大呼気位から深呼吸させることで吸入麻酔薬を吸入し，深呼吸位で息こらえさせる方法）による導入とプロポフォール群に差を認めず，酸素飽和度低下，咳，喉頭痙攣，体動，薬物治療を必要とするイベントといった合併症にも有意差を認めず，投与後の無呼吸はセボフルラン群で有意に少なかった[32]。導入時の血圧低下については，高齢者においてセボフルラン8％（漸増法および反復深呼吸法の2群）とプロポフォール（就眠まで10 ml/minで投与）で比較され，プロポフォール群で大きかった[33]。

　セボフルラン単独導入の方法として，低濃度から吸入させ漸増させていく方法（漸増法）と，初めから高濃度で吸入させ深呼吸させる方法（1回深呼吸法，反復深呼吸法，通常呼吸法など）がある。漸増法の場合，興奮による体動の可能性が高く就眠までに時間を要する。一方，1回深呼吸法は患者の協力が必要であるが，興奮による体動が少なく，就眠までの時間は60秒程度である。反復深呼吸法は，深呼吸を促すだけで非常に簡便であり，就眠に要する時間は1回深呼吸法と同程度である。セボフルランでの導入時に起きる咳，喉頭痙攣，息こらえ，気道閉塞などの合併症の率は，ほかの吸入麻酔薬と比べ低い[34]。

　最近では，初めから高濃度のセボフルランを吸入する方法を推奨するものが多い。1回深呼吸法での導入成功率は年齢とよく相関し，4～5歳では10％であるのに対し，14歳以上の小児では95％である[35]。よって，より年齢の低い小児へのセボフルラン単独での導入は，セボフルラン投与に先行して亜酸化窒素の投与，前投薬による鎮静などの工夫が必要になる場合がある。

　セボフルランでの単独導入の注意点として，静脈ルートを確保していない場合，喉頭痙攣や血圧低下，徐脈などの合併症が起こった際に経静脈的薬物投与による治療が行えないことが挙げられる。また，てんかん様脳波や間代強直性痙攣を認めることがある。それらは小児，成人ともに濃度依存性があり，おおむね1.5～2 MAC以上の導入で頻度が高いようである。さらに，呼気終末二酸化炭素分圧を低く保った群では成人，小児ともにてんかん様脳波を認める率は大幅に上昇する[36)37]。小児で20％にてんかん様脳波を認めるという報告もある[38]。よって，必要以上のセボフルラン濃度や過換気にならないよう注意するべきである。

2 気管挿管

　セボフルランには軽度の鎮痛作用と筋弛緩作用があり，高濃度であれば単独でも気管挿管が可能である[39]。成人でのMAC-TI（MAC tracheal intubation：気管挿管の際に

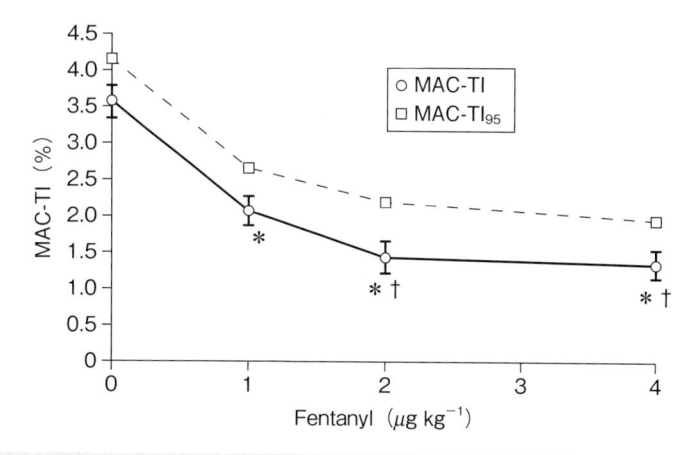

図3 セボフルランの MAC-TI に対するフェンタニルの効果

(Katoh T, Nakajima Y, Moriwaki G, et al. Sevoflurane requirements for tracheal intubation with and without fentanyl. Br J Anaesth 1999；82：561-5 より引用)

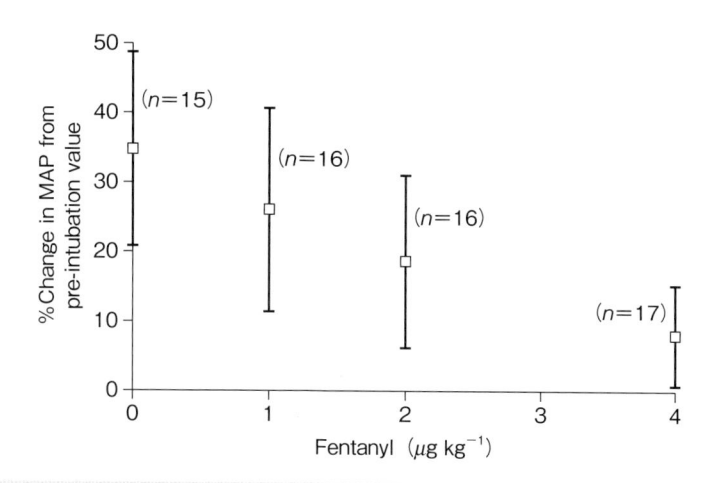

図4 気管挿管時の平均動脈圧の変化に対するフェンタニルの効果

(Katoh T, Nakajima Y, Moriwaki G, et al. Sevoflurane requirements for tracheal intubation with and without fentanyl. Br J Anaesth 1999；82：561-5 より引用)

50％の患者に体動がない肺胞内濃度）は4.52％，95％有効量（ED$_{95}$）は8.07％である[40]。実際の臨床ではセボフルランのみではなく，オピオイドなどの鎮痛薬と筋弛緩薬を併用することが多い。

フェンタニルはセボフルランの濃度を用量依存的に低下させる。気管挿管の4分前にフェンタニルを投与し MAC-TI を評価した報告によると，2μg/kg まではフェンタニルは用量依存的にセボフルラン濃度を低下させる。しかし，2μg/kg と 4μg/kg 投与では有意差は認めない（図3）。この報告では，さらに気管挿管時の血圧と心拍数を評価しており，気管挿管による両者の変化は MAC-TI とは異なり 4μg/kg まで用量依存的に抑制される（図4，図5）[41]。挿管時のレミフェンタニル併用については，挿管1分前に 1μg/kg，2μg/kg をボーラスすると理想的な挿管の状態になる率はそれぞれ 54％，

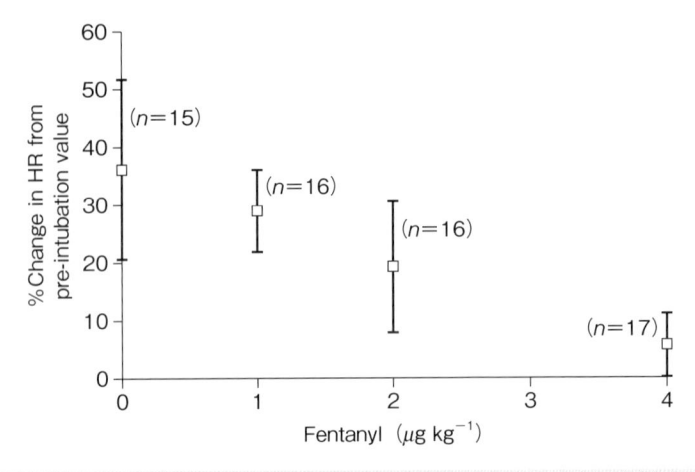

図5 気管挿管時の心拍数の変化に対するフェンタニルの効果
(Katoh T, Nakajima Y, Moriwaki G, et al. Sevoflurane requirements for tracheal intubation with and without fentanyl. Br J Anaesth 1999 ; 82 : 561-5 より引用)

89％であった[42]。

以上の報告は，挿管時，セボフルランとオピオイドを併用することに意義があることを示している。

3 維 持

挿管時同様，セボフルラン単独麻酔下での手術は可能である。しかし，セボフルランは鎮痛作用や筋弛緩作用が弱いため，鎮痛薬やほかの鎮痛法を併用することが多い。

以下にセボフルラン単独による麻酔およびセボフルランとオピオイド，脊髄くも膜下麻酔，硬膜外麻酔の併用について述べる。

a. セボフルラン単独

セボフルランは脳と脊髄の両方に作用する。セボフルランの脊髄に対する作用は，侵害刺激に対する不動化をもたらす。不動化は脳に対する吸入麻酔薬の作用ではなく，脊髄に対する作用である。なぜなら，除脳や低温により脳と脊髄を分離してもMACは変化しないからである[43,44]。その機序は，吸入麻酔薬が脊髄前角からの運動神経の興奮をシナプス前と後の両方で抑制することが主であると考えられている[45〜49]。

また，吸入麻酔薬は，脳へ上行する侵害刺激情報を鈍化させる。このことは，脳のイソフルラン濃度を1.2％，胴体の濃度を0.3％と別々の濃度に曝露して侵害刺激を与えると，脳と胴体を同じ1.2％のイソフルランで麻酔した際と比べて，より覚醒時の脳波に近付くという報告が示唆している[50]。

上記のように，セボフルランには軽度の鎮痛や筋弛緩作用があり，単独での麻酔も可能であるが高濃度である必要がある。鎮痛に関して，1.7％と2.8％のセボフルランによる麻酔で血中ノルアドレナリンを測定した研究がある。この研究では2.8％セボフルラ

ンによる麻酔で血中ノルアドレナリン値が高いことから，セボフルランは侵害刺激を抑えきれていない可能性を示した．つまり，セボフルランの鎮痛作用は十分ではない[51]．また，セボフルラン単独の麻酔では術後鎮痛が困難である．よって，筋弛緩薬や次に述べるような鎮痛薬や鎮痛方法との併用が必要となることが多い．

b. オピオイドとの併用

オピオイド併用により，吸入麻酔薬のMACやMAC-BAR（MAC blocking of adrenergic responses：皮膚切開の際に50％のヒトが交感神経反応を示さない肺胞内濃度）は減少する[52)53)]．血中フェンタニル濃度が1 ng/ml，2 ng/ml程度までは，セボフルラン濃度を劇的に減少させることができる．また，MACやMAC-BARのみならず，鎮静や鎮痛で吸入麻酔薬とオピオイドは相乗的に働く[54)55)]．

c. 脊髄くも膜下麻酔および硬膜外麻酔の併用

脊椎くも膜下麻酔は，同じ鎮静度を得るための鎮静薬の必要量を減少させる[56)]．また，感覚神経の遮断が上位であるほど鎮静のレベルは上がる[57)]．左右両下肢の感覚を遮断すると，片側の感覚を遮断するより同じ鎮静度を得るための鎮静薬の必要量が少ない[58)]．つまり，これらの報告は，末梢からの感覚神経が遮断される程度が高いほど，同じ鎮静度を得るための鎮静薬の必要量が減少し，同量の鎮静薬を使用した際の鎮静度が上がることを示唆している．

硬膜外麻酔はセボフルランのMACを減少させ[59)]，BIS値50を適切な麻酔深度とした際のセボフルランの必要量を減少させる[60)]．さらに，鎮静薬の必要量を減少させるということ以外にも，硬膜外麻酔を併用する利点を示唆する報告がある．術中から胸部硬膜外麻酔を併用すると，術中はフェンタニルで疼痛コントロールを行い術後に胸部硬膜外麻酔を開始したものと比べて，皮膚切開40分後の血中のアドレナリン値，コルチゾール値は低く，炎症の指標となるINF-γ/IL-10値は抑制される[61)]．また，前立腺がん手術に対する麻酔では，全身麻酔単独より硬膜外への局所麻酔薬投与によりストレス反応は減少し，そのストレス反応は局所麻酔薬にオピオイドを混合することでさらに軽減する[62)]．

以上のように，全身麻酔と脊髄くも膜下麻酔や硬膜外麻酔を併用することで，セボフルランの必要量の減少，ストレスや全身性の炎症の軽減，術後感染の減少[63)]，さらには術後鎮痛の質や疼痛緩和による心血管系への負担の軽減，リハビリテーションの早期施行などが可能になることが予想される．

4 覚 醒

セボフルランは血液/ガス分配係数が0.65と低いため，肺胞濃度の低下が速やかであり，覚醒も速やかである[64)65)]．セボフルランの成人のMAC-awake（麻酔からの覚醒の際に50％のヒトが簡単な指示命令に応答できる肺胞内濃度）は0.62％である[66)]．

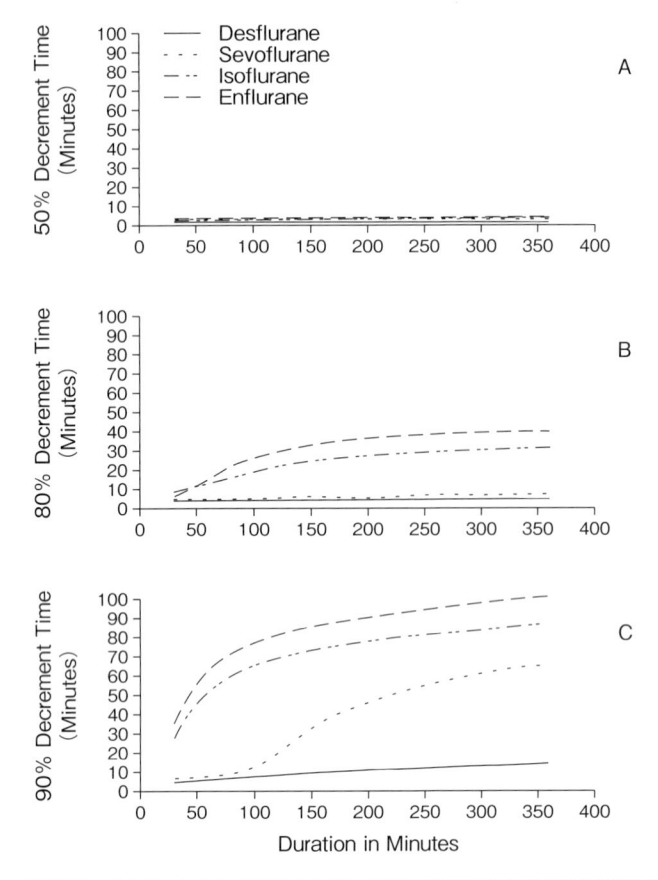

図6 各吸入麻酔薬濃度が vessel-rich group において一定の割合に減じるまでの時間
横軸は吸入麻酔薬曝露時間,縦軸は A が 50%減, B が 80%減, C が 90%減の濃度に達するまでの時間を示す。
(Bailey JM. Context-sensitive half-times and other decrement times of inhaled anesthetics. Anesth Analg 1997; 85: 681-6 より引用)

a. 抜管・覚醒までの時間に影響を与える因子

セボフルランとフェンタニルやレミフェンタニルの併用は,セボフルラン単独での麻酔と比較して,覚醒までの時間を短縮する[67]。覚醒までの時間を延長させる因子として,長時間の麻酔や高濃度で維持した麻酔が挙げられる(図6)[68]。予想に反して,2～4時間程度の麻酔時間では肥満患者と非肥満患者で覚醒までの時間に違いはない[69]。

セボフルランとデスフルランを比較すると,手術終了から抜管,開眼や従命までの時間はデスフルランが早いが,認知機能の回復は差がほとんどない[70)71]。

5 抜管時，抜管後

a. 興奮

小児症例での報告を多数認める。メタ解析では，プロポフォール，フェンタニル，ケタミン，デクスメデトミジンなどの薬物や適切な鎮痛が，興奮を減じるとしている[72]。興味深いことに，フェンタニルによる興奮の抑制はフェンタニルの鎮痛作用によるものではない[73]。しかし，小児を対象とした研究では，フェンタニルによる興奮の抑制はプロポフォールと比較して嘔気や嘔吐の率が高くなると報告されているため，PONVへの対策が必要となる[74]。

b. 換気応答

麻酔薬非曝露時には，二酸化炭素に対して濃度依存的に分時換気量が増加するという換気応答が行われるが，セボフルラン曝露時は0.1 MAC程度でも換気応答が抑制されるとの報告がある[75]。また，0.1 MACのセボフルランが急性低酸素性換気応答を抑制するといった報告がある[76)77)]。逆に，上記の二酸化炭素分圧，酸素分圧に対する換気応答に0.1 MAC程度のセボフルランは影響しないとする報告もあるが，抜管後麻酔濃度以下であっても呼吸状態に注意を払う必要があり，特にオピオイドを併用した症例ではさらなる注意が必要である。

ピットフォール

硬膜外麻酔やオピオイドなどの鎮痛薬や筋弛緩薬を併用すると，低濃度のセボフルランでもバイタルサインの安定，患者の不動化が可能となる。しかし，低濃度のセボフルランによる維持は，BISの使用にかかわらず術中覚醒の可能性がある[78]。よって，バイタルサインの安定，患者の不動化，BIS値のみを判断材料にして低濃度のセボフルランで麻酔管理することは避けたほうがよい。

将来の展望

セボフルランに関して今後の研究が期待される分野としては，以下のようなものがある。ただし，以下に紹介する研究は対象の多くが動物であるため，今後ヒトを対象としたさらなる臨床研究が必要である。

1 セボフルランの作用機序

作用部位や機序はほとんど分かっていない。現在までの報告では γ アミノ酪酸 (GABA)$_A$、神経性ニコチン性アセチルコリン、セロトニン、グルタミン酸 NMDA、AMPA などのイオンチャネルへの作用が報告されており、脳内ネットワークに影響している可能性もある。脊髄への効果はグリシン受容体の関与も報告されている[79]。

2 術後認知機能障害

セボフルランはプロポフォールに比べて術後早期の認知機能の低下 (POCD) を抑制する可能性があるとの報告がある[80]。

3 未発達脳に対する毒性

ほかの麻酔薬同様、セボフルランにも未発達脳に対する神経毒性が報告されている[81]。

■参考文献

1) Ezri T, Sessler D, Weisenberg M, et al. Association of ethnicity with the minimum alveolar concentration of sevoflurane. Anesthesiology 2007 ; 107 : 9-14.
2) Kharasch ED. Biotransformation of sevoflurane. Anesth Analg 1995 ; 81 : S27-38.
3) Sumitani M, Uchida K, Yasunaga H, et al. Prevalence of malignant hyperthermia and relationship with anesthetics in Japan : data from the diagnosis procedure combination database. Anesthesiology 2011 ; 114 : 84-90.
4) Apfel CC, Kranke P, Katz MH, et al. Volatile anaesthetics may be the main cause of early but not delayed postoperative vomiting : a randomized controlled trial of factorial design. Br J Anaesth 2002 ; 88 : 659-68.
5) Han DW, Park K, Jang SB, et al. Modeling the effect of sevoflurane on corrected QT prolongation : a pharmacodynamic analysis. Anesthesiology 2010 ; 113 : 806-11.
6) Navarro R, Weiskopf RB, Moore MA, et al. Humans anesthetized with sevoflurane or isoflurane have similar arrhythmic response to epinephrine. Anesthesiology 1994 ; 80 : 545-9.
7) Rooke GA, Choi JH, Bishop MJ. The effect of isoflurane, halothane, sevoflurane, and thiopental/nitrous oxide on respiratory system resistance after tracheal intubation. Anesthesiology 1997 ; 86 : 1294-9.
8) Goff MJ, Arain SR, Ficke DJ, et al. Absence of bronchodilation during desflurane anesthesia : a comparison to sevoflurane and thiopental. Anesthesiology 2000 ; 93 : 404-8.
9) De Hert SG, ten Broecke PW, Mertens E, et al. Sevoflurane but not propofol preserves myocardial function in coronary surgery patients. Anesthesiology 2002 ; 97 : 42-9.
10) Conzen PF, Fischer S, Detter C, et al. Sevoflurane provides greater protection of the myocardium than propofol in patients undergoing off-pump coronary artery bypass surgery. Anesthesiology 2003 ; 99 : 826-33.
11) De Hert SG, Van der Linden PJ, Cromheecke S, et al. Cardioprotective properties of

sevoflurane in patients undergoing coronary surgery with cardiopulmonary bypass are related to the modalities of its administration. Anesthesiology 2004 ; 101 : 299-310.
12) De Hert SG, Van der Linden PJ, Cromheecke S, et al. Choice of primary anesthetic regimen can influence intensive care unit length of stay after coronary surgery with cardiopulmonary bypass. Anesthesiology 2004 ; 101 : 9-20.
13) Cromheecke S, Pepermans V, Hendrickx E, et al. Cardioprotective properties of sevoflurane in patients undergoing aortic valve replacement with cardiopulmonary bypass. Anesth Analg 2006 ; 103 : 289-96.
14) Garcia C, Julier K, Bestmann L, et al. Preconditioning with sevoflurane decreases PECAM-1 expression and improves one-year cardiovascular outcome in coronary artery bypass graft surgery. Br J Anaesth 2005 ; 94 : 159-65.
15) Kehl F, Krolikowski JG, Weihrauch D, et al. N-acetylcysteine restores isoflurane-induced preconditioning against myocardial infarction during hyperglycemia. Anesthesiology 2003 ; 98 : 1384-90.
16) Huhn R, Heinen A, Weber NC, et al. Hyperglycaemia blocks sevoflurane-induced postconditioning in the rat heart *in vivo* : cardioprotection can be restored by blocking the mitochondrial permeability transition pore. Br J Anaesth 2008 ; 100 : 465-71.
17) Bedirli N, Ofluoglu E, Kerem M, et al. Hepatic energy metabolism and the differential protective effects of sevoflurane and isoflurane anesthesia in a rat hepatic ischemia-reperfusion injury model. Anesth Analg 2008 ; 106 : 830-7.
18) Beck-Schimmer B, Breitenstein S, Urech S, et al. A randomized controlled trial on pharmacological preconditioning in liver surgery using a volatile anesthetic. Ann Surg 2008 ; 248 : 909-18.
19) Suzuki T, Munakata K, Watanabe N, et al. Augmentation of vecuronium-induced neuromuscular block during sevoflurane anaesthesia : comparison with balanced anaesthesia using propofol or midazolam. Br J Anaesth 1999 ; 83 : 485-7.
20) Bock M, Klippel K, Nitsche B, et al. Rocuronium potency and recovery characteristics during steady-state desflurane, sevoflurane, isoflurane or propofol anaesthesia. Br J Anaesth 2000 ; 84 : 43-7.
21) Lowry DW, Mirakhur RK, McCarthy GJ, et al. Neuromuscular effects of rocuronium during sevoflurane, isoflurane, and intravenous anesthesia. Anesth Analg 1998 ; 87 : 936-40.
22) Ahmed AA, Kumagai M, Otake T, et al. Sevoflurane exposure time and the neuromuscular blocking effect of vecuronium. Can J Anaesth 1999 ; 46 : 429-32.
23) Kerbaul F, Bellezza M, Guidon C, et al. Effects of sevoflurane on hypoxic pulmonary vasoconstriction in anaesthetized piglets. Br J Anaesth 2000 ; 85 : 440-5.
24) Lesitsky MA, Davis S, Murray PA. Preservation of hypoxic pulmonary vasoconstriction during sevoflurane and desflurane anesthesia compared to the conscious state in chronically instrumented dogs. Anesthesiology 1998 ; 89 : 1501-8.
25) Pruszkowski O, Dalibon N, Moutafis M, et al. Effects of propofol vs sevoflurane on arterial oxygenation during one-lung ventilation. Br J Anaesth 2007 ; 98 : 539-44.
26) Beck DH, Doepfmer UR, Sinemus C, et al. Effects of sevoflurane and propofol on pulmonary shunt fraction during one-lung ventilation for thoracic surgery. Br J Anaesth 2001 ; 86 : 38-43.
27) Freye E, Brückner J, Latasch L. No difference in electroencephalographic power spectra or sensory-evoked potentials in patients anaesthetized with desflurane or sevoflurane. Eur J Anaesthesiol 2004 ; 21 : 373-8.
28) Vaugha DJ, Thornton C, Wright DR, et al. Effects of different concentrations of sevoflu-

rane and desflurane on subcortical somatosensory evoked responses in anaesthetized, non-stimulated patients. Br J Anaesth 2001 ; 86 : 59-62.
29) Yoo KY, Lee JC, Yoon MH, et al. The effects of volatile anesthetics on spontaneous contractility of isolated human pregnant uterine muscle : a comparison among sevoflurane, desflurane, isoflurane, and halothane. Anesth Analg 2006 ; 103 : 443-7.
30) van den Berg AA, Chitty DA, Jones RD, et al. Intravenous or inhaled induction of anesthesia in adults? An audit of preoperative patient preferences. Anesth Analg 2005 ; 100 : 1422-4.
31) Thwaites A, Edmends S, Smith I. Inhalation induction with sevoflurane : a double-blind comparison with propofol. Br J Anaesth 1997 ; 78 : 356-61.
32) Joo HS, Perks WJ. Sevoflurane versus propofol for anesthetic induction : a meta-analysis. Anesth Analg 2000 ; 91 : 213-9.
33) Kirkbride DA, Parker JL, Williams GD, et al. Induction of anesthesia in the elderly ambulatory patient : a double-blinded comparison of propofol and sevoflurane. Anesth Analg 2001 ; 93 : 1185-7.
34) Sloan MH, Conard PF, Karsunky PK, et al. Sevoflurane versus isoflurane : induction and recovery characteristics with single-breath inhaled inductions of anesthesia. Anesth Analg 1996 ; 82 : 528-32.
35) Fernandez M, Lejus C, Rivault O, et al. Single-breath vital capacity rapid inhalation induction with sevoflurane : feasibility in children. Paediatr Anaesth 2005 ; 15 : 307-13.
36) Jääskeläinen SK, Kaisti K, Suni L, et al. Sevoflurane is epileptogenic in healthy subjects at surgical levels of anesthesia. Neurology 2003 ; 61 : 1073-8.
37) Gibert S, Sabourdin N, Louvet N, et al. Epileptogenic effect of sevoflurane : determination of the minimal alveolar concentration of sevoflurane associated with major epileptoid signs in children. Anesthesiology 2012 ; 117 : 1253-61.
38) Vakkuri A, Yli-Hankala A, Särkelä M, et al. Sevoflurane mask induction of anaesthesia is associated with epileptiform EEG in children. Acta Anaesthesiol Scand 2001 ; 45 : 805-11.
39) Muzi M, Robinson BJ, Ebert TJ, et al. Induction of anesthesia and tracheal intubation with sevoflurane in adults. Anesthesiology 1996 ; 85 : 536-43.
40) Kimura T, Watanabe S, Asakura N, et al. Determination of end-tidal sevoflurane concentration for tracheal intubation and minimum alveolar anesthetic concentration in adults. Anesth Analg 1994 ; 79 : 378-81.
41) Katoh T, Nakajima Y, Moriwaki G, et al. Sevoflurane requirements for tracheal intubation with and without fentanyl.Br J Anaesth 1999 ; 82 : 561-5.
42) Joo HS, Perks WJ, Belo SE. Sevoflurane with remifentanil allows rapid tracheal intubation without neuromuscular blocking agents. Can J Anaesth 2001 ; 48 : 646-50.
43) Rampil IJ, Mason P, Singh H. Anesthetic potency (MAC) is independent of forebrain structures in the rat. Anesthesiology 1993 ; 78 : 707-12.
44) Rampil IJ. Anesthetic potency is not altered after hypothermic spinal cord transection in rats. Anesthesiology 1994 ; 80 : 606-10.
45) Cheng G, Kendig JJ. Pre- and postsynaptic volatile anaesthetic actions on glycinergic transmission to spinal cord motor neurons. Br J Pharmacol 2002 ; 136 : 673-84.
46) Cheng G, Kendig JJ. Enflurane decreases glutamate neurotransmission to spinal cord motor neurons by both pre- and postsynaptic actions. Anesth Analg 2003 ; 96 : 1354-9.
47) Baars JH, Benzke M, von Dincklage F, et al. Presynaptic and postsynaptic effects of the anesthetics sevoflurane and nitrous oxide in the human spinal cord. Anesthesiology 2007 ;

107:553-62.
48) Rehberg B, Grünewald M, Baars J, et al. Monitoring of immobility to noxious stimulation during sevoflurane anesthesia using the spinal H-reflex. Anesthesiology 2004;100:44-50.
49) Baars JH, Kalisch D, Herold KF, et al. Concentration-dependent suppression of F-waves by sevoflurane does not predict immobility to painful stimuli in humans. Br J Anaesth 2005;95:789-97.
50) Antognini JF, Wang XW, Carstens E. Isoflurane action in the spinal cord blunts electroencephalographic and thalamic-reticular formation responses to noxious stimulation in goats. Anesthesiology 2000;92:559-66.
51) Segawa H, Mori K, Murakawa M, et al. Isoflurane and sevoflurane augment norepinephrine responses to surgical noxious stimulation in humans. Anesthesiology 1998;89:1407-13.
52) Katoh T, Ikeda K. The effects of fentanyl on sevoflurane requirements for loss of consciousness and skin incision. Anesthesiology 1998;88:18-24.
53) Lang E, Kapila A, Shlugman D, et al. Reduction of isoflurane minimal alveolar concentration by remifentanil. Anesthesiology 1996;85:721-8.
54) Manyam SC, Gupta DK, Johnson KB, et al. Opioid-volatile anesthetic synergy: a response surface model with remifentanil and sevoflurane as prototypes. Anesthesiology 2006;105:267-78.
55) Johnson KB, Syroid ND, Gupta DK, et al. An evaluation of remifentanil-sevoflurane response surface models in patients emerging from anesthesia: model improvement using effect-site sevoflurane concentrations. Anesth Analg 2010;111:387-94.
56) Ben-David B, Vaida S, Gaitini L. The influence of high spinal anesthesia on sensitivity to midazolam sedation. Anesth Analg 1995;81:525-8.
57) Gentili M, Huu PC, Enel D, et al. Sedation depends on the level of sensory block induced by spinal anaesthesia. Br J Anaesth 1998;81:970-1.
58) Yun MJ, Kim YH, Oh AY, et al. Midazolam dose for loss of response to verbal stimulation during the unilateral or bilateral spinal anesthesia. Acta Anaesthesiol Scand 2009;53:93-7.
59) Hodgson PS, Liu SS, Gras TW. Does epidural anesthesia have general anesthetic effects? A prospective, randomized, double-blind, placebo-controlled trial. Anesthesiology 1999;91:1687-92.
60) Hodgson PS, Liu SS. Epidural lidocaine decreases sevoflurane requirement for adequate depth of anesthesia as measured by the Bispectral Index monitor. Anesthesiology 2001;94:799-803.
61) Ahlers O, Nachtigall I, Lenze J, et al. Intraoperative thoracic epidural anaesthesia attenuates stress-induced immunosuppression in patients undergoing major abdominal surgery. Br J Anaesth 2008;101:781-7.
62) Hong JY, Yang SC, Yi J, et al. Epidural ropivacaine and sufentanil and the perioperative stress response after a radical retropubic prostatectomy. Acta Anaesthesiol Scand 2011;55:282-9.
63) Chang CC, Lin HC, Lin HW, et al. Anesthetic management and surgical site infections in total hip or knee replacement: a population-based study. Anesthesiology 2010;113:279-84.
64) Yasuda N, Lockhart SH, Eger EI 2nd, et al. Kinetics of desflurane, isoflurane, and halothane in humans. Anesthesiology 1991;74:489-98.
65) Yasuda N, Lockhart SH, Eger EI 2nd, et al. Comparison of kinetics of sevoflurane and iso-

flurane in humans. Anesth Analg 1991 ; 72 : 316-24.
66) Katoh T, Suguro Y, Ikeda T, et al. Influence of age on awakening concentrations of sevoflurane and isoflurane. Anesth Analg 1993 ; 76 : 348-52.
67) Manyam SC, Gupta DK, Johnson KB, et al. Opioid-volatile anesthetic synergy : a response surface model with remifentanil and sevoflurane as prototypes. Anesthesiology 2006 ; 105 : 267-78.
68) Bailey JM. Context-sensitive half-times and other decrement times of inhaled anesthetics. Anesth Analg 1997 ; 85 : 681-6.
69) Lemmens HJ, Saidman LJ, Eger EI 2nd, et al. Obesity modestly affects inhaled anesthetic kinetics in humans. Anesth Analg 2008 ; 107 : 1864-70.
70) Chen X, Zhao M, White PF, et al. The recovery of cognitive function after general anesthesia in elderly patients : a comparison of desflurane and sevoflurane. Anesth Analg 2001 ; 93 : 1489-94.
71) Rörtgen D, Kloos J, Fries M, et al. Comparison of early cognitive function and recovery after desflurane or sevoflurane anaesthesia in the elderly : a double-blinded randomized controlled trial. Br J Anaesth 2010 ; 104 : 167-74.
72) Dahmani S, Stany I, Brasher C, et al. Pharmacological prevention of sevoflurane- and desflurane-related emergence agitation in children : a meta-analysis of published studies. Br J Anaesth 2010 ; 104 : 216-23.
73) Cravero JP, Beach M, Thyr B, et al. The effect of small dose fentanyl on the emergence characteristics of pediatric patients after sevoflurane anesthesia without surgery. Anesth Analg 2003 ; 97 : 364-7.
74) Kim MS, Moon BE, Kim H, et al. Comparison of propofol and fentanyl administered at the end of anaesthesia for prevention of emergence agitation after sevoflurane anaesthesia in children. Br J Anaesth 2013 ; 110 : 274-80.
75) van den Elsen M, Sarton E, Teppema L, et al. Influence of 0.1 minimum alveolar concentration of sevoflurane, desflurane and isoflurane on dynamic ventilatory response to hypercapnia in humans. Br J Anaesth 1998 ; 80 : 174-82.
76) Pandit JJ, Manning-Fox J, Dorrington KL, et al. Effects of subanaesthetic sevoflurane on ventilation. 2 : Response to acute and sustained hypoxia in humans. Br J Anaesth 1999 ; 83 : 210-6.
77) Sarton E, Dahan A, Teppema L, et al. Acute pain and central nervous system arousal do not restore impaired hypoxic ventilatory response during sevoflurane sedation. Anesthesiology 1996 ; 85 : 295-303.
78) Avidan MS, Zhang L, Burnside BA, et al. Anesthesia awareness and the bispectral index. N Engl J Med 2008 ; 358 : 1097-108.
79) Campagna JA, Miller KW, Forman SA. Mechanisms of actions of inhaled anesthetics. N Engl J Med 2003 ; 348 : 2110-24.
80) Schoen J, Husemann L, Tiemeyer C, et al. Cognitive function after sevoflurane- vs propofol-based anaesthesia for on-pump cardiac surgery : a randomized controlled trial. Br J Anaesth 2011 ; 106 : 840-50.
81) Satomoto M, Satoh Y, Terui K, et al. Neonatal exposure to sevoflurane induces abnormal social behaviors and deficits in fear conditioning in mice. Anesthesiology 2009 ; 110 : 628-37.

〔与那嶺　龍二〕

臨床編

2 臨床使用の実際と展望

B デスフルラン

はじめに

　デスフルランは，血液/ガス分配係数が従来の吸入麻酔薬の中で最も小さく，速やかな麻酔作用の調節と早期の覚醒が可能である。本邦では使用可能となって間もないが，実際に使用した麻酔科医の多くが，従来の麻酔薬と比較して，覚醒が早いだけではなく"覚醒の質"が良いという印象を持っているようである。また代謝率は，セボフルランが約3％であるのに対し，デスフルランでは0.02％ときわめて低いことが特徴として挙げられる。

　一方で，セボフルランと比較すると気道刺激性が強く，1.5 MAC（minimum alveolar concentration：最小肺胞濃度）以上へ急に濃度を上昇させることにより，一過性の循環刺激作用が出現することが知られている。

　1990年代から，欧米やアジアの多くの国々で使用が認められており，ほかの吸入麻酔薬や静脈麻酔薬と比較した臨床研究が数多く報告されている。

　本項では，これまでに報告されたエビデンス，本邦での臨床試験結果とともに，臨床使用時の実際とピットフォール，最後に今後の展望について述べる。

デスフルラン麻酔の特徴

1 日本における臨床試験結果

　本邦では2008年1月から12月まで，15医療機関においてデスフルランの臨床治験（第Ⅱ/Ⅲ相臨床試験）が行われた。気管挿管全身麻酔216症例を，亜酸化窒素併用デスフルラン麻酔群（111症例），デスフルラン麻酔単独群（55症例），亜酸化窒素併用セボフルラン群（50症例）に無作為に分けた。セボフルランと比較し，麻酔薬としての有効性と安全性の検討のほか，覚醒/回復における非劣性が検証された。

　その結果，表に示すように，麻酔薬としての有効性と安全性が確認された[1]。また，

2. 臨床使用の実際と展望（B デスフルラン）

表 麻酔薬としての機能（有効性）

評価	デスフルラン群 A群（＋N₂O）	B群	C群セボフルラン群（＋N₂O）
優れた機能あり	68	43	31
十分な機能あり	7	2	3
機能あり	35	9	16
機能不十分	0	1	0
問題あり	0	0	0
評価不能	1	0	0
有効率（機能あり以上）[95%信頼区画]	98.85%（164/164）[95.7～99.9]		100%（50/50）[94.2～100.0]

機能（有効性）は，麻酔維持中における「体動」「覚醒・記憶」がないこと，鎮静薬追加による「救済処置」がないこと，総観測点の70％以上で，収縮期血圧80～150 mmHg，心拍数50～100 beats/minで維持できたことから評価された。

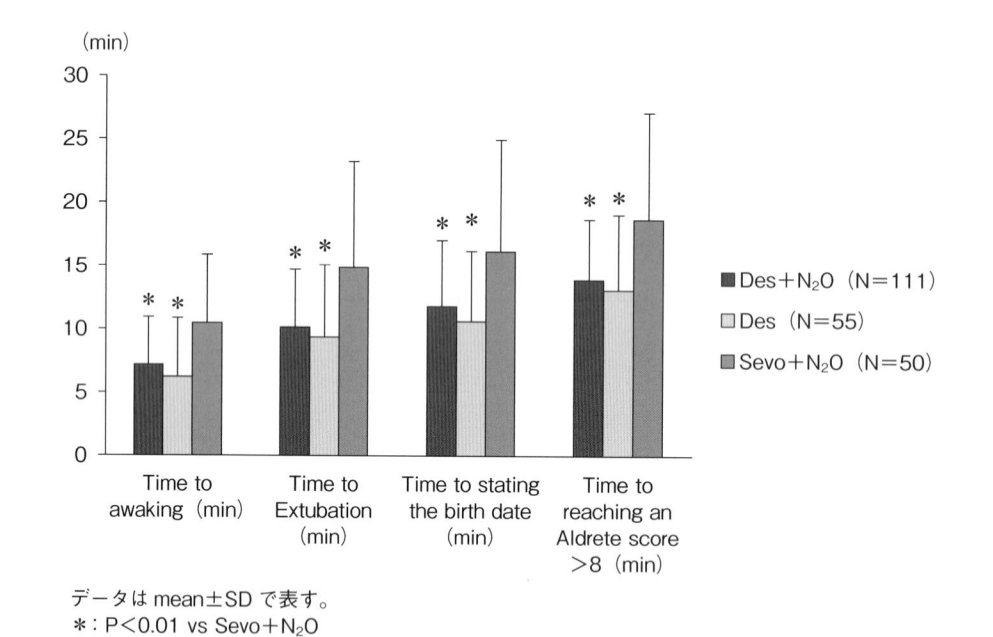

データはmean±SDで表す。
＊：$P<0.01$ vs Sevo＋N₂O

図1 デスフルランの非劣性の検証

覚醒・抜管までの時間，生年月日を言えるまでの時間，Aldrete scoreが8点に到達するまでの時間，すべての時間において，セボフルラン麻酔と比較して，デスフルラン麻酔で短く，非劣性であった（図1）。デスフルラン麻酔では覚醒・回復が早いという，これまで欧米から示されてきたエビデンスと同等の結果となった。

デスフルラン麻酔が従来の麻酔と比較して覚醒・回復が早いという特徴は，その物理化学的特性が背景にある。血液／ガス分配係数だけではなく，脂肪／血液，筋肉／血液，

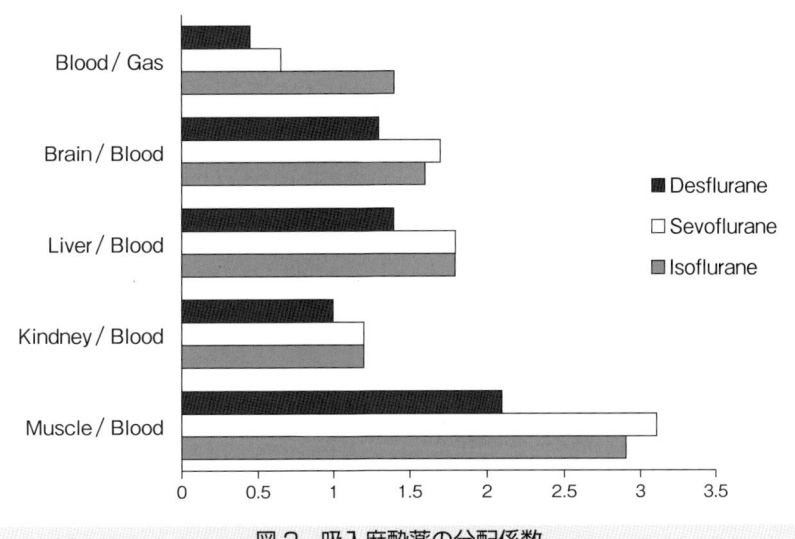

図2 吸入麻酔薬の分配係数

デスフルランでは血液／ガス分配係数，臓器／血液分配係数が低い。
（Eger EI 2nd. Inhaled anesthetics：uptake and distribution. In：Miller RD, editor. Miller's anesthesia. 7th ed. Philadelphia：Churchill Livingstone Elsevier；2010. p.539-59 より改変引用）

　各臓器/血液分配係数が従来の麻酔薬と比較して非常に低い（図2）[2]。血流が豊富な組織と比較して，血流が少ない脂肪組織では，時間単位で吸入麻酔薬分圧がゆっくりと上昇し，吸入麻酔薬投与中止後も長時間にわたり残存する。また，血流豊富な臓器に隣接する脂肪組織や筋肉では組織間拡散により麻酔薬が吸収され，その取り込みは全体の30％にも及ぶ[3]。したがって，吸入麻酔からの覚醒について論考する場合，脂肪や筋肉の組織間拡散の程度は重要な因子である。セボフルランの脂肪/ガス，筋肉/ガス分配係数は，それぞれデスフルランの2.8倍，2.2倍であり[4]，このような組織間拡散の違いが，デスフルラン麻酔とセボフルラン麻酔の覚醒・回復の違いに深くかかわっていると考えられる。

2 肥満患者における気道反射回復

　McKayらは，麻酔薬投与中止から覚醒までの時間はセボフルラン麻酔よりもデスフルラン麻酔で短く，その差はBMI 30 kg/m² 以上の肥満患者でより顕著となることを報告した[5]。

　セボフルラン麻酔では，BMIに依存して覚醒までの時間が長くなる傾向があり，個人差が大きい。一方，デスフルラン麻酔ではBMIの影響が少なく個人差も少ない。すなわち，肥満患者においても安定した覚醒が早期に得られる。

　さらに，注目すべきは，嚥下における気道反射回復の早さである。肥満患者では，上気道閉塞のリスクが高く，機能的残気量（FRC）が少ないことから低酸素血症に陥りやすく，麻酔後の気道反射，咽頭筋回復は重要な問題である。上記の研究では，高度肥満患者において，デスフルラン麻酔では気道反射および嚥下機能がセボフルラン麻酔よ

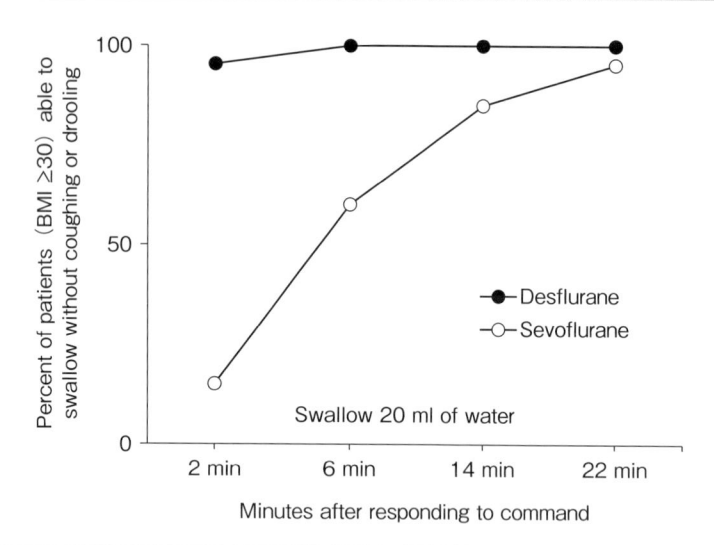

図3 肥満患者（BMI ≥ 30）における気道反射回復

デスフルランでは，肥満患者においても気道反射回復が早い。
（McKay RE, Malhotra A, Cakmakkaya OS, et al. Effect of increased body mass index and anaesthetic duration on recovery of protective airway reflexes after sevoflurane vs desflurane. Br J Anaesth 2010 ; 104 : 175-82 より改変引用）

りも早期に回復することが示された（図3）[5]。

3 デスフルランとセボフルランの投与開始法の相違点

　図4-Aに全身麻酔における具体的な使用法を示した。先に述べたように，1.5 MAC以上のデスフルランでは，気道刺激や交感神経刺激作用があるため，従来の吸入麻酔薬のように高濃度での使用開始が困難である。プロポフォールによる導入後，気管挿管までの維持をセボフルランで行う場合，3～5％（1.5～3.0 MAC）と高濃度で使用することが多かった。これは，気管挿管前後に確実に鎮静が得られていること，気管挿管時の高血圧や頻脈を抑えることを目的としていたためである。

　一方，デスフルランでは，気道刺激と交感神経刺激作用のために，3％（0.5 MAC）から慎重に投与することが推奨されており，導入時にセボフルランと同様に高濃度から開始することができない。

　以下，導入，維持，覚醒ごとに使用上の注意点について具体的に述べる。なお，本項における麻酔導入は鎮静（入眠）と不動化までを指し，気道確保（気管挿管，ラリンジアルマスク）を含まない。

デスフルラン麻酔の実際

1 導入時の注意点

　セボフルラン麻酔では，小児や静脈路確保困難症例において麻酔導入と維持をすべて吸入麻酔薬で行う VIMA（volatile induction and maintenance of anesthesia）が可能であったが，高濃度デスフルランは気道刺激性が強いため，単独での麻酔導入に用いるべきではない。気道刺激作用により患者に不快を与えるだけではなく，咳，気管支攣縮，息ごらえを誘発し，唾液分泌を増加させる[6]。その一方，レミフェンタニルを TCI（target-controlled infusion：効果器濃度設定 3〜5 ng/ml）で投与後に，1 MAC デスフルラン（6〜7％）＋100％酸素で導入し，気管挿管までの維持を行ったところ，上記のような合併症を生じることなく，気管挿管時も安定した血行動態が得られた[7]。

　このようにオピオイドを併用することでデスフルラン導入は可能であると考えられるが，患者の快適度を考慮すると静脈麻酔薬での入眠後にデスフルランを開始することが望ましい。

2 投与開始のタイミング──気管挿管前？　後？

　本邦での臨床試験では，投与開始は気管挿管後のみであったが，静脈麻酔による入眠後〜気管挿管までの間の維持薬として投与することもできる。本邦では，投与開始時に交感神経刺激や気道刺激を避けるため，成人では 3.0％での使用開始が推奨されている。3.0％デスフルラン（100％酸素下）は，成人（31〜60歳）における 0.5 MAC 相当である。MAC-awake は 0.36 MAC であることから，理論上，0.5 MAC でも導入後の鎮静維持は可能である。

　しかし，気管挿管前後に確実に鎮静を得るためには，6〜8呼吸ごと（30秒ごと）に徐々に濃度を上げ，最終的に呼気ガスで6％程度の濃度で気管挿管を行うのが望ましい。3％から徐々に濃度を上げる必要があるため，気管挿管時の至適濃度を得るまでに時間を要する可能性がある。しかしながら，血液／ガス分配係数が低いデスフルランでは，肺胞濃度の上昇が速やかであるため，セボフルラン麻酔と比較して導入に時間を要する臨床的印象はない。

　注意点としては，0.8〜1.0 MAC デスフルランで気管挿管を行う場合，十分なオピオイドを投与していないと，血圧と脈拍の上昇を招く。すなわち，導入時からバランス麻酔を意識して，気管挿管までにレミフェンタニル（0.3〜0.5 µg/kg/min）やフェンタニル（2〜4 µg/kg）で適切な鎮痛を得ておくことを心がける必要がある。

　ラリンジアルマスクを使用する場合，プロポフォール投与後，3〜5％デスフルランで麻酔を維持した後に，挿入することも可能である。3〜5％のデスフルランによる維持とランリンジアルマスク挿入で気道刺激作用を認めたことはないが，慣れるまではセ

2. 臨床使用の実際と展望（B デスフルラン）

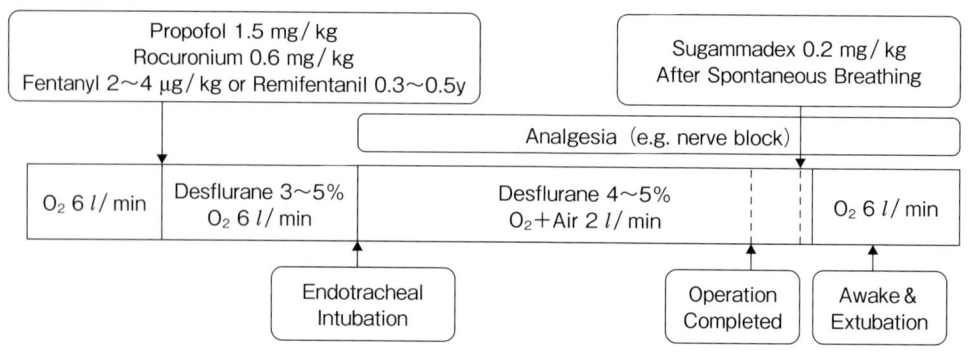

A　気管挿管全身麻酔時におけるデスフルランの使用例

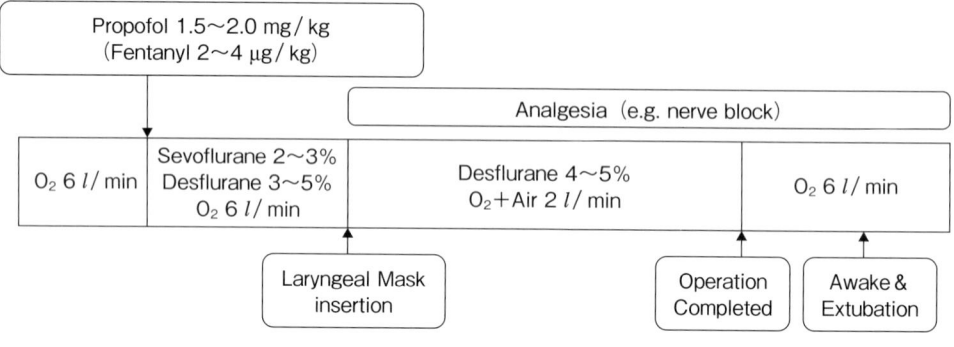

B　ラリンジアルマスク使用全身麻酔時におけるデスフルランの使用例

図4　デスフルランの使用例

ボフルランやプロポフォールの追加投与など各自が習熟した方法で，ラリンジアルマスク挿入までを維持してもよい（図4-B）。

一方，気管挿管，ラリンジアルマスク挿入後に投与を開始する場合は，気道確保による血行動態の変動が安定した後に開始する。導入〜気管挿管の間にプロポフォールを使用した場合には，デスフルランを3％から開始し，血行動態やBIS（bispectral index）モニターを参照してプロポフォールを漸減していく。

3 麻酔維持中の使用法

0.5 MAC（3％）で開始したデスフルランは，4〜6呼吸ごとに徐々に濃度を上げていくことが重要である。1 MAC（6％）までは急速に濃度を上げても，臨床上問題となるような血行動態の変動は生じないが，1 MACから1.5 MACまで急速に濃度を上げた場合，血圧と心拍数が上昇する[8]。また，急激な濃度上昇に起因する血圧や心拍数の上昇は，5〜7分程度継続する[8]。鎮静深度を深める一方で，循環刺激作用を避けたい場合は，プロポフォールなど別の静脈麻酔薬を併用しながら，徐々にデスフルラン濃度を上げていく必要がある。

しかしながら，バランス麻酔を行っていれば，実際に1.5 MAC以上のデスフルラン

が必要となる機会はほとんどなく，オピオイドや神経ブロックの併用による十分な鎮痛により，筋弛緩の指標である1 MAC以下での鎮静維持が十分可能である。

セボフルランやプロポフォールで鎮静を行う場合には，麻酔薬の蓄積が問題となる肥満患者や高齢者などの代謝機能が低下した患者では，BISモニターを指標に濃度を調整することで，患者の状態に合わせた適切な麻酔薬濃度を選択し，速やかな覚醒がある程度可能であった。デスフルランでも同様の麻酔法が可能であると考えられる。

しかしながら，前述したように，血液/ガス分配係数，臓器/血液分配係数が小さく，体内からの排出が早いため，長時間麻酔においても麻酔薬の蓄積が少ない。したがって，従来の麻酔薬のように患者の状態や手術の状況に合わせて投与量を漸減する必要性はあまりない。

4 鎮痛薬，筋弛緩薬との関連

デスフルランは，セボフルランなどほかの吸入麻酔薬と同様に，鎮静作用だけではなく，若干の筋弛緩作用，循環への影響を有するが，鎮痛作用はほとんどない[9]。したがって，レミフェンタニルなどの鎮痛薬の使用量に関しては，ほかの鎮静薬物を使用する際となんら変わることはない。

また，デスフルランにはわずかだが筋弛緩作用があると考えられており，ロクロニウムの95％有効量（ED_{95}）を低下させる[10]。投与量を減らす必要性も考えられるが，スガマデクスが登場した現在においては，通常の投与量で問題ないと考えられる。

5 麻酔終了時の注意点

デスフルランでは覚醒が非常に速やかであるため，従来の麻酔薬のように症例によって，麻酔終了に向けて投与量を調整する必要性はあまりない。麻酔からの覚醒方法は施設や麻酔科医によってさまざまであろうが，筆者は，手術終了後に自発呼吸の出現を確認した後に筋弛緩薬を拮抗し，十分な自発呼吸回復まで，デスフルラン濃度は手術中に使用した濃度（0.6～1.0 MAC）から一定にしている（図4-A）。

若年患者で，覚醒が不完全，あるいは自発呼吸が不十分な状況で咳反射や体動が生じた場合には，フェンタニルの投与などで対処する。若年者では覚醒だけではなく咳反射の回復がさらに早いので，オピオイドの効果を残しつつ，自発呼吸の回復をある程度確実に行った上で，デスフルラン投与を中止することが望ましい。

6 デスフルラン麻酔のピットフォール

デスフルランのデメリットとして，気道刺激性と交感神経刺激作用が挙げられる。しかしながら，これまで述べてきたように，本副作用が問題となるのは1.5～2.0 MACという高濃度であり，バランス麻酔を理解した麻酔科医であれば臨床上問題となることはないと思われる。

一方，麻酔維持中に鎮痛や筋弛緩が不十分で，予測しない血圧や心拍数の上昇，体動が生じたとき，オピオイドなどの鎮痛薬，筋弛緩薬の追加投与で対処する一方，薬物の効果が出るまでの"つなぎ"として，（アンバランス麻酔とは知りつつ）セボフルランやプロポフォールの濃度を一時的に上昇させることがある．デスフルランでは，上記副作用の可能性のため，この"つなぎ"を行うことができない．強いて言えば，そういった"遊び"がない点がデスフルランの欠点かもしれない．この"つなぎ"として，一時的な亜酸化窒素投与は有用であるかもしれない[11]．

　また，デスフルランでは従来の揮発性麻酔薬と同様の頻度で術後悪心・嘔吐（postoperative nausea and vomiting：PONV）が発生する．一方，悪心持続時間はセボフルランと比較して短く，嘔吐の頻度も少ないとされるが，女性患者のようにPONVが予想される患者には，制吐薬の併用を考慮すべきである．

7 低流量麻酔が基本

　血液/ガス分配係数がほかの吸入麻酔薬と比較すると低いというデスフルランの特性は，同じ鎮静深度を得るためには高濃度の投与が必要であることを意味する．成人に対し，総流量 4 l/min，1 MAC で使用した場合，1 時間あたりセボフルランは 33 ml，デスフルランは 85.8 ml と，デスフルランでは経済的負担が大きくなる．コスト抑制のためにも，低流量麻酔が望ましい．欧米では，セボフルラン麻酔では，コンパウンド A 蓄積予防のために総流量 1 l/min 未満の使用が禁止されているが，デスフルランでは制限がない．1〜2 l/min の低流量麻酔を用いれば，経済的負担の問題は解消されると思われる．

デスフルラン麻酔の展望

　ほかの麻酔薬と比較した場合，デスフルランの最大の特徴は，体内でほとんど代謝されず安定しており，早期覚醒・早期回復が得られる点である．従来，鎮静薬の調整が比較的困難であった肥満患者，超高齢者，長時間麻酔においても，デスフルランでは良質な覚醒が得られる．また，覚醒遅延が危惧される患者においては，従来 TCI や BIS を用いた鎮静深度のモニタリングと投与量の調整が行われてきたが，デスフルランはそのような微調整が必ずしも必要ではない．すなわち，簡便に質の高い覚醒を得ることができる．交感神経刺激や気道刺激というデメリットがあるものの，1 MAC 程度の使用では問題になることはない．オピオイドや各種ブロックを用いて十分な鎮痛状態が得られていれば，成人では，3.6〜6％（0.6〜1.0 MAC）の投与で確実な鎮静が得られる．

　その一方，従来の麻酔薬と比較すると急激な濃度調整が困難であること，PONV の頻度がプロポフォール麻酔と比較して高いこと，近年注目されている麻酔薬の神経毒性の可能性があること，温室効果ガスであることなどのように，解決されていない問題点も留意しておくべきであろう．

デスフルランは早期覚醒・早期回復という利点から，高齢者や肥満患者に最も適した麻酔薬である。一方，PONV が問題となりやすい女性患者ではプロポフォール麻酔，若年患者では濃度を変えやすいセボフルラン麻酔が適しているという考えもある。

　早期覚醒という明確なメリットを持ったデスフルラン麻酔が登場したことで，麻酔薬の選択肢が広がり，より患者主体で，より質の高い麻酔の提供が行えるものと期待される。

■参考文献

1) バクスター株式会社．全身麻酔を要する成人手術患者を対象とした BLM-240（Desflurane）の第Ⅱ/Ⅲ相臨床試験（社内資料）．
2) Eger EI 2nd. Inhaled anesthetics：uptake and distribution. In：Miller RD, editor. Miller's anesthesia. 7th ed. Philadelphia：Churchill Livingstone Elsevier；2010. p.539-59.
3) Eger EI 2nd, Saidman LJ. Illustrations of inhaled anesthetic uptake, including intertissue diffusion to and from fat. Anesth Analg 2005；100：1020-33.
4) Yasuda N, Targ AG, Eger EI 2nd. Solubility of I-653, sevoflurane, isoflurane, and halothane in human tissues. Anesth Analg 1989；69：370-3.
5) McKay RE, Malhotra A, Cakmakkaya OS, et al. Effect of increased body mass index and anaesthetic duration on recovery of protective airway reflexes after sevoflurane vs desflurane. Br J Anaesth 2010；104：175-82.
6) TerRiet MF, DeSouza GJ, Jacobs JS, et al. Which is most pungent：isoflurane, sevoflurane or desflurane? Br J Anaesth 2000；85：305-7.
7) Lee J, Jung CW. The target concentration of remifentanil to suppress the hemodynamic response to endotracheal intubation during inhalational induction with desflurane. Korean J Anesthesiol 2011；60：12-8.
8) Ebert TJ, Muzi M. Sympathetic hyperactivity during desflurane anesthesia in healthy volunteers. A comparison with isoflurane. Anesthesiology 1993；79：444-53.
9) Sebel PS, Glass PS, Fletcher JE, et al. Reduction of the MAC of desflurane with fentanyl. Anesthesiology 1992；76：52-9.
10) Wulf H, Ledowski T, Linstedt U, et al. Neuromuscular blocking effects of rocuronium during desflurane, isoflurane, and sevoflurane anaesthesia. Can J Anaesth 1998；45：526-32.
11) 平田直之，山蔭道明．講座「デスフルラン」．臨床麻酔 2011；35：1817-23.

（平田　直之）

臨床編

2 臨床使用の実際と展望

C 亜酸化窒素

はじめに

　亜酸化窒素は，医療に用いられるようになってから160年以上を経過した現在でも，まだ臨床現場に存在するガス性吸入麻酔薬である。麻酔関連薬物の多くが歴史の中で，さまざまな理由から使用されなくなったが，亜酸化窒素は長い期間，多くの患者に使用され，その臨床経験が脈々と引き継がれてきた麻酔薬である。同時に，物理化学的あるいは薬理学的性質によるさまざまな欠点も解明されている[1]。種々の副作用や欠点を理由に亜酸化窒素の臨床での使用に否定的な見解[2]がある一方で，その安全性などの利点を根拠に使用継続に肯定的な見解[3]もあり，今も論議が続いているところである。

　日本においては，1997年に温室効果ガスの一つとして指定されて以来，環境に及ぼす影響[4]を懸念して，その使用を中止した麻酔科医も多いと思われる。さらに日本でレミフェンタニルが使用可能となってからは，術中の鎮痛を調節性に優れたオピオイドで賄うことができるようになり，亜酸化窒素の存在意義が小さくなった。研修の現場において亜酸化窒素の使用経験がまったくない若手麻酔科医も存在すると思われる。

　ここでは，亜酸化窒素の利点，欠点，臨床での実際の使用方法を中心に論述していく。

亜酸化窒素の利点

1 物理化学的性状から見た利点

　亜酸化窒素の物理化学的性状として，①血液溶解度が低く，麻酔の導入，覚醒が速やかであること，②麻酔効果が可逆的で残存効果がないこと，③化学的に安定していて，ほかの物質と反応して有害物質を生じないこと，④生体内代謝率が低いこと，などがある。これらは吸入麻酔薬として望ましい条件であり，亜酸化窒素の利点と考えられる[5]。

2 薬理学的性状から見た利点

a. 鎮痛作用

　亜酸化窒素が麻酔薬として使用されるようになった最初のきっかけは，その鎮痛作用が着目されたことにある．鎮痛作用の機序として，内因性オピオイドペプチド（エンケファリン，エンドルフィン，ダイノルフィン）の放出を介して，下行抑制系を活性化すると考えられている[6)7)]．下行抑制系の活性化は，一次感覚神経から脊髄神経細胞への痛覚情報伝達を阻害することにより，鎮痛作用を示す[6)7)]．これらの経路の中で，κオピオイド受容体への作用[7)]やN-メチル-D-アスパラギン酸（N-methyl-D-aspartic acid：NMDA）受容体への拮抗作用[8)]が重要な役割を果たしていると考えられているが，すべてが解明されているわけではない．

　亜酸化窒素の最小肺胞濃度（minimum alveolar concentration：MAC）は104％と高く，実際の麻酔では単独で用いられることはなく，ほかの揮発性吸入麻酔薬と併用されてきた．亜酸化窒素が主たる吸入麻酔薬のMACを小さくさせる（MAC sparing effect）という効果が知られている[1)]．

　術後の痛みの成立には，創部などからの痛覚刺激入力によるNMDA受容体活性化が重要な役割を果たしているといわれている．全身麻酔に併用されるレミフェンタニルは，強力な鎮痛作用を有するが，手術後においてはNMDA受容体活性化を促進して，かえって術後痛覚過敏を増強すると考えられている[9)]．NMDA受容体拮抗作用を有するケタミンが，この術後痛覚過敏を改善することが臨床的に認められている[10)11)]．亜酸化窒素もケタミンと同様にNMDA受容体拮抗作用を有しており，術後痛覚過敏を抑制することが示されている[12)13)]．このことは，亜酸化窒素の臨床上の利点として重要なものと考えられる．

b. 吸入麻酔薬としての安全性

　亜酸化窒素は，①呼吸抑制作用が少ないこと，②循環抑制作用・不整脈誘発作用が少ないこと，③肝障害・腎障害などの臓器毒性の危険性が小さいこと，④悪性高熱の危険性がないこと，などの特徴を有し，これまでの長期間の臨床使用実績からその安全性がおおむね確立していることと合わせて亜酸化窒素の利点と考えられる[5)]．

c. 術中覚醒防止への寄与

　Hopkinsは，亜酸化窒素に術中覚醒の防止効果があることを一つの根拠として，亜酸化窒素の使用継続を肯定的に論じている[3)]．術後悪心・嘔吐（postoperative nausea and vomiting：PONV）を検討したメタアナリシスにおいて，付随するデータとして，亜酸化窒素を用いない麻酔では術中覚醒を予防するためにより多くの処置を必要とすることが示された[14)]．また，動物を用いた研究では，亜酸化窒素は有害な刺激についての健忘作用がイソフルラン，セボフルラン，デスフルランおよびハロタンと比較して最も強いと報告された[15)]．亜酸化窒素が術中覚醒を少なくする理由として，この健忘作用が考え

られる。
　一方，多施設，前向き，二重盲検による2050例の研究において，術中覚醒について亜酸化窒素の有無による差はなかったという報告もある[16]。術中覚醒は麻酔科医にとって最も注意すべき全身麻酔に関連した合併症の一つであるので，亜酸化窒素の術中覚醒予防効果について，今後も検討が必要と考える。

亜酸化窒素の欠点

1 物理化学的性状から見た欠点

a. 体内閉鎖腔への影響

　亜酸化窒素の血液溶解度が窒素よりも高いため，亜酸化窒素は体内の閉鎖腔の容積を増加させる性質を持つ[1]。そのため，消化管の膨張を助長することから，イレウス手術では禁忌と考えられる。そのほか，空気塞栓や気胸の可能性のある手術では使用できない。中耳内圧の上昇を引き起こす可能性があり，鼓室形成手術においては使用しないほうが無難である。気管チューブやラリンジアルマスクのカフ内圧を上昇させるため，カフ圧のモニタリングが必要である。網膜硝子体手術後に眼内にタンポナーデガスが残存する患者へ投与を行った場合に，不可逆的な失明を引き起こす危険性[17]について十分認識しておかなくてはならない。
　このように，種々の禁忌要因や副作用を考慮しなければならず，臨床的に制約が多いことは亜酸化窒素の大きな欠点である。

b. 助燃性

　亜酸化窒素そのものは不燃性・非爆発性であるが，助燃性があるので臨床使用上注意が必要である。

2 薬理学的性状から見た欠点

a. ビタミン B_{12} の不活化作用の影響

　亜酸化窒素は，ビタミン B_{12} のコバルト原子を不可逆的に酸化する。そのため，亜酸化窒素吸入によりビタミン B_{12} を補酵素として必要とするメチオニン合成酵素が不活化され，葉酸やメチオニンの代謝へ影響を及ぼし，巨赤芽球性貧血，末梢神経障害，脊髄障害を誘発する危険性がある[1]。ビタミン B_{12} 欠乏症患者に対して亜酸化窒素を不用意に使用することは，これらの副作用の危険性をさらに高めることになる。特殊な事例として，亜酸化窒素の長期連用による神経障害の報告もある[18]。

脳神経外科手術は一般的に長時間に及ぶ可能性があるため，長時間の亜酸化窒素吸入に伴う神経障害の危険性増大も考慮する必要がある。亜酸化窒素が脳血流量や頭蓋内圧を上昇させること[1]や脳機能温存のために行う誘発電位測定に影響を及ぼすことからも，脳神経外科領域での使用には制約がある。

b．高ホモシステイン血症と周術期心筋虚血，脳虚血の危険性

メチオニン合成酵素の抑制により，亜酸化窒素は血中のホモシステイン濃度を上昇させる[19]。2時間以上の亜酸化窒素吸入でホモシステインの血漿レベルが上昇するといわれ，また亜酸化窒素併用麻酔後1週間は高ホモシステイン血症が続くともいわれている。高ホモシステイン血症は血小板凝集亢進や第Ⅴ因子の活性化などの凝固能亢進を誘発し，周術期の心筋虚血，脳血管障害の危険性が高まると考えられている[1]。

Badnerらは，頸動脈内膜剥離術を受けた患者における術後の心筋虚血の発生率が，亜酸化窒素併用麻酔群で有意に高かったと報告した[20]。また，心筋虚血の持続時間や発作の頻度も亜酸化窒素併用麻酔群において有意に高かった。彼らは高ホモシステイン血症と関連付けて，亜酸化窒素が術後の心筋虚血発生頻度を高めたと結論している。

c．術後悪心・嘔吐（PONV）の発生率上昇

一般的にPONVに対する亜酸化窒素の影響については，亜酸化窒素を用いないほうがPONVの頻度が低いという報告が多い[1,2,14]。MylesらによるENIGMA（evaluation of nitrous oxide in the gas mixture for anesthesia）trialという多施設，前向き，二重盲検の全身麻酔における亜酸化窒素の必要性を検討した研究によると，亜酸化窒素を用いた麻酔を受けた群では術後の嘔吐，創感染，気胸や無気肺，肺炎の発生率が有意に高いというデータが示された[16]。また，亜酸化窒素麻酔群で覚醒の質が有意に低く，ICU入室患者ではそのICU滞在期間が有意に長くなったという結果も示されている。術後心筋梗塞，死亡率，術中覚醒については亜酸化窒素の有無による差はなかった。

亜酸化窒素の地球環境に及ぼす影響

亜酸化窒素は温室効果ガスの一つである[21,22]。また，その分子構造から物理化学的に安定しており，いったん大気に放出されると長期間分解されずに存在する[23,24]。吸入麻酔薬の地球環境へ及ぼす影響については別項（「基礎編：第6章 吸入麻酔薬と環境」）でも述べられるが，ここでも亜酸化窒素の地球環境への影響を述べる。

これまでの経緯では，亜酸化窒素の地球温暖化への悪影響がことさら強調されてきたが，実は現在用いられている揮発性吸入麻酔薬も個々に温暖化係数を有する[23,24]。デスフルランの地球温暖化効果は大きく，亜酸化窒素，ハロタン，エンフルラン，イソフルランにはオゾン層破壊作用もある[23]。

温室効果ガスの主体は二酸化炭素であり，日本における麻酔用途の亜酸化窒素の全温室効果ガスに対する割合は約0.02％程度である[21,22]。一方，イソフルラン，セボフルラ

ン，デスフルランの地球環境に及ぼす影響を換算した報告[25]によると，これらの麻酔薬の年間の放出量は二酸化炭素換算で乗用車100万台，または火力発電所1基からの放出量に相当する．全体としては揮発性吸入麻酔薬の影響は小さいが，臨床において麻酔薬の選択に考慮すべき要因である．

Ryanらは，新鮮ガス流量を2 l/minとして，酸素・空気・6.0%デスフルランで麻酔を行ったほうが，40%酸素・60%亜酸化窒素・2.4%デスフルランで麻酔を行うよりも20年換算の温暖化効果が大きいことを示した[26]．このことは，MAC sparing effectを有する亜酸化窒素併用によりデスフルランの維持濃度を下げれば，地球環境への影響を少なくすることができることを示している．レミフェンタニルなどのオピオイドを併用することも，デスフルランの排出量を減らすことにつながる．要は複数の薬物をうまく組み合わせることで，環境への配慮を行えると思われる．

臨床での実際の使用方法

1 一般的な麻酔管理

揮発性吸入麻酔薬が全身麻酔の主要薬物であった時代には，鎮痛作用を有する亜酸化窒素を補助的に併用することが一般的であった．しかし，オピオイドを併用する現在の全身麻酔においては，プロポフォールとフェンタニルやレミフェンタニルによる全静脈麻酔（TIVA），酸素・空気・セボフルランまたはデスフルラン吸入とフェンタニルやレミフェンタニルを併用した全身麻酔，上記の全身麻酔に硬膜外麻酔を併用した方法などによって麻酔が成立し，なんら管理に困難を感じないことが多く，亜酸化窒素の必要性が小さくなっている．

また，先に欠点のところで述べたことに関連して，表に示すような亜酸化窒素の使用を避けるべき症例があり，麻酔薬の選択を行う上で注意が必要である．特に内視鏡視下

表　亜酸化窒素の使用を避けるべき症例

- 眼内タンポナーデガスが残存する患者
- 鼓室形成手術
- 腹腔鏡下手術
- 長時間に及ぶことが予想される手術
- ビタミンB_{12}欠乏症患者
- 虚血性心疾患を有する患者
- 虚血性脳血管障害を有する患者
- 誘発電位測定を行う手術
- 妊娠早期の患者
- その他

〔萬家俊博．全身麻酔における亜酸化窒素（笑気）の有用性．日臨麻会誌 2006；26：665-70 より改変引用〕

の手術が主流となっている現在においては，亜酸化窒素の使用症例が減っているのは必然と思われる。

しかし，脊髄くも膜下麻酔や硬膜外麻酔などの区域麻酔下で管理している症例において，患者が痛みを訴えた場合に亜酸化窒素と酸素の混合気を吸入させて自発呼吸を温存した状態で，手術を継続できることをよく経験する。亜酸化窒素の使用経験がなければ，気道確保を要する全身麻酔への移行という選択肢しか持ち合わせないかもしれない。区域麻酔中の鎮痛・鎮静の薬物として，亜酸化窒素はまだ存在意義があるのではないかと思われる。

2 小児麻酔における亜酸化窒素

亜酸化窒素と酸素とハロタンまたはセボフルランによるマスク吸入で全身麻酔を導入し，輸液路を確保した後に気管挿管やラリンジアルマスク挿入を施行，麻酔維持へ移行する，というのが小児麻酔でよく行われている方法である。前もって輸液路を確保できていれば静脈麻酔薬で入眠させることができるが，輸液路確保が困難な場合や患児への精神的配慮から輸液路がないまま麻酔導入を行うことはよくある。輸液路確保時の鎮痛のために亜酸化窒素と酸素のみを吸入させる方法もある。

小児麻酔の導入に亜酸化窒素を併用する理由として，高濃度の亜酸化窒素吸入により低濃度の揮発性吸入麻酔薬の吸収が促進されて麻酔導入がより速やかとなる second gas 効果がある。血液/ガス分配係数の大きなハロタンではこの効果は臨床的に意味があるが，血液/ガス分配係数の小さなセボフルランではその効果は顕著ではない[27]。

3 低流量麻酔の勧め

先に地球環境への影響のところで述べたように，亜酸化窒素や揮発性吸入麻酔薬の排気量を極力少なくするため，新鮮ガス流量を低流量で維持するべきである[28]。この場合，呼気ガスの麻酔薬濃度，酸素濃度，二酸化炭素濃度のモニターが必須であることはいうまでもない。

亜酸化窒素併用麻酔と予後・合併症

前述した亜酸化窒素が高ホモシステイン血症を引き起こし，周術期の心筋虚血や脳虚血の危険性を高めるという報告以降，亜酸化窒素を併用した麻酔を受けた患者の予後を検討する研究が行われている。Myles らが行った ENIGMA trial において，亜酸化窒素麻酔群は術後の嘔吐，創感染，気胸や無気肺，肺炎の発生率が有意に高いことが示された[16]。一方，術後心筋梗塞，死亡率，術中覚醒については亜酸化窒素の有無による差はなかった。

この研究は周術期の短期的な調査であるが，同じ研究グループが行った長期予後との

関連を調査した研究においても，亜酸化窒素麻酔の有無によって，手術，麻酔後の遠隔期の死亡率に差はなかった[29]。高齢，男性，腹部手術，長時間麻酔などが，死亡率に関する有意な関連因子であった。脳血管障害については，亜酸化窒素は関連しなかった。

Sandersらは，GALA (general anaesthesia compared with local anaesthesia for carotid surgery) trial の対象となった症例から全身麻酔を受けた症例をピックアップし，亜酸化窒素の有無によって2群に分け，手術後30日以内の死亡率，脳血管障害，心筋梗塞の頻度を解析した[30]。その結果，亜酸化窒素の有無によって検討した予後に有意差はなく，亜酸化窒素は手術後早期の死亡率，脳血管障害，心筋梗塞に影響しないと結論付けた。

また最近，手術中に亜酸化窒素を使用した症例において，術後30日間の死亡率と入院中の死亡率および合併症罹患率が低下することを示す論文が発表された[31]。亜酸化窒素特有の，そしてよく知られた禁忌要件に鑑みても，この研究の結果は臨床の麻酔から亜酸化窒素を排除することを支持しないと結論付けている。この研究では，軽症で全身状態の良い症例に亜酸化窒素を併用した傾向があり，今後の臨床研究で同様の結果が出てくるのかどうか，待ちたいところである。

将来の展望

過去に臨床の現場から消えていった吸入麻酔薬は，肝障害や腎障害などの臓器毒性という決定的な副作用を有していた。亜酸化窒素には，体内閉鎖腔の容積増加，ビタミンB_{12}の不活化による神経障害や心筋虚血の危険性，PONVへの影響などの副作用はあるが，その使用を中止するまでの決定的な因子ではない。

麻酔関連で使用される薬物のうち，副作用のないものは皆無である。薬物を効果的に組み合わせて使用し，それぞれの薬物の副作用を最小にするように麻酔計画を立てることが，臨床的に妥当な考え方である。したがって，患者の背景因子と手術上の禁忌要件の有無を考慮して，低流量で亜酸化窒素を併用することは，これからも手術室における全身麻酔の一つの方法として有用であると考える。

■参考文献

1) Myles PS, Leslie K, Silbert B, et al. A review of the risks and benefits of nitrous oxide in current anaesthetic practice. Anaesth Intensive Care 2004 ; 32 : 165-72.
2) Jahn UR, Berendes E. Nitrous oxide — an outdated anaesthetic. Best Pract Res Clin Anaesthesiol 2005 ; 19 : 391-7.
3) Hopkins PM. Nitrous oxide : a unique drug of continuing importance for anaesthesia. Best Pract Res Clin Anaesthesiol 2005 ; 19 : 381-9.
4) 後藤隆久, 森田茂穂. 亜酸化窒素は必要か. 臨床麻酔 1997 ; 21 : 420-6.
5) 萬家俊博. 亜酸化窒素の長所 (亜酸化窒素は全く不要なのか？). 臨床麻酔 2007 ; 31 : 978-83.
6) 福田和彦. 亜酸化窒素の鎮痛機構. 臨床麻酔 2007 ; 31 : 972-7.

7) 福田和彦. 全身麻酔機序と鎮痛. 麻酔 2011；60：590-6.
8) Jevtović-Todorović V, Todorović SM, Mennerick S, et al. Nitrous oxide (laughing gas) is an NMDA antagonist, neuroprotectant and neurotoxin. Nat Med 1998；4：460-3.
9) Guignard B, Bossard AE, Coste C, et al. Acute opioid tolerance：intraoperative remifentanil increases postoperative pain and morphine requirement. Anesthesiology 2000；93：409-17.
10) Guignard B, Coste C, Costes H, et al. Supplementing desflurane-remifentanil anesthesia with small-dose ketamine reduces perioperative opioid analgesic requirements. Anesth Analg 2002；95：103-8.
11) Koppert W, Sittl R, Scheuber K, et al. Differential modulation of remifentanil-induced analgesia and postinfusion hyperalgesia by S-ketamine and clonidine in humans. Anesthesiology 2003；99：152-9.
12) Richebé P, Rivat C, Creton C, et al. Nitrous oxide revisited：evidence for potent antihyperalgesic properties. Anesthesiology 2005；103：845-54.
13) Echevarría G, Elgueta F, Fierro C, et al. Nitrous oxide (N_2O) reduces postoperative opioid-induced hyperalgesia after remifentanil-propofol anaesthesia in humans. Br J Anaesth 2011；107：959-65.
14) Tramèr M, Moore A, McQuay H. Omitting nitrous oxide in general anaesthesia：meta-analysis of intraoperative awareness and postoperative emesis in randomized controlled trials. Br J Anaesth 1996；76：186-93.
15) Alkire MT, Gorski LA. Relative amnesic potency of five inhalational anesthetics follows the Meyer-Overton rule. Anesthesiology 2004；101：417-29.
16) Myles PS, Leslie K, Chan MT, et al. Avoidance of nitrous oxide for patients undergoing major surgery：a randomized controlled trial. Anesthesiology 2007；107：221-31.
17) Yang YF, Herbert L, Rüschen H, et al. Nitrous oxide anaesthesia in the presence of intraocular gas can cause irreversible blindness. BMJ 2002；325：532-3.
18) Doran M, Rassam SS, Jones LM, et al. Toxicity after intermittent inhalation of nitrous oxide for analgesia. BMJ 2004；328：1364-5.
19) Badner NH, Drader K, Freeman D, et al. The use of intraoperative nitrous oxide leads to postoperative increases in plasma homocysteine. Anesth Analg 1998；87：711-3.
20) Badner NH, Beattie WS, Freeman D, et al. Nitrous oxide-induced increased homocysteine concentrations are associated with increased postoperative myocardial ischemia in patients undergoing carotid endarterectomy. Anesth Analg 2000；91：1073-9.
21) 大島健幸. 亜酸化窒素 地球環境への課題と将来. 臨床麻酔 2007；31：1006-12.
22) 萬家俊博. 全身麻酔における亜酸化窒素（笑気）の有用性. 日臨麻会誌 2006；26：665-70.
23) Sulbaek Andersen MP, Nielsen OJ, Wallington TJ, et al. Medical intelligence article：assessing the impact on global climate from general anesthetic gases. Anesth Analg 2012；114：1081-5.
24) Sulbaek Andersen MP, Nielsen OJ, Karpichev B, et al. Atmospheric chemistry of isoflurane, desflurane, and sevoflurane：kinetics and mechanisms of reactions with chlorine atoms and OH radicals and global warming potentials. J Phys Chem A 2012；116：5806-20.
25) Sulbaek Andersen MP, Sander SP, Nielsen OJ, et al. Inhalation anaesthetics and climate change. Br J Anaesth 2010；105：760-6.
26) Ryan SM, Nielsen CJ. Global warming potential of inhaled anesthetics：application to clinical use. Anesth Analg 2010；111：92-8.
27) 増田和之, 満瀬哲郎. 小児麻酔と亜酸化窒素. 臨床麻酔 2007；31：984-90.
28) Feldman JM. Managing fresh gas flow to reduce environmental contamination. Anesth Analg

2012 ; 114 : 1093-101.
29) Leslie K, Myles PS, Chan M, et al. Nitrous oxide and long-term morbidity and mortality in the ENIGMA trial. Anesth Analg 2011 ; 112 : 387-93.
30) Sanders RD, Graham C, Lewis SC, et al. Nitrous oxide exposure does not seem to be associated with increased mortality, stroke, and myocardial infarction : a non-randomized subgroup analysis of the general anaesthesia compared with local anaesthesia for carotid surgery (GALA) trial. Br J Anaesth 2012 ; 109 : 361-7.
31) Turan A, Mascha E, You J, et al. The association between nitrous oxide and postoperative mortality and morbidity after noncardiac surgery. Anesth Analg 2013 ; 116 : 1026-33.

（萬家　俊博）

臨床編

2 臨床使用の実際と展望

D キセノン

はじめに

　キセノン（xenon）は周期表上では第18族，すなわち希ガスに属する元素である。一般的に希ガスは最外殻電子が閉殻構造を取るため，反応性がほとんど見られない不活性ガスである。

　本項では，この不活性ガスであるキセノンによる麻酔について，歴史的背景，作用機序，利点，欠点，今後の展望の順で概説していく。

キセノン麻酔の歴史

　キセノンは，今から100年以上前の1898年に，イギリスの科学者らにより発見された物質である。また，キセノンに麻酔作用があることも1946年にはすでに報告され[1]，そして1951年，今から60年以上も前に最初の臨床応用が行われている[2]。

　その後はコストの問題などがあり一時研究されずに放置されていたが，1990年代には日本と欧州で研究が再開された。研究の成果として，麻酔薬としての性質が理想的であることが分かってきたことを受けて，ついに2005年にドイツで臨床認可が下り，さらに2007にはEU諸国でASA Ⅰ・Ⅱの患者にかぎって臨床認可が下りた。臨床使用認可後はキセノン麻酔の普及が期待されたが，残念ながらキセノン麻酔では新規設備が必要なことやコストが高いことなどの問題があり，広く普及するには至っていないのが現状である。

　このような歴史的背景からも分かるように，キセノン麻酔では高コストの壁をどう越えていくのかが今後の普及の鍵となると考えられる。単価を下げる方法はあるのか，または高コストに見合うだけの利点を見出すことができるのかを模索していく必要がある。

キセノンの麻酔機序

キセノンはγアミノ酪酸（GABA）$_A$受容体への作用をほとんど持たず，N-メチル-D-アスパラギン酸（N-methyl-D-aspartic acid：NMDA）型グルタミン酸受容体への強い拮抗作用があることが知られている[3)4)]。従来は，このNMDA受容体拮抗作用がキセノン麻酔の作用機序として説明されてきた。しかし，ほかの吸入麻酔薬と同様，キセノンの作用は多岐にわたるため，麻酔作用の詳細は完全に解明されてはいないのが現状である。

特に近年，キセノンの麻酔作用の主体がNMDA受容体拮抗作用ではない可能性が報告されている[5)]。キセノン麻酔群とプロポフォール麻酔群での脳グルコース代謝率を比較検討する実験が，12名のヘルシーボランティアで行われた[5)]。脳グルコース代謝率はPETスキャンを用いて部位別に測定された。この実験では，キセノン麻酔では覚醒時と比べて脳全体でグルコース代謝率が低下するが，プロポフォール麻酔では脳全体の代謝率は低下しないことが示された。

NMDA拮抗作用のあるケタミンや亜酸化窒素では脳全体でのグルコース代謝率を増加させることが知られており，この研究結果はキセノンの作用の主体がNMDA拮抗作用によるものであるという従来の考えに疑問を投げかけるものとなった。この研究結果で見られるようなキセノンの脳代謝率への影響は，むしろ揮発性吸入麻酔薬のものと酷似しているため，両者で共通の作用機序がキセノン麻酔の作用の主体ではないかと考察されている。two-pore domein pottasium chanelの活性化は両方の麻酔薬に共通のターゲットであり，キセノン麻酔の作用機序の主体としての有力候補の一つであるといえる。いずれにしても，キセノン麻酔の作用機序の詳細は現在のところ不明であり，今後の研究結果が待たれる分野である。

キセノン麻酔の利点

数々の研究の結果から，キセノンは理想の麻酔薬といわれるようになった。その利点は多岐にわたるが，要約すると①優れた麻酔作用を持ち，②毒性が低く，③臓器保護作用を併せ持ち，④環境にも優しい麻酔薬であるということである（表1）。

この項目では，これら一つひとつを過去の報告と併せて概説していく。

1 単独で麻酔が可能（1 MACが63〜71％）

キセノンは単独で麻酔が可能である。亜酸化窒素と違い，他剤との併用を必要としないガス麻酔薬である。キセノンの最小肺胞濃度（minimum alveolar concentration：MAC）は1969年に71％と報告された[6)]が，2001年に本邦で再測定され，63％と報告された[7)]。現在，キセノンは1 MAC 63％として扱われている。また，キセノンは1 MACが男性で約69％，女性で約51％と性差があることが報告されている[8)]ユニーク

表1　キセノン麻酔の特徴

利　点	・単独で麻酔が可能（1MACが63%） ・覚醒が早い（血液/ガス分配係数が最も低い） ・鎮痛作用が強い ・心抑制が少ない（術中血行動態が安定する） ・催奇形性が認められない ・悪性高熱症を引き起こさない ・脳保護作用を持つ ・術後認知機能障害を予防できる可能性がある ・無臭，非爆発性，環境汚染や地球温暖化を起こさない
欠　点	・コストが高い ・術後悪心・嘔吐が増加する ・閉鎖空間へ拡散する

表2　麻酔薬のMACと血液/ガス分配係数

麻酔薬	MAC（%）	血液/ガス分配係数
キセノン	63%	0.115
亜酸化窒素	105%	0.45
デスフルラン	6.6%	0.47
セボフルラン	1.7%	0.65

な麻酔薬である。

2 覚醒が早い（血液/ガス分配係数が最も低い：0.115）

　覚醒が早いことはキセノンの最大の特徴といわれている。デスフルランや亜酸化窒素のような覚醒の早い麻酔薬でも血液/ガス分配係数は0.4台であるが，キセノンの血液/ガス分配係数は0.115であり[9]，現在用いられている吸入麻酔薬の中で最小の値を取る（表2）。そのために，覚醒が早くなり[10]，また麻酔時間が長くなっても覚醒までの時間にほとんど影響しない[11]ことが報告されている。麻酔を中止してから眼が覚めるまでの時間，抜管までの時間，指示に従えるまでの時間，逆唱できるまでの時間を調べた研究によると，亜酸化窒素＋セボフルランよりも明らかにキセノンは覚醒が早いことが報告されている[10]。また，近年の研究では，プロポフォールによる全静脈麻酔（total intravenous anesthesia：TIVA）[12]やデスフルラン[13]よりも覚醒が早いことが示されている。

　ただし，プロポフォール，デスフルラン，レミフェンタニルといった薬物を使用する現代の麻酔において，キセノンで得られる覚醒の早さの恩恵は数分程度であり，臨床的にどの程度のインパクトがあるのかは不明である。

3 鎮痛作用が強い

キセノンは鎮痛作用の強い麻酔薬である[14)15)]。皮膚切開時の血行動態変化を抑えるのに必要なフェンタニル濃度，$CP_{50}BAR$ を指標とした研究では，0.7 MAC のキセノン麻酔下での $CP_{50}BAR$ は 0.94 ng/ml と報告されている[16)]。これは同じ 0.7 MAC の亜酸化窒素やセボフルラン麻酔下での $CP_{50}BAR$ よりも低い値であり，キセノンの鎮痛作用の強さを示すものと考えられる。

また，近年，キセノンを鎮痛薬として使用するユニークな方法が報告された[17)]。挿管下で麻酔はデスフルランなどで行い，キセノンを鼻腔内に時間 1 l で少量投与するという方法である。この方法でキセノン投与すると，術中のみの投与で術中のレミフェンタニル必要量の低下はもちろん，術後 24 時間での痛みのスコアも有意に低下することが示された。キセノン自体は術後速やかに体内から消失しているはずであり，術後鎮痛効果はキセノンの直接的な作用であるとは考えられない。キセノンには NMDA 受容体拮抗作用があるので，この論文の著者らは，術中に疼痛の感作が抑制された結果，術後の鎮痛効果が得られたと結論している。作用機序の詳細はいまだ解明できていないが，キセノンは鎮痛作用の強い麻酔薬であるといえる。

4 心抑制が少ない

心抑制が少なく術中血行動態が安定することは，キセノンの臨床研究で最も報告が多い点の一つである。もともとキセノンは心抑制が少なく，冠動脈血流量にも影響を与えないこと，虚血に対するプレコンディショニング作用があることが動物実験で示されていた[18)〜20)]。

ヒトにおいては，ASA I・II の 252 人の患者を対象とした多施設ランダム化比較試験（randomized controlled trial：RCT）が行われ[21)]，イソフルラン麻酔では麻酔深度依存的に心収縮力が低下していくのに対し，キセノン麻酔では心筋収縮を低下させる作用がほとんどないことが示された。

一方で，リスクの高い患者ではどうなるかという研究も行われており，冠動脈疾患のある ASA III・IV の患者の非心臓手術においてキセノンとプロポフォールによる TIVA とを比べた研究が行われた[22)]。この研究でも，心収縮力はプロポフォール麻酔では低下するが，キセノン麻酔ではほとんど変化せず，術中血行動態もキセノン麻酔で安定することが示された。

5 生体に対する毒性が低く，催奇形性も認められない

キセノンは前述したように希ガスに属する不活性ガスであり，ほかとの反応性がほとんど見られない。そのため生体に対する毒性が低く，また亜酸化窒素と違い催奇形性が認められないことが動物実験によって確かめられている[23)]。催奇形性がないことは，妊

婦に対する麻酔時に有利に働くと考えられる。

しかし，現在使用されている麻酔薬も高い催奇形性は報告されておらず，またキセノンとほかの麻酔薬との催奇形性に関する臨床研究は倫理的観点から，実行不可能であることを考えると，その臨床的インパクトがどの程度であるかを推定することは困難である。

6 悪性高熱症を引き起こさない

キセノンは，動物実験において悪性高熱症を引き起こさないことが示されている[24]。また，ヒトの筋組織を用いた実験も行われており，悪性高熱が疑われる患者の筋組織において，ハロタンでは有意に筋収縮が誘発されるのに対し，キセノンでは筋収縮が起こらないという結果が報告された[25]。この結果から，キセノンは悪性高熱患者でも安全に使用できると考えられる。

7 脳保護作用を持つ

キセノンは，低酸素-虚血性脳障害モデル[26]，人工心肺モデル[27]，心肺停止後蘇生モデル[28]などを用いた動物実験において，脳神経保護作用を有することが証明されている。これらの動物実験では，細胞レベルの障害を予防するだけでなく，人工心肺後や心肺蘇生後の行動パターンや認知機能もキセノン使用により大きく改善することが示されている。

作用機序に関しては，キセノンの脳保護作用の主体はNMDA受容体拮抗作用にあるとされている[29]が，NMDA拮抗作用を持つ亜酸化窒素やケタミンで見られるような神経毒性を持たず，またケタミンの神経細胞傷害作用に拮抗する[30]ことから，NMDA受容体以外の作用機序があると考えられている。

いずれにせよ，動物実験ではキセノンの脳保護作用が確定的となっており，臨床的にも脳神経保護作用が確認できるかどうかが今後の研究の焦点となっていくと思われる。

8 術後認知機能障害を予防できる可能性がある

キセノンは前項で述べたように動物モデルにおいて脳神経保護作用を有し，術後認知機能障害（postoperative cognitive dysfunction：POCD）予防の可能性が期待されている。これまでのPOCDに関するRCTのうち，術後数時間までしか認知機能評価を行っていないものを除外すると4つのRCTが存在する（表3）[12)13)31)32]。キセノンの対照群としてはイソフルラン，セボフルラン，デスフルラン，プロポフォールとさまざまであり，認知機能評価も一定のものはなく，評価タイミングも研究間でバラつきがある。特に，術後1カ月後や3カ月後に関して報告している研究はそれぞれ1つずつしかない。症例数はおおむね少なめで，最も多いもので101例であった。

これらのRCTの結果をまとめると，"キセノン麻酔群では覚醒が早いが，POCD発

表3 術後認知機能障害（POCD）に関するRCT

著者	ASA	年齢	対照群	評価方法	評価時期	N	結論のまとめ
Cremer J, 2011	I〜Ⅲ	65〜75	Sevoflurane	TAP, Digit span, DSST, TMT	6〜8時間後と66〜72時間後	37	キセノンはセボフルランに比べて覚醒は早いが，POCDに関しては有意差はなかった。
Hocker J, 2009	I〜Ⅲ	65〜83	Propofol	STROOP, TMT, Digit span, DSST, 等	1日後，6日後，30日後	101	術後6日目の認知障害がキセノンで12%，プロポフォールで18%，術後30日の認知障害がキセノンで6%，プロポフォールで12%の患者に見られた。この差異には有意差は認められなかった。
Coburn M, 2007	I〜Ⅲ	65〜75	Desflurane	TAP	6〜8時間後と66〜72時間後	36	キセノンはデスフルランよりも覚醒が早かった。術後6〜12時間および66〜72時間でのPOCD発生に両群間で有意な差はなかった。
Rasmussen LS, 2006	I〜Ⅱ	>60	Propofol	VVL, CST, STROOP, LDC	3〜5日後，3カ月後	36	キセノンはプロポフォールよりも覚醒が早かった。POCD発生率に有意差はなかったが，3カ月の時点でのPOCD予防効果に関しては，より大規模での研究が必要。

生に関してはどの麻酔薬を対象としても有意差がない"となる。つまり，キセノン麻酔のほうがPOCD発生率が有意に低いと証明できたものは，今のところ一つも存在しない。ただし，全体を詳細に見てみると，術後1日〜1週間の期間では他剤と比較してキセノン麻酔でPOCD発生率が低めになっている報告が多く，真に差がないかどうかはもっと症例数の多い研究で確かめられるべきと考えられる。また，術後1カ月に関しては1つの報告しかなく[32]，この研究では有意差は検出できなかったが，プロポフォール麻酔で12%のPOCDが発生するのに対し，キセノン麻酔では6%と半減している。これらの結果から考えると，症例数を増やして検討すると有意差が検出できる可能性は残されていると考えられる。

表4 麻酔薬のコスト

麻酔薬	麻酔時間 2時間	麻酔時間 4時間
キセノン	30,000円	34,500円
セボフルラン	1,800円	3,600円
プロポフォール	4,300円	8,600円

よって,今後のPOCDに関する臨床研究においては大規模RCTが行われる必要がある。現在,欧米でキセノン麻酔による術後せん妄(postoperative delirium:POD)予防効果を確かめるための大規模RCTが進行中である(ClinicalTrials:NCT01199276)。PODはPOCDと密接にかかわることが知られているため[33],この研究結果もPOCDに関して重要な示唆を与えるものと考えられる。このRCTは2013年内に完了予定であり,結果が待たれる。

9 無臭,非爆発性,環境汚染や地球温暖化を引き起こさない

キセノンは無臭・無刺激,非爆発性であり,ほかの吸入麻酔薬で問題になっている地球温暖化を引き起こさないことが知られている。そもそもキセノンは工業的に生成できず,もともと大気中に存在するキセノンを分離・凝集したものを使用している。つまり,麻酔に使用したキセノンはもともと大気に存在したものであるから,キセノン麻酔によって大気中のキセノン量に変化を起こすことはない。よって,環境変化を引き起こす心配は皆無である。ただし,キセノン自体は環境に優しい物質であるが,キセノンを分離・凝集する過程では莫大なエネルギーを必要とすることを考慮に入れなければならない。

キセノン麻酔の欠点

1 高コスト

キセノンは現在,1l当たり1,000〜2,000円と,亜酸化窒素の100〜200倍の価格となっている。この理由としては,①キセノンは工業的に化学合成することはできず,大気から分離・凝集することのみでしか得られないこと,②キセノンは大気中に0.0000086%しか存在しないため,供給に制限があること,③キセノンはキセノンランプやレーザーなど工業用の需要が拡大しており,需給バランスが取れていないことなどがある。また,キセノン麻酔を導入するためにかかるコストは,新しいガス供給器やモニター,麻酔器の購入など多岐にわたるため,トータルでかかるコストは莫大なものに

なる。

実際にどのくらいコスト高になるのかをシミュレーションした報告がある[34]。その報告によると，キセノン麻酔（閉鎖循環式麻酔，71％で投与，キセノンの価格を 1 l = 1,500 円と仮定），セボフルラン麻酔（総流量 2 l/min，セボフルラン 2％と仮定），プロポフォールによる TIVA（1％ディプリバン®注-キット 500 mg を用いる，投与速度 6 mg/kg/hr と仮定）を比較すると，4 時間の麻酔でキセノン麻酔はセボフルラン麻酔よりも約 3 万円，TIVA よりも約 2.5 万円高くなる（表 4）。

2 術後悪心・嘔吐（PONV）が増える

キセノン 40％は，亜酸化窒素 60％と同様，過半数の被験者に吐き気・嘔吐を誘発することがヘルシーボランティアでの実験で報告された[15]。その後，キセノン 60％とプロポフォール（TIVA）を比較した RCT が行われ，術後 24 時間の術後悪心・嘔吐（PONV）発生はそれぞれ 66.2％と 26.8％と，キセノンで有意に高かったことが報告された[35]。

3 閉鎖空間への拡散

閉鎖腔へ拡散する性質がある。この性質は亜酸化窒素に比べるとかなり程度が低いことが報告されている[36]が，やはりイレウスや気胸の麻酔では避けるべきと考えられる。

今後の展望

キセノン麻酔が今後普及していくためには，その高コストに見合うだけの利点が見出される必要がある。キセノンの最大の特徴は覚醒の早さであるが，レミフェンタニル，プロポフォール，デスフルランなどによる麻酔が可能な現状では，覚醒の早さだけで普及するとは考えられない。

ただし，キセノン麻酔により POCD を予防できるエビデンスが確立するならば，高齢者などの POCD のハイリスク患者に限定した使用が普及する可能性は残されていると考えられる。ハイリスク患者におけるキセノンの POCD 予防に関する大規模臨床研究が行われ，効果を確認する必要がある。

■参考文献

1) Lawrence JH, Loomis WF, Tobias CA, et al. Preliminary observations on the narcotic effect of xenon with a review of values for solubilities of gases in water and oils. J Physiol 1946 ; 105 : 197-204.
2) Cullen SC, Gross EG. The anesthetic properties of xenon in animals and human beings, with additional observations on krypton. Science（New York, N.Y.）1951 ; 113 : 580-2.
3) Franks NP, Dickinson R, de Sousa SL, et al. How does xenon produce anaesthesia? Nature 1998 ; 396 : 324.

4) Armstrong SP, Banks PJ, McKitrick TJ, et al. Identification of two mutations (F758W and F758Y) in the N-methyl-D-aspartate receptor glycine-binding site that selectively prevent competitive inhibition by xenon without affecting glycine binding. Anesthesiology 2012 ; 117 : 38-47.
5) Rex S, Schaefer W, Meyer PH, et al. Positron emission tomography study of regional cerebral metabolism during general anesthesia with xenon in humans. Anesthesiology 2006 ; 105 : 936-43.
6) Cullen SC, Eger EI 2nd, Cullen BF, et al. Observations on the anesthetic effect of the combination of xenon and halothane. Anesthesiology 1969 ; 31 : 305-9.
7) Nakata Y, Goto T, Ishiguro Y, et al. Minimum alveolar concentration (MAC) of xenon with sevoflurane in humans. Anesthesiology 2001 ; 94 : 611-4.
8) Goto T, Nakata Y, Morita S. The minimum alveolar concentration of xenon in the elderly is sex-dependent. Anesthesiology 2002 ; 97 : 1129-32.
9) Goto T, Suwa K, Uezono S, et al. The blood-gas partition coefficient of xenon may be lower than generally accepted. Br J Anaesth 1998 ; 80 : 255-6.
10) Goto T, Saito H, Shinkai M, et al. Xenon provides faster emergence from anesthesia than does nitrous oxide-sevoflurane or nitrous oxide-isoflurane. Anesthesiology 1997 ; 86 : 1273-8.
11) Goto T, Saito H, Nakata Y, et al. Emergence times from xenon anaesthesia are independent of the duration of anaesthesia. Br J Anaesth 1997 ; 79 : 595-9.
12) Rasmussen LS, Schmehl W, Jakobsson J. Comparison of xenon with propofol for supplementary general anaesthesia for knee replacement : a randomized study. Br J Anaesth 2006 ; 97 : 154-9.
13) Coburn M, Baumert JH, Roertgen D, et al. Emergence and early cognitive function in the elderly after xenon or desflurane anaesthesia : a double-blinded randomized controlled trial. Br J Anaesth 2007 ; 98 : 756-62.
14) Yagi M, Mashimo T, Kawaguchi T, et al. Analgesic and hypnotic effects of subanaesthetic concentrations of xenon in human volunteers : comparison with nitrous oxide. Br J Anaesth 1995 ; 74 : 670-3.
15) Petersen-Felix S, Luginbühl M, Schnider TW, et al. Comparison of the analgesic potency of xenon and nitrous oxide in humans evaluated by experimental pain. Br J Anaesth 1998 ; 81 : 742-7.
16) Nakata Y, Goto T, Saito H, et al. Plasma concentration of fentanyl with xenon to block somatic and hemodynamic responses to surgical incision. Anesthesiology 2000 ; 92 : 1043-8.
17) Holsträter TF, Georgieff M, Föhr KJ, et al. Intranasal application of xenon reduces opioid requirement and postoperative pain in patients undergoing major abdominal surgery : a randomized controlled trial. Anesthesiology 2011 ; 115 : 398-407.
18) Nakayama H, Takahashi H, Okubo N, et al. Xenon and nitrous oxide do not depress cardiac function in an isolated rat heart model. Can J Anaesth 2002 ; 49 : 375-9.
19) Stowe DF, Rehmert GC, Kwok WM, et al. Xenon does not alter cardiac function or major cation currents in isolated guinea pig hearts or myocytes. Anesthesiology 2000 ; 92 : 516-22.
20) Weber NC, Toma O, Wolter JI, et al. The noble gas xenon induces pharmacological preconditioning in the rat heart *in vivo* via induction of PKC-epsilon and p38 MAPK. Br J Pharmacol 2005 ; 144 : 123-32.
21) Wappler F, Rossaint R, Baumert J, et al. Multicenter randomized comparison of xenon and isoflurane on left ventricular function in patients undergoing elective surgery. Anesthesiol-

ogy 2007；106：463-71.
22) Baumert JH, Hein M, Hecker KE, et al. Xenon or propofol anaesthesia for patients at cardiovascular risk in non-cardiac surgery. Br J Anaesth 2008；100：605-11.
23) Lane GA, Nahrwold ML, Tait AR, et al. Anesthetics as teratogens：nitrous oxide is fetotoxic, xenon is not. Science（New York, N.Y.）1980；210：899-901.
24) Froeba G, Marx T, Pazhur J, et al. Xenon does not trigger malignant hyperthermia in susceptible swine. Anesthesiology 1999；91：1047-52.
25) Baur CP, Klingler W, Jurkat-Rott K, et al. Xenon does not induce contracture in human malignant hyperthermia muscle. Br J Anaesth 2000；85：712-6.
26) Homi HM, Yokoo N, Ma D, et al. The neuroprotective effect of xenon administration during transient middle cerebral artery occlusion in mice. Anesthesiology 2003；99：876-81.
27) Ma D, Yang H, Lynch J, et al. Xenon attenuates cardiopulmonary bypass-induced neurologic and neurocognitive dysfunction in the rat. Anesthesiology 2003；98：690-8.
28) Fries M, Brücken A, Çizen A, et al. Combining xenon and mild therapeutic hypothermia preserves neurological function after prolonged cardiac arrest in pigs. Crit Care Med 2012；40：1297-303.
29) Preckel B, Weber NC, Sanders RD, et al. Molecular mechanisms transducing the anesthetic, analgesic, and organ-protective actions of xenon. Anesthesiology 2006；105：187-97.
30) Nagata A, Nakao Si S, Nishizawa N, et al. Xenon inhibits but N_2O enhances ketamine-induced c-Fos expression in the rat posterior cingulate and retrosplenial cortices. Anesth Analg 2001；92：362-8.
31) Cremer J, Stoppe C, Fahlenkamp AV, et al. Early cognitive function, recovery and well-being after sevoflurane and xenon anaesthesia in the elderly：a double-blinded randomized controlled trial. Med Gas Res 2011；1：9.
32) Höcker J, Stapelfeldt C, Leiendecker J, et al. Postoperative neurocognitive dysfunction in elderly patients after xenon versus propofol anesthesia for major noncardiac surgery：a double-blinded randomized controlled pilot study. Anesthesiology 2009；110：1068-76.
33) Saczynski JS, Marcantonio ER, Quach L, et al. Cognitive trajectories after postoperative delirium. N Engl J Med 2012；367：30-9.
34) 後藤隆久. キセノン麻酔 Xenon Anesthesia. Anesthesia 21 Century 2009；11：60-3.
35) Coburn M, Kunitz O, Apfel CC, et al. Incidence of postoperative nausea and emetic episodes after xenon anaesthesia compared with propofol-based anaesthesia. Br J Anaesth 2008；100：787-91.
36) Ishiguro Y, Saito H, Nakata Y, et al. Effect of xenon on endotracheal tube cuff. J Clin Anesth 2000；12：371-3.

（水原　敬洋）

臨床編 3 吸入麻酔薬と術後悪心・嘔吐（PONV）

はじめに

　吸入麻酔薬の使用と術後悪心・嘔吐（postoperative nausea and vomiting：PONV）の関連が指摘されて久しい[1]。PONVは欧米では積極的な予防や治療の対象として位置付けられているが，残念ながら本邦においては，PONVの予防や治療のための投薬に保険適用がない。世界ではこれまで多くのPONVに関する知見が基礎研究や臨床研究，治験を通じて集積されてきた。今後，本邦の麻酔科医は手術医療で，これらの知見をトランスレーションして，今まで以上に積極的にPONVへ介入していかなければならない。

　そこで本章では，欧米で用いられている汎用性の高いPONVの評価や治療を概説し，また現在まで分かっている基礎的な興味深い知見の一部を紹介したい。

吸入麻酔薬とPONV

　PONVの発症の危険因子には，患者によるものと麻酔によるもの，手術によるものがある（表1）。ただし，術式に関しては前向き観察研究の結果が報告されているのみで，明確なコンセンサスが得られているわけではない。これらを考慮した簡便な評価法として，成人ではApfelのスコア[2]，小児ではEberhartのスコア[3]がよく知られている。

　Apfelのスコアでは，女性であること，非喫煙者であること，PONVの既往があること，術後オピオイドの使用が主要なPONVのリスクファクターである（表2）。このリスクファクターの保有数が0から1，2，3，4と増えると，PONVの発症率はそれぞれ10％から20％，40％，60％，80％に増加する（図1）。

　Eberhartのスコアでは，30分以上の手術であること，3歳以上であること，斜視手術，術後嘔吐（POV）の既往（年少児は嘔気を表明できないことがあるのでPONVという語は正確ではない）が主要なPONVのリスクファクターである（表3）。リスクファクターの保有数が0または1ならPONVの発症率は10％であるが，2，3，4と増えるとPONVの発症率はそれぞれ10％から30％，55％，70％と増大する（図2）。

　これらのスコアは記憶しやすく，臨床的に非常に有用な分類である。しかし，なぜ成

3. 吸入麻酔薬と術後悪心・嘔吐（PONV）

表1　麻酔によるPONVの危険因子

患者因子	・女性 ・非喫煙者 ・PONVや動揺病の既往
麻酔因子	・吸入麻酔薬の使用 ・亜酸化窒素の使用 ・手術中・手術後のオピオイドの使用
手術因子	・手術時間（30分ごとに6％ずつPONVの発症率が増える） ・術式（ただし，コンセンサスを得るほどのエビデンスはない）

（Stadler M, Bardiau F, Seidel L, et al. Difference in risk factors for postoperative nausea and vomiting. Anesthesiology 2003；98：46-52 より改変引用）

表2　成人のPONV発症予測

リスクファクター	点数
女性	1
非喫煙者	1
PONVの既往	1
術後オピオイドの使用	1

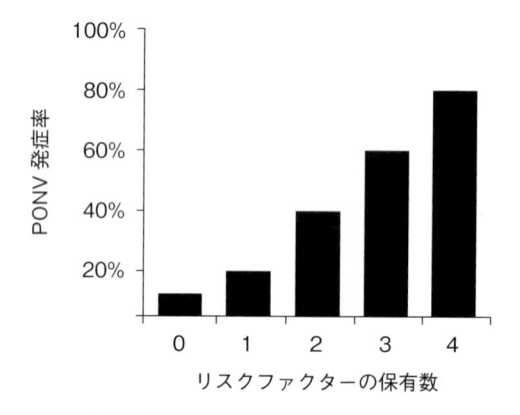

図1　成人のPONVリスクファクターと発症率の予測

それぞれの因子の保有数とPONV発症率の予測である。
（Stadler M, Bardiau F, Seidel L, et al. Difference in risk factors for postoperative nausea and vomiting. Anesthesiology 2003；98：46-52 より改変引用）

人と小児でこれらのリスクファクターが大きく異なるのか，その理由はよく分かっていない。

　成人の場合でも小児の場合でも，われわれ麻酔科医は麻酔薬や麻酔法を選択することで，PONVの発症リスクを低減させることができる。表4に推奨される方法について示す[4)5)]。これらの項目のうち，メタ解析で検討された高いエビデンスレベルを有するものは，プロポフォールを用いた導入・維持を行うこと，亜酸化窒素を用いないこと，

表3 小児のPONV発症予測

リスクファクター	点数
30分以上の手術	1
3歳以上	1
斜視手術	1
術後嘔吐の既往	1

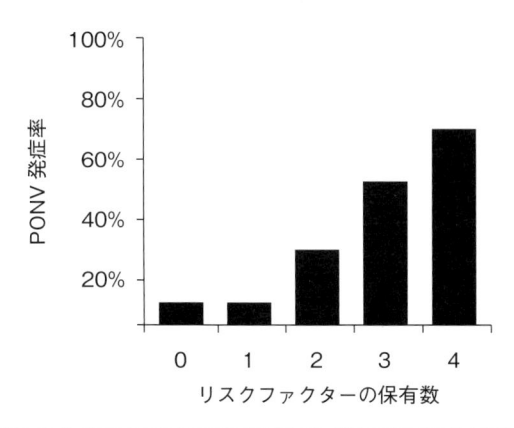

図2 小児のPONVリスクファクターと発症率の予測
それぞれの因子の保有数とPONV発症率の予測である。
(Apfel CC, Läärä E, Koivuranta M, et al. A simplified risk score for predicting postoperative nausea and vomiting : conclusions from cross-validations between two centers. Anesthesiology 1999 ; 91 : 693-700 より改変引用)

表4 PONV発症を減らすための麻酔管理

- 全身麻酔を避け，区域麻酔で管理できないかを検討する
- プロポフォールによる全静脈麻酔
- 亜酸化窒素を用いない
- 吸入麻酔薬を用いない
- 周術期のオピオイドの使用を最小限にする

(Gan TJ, Meyer TA, Apfel CC, et al. Society for Ambulatory Anesthesia guidelines for the management of postoperative nausea and vomiting. Anesth Analg 2007 ; 105 : 1615-28 より改変引用)

周術期のオピオイドの使用を最小限にすることである[6)7)]。したがって，PONVの予防という観点で麻酔法を選択するならば，必要最小限のオピオイドで鎮痛を達成しながら行うプロポフォールを用いた全静脈麻酔（total intravenous anesthesia：TIVA）が最適だと考えられる。しかし，TIVAでもPONVを完全に予防できるわけではない。

PONVの管理アルゴリズム

すべての手術患者に対して一律のPONVの予防または治療を行うことに，現在，明らかなエビデンスはない[4]。PONV発症のリスクを小，中，高リスクに階層化し，中リスクと高リスクの患者に適切に対応することが重要である。そのため，PONVに対する予防または治療のアルゴリズムを知る必要がある。

図3にPONVの予防・治療アルゴリズムを示す[4]。リスクの高低は総合的に判断され

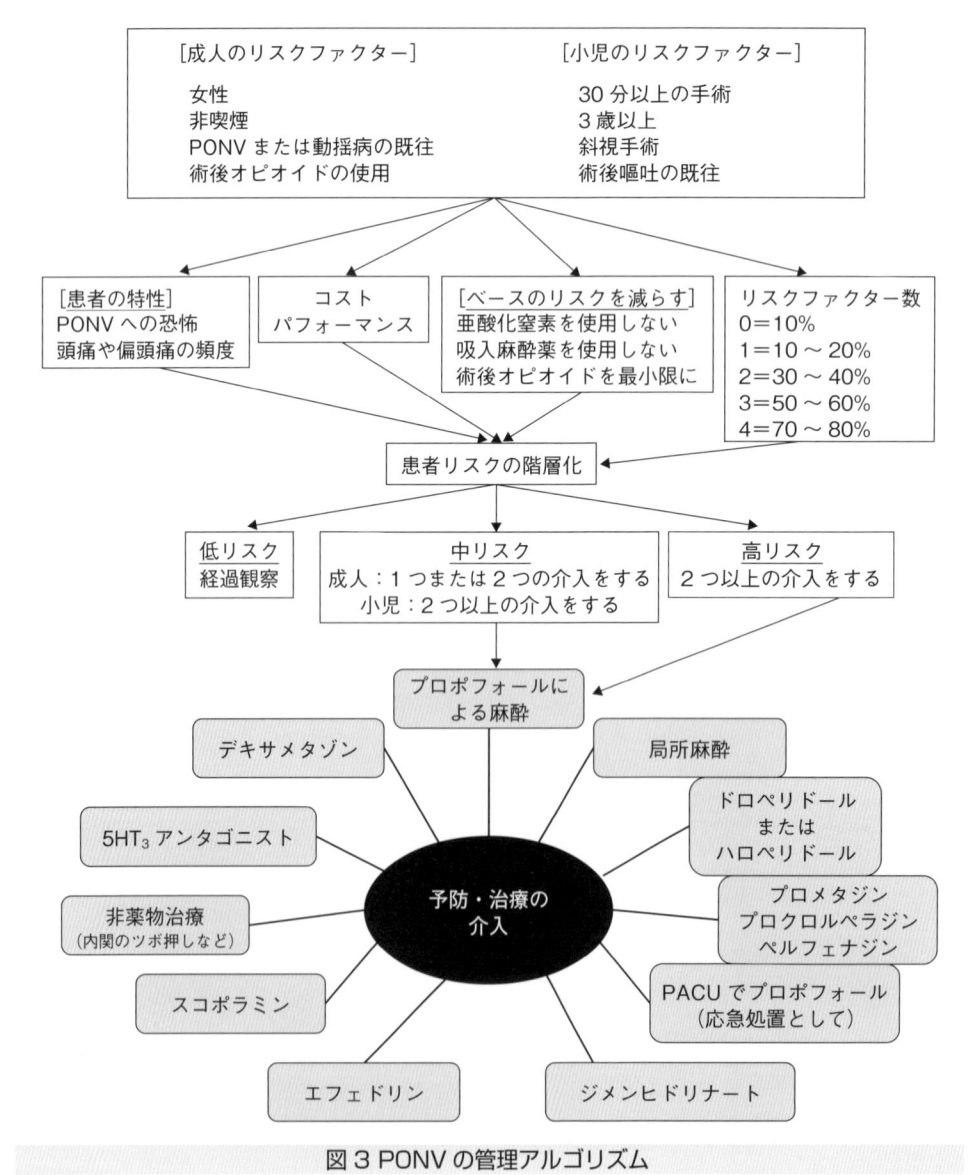

図3 PONVの管理アルゴリズム

PACU：postanesthetic care unit
(Gan TJ, Meyer TA, Apfel CC, et al. Society for Ambulatory Anesthesia guidelines for the management of postoperative nausea and vomiting. Anesth Analg 2007；105：1615-28 より改変引用)

る必要があり、例えば日帰り手術など早期回復が必須な症例では、よりリスク評価を厳しくしてもよいかもしれない。アルゴリズムでは多くの薬物の介入が示されているが、具体的な投与時期と量を表5に示す。しかし、5HT$_3$アンタゴニストのように本邦ではPONVに対して保険適用がなく高価な薬物もあるため、現実的に施設ごとに適用される範囲は異なる。

　欧米では2種類以上の予防的制吐剤を投与する場合は、5HT$_3$アンタゴニストとデキサメタゾンか、HT$_3$アンタゴニストとドロペリドールが用いられていることが多い。本邦では現実的に使用可能な組み合わせとして、麻酔導入時のデキサメタゾン投与と手術終了時のドロペリドール投与の併用がコスト対効果に優れる使用法と思われる。

　小児においても同様に、中リスクまたは高リスク患者においては薬物投与による介入が推奨されている。表6に小児における薬物の使用法を記載した。成人と同様、海外と本邦では保険適用が異なるため、特に5HT$_3$アンタゴニストのような高価な薬物では注意が必要である。

　薬物投与による予防を試みてもPONVが発生した場合、有効な介入は残念ながら5HT$_3$アンタゴニストしか存在しない。よって、本邦では可能なかぎり予防に努めるしかない。そのため、PONVの発症リスクが高い患者では吸入麻酔を避け、プロポフォールを用いたTIVAを行うほうが望ましいであろう。吸入麻酔薬は調節性に富む優れた麻酔薬であるが、PONV予防という観点では使用に躊躇する麻酔薬である。

表5　成人PONV中リスク患者に対する治療薬と使用量・投与経路

薬物	投与量	投与タイミング	エビデンスレベル
デキサメタゾン	4～5mg iv	麻酔導入時	RCT
ドロペリドール	0.625～1.25 mg iv（特に手術終了時に投与するとオピオイドによるPONVに効果的）	手術終了時	RCT
ハロペリドール	0.5～2 mg iv	記載なし	SR
ジメンヒドリナート	1mg/kg iv	記載なし	SR + RCT
経皮スコポラミン	推奨投与量の記載なし	前日夜または入室4時間前	RCT
エフェドリン	0.5 mg/kg im	手術終了時	RCT
プロクロルペラジン	5～10 mg im/iv	手術終了時	RCT
プロメタジン	6.25～25 mg iv	麻酔導入時	RCT
オンダンセトロン	4 mg（5HT$_3$受容体拮抗薬）	手術終了時	SR
ドラセトロン	12.5 mg（5HT$_3$受容体拮抗薬）	記載なし	記載なし
グラニセトロン	5～20 μg/kg iv（5HT$_3$受容体拮抗薬）	手術終了時	RCT
トロピセトロン	2 mg iv（5HT$_3$受容体拮抗薬）	手術終了時	RCT

SR：systematic review, RCT：randomized controlled trial
（Gan TJ, Meyer TA, Apfel CC, et al. Society for Ambulatory Anesthesia guidelines for the management of postoperative nausea and vomiting. Anesth Analg 2007；105：1615-28 より改変引用）

表6　小児におけるPONV治療薬・投与法

薬物	投与量	エビデンスレベル
デキサメタゾン	150 μg/kg（5 mgまで）	SR
ジメンヒドリナート	0.5 mg/kg（25 mgまで）	SR
ドロペリドール	10〜15 μg/kg（1.25 mgまで）	SR
ペルフェナジン	70 μg/kg（5 mgまで）	RCT
ドラセトロン	350 μg/kg（12.5 mgまで）（5HT$_3$受容体拮抗薬）	RCT
グラニセトロン	40 μg/kg（0.6 mgまで）（5HT$_3$受容体拮抗薬）	RCT
オンダンセトロン	50〜100 μg/kg（4 mgまで）（5HT$_3$受容体拮抗薬）	SR
トロピセトロン	0.1 mg/kg（2 mgまで）（5HT$_3$受容体拮抗薬）	SR

SR：systematic review，RCT：randomized controlled trial
（Gan TJ, Meyer TA, Apfel CC, et al. Society for Ambulatory Anesthesia guidelines for the management of postoperative nausea and vomiting. Anesth Analg 2007；105：1615-28 より改変引用）

悪心・嘔吐の分子生物学的機序

　悪心・嘔吐は，大別すると中枢性の経路によるものと末梢性の経路によるものに分類される（図4）．それぞれが関連して最終的には消化器症状としての嘔吐に至るが，心理的な要因から消化管の運動に伴うものまで悪心・嘔吐の原因は多岐にわたり，コントロールの難しい悪心・嘔吐に遭遇することもある．

　末梢性の入力としては，消化管の伸展や障害に伴う腸管クロム親和性細胞からのセロトニン（5HT$_3$）の遊離がセロトニン作動性神経を刺激することが重要であるが，それ以外にも肝における代謝産物が非特異的に中枢における化学受容器を刺激する経路，また肝・消化管も含む腹腔内臓器の迷走神経や交感神経を介する嘔吐中枢を直接的に刺激する経路も悪心・嘔吐を誘発する．

　腹腔内臓器以外にも，特に前庭はヒスタミン（H$_1$）受容体およびムスカリン性アセチルコリン（Achm）受容体を介する経路から悪心・嘔吐を誘発する．

　中枢性の入力としては，大脳皮質から由来する情動が嘔吐中枢を直接刺激する経路があり，頭蓋内圧亢進などの頭蓋内病変も同様に嘔吐中枢を直接刺激する．

　悪心・嘔吐の入力刺激の中枢の一つとして，延髄第四脳室近傍に存在する最後野は，解剖学的に血液脳関門の外側に存在し，その特性から化学物質の影響を直接受けやすいことから化学受容体引金帯（chemoreceptor trigger zone：CTZ）と呼ばれ，ドパミン（D$_2$）受容体，ニューロキニン（NK1）受容体，5HT$_3$受容体が強く発現している．さらに，嘔吐中枢として同じく延髄に存在する孤束核（nucleus of tractus solitaries：NTS）も重要であり，CTZからの入力を受けると同時にNTSにもD$_2$受容体，5HT$_3$受容体，Achm受容体，H$_1$受容体，NK1受容体が強く発現している．

　最終的にNTSからの副交感神経刺激が遠心性に作用し，食道下部括約筋の弛緩・唾

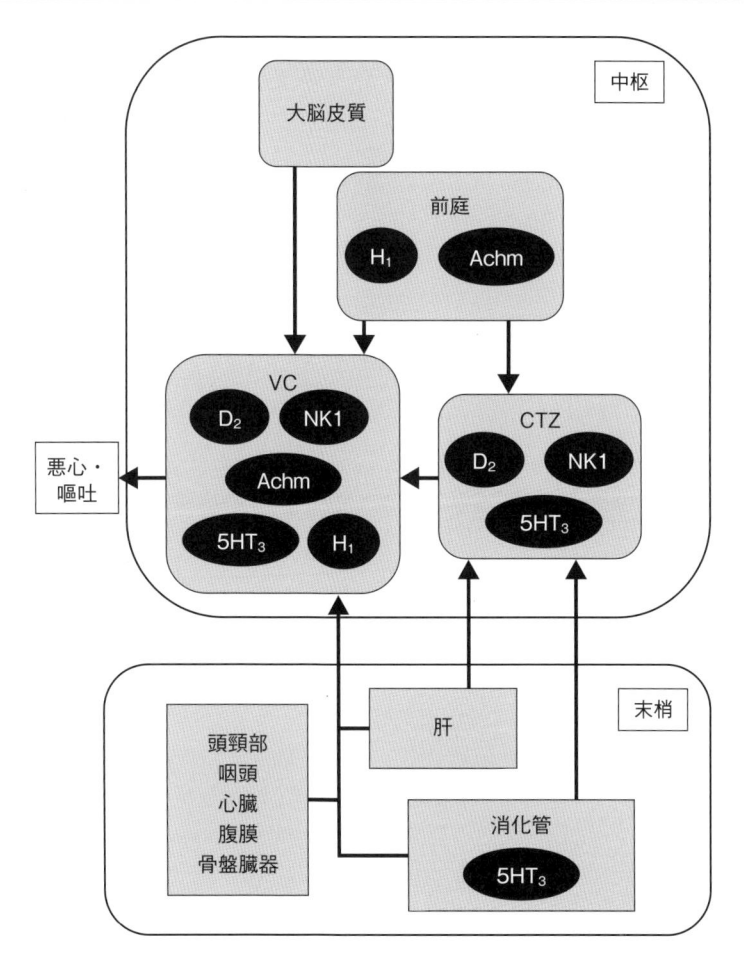

H₁：ヒスタミン受容体，Achm：ムスカリン受容体，5HT₃：セロトニン受容体，D₂：ドパミン受容体，NK1：ニューロキニン受容体，VC：嘔吐中枢，CTZ：化学受容体引金帯

図4　悪心・嘔吐の伝達経路

液分泌の亢進が起こり，それに腹筋の緊張に伴う腹圧の上昇が伴えば嘔吐が生じる。嘔吐は行動自体が交感神経を緊張させ，結果として血圧上昇・頻脈が生じる。

以上のように，悪心・嘔吐は求心性・遠心性の経路ともに複雑であり，すべての分子生物学的機序が解明されているとはいいがたいが，上述したような機序を基盤にPONVの治療戦略を今後，構築していく必要がある。

PONVの発症には遺伝子多型が関与する？

　PONVの家族歴もPONVのリスクファクターの一つだという報告がある[8]。PONVの原因は，個体ごとに異なる遺伝情報の変異が集積することにより形成されるのかもしれない。これまで数多くの薬理遺伝学的知見がPONVに関して集積されてきた。

3. 吸入麻酔薬と術後悪心・嘔吐（PONV）

表7　セロトニン遺伝子の多型を加味したPONVのリスク

変量	オッズ比	95%信頼区間	P値
c1337A＞G（HTR3A）	2.972	1.466〜6.021	0.003
C5＋201_＋202delCA（HTR3B）	0.421	0.257〜0.690	0.001
C6-137C＞T（HTR3B）	0.034	0.003〜0.332	0.004
女性	4.539	2.82〜7.303	0.000
非喫煙	2.08	1.10〜3.921	0.023
PONVの既往	25.95	7.20〜93.53	0.000

それぞれの数値は変異する遺伝子上の位置を示し，野生型＞変異型の順で記述した。
HTR3A：セロトニンレセプタ3A遺伝子，HTR3B：セロトニンレセプタ3B遺伝子
〔Rueffert H, Thieme V, Wallenborn J, et al. Do variations in the 5-HT3A and 5-HT3B serotonin receptor genes（HTR3A and HTR3B）influence the occurrence of postoperative vomiting? Anesth Analg 2009；109：1442-7 より改変引用〕

　最近では，$5HT_3$受容体作動薬に対する代謝経路であるCYP2D6のコピー数多型のある患者だと，PONVに対する$5HT_3$アゴニストの作用が減弱することが指摘されている[9]。また，セロトニン受容体遺伝子（HTR3AやHTR3B）の遺伝子多型は，独立したPONVの因子であるとも指摘されている（表7）[10]。さらに，日本人において，ドパミン受容体遺伝子（DRD2）の遺伝子多型もPONVのリスクとなりうる可能性が示唆されている[11]。

　2011年にゲノムワイド関連分析を用いたPONVのリスクとなる遺伝子多型の探索が報告された[12]。この研究では当初，19の遺伝子多型がPONV発症と関連することが示唆された（図5）が，コホートを用いた検証で4か所の多型に絞られた。このうち，P値が0.0023であり，オッズ比が2以上であったのは一塩基多型（rs2355230）であったが，このグアニンがアデニンに変異する遺伝子多型はCHRM3遺伝子上に存在する（図5）。この遺伝子はAchm受容体をコードする。Achm受容体への刺激はGi/OタンパクやGq/11タンパクと共役して，電位依存性カルシウムチャネルなどの機能変化を惹起し，細胞内カルシウム濃度を上昇させる。その結果，多くの臓器で胃酸分泌亢進や徐脈，平滑筋収縮などの悪心・嘔吐に関与した応答が誘導される[13]。この遺伝子多型が最もPONVと関連するのは納得がいくような気がする。

今，PONVの研究は麻酔科学の発展に害をなしている!?

　これまで示したように，PONVの基礎研究・臨床研究は多くの興味深い知見を麻酔科医に提示してきた。しかし残念なことに，2011年に本邦のある麻酔科医によるPONVの研究のほとんどすべてが不正な内容であることが国内外から指摘された[14]。この問題に関してNature誌は"麻酔科学では大規模な臨床データをきわめて早く収集できることが，詐欺行為への誘惑に屈しやすくしている"と指摘している[15]。麻酔科医

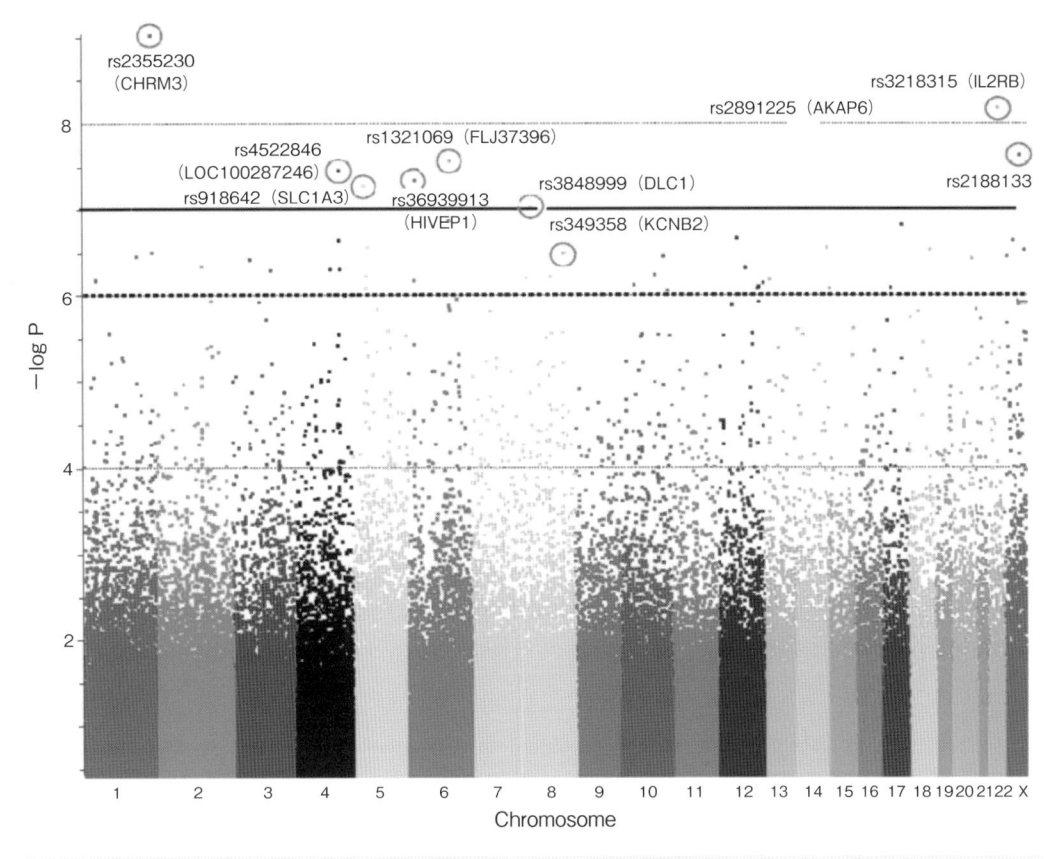

図5 ヒトのゲノムワイド関連分析とPONVとの関連のマンハッタンプロット
文献12) における検討では，P値10⁻⁶以下を有意として検討している。
(Janicki PK, Vealey R, Liu J, et al. Genome-wide Association study using pooled DNA to identify candidate markers mediating susceptibility to postoperative nausea and vomiting. Anesthesiology 2011；115：54-64 より引用)

としては心外な指摘ではあるが，麻酔科学研究者以外の研究者に，本邦のPONVの研究を契機として，麻酔科学とはそのような底の浅い学問であるような悪い印象を与えてしまったことは残念なことである。

■参考文献

1) Stadler M, Bardiau F, Seidel L, et al. Difference in risk factors for postoperative nausea and vomiting. Anesthesiology 2003；98：46-52.
2) Apfel CC, Läärä E, Koivuranta M, et al. A simplified risk score for predicting postoperative nausea and vomiting：conclusions from cross-validations between two centers. Anesthesiology 1999；91：693-700.
3) Eberhart LH, Geldner G, Kranke P, et al. The development and validation of a risk score to predict the probability of postoperative vomiting in pediatric patients. Anesth Analg 2004；99：1630-7.
4) Gan TJ, Meyer TA, Apfel CC, et al. Society for Ambulatory Anesthesia guidelines for the management of postoperative nausea and vomiting. Anesth Analg 2007；105：1615-28.

5) Apfel CC, Korttila K, Abdalla M, et al. A factorial trial of six interventions for the prevention of postoperative nausea and vomiting. N Engl J Med 2004；350：2441-51.
6) Tramèr M, Moore A, McQuay H. Propofol anaesthesia and postoperative nausea and vomiting：quantitative systematic review of randomized controlled studies. Br J Anaesth 1997；78：247-55.
7) Tramèr M, Moore A, McQuay H. Meta-analytic comparison of prophylactic antiemetic efficacy for postoperative nausea and vomiting：propofol anaesthesia vs omitting nitrous oxide vs total i.v. anaesthesia with propofol. Br J Anaesth 1997；78：256-9.
8) Gan TJ. Risk factors for postoperative nausea and vomiting. Anesth Analg 2006；102：1884-98.
9) Nielsen M, Olsen NV. Genetic polymorphisms in the cytochrome P450 system and efficacy of 5-hydroxytryptamine type 3 receptor antagonists for postoperative nausea and vomiting. Br J Anaesth 2008；101：441-5.
10) Rueffert H, Thieme V, Wallenborn J, et al. Do variations in the 5-HT3A and 5-HT3B serotonin receptor genes (HTR3A and HTR3B) influence the occurrence of postoperative vomiting? Anesth Analg 2009；109：1442-7.
11) Nakagawa M, Kuri M, Kambara N, et al. Dopamine D2 receptor Taq IA polymorphism is associated with postoperative nausea and vomiting. J Anesth 2008；22：397-403.
12) Janicki PK, Vealey R, Liu J, et al. Genome-wide Association study using pooled DNA to identify candidate markers mediating susceptibility to postoperative nausea and vomiting. Anesthesiology 2011；115：54-64.
13) Gan TJ. Mechanisms underlying postoperative nausea and vomiting and neurotransmitter receptor antagonist-based pharmacotherapy. CNS Drugs 2007；21：813-33.
14) Carlisle JB. A meta-analysis of prevention of postoperative nausea and vomiting：randomised controlled trials by Fujii et al. compared with other authors. Anaesthesia 2012；67：1076-90.
15) Cyranoski D. Retraction record rocks community. Nature 2012；489：346-7.

（早瀬　知，杉野　繁一）

臨床編

4 小児麻酔での使用

はじめに

　近年，小児麻酔領域では発達期の脳に及ぼす全身麻酔薬，特に吸入麻酔薬の影響は大きなトピックスであり，その使用が危惧されている。アメリカ食品薬品局 (FDA) は「本当に必要な手術以外は生後 6 カ月以降に延期することが望ましい」とのコメントを出している[1]。

　しかしながら本邦では明確な規定はなく，手術が必要な症例は存在するため，静脈路が確保されていない小児の麻酔導入では吸入麻酔薬を用いた緩徐導入は行われている。成人に比べて静脈麻酔による麻酔維持の方法が確立されていないため，麻酔維持にも吸入麻酔薬が日常的に用いられているのが実情である。施設や麻酔科医により麻酔法が大きく異なるのは成人でも同じであるが，小児麻酔はさらにエビデンスに乏しく，多様な麻酔法が選択されており，さまざまな意見があると考えられる。

　ここでは，小児麻酔における吸入麻酔薬の使用について，筆者の施設で行っている臨床麻酔を含めて述べる。

小児における吸入麻酔薬

　吸入麻酔薬の作用は，小児と成人では異なることを認識しておく必要がある。通常，小児麻酔で使用する吸入麻酔薬は，セボフルランを主とした揮発性麻酔薬であり，症例により亜酸化窒素を併用する。表 1 に揮発性吸入麻酔薬の特徴を示す。

　小児は成人よりも機能的残気量 (FRC) と比較して肺胞換気量が多く，心拍出量が増加しているという特徴がある。血液/ガス分配係数は乳児では低い傾向にあり，肺胞での吸入麻酔薬濃度上昇速度は年齢が若くなるほど速く，肺胞濃度レベルは乳児で最も速く吸入気レベルに達する。このため，吸入麻酔薬による導入は成人よりも速やかである。また，脳など，血流の豊富な組織の比率が高く，血中濃度が平衡に達する時間も短い。換気が適切に行われていれば吸入麻酔薬の排出も成人よりも速く，覚醒が速やかである。しかしながら高濃度の揮発性麻酔薬による導入は，急激な肺胞・血液・組織での濃度上昇を伴い，血圧低下の原因となることがある。

4. 小児麻酔での使用

表1 揮発性麻酔薬の特徴

	セボフルラン	デスフルラン	イソフルラン	ハロタン
気道刺激	弱い	強い	強い	弱い
血液/ガス分配係数	0.7	—	1.2	2.1
MAC：早産新生児	—	—	1.2〜1.4	0.55
MAC：正期産新生児	3.3	9.16	1.6	0.87
MAC：乳児	2.5〜3.2	9.42〜9.92	1.8	1.2
MAC：小児	2.3〜2.5	8.62〜7.98	1.69	0.94
心筋抑制	あり	あり	あり	強い
末梢血管拡張作用	強い	強い	強い	あり
呼吸抑制	あり	あり	あり	あり

揮発性麻酔薬の特徴を見ると，乳児でMACが高値を示す傾向にある。
(Mazoit JX. Pharmacokinetic / pharmacodynamic modeling of anesthetics in children : therapeutic implications. Paediatr Drugs 2006；8：139-50 より引用)

揮発性麻酔薬では，最小肺胞濃度（minimum alveolar concentration：MAC）は年長児や成人より乳児が高値を示すことは知っておく必要がある。原因は明確ではないが，一因として乳児は脳組織の水分量が多く，吸入麻酔薬の溶解度が低下していることが考えられている[2]。また，新生児のMACが乳児よりも低い要因として，中枢神経系が未発達なことや血漿エンドルフィン濃度が高いことが考えられている[3]。呼吸に関しては，すべての吸入麻酔薬は呼吸中枢に作用し，呼吸抑制を引き起こす可能性がある。循環に関しては，Caチャネル遮断作用を有するため心筋を抑制する。筋弛緩に関しては，筋弛緩薬の作用増強に働き，非脱分極性筋弛緩薬の量を減少させる。また，吸入麻酔薬は低酸素性肺血管収縮を抑制するため，シャントが増加する可能性がある。

後述するが，麻酔後の影響として小児は成人よりも覚醒時興奮および術後悪心・嘔吐（postoperative nausea and vomiting：PONV）の頻度が高いことが知られており，吸入麻酔薬は覚醒時興奮およびPONVのリスクを増加させるといわれていることにも注意が必要である。

1 セボフルラン

日本で研究および臨床開発が行われた揮発性麻酔薬であり，1990年から臨床使用可能になっている。小児に対しても慎重投与の記載がなく，最も一般的に使用されている。ほかの吸入麻酔薬よりも刺激臭が少なく，気道刺激性が少ないことから緩徐導入に用いられている。セボフルランは血液/ガス分配係数が低いため，麻酔深度の調節性は良い。血液溶解度が低いため麻酔導入は速く，覚醒時間も短い。デスフルランに比べると血液/脳分配係数は高いため，覚醒にはやや時間がかかるが，実際の臨床において覚醒遅延で問題となることはそれほど多くない。MACは新生児で高く成人で低い[4]。中枢性

の呼吸抑制と呼吸筋の機能低下作用があるため，自発呼吸で管理する場合は補助換気による換気量の維持が必要になることがある．代謝率は 2～5％ と高いが，懸念されてきた腎障害に関しての報告は臨床では認めない．ほかの揮発性麻酔薬に比べて覚醒時興奮の頻度が高いことに注意が必要である[5]．

2 亜酸化窒素

　刺激臭がなく，小児にも使用しやすい．血液/ガス分配係数が低く，吸収と排出が速く，二次ガス効果によって，揮発性麻酔薬の取り込みと排出を促進する．MAC は 105％ のため，単体では用いられないが，酸素および揮発性麻酔薬とともに麻酔導入に用いられる．悪性高熱を誘発しないので素因を持つ患児にも使用可能である．そのほか，禁忌は成人と変わらない．近年では，温室効果ガスであることから社会的にも使用頻度は減少傾向にある．当施設では，使用可能な症例で麻酔導入時にかぎって使用することが多い．

3 イソフルラン

　刺激臭があるため，また麻酔導入・覚醒時に喉頭痙攣や咳などが高頻度で誘発されるため，小児麻酔ではあまり好まれない．MAC は乳児が一番高い[6]．当施設でも現在は使用していない．血液/ガス分配係数は低く，代謝率も低い．覚醒時興奮がセボフルランやデスフルランより少ないこと，安価であることなど有用な点はある．

4 デスフルラン

　2011 年 8 月から日本でも使用可能になった．気道刺激性が強いため，成人でも導入には用いられることはない．血液/ガス分配係数は低いため麻酔からの回復は速いが，小児に関する利点は大きくなく，覚醒時の体動や興奮もセボフルランよりも多い．MAC は年齢によって異なり，乳児が一番高い[7]．また，健康成人での報告ではあるがデスフルランでは 1.5 MAC で気道抵抗が上昇したという報告があり[8]，気道トラブル時に吸入麻酔薬を上げて対応することは難しいと考えられる[9]．しかしながら，安全に気道管理できた報告もある[10]．全身麻酔後の無呼吸や呼吸抑制が懸念される新生児や早産児であった乳児，長時間手術では有用である可能性はある．当施設ではまだ使用していないが，今後国内でも小児への使用例も増えていく可能性がある．

5 ハロタン

　現在，日本国内ではほとんど使用されていないと考えられる．気道刺激は強くないため，マスク導入は可能である．血液/ガス分配係数は小さく，麻酔導入は迅速である．MAC は乳児で最高値を示す[2,3]．心筋抑制作用はハロタンが最も顕著であり，徐脈になることも多い．

麻酔導入

1 吸入麻酔を用いる症例の選択

　静脈路を確保せずに行うマスク換気による麻酔導入は決して安全とはいえないが，小児では必ずしも全例で静脈路確保をしておくわけにもいかず，苦痛も伴うため，成人よりも吸入麻酔薬を用いた緩徐導入が選択される頻度が高いのが実情である。

　小児の緩徐導入を選択するにあたり，安全に配慮し，適用を見極める必要がある。すなわち，術前診察の段階で，気道に問題がある症例，気道確保困難が予想される症例，呼吸中枢が未発達で予備力の少ない新生児など，呼吸に問題がある症例では緩徐導入の可否の判断は慎重に行うべきである。アペール症候群やクルーゾン症候群などの頭蓋顔面奇形，ピエールロバン症候群やトリーチャ・コリンズ症候群，CHARGE 連合など小顎や後鼻孔閉鎖症例では，マスクフィットや換気が困難な可能性がある。脳性麻痺などにより痙性が強く，気道開通に問題がある症例では，入眠時には気道開通が良好なこともあり，覚醒時との違いもマスク換気の可否を検討する重要な情報となる。気道だけではなく，循環抑制を起こしやすいことから，新生児および心機能低下症例では高濃度の吸入麻酔薬による導入で循環不全となる可能性もあるので注意を要する。そのほか，フルストマック，意識障害，本人の協力が得られない症例などでは，静脈路を確保した上での麻酔が安全と考えられる。過去に麻酔歴がある患児では「麻酔のガスが臭い」「マスクは嫌い」と訴え，緩徐導入を拒否されることもある。静脈路確保ができず本人の協力が得られない症例や循環動態が不安定な症例などでは，ケタミンの筋注による導入も検討する。すべての揮発性麻酔薬は悪性高熱症を誘発する可能性を否定できないため，家族歴および筋疾患など悪性高熱の素因がある症例では使用を避ける。また，術者側の要因として，誘発電位のモニタリングのために，吸入麻酔の使用が制限されることもあるので，事前の打ち合わせが必要である。

2 吸入麻酔を用いた実際の導入

a. 麻酔前

　予定症例では絶飲食はガイドライン[11]に従い，固形物や人工乳は 6 時間前，母乳は 4 時間前，水分は 2 時間前から止める。可能であれば，事前の手術室スタッフの訪問，手術室の見学，マスクを顔に当てる練習などのプレパレーションにより麻酔導入の不安の軽減を図る。

　前投薬は使用しない施設もあるが，われわれの施設では生後 6 カ月以上の症例ではほぼ全例で使用する。ミダゾラム 0.5 mg/kg の注腸またはトリクロホスナトリウム 0.8 ml/kg 程度の内服，年長児ではブロチゾラムやペントバルビタール錠剤の内服を用

いている。ミダゾラムは苦みがあるので，柑橘系のジュースと混ぜて内服投与する方法もある。アトロピンのルーチンの導入前投与はエビデンスもなく，当施設では行っていない。

マスクは顔にフィットする死腔の少ないサイズを選択しておく。事前にバニラやフルーツなどの好みの香りを確認し，料理用エッセンスで香りを付けておくこともある。

b. 麻酔導入

通常は，協力が得られる症例では酸素と亜酸化窒素 60 ～ 70％で導入し，セボフルラン濃度を緩徐に上げていく方法を採っている。症例によっては吸入酸素濃度を調整する必要がある。不安を軽減させるため，好みの音楽や映像を流しながら導入するのも有用である。保護者との分離不安が強く，かつ保護者が希望する症例では同伴入室とし，抱っこや手をつないでもらいながら導入することもある。また，臥位にこだわらず，坐位を好む症例などは好きな体位を取ってもらい，なるべく押さえ付けないようにしている。マスクの密着を嫌がる場合には無理に押し付けることはせず，亜酸化窒素の効果を待って，揮発性麻酔薬を低濃度から投与していく。マスクを保持する指で下顎の軟部組織を圧迫することで，舌が軟口蓋や硬口蓋に押し付けられることにより気道が閉塞しないように注意する。過換気にせず，軽く補助換気をすることで自発呼吸を温存することが可能であり，食道閉鎖や先天性嚢胞性腺腫様奇形（CCAM）などの麻酔導入で陽圧換気を避けたい場合にも有用である。高濃度セボフルランを使用することもあるが，心機能低下症例では循環抑制に注意が必要である。先天性心疾患で高肺血流を認める症例では，吸入酸素濃度の上昇や過換気により動脈血酸素分圧（Pa_{O_2}）が低下すると高肺血流となりショックになることがあるため，換気量および回数には配慮する必要がある。また，左→右シャントはさほど影響しないが，右→左シャントがある場合には導入が遅れる。なるべく刺激せず，興奮期を経て侵害刺激に対する体動が出ない程度の麻酔深度が得られてから静脈路確保を行っている。

麻酔維持

麻酔の維持は患児の全身状態や術式によって異なるが，セボフルランを中心とした吸入麻酔薬で管理されている症例が依然として多い。吸入麻酔薬は，投与を忘れたり補充を怠ったりしなければ，術中覚醒の可能性は低い。静脈麻酔薬で必要とされる体重換算は不要であり，投与量の変更も速やかである。しかしながら，先に述べたように吸入麻酔薬の MAC は成人と比べて新生児では低く，乳児から小児は高くなっていることを念頭に置いて麻酔深度を調節する必要がある。

一方，小児に対して全静脈麻酔（total intravenous anesthesia：TIVA）を積極的に選択している施設もあり，PONV や覚醒時の興奮が少なく有用との報告もある[12)13)]。表 2 に小児における吸入麻酔と静脈麻酔の比較を示す。静脈麻酔薬の主流であるプロポフォールが原則としては小児で認められていないこと，静脈麻酔薬を投与するための

4. 小児麻酔での使用

表2 小児における吸入麻酔と静脈麻酔の比較

	吸入麻酔	静脈麻酔
患者の協力	麻酔導入時に要	静脈路確保時に要
静脈路確保	麻酔導入時は不要	必要
導入時の安全性	劣る可能性あり	良い
調節性	良い	劣る可能性あり
単独での鎮痛作用	あり	なし
筋弛緩作用増強	あり	なし
覚醒時興奮	多い	少ない
PONV	要因となる	プロポフォールは抑制する
周辺機器	不要	要：TCIポンプ，BISモニターなど

小児麻酔で主に使用される吸入麻酔はセボフルラン，静脈麻酔はプロポフォールとしたときの比較である。

 TCI（target-controlled infusion）ポンプや麻酔深度を測定するためのBIS（bispectral index）モニターなどのTIVAに有用な機器が必ずしも小児対応ではないことから麻酔深度が推測にすぎず，術中覚醒の懸念が残ることや汎用性に欠けることは否めないため，筆者の施設では症例を限って選択している。また，小児集中治療領域では長期・大量（5 mg/kg，48時間以上）使用例で代謝性アシドーシスや心不全，徐脈，代謝異常から死亡例もあるプロポフォール投与症候群が報告されており[14]，麻酔中でも長時間・大量に使用する場合は代謝性アシドーシスや不整脈に対するモニタリングをすることが望ましいと考えられる。実際には短時間かつ侵襲の少ない検査などではプロポフォールによる麻酔は有用であると考えられる。

 当施設ではTIVAにかぎらず，覚醒時興奮を避けるためにも局所麻酔やオピオイドは積極的に併用している。また，麻酔からの覚醒は，気道管理の必要性や喉頭痙攣を避けるため，吸入麻酔濃度の低下を待って，十分な自発呼吸を確認して抜管しており，深麻酔での抜管を試みることはほとんどない。

覚醒時興奮および術後悪心・嘔吐（PONV）

成人よりも多い小児の術後の問題として覚醒時興奮とPONVが挙げられる。

1 覚醒時興奮

 小児では成人よりも覚醒時興奮の頻度が高く，問題になる。覚醒時興奮は酸素消費量の増大，体動による二次的な外傷の危険性，家族の心理的負担も伴うため，なるべく起こさないような麻酔管理が求められる。表3に覚醒時興奮に対する予防および対処を示

表3 覚醒時興奮の予防および対処

予 防	・2～6歳は覚醒時興奮の頻度が高いことを認識する ・術前の不安を取る ・十分な鎮痛を行う ・呼吸・循環に問題がないようにする ・覚醒時の低酸素，気道トラブルを予防する ・全身麻酔薬の使用と種類を考慮する ・急激に覚醒させない，刺激を最小限にする
対 処	・本人および保護者の安全に配慮する ・安心できる環境を提供する ・呼吸・循環に問題がないか確認する ・オピオイド：フェンタニル ・ケタミン ・NSAIDs ・α_2アドレナリン受容体作動薬：クロニジン，デクスメデトミジン

す。明らかな原因は特定されていないが，術前の不安や疼痛，不快感は要因として挙げられる。好発年齢は2～6歳で，通常は一過性で覚醒時興奮自体の持続は長くても1時間弱，遷延する神経学的な影響はないと考えられる[15]。TIVAと比べて吸入麻酔薬では覚醒時の興奮が多いといわれている。特に小児の麻酔で汎用されるセボフルランは揮発性吸入麻酔薬の中で最も覚醒時興奮を起こしやすく，検査の麻酔では80％に覚醒時興奮を引き起こしたとの報告がある[16]。麻酔導入にはセボフルランを用いて，維持はほかの麻酔薬に変更する方法も検討される。覚醒時興奮を起こさないためには術前からの不安の軽減や十分な鎮痛を図ることが求められる。覚醒時興奮を認めた場合は，患児や家族に危害がないよう観察する必要がある。予防にはオピオイド，α_2アドレナリン受容体作動薬のデクスメデトミジンやクロニジン，非ステロイド性抗炎症薬（NSAIDs）などが有用とされている。ミダゾラムには一定の見解はない。われわれの施設では覚醒時興奮に対してフェンタニル1μg/kg程度を投与することが多い。また，術後集中治療室で人工呼吸管理となる症例では，デクスメデトミジンを積極的に使用している。

2 術後悪心・嘔吐（PONV）

小児は成人よりもPONVの頻度が高く，特に学童期では術後嘔吐（POV）が40％に上る[17,18]。すべての吸入麻酔薬はPONVのリスクを増加させるといわれている[19]。PONVは本人の不快感のみならず，小児で多く求められる日帰り手術・検査の麻酔後において予定外の入院の原因になるなどの影響が出る。基本的にすべての症例でPONVが発生しないように管理することが望まれるが，特に既往・家族歴のある症例，術式によっては当施設でも吸入麻酔を避け，TIVAを選択している。

最近の知見

　発達期の全身麻酔薬の影響に関しては報告が相次いでおり，詳しくは別項（基礎編：第5章 D 吸入麻酔薬と神経発達）に譲る。覚醒時興奮に関しては明らかな原因が特定できておらず，予防・治療について現在も検討されている。現在，日本では集中治療領域でしか保険適用のないデクスメデトミジンの麻酔への使用拡大[20)21)]も期待される。

おわりに

　発達期の脳に対する全身麻酔薬の影響に関する動向については引き続き研究報告が待たれるところであるが，吸入麻酔薬は小児麻酔の臨床現場では需要がある。より安全とされる吸入麻酔薬の開発や，使用方法が明確になることが望まれる。また，吸入麻酔薬のみならず，小児でも使用できる静脈麻酔薬，周辺機器の整備によりTIVAがストレスなく選択できるようになると，小児の全身麻酔における選択肢が増える可能性はある。いずれにしても，患児にとって不安が少なく，覚醒時の興奮やPONVを伴わない，安全な麻酔の提供が求められる。

■参考文献

1) Food and Drug Administration Center for drug evaluation and research. Summary minutes of the anesthetic and life support drugs advisory committee meeting on March 29, 2007. http://www.fda.gov/ohrms/dockets/ac/07/minutes/2007-4285m1-Final.pdf
2) Gregory GA, Eger EI 2nd, Munson ES. The relationship between age and halothane requirement in man. Anesthesiology 1969；30：488-91.
3) Lerman J, Robinson S, Willis MM, et al. Anesthetic requirements for halothane in young children 0-1 month and 1-6 months of age. Anesthesiology 1983；59：421-4.
4) Lerman J, Sikich N, Kleinman S, et al. The pharmacology of sevoflurane in infants and children. Anesthesiology 1994；80：814-24.
5) Welborn LG, Hannallah RS, Norden JM, et al. Comparison of emergence and recovery characteristics of sevoflurane, desflurane, and halothane in pediatric ambulatory patients. Anesth Analg 1996；83：917-20.
6) Cameron CB, Robinson S, Gregory GA. The minimum anesthetic concentration of isoflurane in children. Anesth Analg 1984；63：418-20.
7) Taylor RH, Lerman J. Minimum alveolar concentration of desflurane and hemodynamic responses in neonates, infants, and children. Anesthesiology 1991；75：975-9.
8) Nyktari V, Papaioannou A, Volakakis N, et al. Respiratory resistance during anaesthesia with isoflurane, sevoflurane, and desflurane：a randomized clinical trial. Br J Anaesth 2011；107：454-61.
9) von Ungern-Sternberg BS, Saudan S, Petak F, et al. Desflurane but not sevoflurane impairs airway and respiratory tissue mechanics in children with susceptible airways. Anesthesiology 2008；108：216-24.
10) Lerman J, Hammer GB, Verghese S, et al. Airway responses to desflurane during maintenance of anesthesia and recovery in children with laryngeal mask airways. Paediatr Anaesth

2010 ; 20 : 495-505.
11) Practice guidelines for preoperative fasting and the use of pharmacologic agents to reduce the risk of pulmonary aspiration : application to healthy patients undergoing elective procedures : a report by the American Society of Anesthesiologist task force on preoperative fasting. Anesthesiology 1999 ; 90 : 896-905.
12) Uezono S, Goto T, Terui K. Emergence agitation after sevoflurane versus propofol in pediatric patients. Anesth Analg 2000 ; 91 : 563-6.
13) Picard V, Dumont L, Pellegrini M. Quality of recovery in children : sevoflurane versus propofol. Acta Anaesthesiol Scand 2000 ; 44 : 307-10.
14) Bray RJ. Propofol infusion syndrome in children. Paediatr Anaesth 1998 ; 8 : 491-9.
15) Voepel-Lewis T, Malviya S, Tait AR. A prospective cohort study of emergence agitation in the pediatric postanesthesia care unit. Anesth Analg 2003 ; 96 : 1625-30.
16) Cravero J, Surgenor S, Whalen K. Emergence agitation in paediatric patients after sevoflurane anaesthesia and no surgery : a comparison with halothane. Paediatr Anaesth 2000 ; 10 : 419-24.
17) Byers GF, Doyle E, Best CJ, et al. Postoperative nausea and vomiting in paediatric surgical inpatients. Paediatr Anaesth 1995 ; 5 : 253-6.
18) Cohen MM, Duncan PG, DeBoer DP, et al. The postoperative interview : assessing risk factors for nausea and vomiting. Anesth Analg 1994 ; 78 : 7-16.
19) Apfel CC, Heidrich FM, Jukar-Rao S, et al. Evidence-based analysis of risk factors for postoperative nausea and vomiting. Br J Anaesth 2012 ; 109 : 742-53.
20) Mason KP, Lerman J. Review article : dexmedetomidine in children : current knowledge and future applications. Anesth Analg 2011 ; 113 : 1129-42.
21) Akin A, Bayram A, Esmaoglu A, et al. Dexmedetomidine vs midazolam for premedication of pediatric patients undergoing anesthesia. Paediatr Anaesth 2012 ; 22 : 871-6.

（名和　由布子）

臨床編

5 高齢者麻酔での使用

はじめに

　本邦では世界一の高齢化社会を迎えている。2011年の時点で，65歳以上の高齢者が総人口に占める割合は23.3％にも上り，将来はさらに増加するとされる。医療技術の進歩により，現在では100歳前後の患者であっても手術を受けることがまれではなくなった。今後も手術・全身麻酔を受ける高齢者がますます増加するのは間違いないであろう。

　一般的に，高齢者は生理的予備能が低下しており，さまざまな疾患を合併していることも多く，周術期のリスクは高くなる。高齢者の周術期管理を安全かつ快適に遂行するための知識と技術は，今後，すべての麻酔科医にとって不可欠といえるであろう。高齢者の周術期管理の要点は，速やかな覚醒と合併症の予防にある。高齢者において予後に影響するとされる代表的な合併症は，呼吸器合併症である。また近年，術後の認知機能障害も予後を悪化させることが報告されている。

　本章では，高齢者の生理学的変化などを念頭に，以上の点について概説する。

実際の使用における注意点

　高齢者においては，一般的に中枢神経系，心血管系，呼吸器，肝臓，腎臓といった主要臓器の生理的機能が低下している。通常の状態では加齢変化に対して適切な代償が働いているが，手術や麻酔などのストレスが加わると，予備力の低下が明らかになる。また，生理的機能の低下だけでなく，脳血管疾患や心疾患，腎疾患など，高齢者に多い合併症による臓器予備能の低下も加味する必要がある。

加齢による吸入麻酔薬必要量の低下

　一般的に，最小肺胞濃度（minimum alveolar concentration：MAC）やMAC-awakeは年齢が10歳上昇するごとにおよそ6％減少するとされる（図1）[1,2]。したがって，80

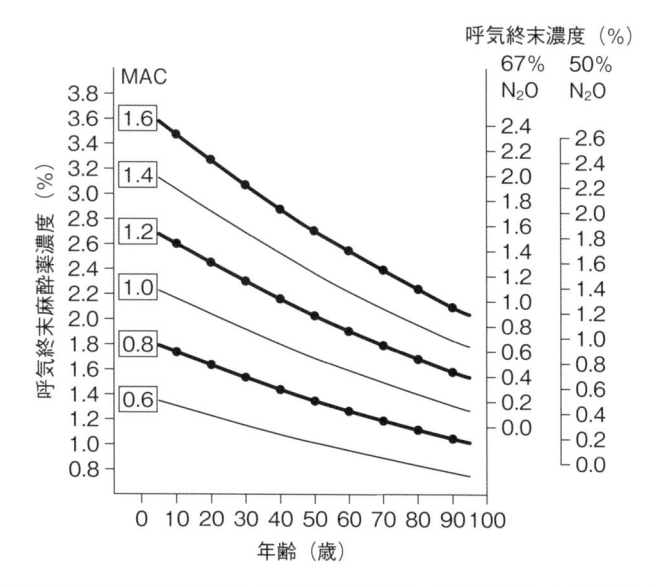

図1 セボフルランのMACと年齢の関係
(Nickalls RW, Mapleson WW. Age-related iso-MAC charts for isoflurane, sevoflurane and desflurane in man. Br J Anaesth 2003;91:170-4 より改変引用)

歳の患者であれば，40歳の患者と比較して，単純計算でも2〜3割程度，必要量は減少することになる。加齢によって麻酔薬の必要量が低下する理由として，薬物動態学的変化と薬力学的変化を考える必要がある。

1 加齢と薬物動態学的変化

a. 代謝

高齢者では，薬物の代謝や排泄にかかわる肝臓・腎臓の機能が低下している。過去に臨床使用されていたハロタンは生体内代謝率が20〜45％と非常に高く，ハロタン肝炎が問題となっていた。現代の臨床で使用されている吸入麻酔薬では，最も生体内代謝率が高いセボフルランでも3〜5％とされ，本邦では安全に使用されてきた。さらに，近年使用可能となったデスフルランの生体内代謝率は0.02％ときわめて低い。この点では，高齢者におけるデスフルランの選択は理にかなっていると考えられる。

b. 分布

高齢者では総体内水分量が減少しており，中心コンパートメントは小さくなる。一方，筋肉量が減少して脂肪組織が増加するため，分布容積は大きくなる[3]。つまり，高齢者では吸入麻酔薬は脂肪などの血管外組織に分布しやすくなる。吸入麻酔薬の排泄は肺が主体であるから，この変化は排泄遅延に影響する。セボフルランとデスフルランを比較すると，血液/ガス分配係数だけでなく，脂肪/血液分配係数などすべての係数で後者の

ほうが小さい（臨床編：第 2 章 臨床使用の実際と展望 参照）。この点でも，高齢者におけるデスフルランの使用は理にかなっていると考えられる。

2 加齢と薬力学変化

高齢者においては，静脈麻酔薬やオピオイドだけでなく，吸入麻酔薬の感受性も増強する。その機序としては，加齢に伴って脳神経細胞のイオンチャネルや受容体活性（ニコチン受容体，アセチルコリン受容体，$GABA_A$ 受容体，およびグルタミン酸受容体など），シナプス活性などが低下することによって，pharmacodynamics（薬力学）の変化が生じるためと考えられている[4]。

合併症の予防

前述のように，高齢者では周術期リスクが高い。高齢者においては不十分な覚醒と呼吸器合併症は特に密接な関連があり，速やかで良好な覚醒を心がけることが患者の安全につながることを認識しておく必要がある。

1 覚醒遅延

a．過剰鎮静の有害性

現代のバランス麻酔の概念では，十分な鎮痛が達成された状況下であれば鎮静薬の投与量は最低限でよく，例えばセボフルランであれば呼気終末濃度 1.2 〜 1.4％で十分な鎮静が達成可能とされている[5]。しかしながら，高齢者では肝腎予備能の低下や全身性合併症も多く，薬物動態学的な個人差が大きいと考えられる。さらに，脳の慢性虚血性変化や脳梗塞などの脳血管疾患，認知症などの合併など，神経学的な背景すなわち薬力学的な個人差も大きい。よって，高齢者において吸入麻酔薬の投与量を漫然と一律にすることは，相対的な過剰鎮静を招く危険性が考えられる。鎮静が過剰であればそれ自体が循環抑制を来し，臓器の低灌流を引き起こす。

近年の報告では，過剰な鎮静による低 BIS（bispectral index）値は患者予後を悪化させるとされる[6)7]。また，大規模な後ろ向き研究より，術中に低 BIS 値（low BIS）とともに低血圧（low blood pressure）および低用量の吸入麻酔薬（low minimum alveolar concentration of volatile anesthetics）のいわゆる「triple low」を認めた患者群では，予後が悪化することが報告された[8]。このような患者群は，臓器予備能の低下や麻酔薬に対する感受性の増強が背景として示唆され，一見適切と思われる麻酔薬投与量であっても，結果的には相対的な過剰鎮静となり，予後悪化を引き起こす可能性が述べられている。

これらの結果をすべての高齢者に適用することは無理があるかもしれないにしても，

高齢者の予備力低下を考えると，過剰鎮静は可能なかぎり避けたほうが望ましいだろう。

b. BISモニターに関する議論

では，過剰鎮静を防ぐためにはどうしたらよいだろうか。血圧や脈拍などの古典的なバイタルサイン，あるいは呼気終末吸入麻酔薬濃度などを除くと，吸入麻酔薬投与量を決定するための指標としては，鎮静度の汎用モニターであるBISモニターが挙げられる。吸入麻酔薬は静脈麻酔薬，特にプロポフォールと比較すると，必要量の個人差が小さい。

本邦では普及の問題も加味すると，吸入麻酔薬使用時におけるBISモニターの使用頻度はそれほど高くないかもしれないが，海外ではBISの使用に関して，覚醒に対する影響を調査した報告は多い。

Punjasawadwongらは20の研究，4,056人の患者を解析し，BISモニターを使用してBIS値40〜60となるよう麻酔維持を行うと，麻酔薬の使用量が減少し，覚醒が速くなり，麻酔回復室（postanesthetic care unit：PACU）滞在時間が短くなると結論している[9]。一方，AvidanらはB-Unaware trial[10]とBAG-RECALL trial[11]のサブグループ解析を行い，覚醒の速さという点に関しては，呼気終末濃度を用いた管理と比較してBISモニターの優位性は認められなかったと結論している[12]。

以上のように，BISモニターが早期覚醒という点で有用であるか否かについては相反する結果が出ており，明確な答えはないのが現状である。なお，両者のいずれも，高齢者に限定して解析した研究ではない点，静脈麻酔薬を用いた症例も含まれている点は注意する必要がある。

BISモニターと高齢者および吸入麻酔薬に限定した研究では，小規模であるがShafiqらの報告がある[13]。呼気終末濃度管理群と比較すると，BISモニター使用群では覚醒時間が約30％速く，イソフルランの使用量が40％減少した。ただし，この研究ではパキスタンの平均年齢が60歳代前半の患者が対象となっており，この年齢では本邦においては真の高齢者に当てはまるとはいいがたい。この問題に答えを出すには，例えば80歳以上など，平均寿命以上の高齢者を対象とし，麻酔薬やBISモニターについて厳密なプロトコルで行うランダム化比較試験（randomized controlled trial：RCT）が望まれる。世界一の長寿大国である本邦から，このような研究が行われ世界に発信されれば，大変意義の大きいものになるのではないだろうか。

いずれにしても，高齢者に対して漫然と一定量の吸入麻酔薬を投与することは望ましくない可能性が高く，現状では症例ごとにリスクを評価した上でBISの使用有無を判断し，注意深く綿密な麻酔管理を行うことが重要であろう。

2 呼吸器合併症の予防

a. 高齢者と呼吸器合併症

高齢者における周術期呼吸器合併症の予防は重要である。65歳以上の全身麻酔を受

5. 高齢者麻酔での使用

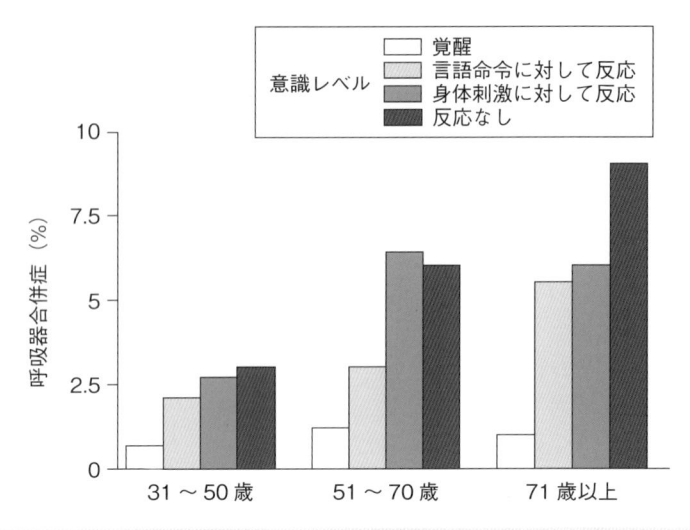

図2 意識レベルと呼吸器合併症の関係

全身麻酔後の意識レベルが低いほど，呼吸器合併症の危険性が高まる。その傾向は高齢者でより顕著になる。

(Parr SM, Robinson BJ, Glover PW, et al. Level of consciousness on arrival in the recovery room and the development of early respiratory morbidity. Anaesth Intensive Care 1991；19：369-72 より作成)

ける患者では，無気肺（17％），急性気管支炎（12％），肺炎（10％）など呼吸器合併症の頻度が高いとされる[14]。また，高齢者では加齢に伴う咽頭喉頭反射の減弱や嚥下機能の低下を認め，誤嚥のリスクも高い[15]。全身麻酔との関係としては，覚醒時の意識レベルが低いほど，呼吸器合併症の頻度が高くなることが知られているが，これは高齢者ほど顕著となる（図2）[16]。

以上のことを踏まえると，高齢者においては清明な覚醒を達成することが，気道反射や嚥下機能を安全なレベルまで回復させ，呼吸器合併症を予防することにつながると考えられる。

b. 早期覚醒と気道反射・嚥下機能の回復

前述のように，覚醒時の意識レベルが悪いほど呼吸器合併症が増加することが分かっており，これは高齢者でより顕著であることを考慮すると，高齢者においては覚醒が速いほうが望ましい。その観点で，最も望ましいのはどの麻酔薬だろうか。

Agoliati らのメタ解析では，デスフルランはイソフルランと比較し，抜管までの時間を34％短縮し（図3），また15分以上の抜管遅延の発生を95％減少させた[17]。

気道反射についての静脈麻酔薬と吸入麻酔薬の比較では，鎮静濃度以下の投与量において，プロポフォール（0.5 Cp50 asleep, 0.25 Cp50 asleep），イソフルランおよびセボフルラン（0.5 MAC-awake, 0.25 MAC-awake）の各群で検討した報告がある[18]。それによると，0.25 MAC-awake の吸入麻酔薬および 0.25 Cp50 asleep のプロポフォールであっても，著明な咽頭機能低下が確認された。三者の比較では，プロポフォールにおいて最も咽頭機能の低下が著明であった。

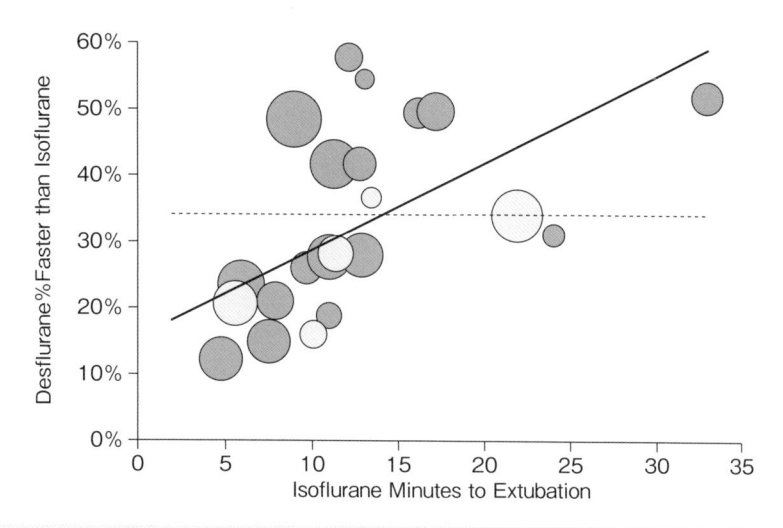

図3 イソフルランとデスフルランとの覚醒時間の比較

イソフルランによる麻酔において，抜管までの時間が長ければ長い研究ほど，デスフルランによる麻酔で覚醒時間短縮効果が大きいことを示している。デスフルランは，イソフルランと比較して抜管までの時間を34%減少させた（点線）。

(Agoliati A, Dexter F, Lok J, et al. Meta-analysis of average and variability of time to extubation comparing isoflurane with desflurane or isoflurane with sevoflurane. Anesth Analg 2010 ; 110 : 1433-9 より引用)

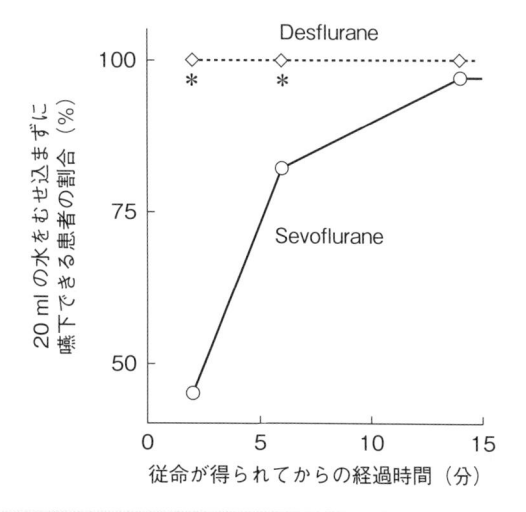

図4 デスフルランおよびセボフルラン麻酔からの覚醒後の嚥下機能の比較

従命が得られてから2分後および6分後の時点で，デスフルラン群はセボフルラン群に比較して，嚥下機能の回復が有意に早かった（＊：$P<0.05$）。

(McKay RE, Large MJ, Balea MC, et al. Airway reflexes return more rapidly after desflurane anesthesia than after sevoflurane anesthesia. Anesth Analg 2005 ; 100 : 697-700 より改変引用)

吸入麻酔薬同士で比較した別の研究では，デスフルランまたはセボフルランで全身麻酔を受けた患者で覚醒直後に気道反射および嚥下機能を評価したところ，デスフルランで有意に早い回復が認められた（図4）[19]。

5. 高齢者麻酔での使用

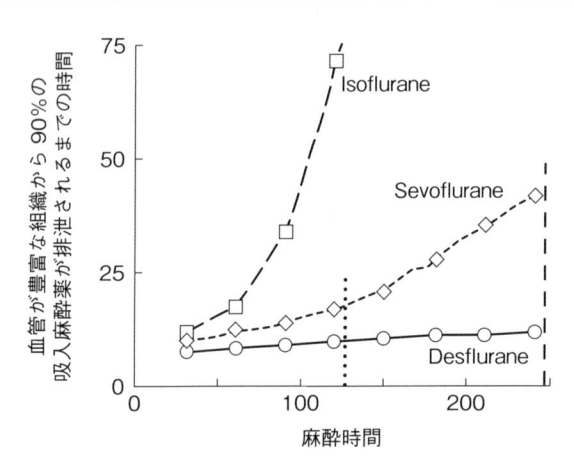

図5 イソフルラン，セボフルラン，デスフルランの90% decrement time
投与時間が120分程度であれば，デスフルランとセボフルランの90% decrement timeに大きな差はなく，数分程度である（点線）。しかし，それ以降は投与時間が長くなればなるほど，その差は開大する。240分の時点では，セボフルランはデスフルランの3倍以上となる（破線）。
(Eger EI 2nd, Shafer SL. Tutorial：context-sensitive decrement times for inhaled anesthetics. Anesth Analg 2005；101：688-96より改変引用)

一般に，咽頭機能の回復には90％以上の吸入麻酔薬排泄が必要とされる[20]。イソフルラン，セボフルラン，デスフルランの90% decrement timeを比較すると，特に投与時間が長くなればなるほど，デスフルランが早い排泄に有利となる[21]（図5）。

以上より，早期覚醒，気道反射および嚥下機能の回復という点では，デスフルランが最も有利な吸入麻酔薬と考えられる。本邦ではデスフルランの使用が2011年より可能となったので，高齢者におけるデスフルラン使用について，これらの問題に関する検討が待たれるところである。

3 術後認知機能障害の予防

近年，高齢者に対する手術の増加を背景に，術後の認知機能障害（postoperative cognitive dysfunction：POCD）が注目されている。その理由として，POCDが患者の長期生命予後に影響を与えることが明らかになったことが大きいと考えられる。

例えば，非心臓手術患者701名の観察研究[22]では，術後3カ月時点でのPOCDが認められた患者は死亡率が増加し（図6），また術後1週間時点でPOCDが認められた患者では離職が多くなり，社会保障を受ける率が増加したという。POCDの危険因子として高齢，低い教育レベル，既存の認知障害，せん妄などが挙げられ，これらの因子は高齢者に多いためPOCDのリスクも高くなる。POCDの詳細については，総説に詳しい[23,24]。

本項では，吸入麻酔薬とPOCDの関係やその予防について焦点を当てて概説する。

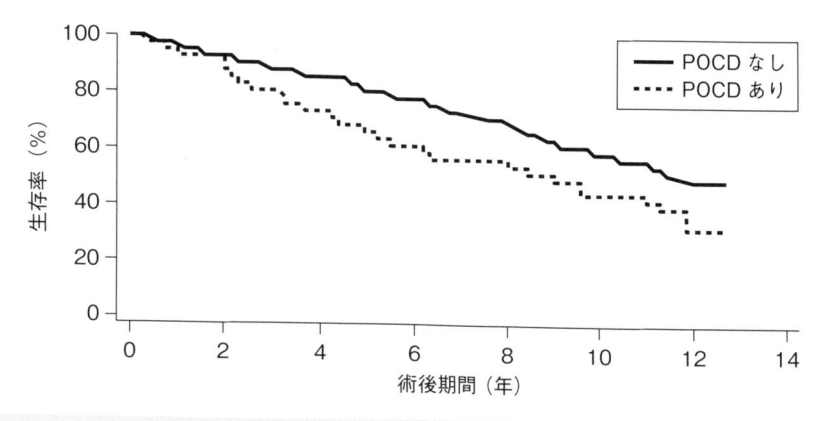

図6　POCDの有無と患者生存率
非心臓手術を受けた患者における，3カ月後のPOCDの有無と生存率の関係を示している。
(Steinmetz J, Christensen KB, Lund T, et al. Long-term consequences of postoperative cognitive dysfunction. Anesthesiology 2009；110：548-55 より作成)

a. 吸入麻酔薬の神経毒性

　当初，POCDは心臓手術後の合併症として注目された。人工心肺では全身性炎症反応が惹起されるので，POCDの発症にも神経の炎症や傷害が関与しているという考えである[25]。

　近年では，動物実験において麻酔薬と脳機能障害に関して多くの報告がされている。Culleyらの報告では，18カ月齢の高齢ラットに1.2％のイソフルラン麻酔を2時間行い，2週間後の空間記憶能力の低下が確認された[26]。この原因として，イソフルランによって神経細胞内のカルシウムイオン濃度が上昇し，ミトコンドリアからシトクロムCが放出され，カスパーゼが活性化されてアポトーシスが引き起こされるという機序が考察されている。別の報告では，セボフルランによる神経細胞内カルシウムイオン濃度の上昇作用はイソフルランと比較して有意に低く，細胞障害性も低いとされる[27]。

　また，ほかに挙げられる機序としては，アルツハイマー病の発症に関与するとされる，アミロイドβタンパクの産生増加および蓄積が挙げられる。アミロイドβタンパクはアルツハイマー病の脳に沈着する特徴的なタンパクであり，カスパーゼの活性化から始まる経路によって産生が増強される。ミクログリアを活性化させ，炎症性サイトカインが産生され，脳の炎症に関与すると考えられている。

　吸入麻酔薬とアミロイドβタンパクの関係として，イソフルランやセボフルラン曝露によって，アミロイドβタンパク産生の増強が起こると報告されている一方，デスフルランと亜酸化窒素については，2012年時点ではそのような報告はないとされる[28][29]。これらの報告からは，麻酔薬が直接作用としてアルツハイマー病の病態を引き起こす，あるいはその進行を促進する可能性が考えられ，今後の研究が注目される点である。

　一方，NMDA受容体と中枢神経障害の関連では，NMDA受容体拮抗作用のある亜酸化窒素の検討がある。亜酸化窒素では用量および時間依存性に神経毒性が発現し，

1 MAC を 8 時間以上投与すると神経細胞死が生じることが報告されている[30]。

以上,動物実験レベルではあるが,特にイソフルランによる中枢神経障害作用の証明は数多い。今後のさらなる知見の蓄積が待たれる分野である。

b. 全身麻酔と局所麻酔の比較

前述のように,吸入麻酔薬が中枢神経に有害であるならば,全身麻酔よりも局所麻酔のほうがPOCDの頻度が減少すると予想される。しかしながら,局所麻酔と全身麻酔を比較したメタアナリシスでは,術後せん妄(POD)の発症に両者の差はなく,POCDについては全身麻酔のほうがやや頻度が高い(オッズ比1.34,95%信頼区間0.93～1.95)ものの,有意差はないという結果であった[31]。

認知機能における局所麻酔と全身麻酔の影響の比較には,神経心理学テストや統計処理などさまざまな因子が関与し,方法論的にも限界があるとされ,現時点では明確なエビデンスがない状況である[32]。

c. 麻酔薬での比較

全身麻酔で使用する麻酔薬によって,POCD発症はどう影響するのだろうか?

吸入麻酔薬と静脈麻酔薬の比較としては,冠動脈バイパス手術(CABG)を受ける患者を対象としてデスフルランとプロポフォールを比較した報告がある[33]。術後1週間時点での早期POCDは,プロポフォール群が有意に多かった(56/84 (67.5%) vs 41/83 (49.4%),P = 0.018)が,3ヵ月後の晩期POCDでは両群に有意差がなかった。

また,人工心肺下の心臓手術を受けた患者でプロポフォールとセボフルランを比較した検討では,術中の脳局所酸素飽和度の低下を認めた患者において,セボフルラン群と比較してプロポフォール群で著明な早期POCDが認められた[34]。著者らは,脳の虚血に対するセボフルランのプレコンディショニング作用の可能性について言及している。

一方,吸入麻酔薬同士でのPOCDの検討も,多数報告されている。デスフルランとセボフルランの比較では,覚醒は前者が早いものの,早期POCDに有意差は認められなかった[35,36]。また,デスフルランとイソフルランの比較でも,早期POCDの発症に有意差は認められなかった[37]。

以上より,現状では麻酔薬の違いはPOCDの発症に影響を与えるという明確なエビデンスは存在しないと考えられる。

d. BISモニターの使用とPOCD

「覚醒遅延」の項と同様の考えであるが,BISモニターによって麻酔薬の使用量を減らし,POCDを減少させるという可能性が推測される。

BISモニターによる麻酔深度の調節が,POCDの発症にどう影響するのかを調べた報告がある。Anらの報告はプロポフォールを用いた全静脈麻酔ではあるが,BIS値を低く維持した群(BIS値30～40)のほうが,高く維持した群(BIS値55～65)よりも有意に早期POCD発症が少なかった[38]。

逆に,BISモニターを用いてBIS値40～60に維持した群と,BISモニターを用い

ず従来の指標で麻酔維持した群を比較した報告では，3カ月後のPOCD発症率は前者のほうが低かった[39]．この研究では，BIS群では吸入麻酔薬の使用量減少や早期覚醒，早期のPACU退室も認められた．著者らは，麻酔深度（BIS値）とPOCDを含む合併症，さらには予後と関係を調べるため，中等度～高度の合併症患者においてBIS値を分けたRCT（The Balanced Anesthesia Study）を行うとしており，その結果が注目される．

まとめ

以上で述べたように，POCDにも早期と晩期の違いがあり，それぞれが予後に及ぼす影響は異なる．POCDに関与する可能性のある因子として手術内容（人工心肺の有無や侵襲の大きさの違いなど），麻酔薬，麻酔深度とその調節方法，患者背景，術後痛など複雑な要因が多数存在するが，明確なエビデンスはまだないのが現状である．また，POCDの病態も完全解明には至っておらず，予防法や治療法も確立していない．今後の新たな知見の蓄積に注目すべき分野である．

■参考文献

1) Eger EI 2nd. Age, minimum alveolar anesthetic concentration, and minimum alveolar anesthetic concentration-awake. Anesth Analg 2001；93：947-53.
2) Nickalls RW, Mapleson WW. Age-related iso-MAC charts for isoflurane, sevoflurane and desflurane in man. Br J Anaesth 2003；91：170-4.
3) Shafer SL. The pharmacology of anesthetic drugs in elderly patients. Anesthesiol Clin North America 2000；18：1-29.
4) Frederick E, Rongld P. Geriatric anesthesia. In：Miller RD, editor. Miller's anesthesia. Vol 2. 7th ed. New York：Churchill Livingstone；2010. p. 2270.
5) 萩平 哲．TIVAと術中覚醒，脳波モニタリング．木山秀哉編．今日から実践できるTIVA．東京：真興交易医書出版部；2006．p.120-121．
6) Leslie K, Myles PS, Forbes A, et al. The effect of bispectral index monitoring on long-term survival in the B-aware trial. Anesth Analg 2010；110：816-22.
7) Lindholm ML, Träff S, Granath F, et al. Mortality within 2 years after surgery in relation to low intraoperative bispectral index values and preexisting malignant disease. Anesth Analg 2009；108：508-12.
8) Sessler DI, Sigl JC, Kelley SD, et al. Hospital stay and mortality are increased in patients having a "triple low" of low blood pressure, low bispectral index, and low minimum alveolar concentration of volatile anesthesia. Anesthesiology 2012；116：1195-203.
9) Punjasawadwong Y, Boonjeungmonkol N, Phongchiewboon A. Bispectral index for improving anaesthetic delivery and postoperative recovery. Cochrane Database Syst Rev 2007；(4)：CD003843.
10) Avidan MS, Zhang L, Burnside BA, et al. Anesthesia awareness and the bispectral index. N Engl J Med 2008；358：1097-108.
11) Avidan MS, Jacobsohn E, Glick D, et al. Prevention of intraoperative awareness in a high-risk surgical population. N Engl J Med 2011；365：591-600.
12) Fritz BA, Rao P, Mashour GA, et al. Postoperative recovery with bispectral index versus

anesthetic concentration-guided protocols. Anesthesiology 2013 ; 118 : 1113-22.
13) Shafiq F, Naqvi HI, Ahmed A. Effects of bispectral index monitoring on isoflurane consumption and recovery profiles for anesthesia in an elderly asian population. J Anaesthesiol Clin Pharmacol 2012 ; 28 : 348-52.
14) Seymour DG, Vaz FG. A prospective study of elderly general surgical patients : II. Postoperative complications. Age Ageing 1989 ; 18 : 316-26.
15) Vodinh J, Bonnet F, Touboul C, et al. Risk factors of postoperative pulmonary complications after vascular surgery. Surgery 1989 ; 105 : 360-5.
16) Parr SM, Robinson BJ, Glover PW, et al. Level of consciousness on arrival in the recovery room and the development of early respiratory morbidity. Anaesth Intensive Care 1991 ; 19 : 369-72.
17) Agoliati A, Dexter F, Lok J, et al. Meta-analysis of average and variability of time to extubation comparing isoflurane with desflurane or isoflurane with sevoflurane. Anesth Analg 2010 ; 110 : 1433-9.
18) Sundman E, Witt H, Sandin R, et al. Pharyngeal function and airway protection during sub-hypnotic concentrations of propofol, isoflurane, and sevoflurane : volunteers examined by pharyngeal videoradiography and simultaneous manometry. Anesthesiology 2001 ; 95 : 1125-32.
19) McKay RE, Large MJ, Balea MC, et al. Airway reflexes return more rapidly after desflurane anesthesia than after sevoflurane anesthesia. Anesth Analg 2005 ; 100 : 697-700.
20) Eger EI 2nd. Inhaled anesthetics : uptake and distribution. In : Miller RD, editor. Miller's anesthesia. Vol 1. 7th ed. New York : Churchill Livingstone ; 2010. p. 554-56.
21) Eger EI 2nd, Shafer SL. Tutorial : context-sensitive decrement times for inhaled anesthetics. Anesth Analg 2005 ; 101 : 688-96.
22) Steinmetz J, Christensen KB, Lund T, et al. Long-term consequences of postoperative cognitive dysfunction. Anesthesiology 2009 ; 110 : 548-55.
23) Deiner S, Silverstein JH. Postoperative delirium and cognitive dysfunction. Br J Anaesth 2009 ; 103 Suppl 1 : i41-46.
24) 澤村成史. 術後認知機能障害. 臨床麻酔 2012 ; 36 : 1139-48.
25) van Harten AE, Scheeren TW, Absalom AR. A review of postoperative cognitive dysfunction and neuroinflammation associated with cardiac surgery and anaesthesia. Anaesthesia 2012 ; 67 : 280-93.
26) Culley DJ, Baxter MG, Crosby CA, et al. Impaired acquisition of spatial memory 2 weeks after isoflurane and isoflurane-nitrous oxide anesthesia in aged rats. Anesth Analg 2004 ; 99 : 1393-7.
27) Wei H, Kang B, Wei W, et al. Isoflurane and sevoflurane affect cell survival and BCL-2/BAX ratio differently. Brain Res 2005 ; 1037 : 139-47.
28) Xie Z, Dong Y, Maeda U, et al. The inhalation anesthetic isoflurane induces a vicious cycle of apoptosis and amyloid beta-protein accumulation. J Neurosci 2007 ; 27 : 1247-54.
29) Xie Z, Xu Z. General anesthetics and β-amyloid protein. Prog Neuropsychopharmacol Biol Psychiatry 2013 ; 47 : 140-6.
30) Jevtovic-Todorovic V, Beals J, Benshoff N, et al. Prolonged exposure to inhalational anesthetic nitrous oxide kills neurons in adult rat brain. Neuroscience 2003 ; 122 : 609-16.
31) Mason SE, Noel-Storr A, Ritchie CW. The impact of general and regional anesthesia on the incidence of post-operative cognitive dysfunction and post-operative delirium : a systematic review with meta-analysis. J Alzheimers Dis 2010 ; 22 Suppl 3 : 67-79.
32) 合谷木徹. 術後認知機能障害. Anesthesia 21 Century 2010 ; 12 : 36-45.

33) Royse CF, Andrews DT, Newman SN, et al. The influence of propofol or desflurane on postoperative cognitive dysfunction in patients undergoing coronary artery bypass surgery. Anaesthesia 2011 ; 66 : 455-64.
34) Schoen J, Husemann L, Tiemeyer C, et al. Cognitive function after sevoflurane- vs propofol-based anaesthesia for on-pump cardiac surgery : a randomized controlled trial. Br J Anaesth 2011 ; 106 : 840-50.
35) Rörtgen D, Kloos J, Fries M, et al. Comparison of early cognitive function and recovery after desflurane or sevoflurane anaesthesia in the elderly : a double-blinded randomized controlled trial. Br J Anaesth 2010 ; 104 : 167-74.
36) Chen X, Zhao M, White PF, et al. The recovery of cognitive function after general anesthesia in elderly patients : a comparison of desflurane and sevoflurane. Anesth Analg 2001 ; 93 : 1489-94.
37) Zhang B, Tian M, Zhen Y, et al. The effects of isoflurane and desflurane on cognitive function in humans. Anesth Analg 2012 ; 114 : 410-5.
38) An J, Fang Q, Huang C, et al. Deeper total intravenous anesthesia reduced the incidence of early postoperative cognitive dysfunction after microvascular decompression for facial spasm. J Neurosurg Anesthesiol 2011 ; 23 : 12-7.
39) Chan MT, Cheng BC, Lee TM, et al. BIS-guided anesthesia decreases postoperative delirium and cognitive decline. J Neurosurg Anesthesiol 2013 ; 25 : 33-42.

(川口　亮一)

臨床編

6 特殊な病態下での使用

A 心不全患者に対する使用

はじめに

　心不全とは，心臓の構造や機能異常により，末梢組織が必要としている血液を心臓が拍出できなくなった状態である。心不全の原因としては虚血性心疾患が最も多く，心臓弁膜症や心筋症，不整脈などすべての心疾患が心不全になる可能性を有する。高血圧，肥満，糖尿病，喫煙は心不全のリスクファクターである。

　近年，手術患者における高齢者の割合が増加し，同時に，心不全や虚血性心疾患など，心血管合併症を有する患者の割合も増えている。このような心疾患を有する患者では，死亡率などの周術期合併症のリスクが高いことが知られている。非心臓手術を受ける心不全患者の予後は，心不全のない患者と比較すると死亡率が1.63倍になると報告されている[1]。麻酔や手術による血行動態変動や体液変動は，心不全を増悪させる可能性があるため，非代償性心不全（NYHA IV）の患者では，予定手術に先行して心不全の評価と治療を行うことが推奨されている[2]。今後，高齢化がさらに進んでいく社会情勢においては，麻酔科医が心不全患者の周術期管理を行う機会も増えていくであろう。

　本項では，吸入麻酔薬が機能の低下した心臓に及ぼす影響と，心疾患を有した患者に吸入麻酔薬を使用する場合に，どのような利点と欠点があるかについて述べる。

不全心の収縮能に対する吸入麻酔薬の影響

　現在，臨床で使用されている吸入麻酔薬は，濃度依存性に心筋収縮抑制作用を有するが，心機能が正常な患者では，吸入麻酔による心収縮抑制が臨床的に問題となることはほとんどない。また，イソフルラン，セボフルラン，デスフルランがそれぞれ有する心収縮抑制作用は同等と考えられている[3,4]。

　一方，病的心筋では，心筋抑制の程度が増大される可能性があり（図1）[5,6]，心不全患者に使用する場合には細心の注意が必要となる。また吸入麻酔薬は，心筋収縮抑制に加えて，全身および肺血管系の循環動態や自律神経系にも同時に影響を与える。心不全患者では，末梢血管抵抗や自律神経活動の変調も合併している可能性が高い。

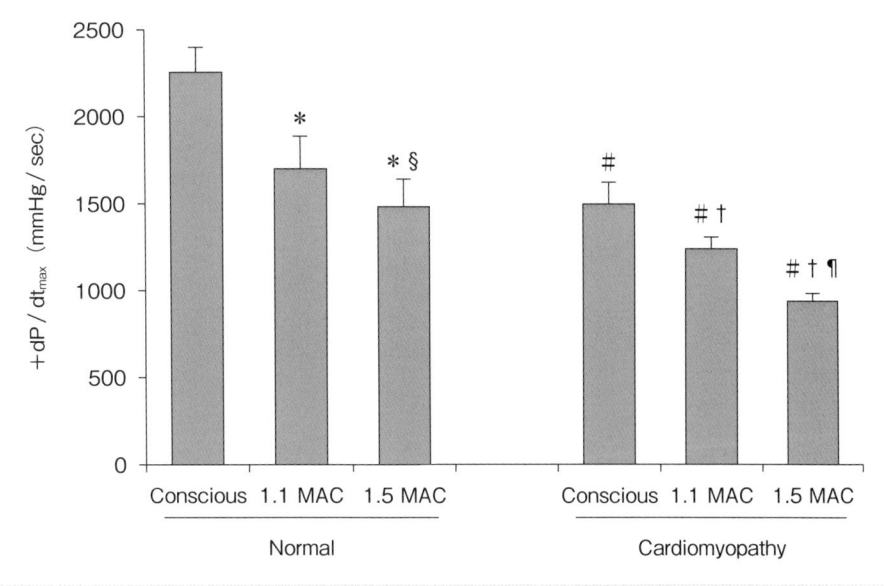

図1 イソフルランが正常および不全心の収縮能へ及ぼす影響

Data are mean ± SEM ; n = 6 in each group.
＊ : significantly (P＜0.05) different from conscious, normal dogs.
§ : significantly (P＜0.05) different form 1.1 MAC isoflurane in normal dogs.
＃ : significantly (P＜0.05) different from corresponding value in normal dogs.
¶ : significantly (P＜0.05) different from 1.1 MAC isoflurane in cardiomyopathic dogs.
† : significantly (P＜0.05) different from conscious, cardiomyopathic dogs.
(Preckel B, Müllenheim J, Hoff J, et al. Haemodynamic changes during halothane, sevoflurane and desflurane anaesthesia in dogs before and after the induction of severe heart failure. Eur J Anaesthesiol 2004 ; 21 : 797-806 より改変引用)

1 マクロレベルでの不全心と吸入麻酔薬の影響

　心不全患者では，心臓の器質的異常およびリモデリングによるポンプ失調のほかに，後負荷の増大やカテコールアミンなどの神経液性因子の活性化，局所血流分配の変化などが見られる。麻酔や手術侵襲によるストレスの増大は，直接あるいは間接的に心機能を抑制し，神経液性因子や末梢血管抵抗を増大させる。ウサギを用いた研究において，正常心臓群では，吸入麻酔薬（ハロタン，イソフルラン）投与により平均血圧が低下したが，脈拍が上昇し，結果として心拍出量が保たれた。

　一方，アドリアマイシン誘導心不全群では，血圧の低下を認めた一方で，脈拍が上昇せず，その結果，心拍出量の低下を認めた[7]。これは，心不全の病態では，β_1アドレナリン受容体のダウンレギュレーションや圧受容体反射機能が低下していることを示唆している。

　また，吸入麻酔薬は，末梢血管コンプライアンスを増加させ，末梢血管抵抗を減少させることで後負荷を軽減し，心拍出量を維持する可能性がある。イヌを用いたペーシング誘導心不全モデルでは，このような吸入麻酔薬による後負荷の軽減が消失する（図

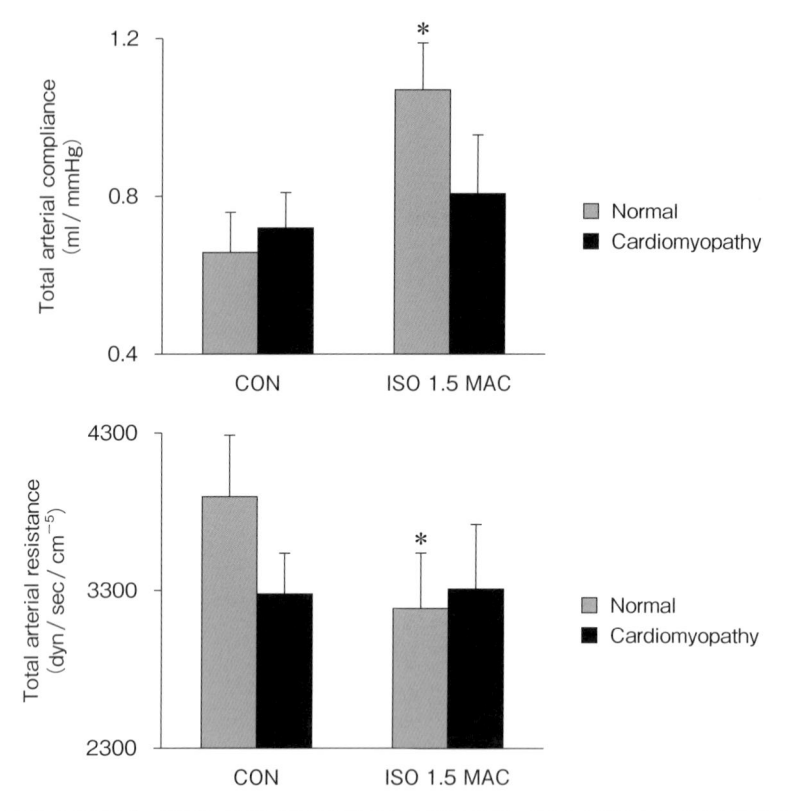

図2 病的心筋モデルでは吸入麻酔薬による後負荷軽減効果が消失する

Data are mean ± SEM；n = 6 in each group.
CON：control, ISO：Isoflurane；イソフルラン, MAC：minimum alveolar concentration；最小肺胞濃度
＊：significantly (P < 0.05) different from control.
(Preckel B, Müllenheim J, Hoff J, et al. Haemodynamic changes during halothane, sevoflurane and desflurane anaesthesia in dogs before and after the induction of severe heart failure. Eur J Anaesthesiol 2004；21：797-806 より改変引用)

2)[6]。恒常的に交感神経系の興奮が生じていることがその背景として考えられる。

このように，心不全の病態では，心機能抑制作用だけではなく，神経液性因子や自律神経の変調が相まって，吸入麻酔薬による心拍出量の低下が著明となると考えられる。

2 ミクロレベルでの不全心と吸入麻酔薬の影響

よく知られているように，心筋の収縮には細胞内 Ca^{2+} 動態が関与している。心筋細胞の収縮は，心筋細胞膜の活動電位が引き金となり，Ca^{2+} が細胞内に流入し，筋小胞体のリアノジン受容体チャネルを開口させ，筋小胞体内から大量の Ca^{2+} が細胞質内に放出され，筋収縮が生じる。吸入麻酔薬は，L型，T型の Ca^{2+} チャネルに作用し，細胞膜内外の Ca^{2+} 移行を用量依存性に阻害する。細胞内への Ca^{2+} の流入だけではなく，筋小胞体に貯蔵される Ca^{2+} の量も減少するため，心筋収縮能の低下が生じる。

不全心では，心筋小胞体を介するCa^{2+}の流れが障害されており，十分な収縮・弛緩ができない。吸入麻酔薬は，不全心筋の細胞内Ca^{2+}動態変動に対して相加的あるいは相乗的に作用するため，収縮能をさらに悪化させる。動物実験では，圧負荷誘導心不全モデルにおいて，セボフルランは細胞内へのCa^{2+}移行を抑制し，筋フィラメントのCa^{2+}感受性と収縮能を低下させ，その効果が不全心においてより大きいことが示されている[8]。

不全心の拡張能に対する吸入麻酔薬の影響

　心不全は収縮機能障害と拡張機能障害に分類できる。拡張機能障害を有する患者では，たとえ心収縮機能が正常であっても，その40〜50％の患者で重篤な心不全を引き起こす可能性があり[9]，拡張障害の有無は予後因子として重要である。また，周術期においては，収縮機能が正常である場合でも，拡張機能障害が原因となって血行動態の不安定や肺水腫の原因となる可能性がある[10]。したがって，麻酔科医は，麻酔薬が心室拡張能にどのような影響を及ぼすのか，そして不全心の拡張能へはどのような影響を与えるのか理解しておく必要がある。

　イヌを用いた動物実験では，正常心では，イソフルランおよびデスフルランは等容性弛緩期を延長させることで拡張能が低下した[11]。また，冠動脈バイパス術（CABG）の手術患者を対象に行った研究では，イソフルランは初期拡張能を障害するだけでなく，左室コンプライアンスを低下させた[12]。その一方，経食道エコーを用いた最近の報告では，拡張能が低下した患者において，拡張能を悪化させないばかりか，むしろ改善した[13]。同じく経食道心エコーを用いた研究では，弛緩障害型（Grade1）と評価された虚血性心疾患患者に対し，イソフルラン，セボフルラン，デスフルランはいずれも，左室拡張能の指標であるE/A ratio，減速時間（deceleration time），Em/Am，等容性弛緩時間（isovolumetric relaxation time：IVRT）を改善した（図3）[14]。この効果は，イソフルラン，セボフルラン，デスフルランの麻酔薬において差はなかった。このように，経食道心エコーを用いた最近の研究では，吸入麻酔薬が正常心および病的心臓の拡張能に対する影響としては，拡張能を改善するという報告が多い。

　心室拡張能は，末梢血管抵抗を含む後負荷や前負荷の影響を強く受ける[15]。従来の研究から，吸入麻酔薬は心筋粘弾性へ直接影響を与えない[16]と考えられていることを合わせて考えると，前負荷が適切に調整され，さらに末梢血管コンプライアンスが比較的保たれた心不全では，吸入麻酔薬による心室拡張能の改善が望めるのかもしれない。

吸入麻酔薬の心保護作用は不全心でも有効か？

　心不全は，虚血性心疾患や弁膜症などを原因として生じるが，心不全に至る過程において，心筋細胞構造の変化，心室拡張や残存正常心筋の代償性肥大など，ミクロレベル

図3 吸入麻酔薬は弛緩障害型心筋の拡張能を改善する

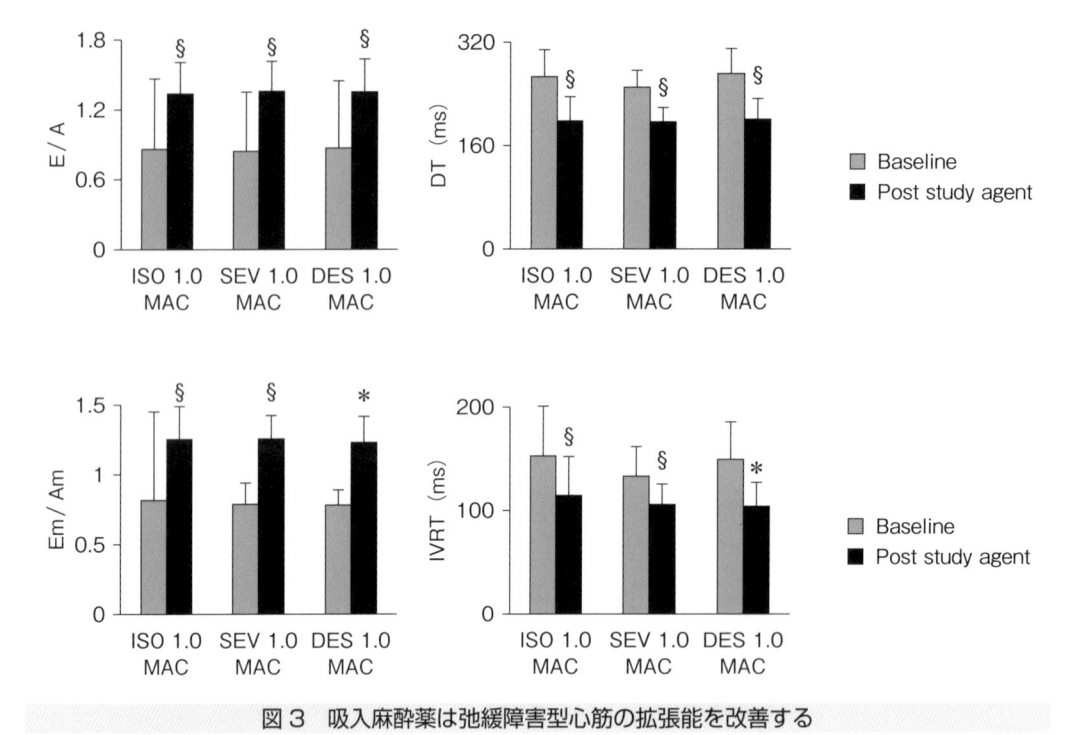

Data are mean ± SD. ISO：isoflurane；イソフルラン（n = 16），SEV：sevoflurane；セボフルラン（n = 10），DES：desflurane；デスフルラン（n = 12）．
DT：deceleration time；減速時間，IVRT：isovolumetric relaxation time；等容性弛緩時間
E, A and E/A measured with the transmitral flow velocity recording.
Em, Am and Em/Am measured with tissue velocity recording.
＊：significantly（P＜0.01）different from corresponding baseline.
§：significantly（P＜0.001）different form corresponding baseline.
(Sarkar S, GuhaBiswas R, Rupert E. Echocardiographic evaluation and comparison of the effects of isoflurane, sevoflurane and desflurane on left ventricular relaxation indices in patients with diastolic dysfunction. Ann Card Anaesth 2010；13：130-7 より改変引用）

からマクロレベルまでリモデリングが生じる[17]。正常心筋細胞が減少している不全心においては，周術期の虚血によるさらなる心筋傷害を避けることはもちろん，虚血後の心筋傷害を軽減することが望まれる。虚血と再灌流による心筋傷害を軽減する処置として，虚血プレコンディショニング（ischemic preconditioning：IPC）と薬理学的プレコンディショニング（pharmacological preconditioning：PPC）がよく知られている。

IPCは，長時間の虚血前に短時間の虚血処置を行うことで，虚血再灌流傷害を軽減させる心筋保護法として有用性が認められている。吸入麻酔薬は，このIPCと同様に，虚血再灌流傷害に対する心保護作用を有し，PPCとして知られる。吸入麻酔薬の心筋保護作用についても，基礎実験で多くのエビデンスが集積され，臨床でも有用性が認められている（詳細は第5章 A 心保護作用 を参照されたい）。基礎動物実験の多くは，正常心を用いた研究である。では，心保護作用がより望まれる，心不全のような病的リモデリング心筋においても，このようなプレコンディショニング処置は有用なのであろうか。

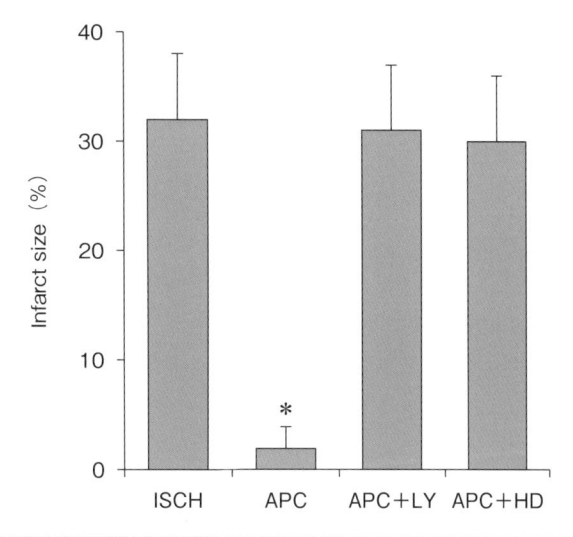

図4 ラット心不全モデルでもイソフルランによる心保護作用は維持される
Data are mean ± SD ; n = 5 in each group.
ISCH : ischemic control ; 虚血のコントロール, APC : anesthetic preconditioning with isoflurane ; 麻酔薬によるプレコンディショニング, LY : PI3K-protein kinase B inhibitor LY294002 ; ホスファチジルイノシトール3プロテインキナーゼ阻害薬 (LY294002), HD : the mitochondrial K_{ATP} channel blocker 5-hydroxydecanoate ; ミトコンドリアATP感受性カリウムチャネル遮断薬 5-ヒドロキシデカノアート
＊: P < 0.001 vs ISCH.
(Lucchinetti E, Jamnicki M, Fischer G, et al. Preconditioning by isoflurane retains its protection against ischemia-reperfusion injury in postinfarct remodeled rat hearts. Anesth Analg 2008 ; 106 : 17-23 より改変引用)

　IPCについては，効果の有無についていまだ議論の分かれるところである[18)19)]。一方，吸入麻酔薬によるPPCについては，長期間左前下行枝（LAD）結紮によるラット心不全モデルにおいて，その心保護効果が維持された[20)21)]。その機序は，正常心における心保護作用と同様と考えられている（図4）。また，吸入麻酔薬と同様の機序でPPC作用を有するミトコンドリアK_{ATP}チャネル開口薬のジアゾキシドも，心不全モデルにおいて有用性が認められた[18)]。心不全と吸入麻酔薬などのPPCの研究はいずれも動物実験結果であるので，臨床への応用へは疑問が残る。その一方，臨床研究では，吸入麻酔薬は心臓手術患者において有用性が認められている（第5章 A 心保護作用 を参照）。
　心臓手術患者は，程度の差はあれ，すでに病的心筋を有し，種々の内科的治療を経て心筋のリモデリングを生じていると考えられる。それにもかかわらず，臨床的に吸入麻酔薬の心保護作用が認められていることを考慮すると，動物実験における実験結果は臨床から乖離したものではないと考えられる。

心不全患者で吸入麻酔薬を用いるべきか否か

　これまで述べてきたように，吸入麻酔薬は，心筋収縮抑制作用を有しているため，心

不全患者に用いる場合には慎重な使用が求められる．ただし，これは吸入麻酔薬にかぎらない．あらゆる鎮静薬，麻薬性鎮痛薬，硬膜外麻酔などの局所麻酔法は，その多くが交感神経抑制を介した陰性変力作用と陰性変時作用，また末梢血管抵抗や前負荷の低下など体液変動を来す．したがって心不全患者では，まず術前診察で患者を詳細に評価し，耐術可能かどうかの判断を適切に行うことが重要である．

麻酔，手術が可能，または必要と判断した場合には，心機能とともに全身状態を詳細に把握するためのモニタリングが必要となる．経食道心エコー，動脈圧測定だけではなく，心拍出量，心係数のモニタリングも考慮する．吸入麻酔薬を含め，あらゆる麻酔薬，麻酔法は血行動態を変動させる（多くの場合，抑制する）ことを念頭に置いて，カテコールアミンやホスホジエステラーゼⅢ阻害薬などを用いて，血圧，心拍数，心拍出量，末梢循環を適切に維持するよう努めることが肝要である．

血行動態の適切な管理を行った上で吸入麻酔薬を使用することは，心保護作用という側面からは望ましいと考えられる．先に述べたように，近年，吸入麻酔薬の投与が虚血性心疾患患者に対して有用であることを示した臨床研究がいくつも報告されている．臨床研究の結果を踏まえて，"ACC／AHA 非心臓手術の周術期心血管評価と管理のガイドライン"[2]では，吸入麻酔薬は，心筋虚血リスクを持つ患者の非心臓手術麻酔に有用であるとされている．ただし，推奨クラスはⅡa（有益＞＞危険　限定した追加研究が必要だが処置・治療は理にかなっている）であり，"循環動態が安定している患者"という条件が付いていることも忘れてはならない．

■参考文献

1) Hammill BG, Curtis LH, Bennett-Guerrero E, et al. Impact of heart failure on patients undergoing major noncardiac surgery. Anesthesiology 2008 ; 108 : 559-67.
2) Fleisher LA, Beckman JA, Brown KA, et al. ACC/AHA 2007 guidelines on perioperative cardiovascular evaluation and care for noncardiac surgery : a report of the American College of Cardiology/American Heart Association task force on practice guidelines. Circulation 2007 ; 116 : e418-99.
3) Pagel PS, Kampine JP, Schmeling WT, et al. Comparison of the systemic and coronary hemodynamic actions of desflurane, isoflurane, halothane, and enflurane in the chronically instrumented dog. Anesthesiology 1991 ; 74 : 539-51.
4) Bernard JM, Wouters PF, Doursout MF, et al. Effects of sevoflurane and isoflurane on cardiac and coronary dynamics in chronically instrumented dogs. Anesthesiology 1990 ; 72 : 659-62.
5) Preckel B, Müllenheim J, Hoff J, et al. Haemodynamic changes during halothane, sevoflurane and desflurane anaesthesia in dogs before and after the induction of severe heart failure. Eur J Anaesthesiol 2004 ; 21 : 797-806.
6) Hettrick DA, Pagel PS, Kersten JR, et al. The effects of isoflurane and halothane on left ventricular afterload in dogs with dilated cardiomyopathy. Anesth Analg 1997 ; 85 : 979-86.
7) Blake DW, Way D, Trigg L, et al. Cardiovascular effects of volatile anesthesia in rabbits : influence of chronic heart failure and enalaprilat treatment. Anesth Analg 1991 ; 73 : 441-8.

8) Hannon JD, Cody MJ, Sun DX, et al. Effects of isoflurane and sevoflurane on intracellular calcium and contractility in pressure-overload hypertrophy. Anesthesiology 2004 ; 101 : 675-86.
9) Redfield MM, Jacobsen SJ, Burnett JC Jr, et al. Burden of systolic and diastolic ventricular dysfunction in the community : appreciating the scope of the heart failure epidemic. JAMA 2003 ; 289 : 194-202.
10) Gandhi SK, Powers JC, Nomeir AM, et al. The pathogenesis of acute pulmonary edema associated with hypertension. N Engl J Med 2001 ; 344 : 17-22.
11) Pagel PS, Kampine JP, Schmeling WT, et al. Alteration of left ventricular diastolic function by desflurane, isoflurane, and halothane in the chronically instrumented dog with autonomic nervous system blockade. Anesthesiology 1991 ; 74 : 1103-14.
12) Houltz E, Caidahl K, Adin C, et al. Effects of halothane and isoflurane on left ventricular diastolic function during surgical stress in patients with coronary artery disease. Acta Anaesthesiol Scand 1997 ; 41 : 931-8.
13) Neuhäuser C, Müller M, Welters I, et al. Effect of isoflurane on echocardiographic left-ventricular relaxation indices in patients with diastolic dysfunction due to concentric hypertrophy and ischemic heart disease. J Cardiothorac Vasc Anesth 2006 ; 20 : 509-14.
14) Sarkar S, GuhaBiswas R, Rupert E. Echocardiographic evaluation and comparison of the effects of isoflurane, sevoflurane and desflurane on left ventricular relaxation indices in patients with diastolic dysfunction. Ann Card Anaesth 2010 ; 13 : 130-7.
15) Nishimura RA, Abel MD, Hatle LK, et al. Relation of pulmonary vein to mitral flow velocities by transesophageal Doppler echocardiography. Effect of different loading conditions. Circulation 1990 ; 81 : 1488-97.
16) Pagel PS, Warltier DC. Anesthetics and left ventricular function. In : Warlteir D, editor. Ventricular function. Baltimore ; Williams & Wilkins ; 1996. p.213-52.
17) Schaper J, Froede R, Hein S, et al. Impairment of the myocardial ultrastructure and changes of the cytoskeleton in dilated cardiomyopathy. Circulation 1991 ; 83 : 504-14.
18) Miki T, Miura T, Tsuchida A, et al. Cardioprotective mechanism of ischemic preconditioning is impaired by postinfarct ventricular remodeling through angiotensin II type 1 receptor activation. Circulation 2000 ; 102 : 458-63.
19) Zhu M, Feng J, Lucchinetti E, et al. Ischemic postconditioning protects remodeled myocardium via the PI3K-PKB/Akt reperfusion injury salvage kinase pathway. Cardiovasc Res 2006 ; 72 : 152-62.
20) Feng J, Fischer G, Lucchinetti E, et al. Infarct-remodeled myocardium is receptive to protection by isoflurane postconditioning : role of protein kinase B/Akt signaling. Anesthesiology 2006 ; 104 : 1004-14.
21) Lucchinetti E, Jamnicki M, Fischer G, et al. Preconditioning by isoflurane retains its protection against ischemia-reperfusion injury in postinfarct remodeled rat hearts. Anesth Analg 2008 ; 106 : 17-23.

〈平田　直之〉

臨床編

6 特殊な病態下での使用

B 気管支喘息患者に対する使用

はじめに

われわれは臨床において，しばしば気管支喘息を合併した症例に遭遇する。継続的な治療を受け，症状がコントロールされた患者では，喘息発作を含む周術期合併症の危険性はきわめて低い[1]。しかし一方で，喘息患者の1.7％が周術期に重篤な呼吸器合併症を引き起こすともいわれている[2]。また，麻酔や手術による侵害刺激によって気道過敏性の亢進が誘発されるため，われわれは気管支喘息の病態や，気道平滑筋と麻酔薬の関係について熟知していなければならない（表[3]）。

気管支喘息の定義

気管支喘息は，過去には気道の過敏性と可逆的狭窄が主な病態と考えられていたが，近年の研究によって，気道の炎症性変化が喘息のベースにあることが分かった。現在で

表 喘息コントロール状態の評価

	コントロール良好 （すべての項目が該当）	コントロール不十分 （いずれかの項目が該当）	コントロール不良
喘息症状（日中および夜間）	なし	週1回以上	コントロール不十分の項目が3つ以上当てはまる
発作治療薬の使用	なし	週1回以上	
運動を含む活動制限	なし	あり	
呼吸機能 （$FEV_{1.0}$ および PEF）	予測値あるいは自己最高値の80％以上	予測値あるいは自己最高値の80％未満	
PEFの日（週）内変動	20％未満	20％以上	
増悪 （予定外受診，救急受診，入院）	なし	年1回以上	月に1回以上*

*：増悪が月1回以上あれば，ほかの項目が該当しなくてもコントロール不良と評価する。
（"喘息予防・管理ガイドライン2012"作成委員．喘息予防・管理ガイドライン2012．東京：協和企画；2012より改変引用）

は，気道の慢性炎症と種々の程度の気流制限（気道狭窄），気道過敏性の亢進により特徴付けられ，発作性の咳，喘鳴および呼吸困難を示す閉塞性呼吸器疾患と定義されている。

気管支喘息の疫学

全世界で3億人の気管支喘息患者がおり，年間25万5000人が死亡している[4]。2006年における国内初の全国11か所大規模疫学調査では，有病率は5.4％，1年間の喘鳴症状のある喘息有症率は9.4％であった[5]。気管支喘息の罹患率および死亡率は世界的に増加傾向を示している。全身麻酔を受ける患者が気管支喘息に罹患している率は1.4％，そのうち4.8％が術中発作を発症したとの報告がある[6]。

気管支喘息の原因

気管支喘息の原因としては，感作抗原の曝露，物理的・化学的侵襲による気道粘膜損傷，心因性，感染および炎症などがある。これらの気道への侵襲や炎症反応により，肥満細胞や好塩基球からヒスタミンやロイコトリエン，サイトカインといったケミカルメディエータが放出され，気道平滑筋の収縮，血管透過性亢進，粘液分泌といった症状を誘発する。

気管支平滑筋の自律神経支配

気管支平滑筋の収縮と弛緩は交感神経，副交感神経，興奮性および非興奮性非アドレナリン・非コリン（non-cholinergic, non-adenergic：NCNA）作動性神経の4系統に支配されている。収縮反応は副交感神経系，興奮性NCNA神経系が関与している。副交感神経刺激により，節後線維終末からアセチルコリンが放出され，ムスカリン受容体のサブタイプM3に結合することで，気管支平滑筋の収縮が起こる。

もう一つは興奮性NCNA神経の影響で，ブラジキニン，ヒスタミンなどの刺激あるいはさまざまな機械的・化学的刺激により，迷走神経求心性線維からサブスタンスPやニューロキニンなどのタキキニンの放出が促される。タキキニンは，平滑筋収縮のほか，気道分泌の亢進，血管透過性亢進を引き起こす。

一方，弛緩反応には交感神経系，抑制性NCNA神経系が関与している。気管支平滑筋β_2受容体は気道平滑筋反応に重要な働きをしており，β_2受容体刺激により細胞内環状アデノシン一リン酸（cyclic adenosine monophosphate：cAMP）濃度が上昇し，平滑筋は弛緩する。抑制性NCNAの伝達物質は副交感神経円進路に存在する血管作用性腸管ポリペプチド（vasoactive intestinal peptide：VIP）や一酸化窒素（nitric oxide：

NO) などであり，神経内でアセチルコリンと共存している。この経路が刺激されると，NO はグアニル酸シクラーゼを，VIP はアデニル酸シクラーゼを活性化して平滑筋を弛緩させる。

気管支喘息と吸入麻酔

1 吸入麻酔薬の作用

すべての吸入麻酔薬は，気管支平滑筋を弛緩させる作用を持つ。吸入麻酔薬の気管支平滑筋弛緩作用を検証するため，さまざまなモデルでの研究が行われてきた。動物を用いた気管支喘息モデルとしては，抗原を用いて誘発した気管支痙攣モデルや，ケミカルメディエータによる気管支痙攣モデルなどがあり，これらの気管支収縮に対する吸入麻酔薬による抑制効果が検討されてきた。実験モデルや方法により，各吸入麻酔薬の気道平滑筋拡張作用を比較すると，結果は多少異なってくる。

ハロタンは，喘鳴を改善させる作用が強い吸入麻酔薬として古くから知られている[7]。イヌにおける回虫抗原の吸入による気管支痙攣誘発モデルにおいて，1 MAC（minimum alveolar concentration：最小肺胞濃度）のハロタンとエンフルランは気道抵抗を有意に減弱させた。また，この作用はメタコリン誘発による気道平滑筋収縮モデルでも同等の結果であった[8]。Brown らは，ヒスタミンで気管支痙攣を誘発させたイヌにおいて，0.5〜1 MAC の低濃度ではハロタンがイソフルランよりも気管支平滑筋弛緩作用が強いことを報告した[9]。

国内で頻用されているセボフルランも気管平滑筋を弛緩させる。モルモットの気管支平滑筋を用いた研究において，セボフルランはヒスタミン，アセチルコリンにより誘発された気管収縮を，ハロタンおよびイソフルラン同様，濃度依存性に抑制した[10]。

また，国内で臨床使用が可能となったデスフルランも，イヌを用いた研究ではハロタンと同程度に気管平滑筋を弛緩させることが分かっている[11]。

2 吸入麻酔薬の平滑筋弛緩作用の機序

吸入麻酔薬の気道平滑筋弛緩作用は，平滑筋収縮を直接抑制することにより弛緩させるほか，神経反射経路による気道収縮を阻害することが想定されている。細胞内 Ca^{2+} 濃度は平滑筋の収縮弛緩反応の重要な役割を担っており，細胞内 Ca^{2+} 濃度にかかわるいくつかの調節因子は，吸入麻酔薬の効果部位となっている。

細胞内 Ca^{2+} 濃度を低下させる原因としては，細胞内 cAMP 濃度の上昇[12]と電位依存性カルシウムチャネル（voltage-dependent calcium channel：VDC）活性抑制[13]が考えられる。そのほか，筋小胞体の Ca^{2+} を枯渇させ，内向き Ca^{2+} 電流を低下させる作用[14]や，Ca^{2+} 感受性の減少[15]が関与していると考えられている。

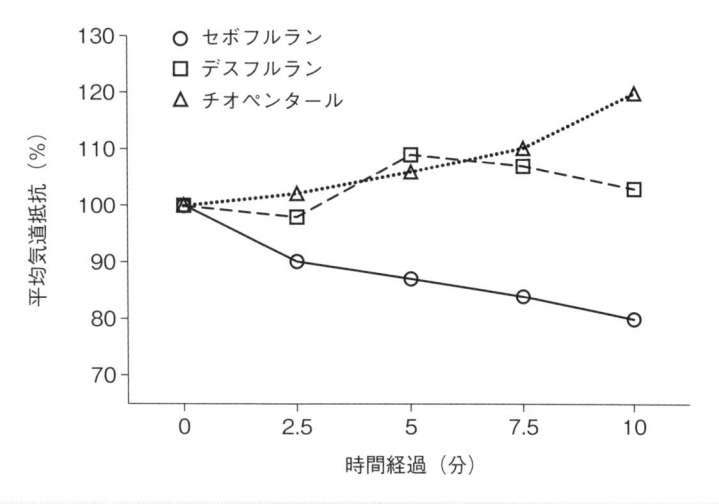

図1 気管挿管後の平均気道抵抗の変化
(Goff MJ, Arain SR, Ficke DJ, et al. Absence of bronchodilation during desflurane anesthesia: a comparison to sevoflurane and thiopental. Anesthesiology 2000; 93: 404-8 より改変引用)

セボフルランとイソフルランは強力に気道平滑筋収縮を抑制するが，その抑制作用は中枢よりも末梢においてより強く作用する。この機序としては，気管支平滑筋に存在する一過型（T型）VDCの影響が考えられる。山蔭らは，イソフルランとセボフルランが，気管および気管支平滑筋に存在する長時間持続型（L型）VDCを濃度依存性に抑制するが，気管支平滑筋に存在するT型VDCをより強く抑制することを示した[16]。そのほか，Ca^{2+}活性化Cl^-チャネルへの作用[17]や，K^+チャネルサブタイプに対する感受性の違い[18]が原因として考えられている。

臨床における知見

1 全身麻酔薬として

セボフルランは国内で最も使用されている吸入麻酔薬であり，日本での臨床使用が始まったのち，現在では世界中で使用されている。また，デスフルランも国内での臨床使用が可能となり，その血液/ガス分配係数の低さから，迅速な導入・覚醒が期待される。Rookeらは，66名の健常者において，チオペンタールによる麻酔導入後，気管挿管によって上昇した気道抵抗は1.1 MACのハロタン，イソフルラン，セボフルランのいずれの麻酔薬でも有意に低下し，中でもセボフルランがハロタン，イソフルランと比較して最も低値を示すことを報告した[19]。

一方，気管挿管下の全身麻酔を受ける患者を対象とした研究において，セボフルランは呼吸抵抗を減弱（−15％）させたが，デスフルランは変化させなかった（＋5％）報告（図1）[20]や，イソフルラン，セボフルランとデスフルランを比較した研究において，

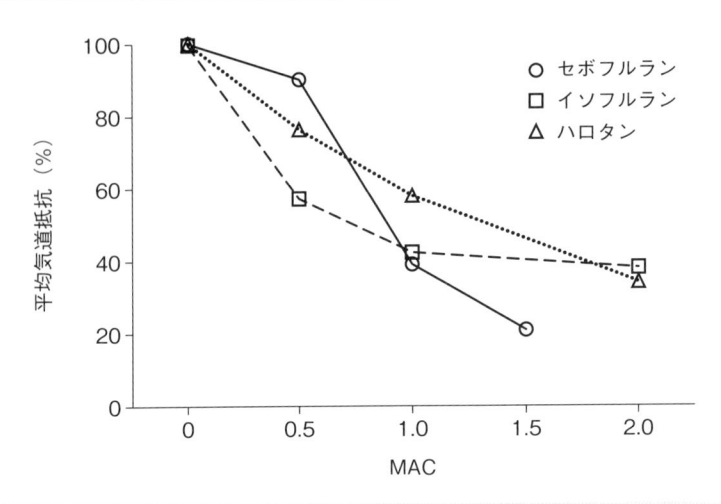

図2 吸入麻酔薬による平均気道抵抗の変化
(大山晃弘,国元文生,後藤文夫.気管支喘息重積発作に対する揮発性麻酔薬の比較.ICUとCCU 1998；22：101-6より改変引用)

2 MACのイソフルランとセボフルランが気道抵抗を減弱させたのに対し,デスフルランは気道抵抗を上昇させたとの報告[21]がある。

また,デスフルランは気道刺激性が強く,咳嗽を高確率で誘発するともいわれている[22]。気道過敏性を有する患者に対しては,デスフルランは呼吸抵抗を上昇させる危険性があるため,使用を避けたほうがよいと思われる。

2 気管支喘息の治療として

難治性の喘息重積発作に対し,吸入麻酔薬療法が有効であったとする報告は多いが,ランダム化比較試験(RCT)が存在しないため,標準的な治療法としては推奨されない。しかしながら,多くの症例報告が吸入麻酔療法の有効性を示しており,また周術期での使用経験やその作用機序から,理にかなった安全な方法ともいえる。同一の気管支喘息重積発作患者にイソフルラン,ハロタン,セボフルランを使用したとの報告があるが,いずれも用量依存性に気管支拡張作用を呈し,1 MACでの吸入麻酔薬間における明確な差はないようである(図2)[23]。

一方,吸入麻酔薬の長期使用により,臓器障害を来した報告もある[24]。長期化する場合は各種検査結果を参考に,生体内代謝率の低いデスフルラン,イソフルランへの変更や,吸入麻酔療法の中断を考慮したほうがよいだろう。吸入麻酔薬は喘息そのものを治療しているのではないため,漫然と吸入麻酔療法を継続するのは避けるべきであり,気管支喘息の治療として推奨される各種エアゾル吸入やアミノフィリン静注を継続し,可能なかぎり吸入麻酔療法を早期に離脱することが望ましい。

■参考文献

1) Warner DO, Warner MA, Barnes RD, et al. Perioperative respiratory complications in pa-

tients with asthma. Anesthesiology 1996 ; 85 : 460-7.
2) Forrest JB, Rehder K, Cahalan MK, et al. Multicenter study of general anesthesia. III. Predictors of severe perioperative adverse outcomes. Anesthesiology 1992 ; 76 : 3-15.
3) "喘息予防・管理ガイドライン 2012"作成委員. 喘息予防・管理ガイドライン 2012. 東京：協和企画；2012.
4) Global Strategy for Asthma Management and Prevention, Global Initiative for Asthma (GINA Report 2008). http://www.ginasthma.org.
5) Fukutomi Y, Nakamura H, Kobayashi F, et al. Nationwide cross-sectional population-based study on the prevalences of asthma and asthma symptoms among Japanese adults. Int Arch Allergy Immunol 2010 ; 153 : 280-7.
6) 久米田幸弘, 服部晶子, 御村光子ほか. 気道過敏性を有する患者の手術期喘息発作の検討. 麻酔 1995 ; 44 : 396-401.
7) Shnider SM, Papper EM. Anesthesia for the asthmatic patient. Anesthesiology 1961 ; 22 : 886-92.
8) Hirshman CA, Edelstein G, Peetz S, et al. Mechanism of action of inhalational anesthesia on airways. Anesthesiology 1982 ; 56 : 107-11.
9) Brown RH, Zerhouni EA, Hirshman CA. Comparison of low concentrations of halothane and isoflurane as bronchodilators. Anesthesiology 1993 ; 78 : 1097-101.
10) 北見善一朗, 松田 功, 池田和之ほか. セボフルレンの摘出気管平滑筋に及ぼす作用. 麻酔 1987 ; 36 : S393.
11) Mazzeo AJ, Cheng EY, Bosnjak ZJ, et al. Differential effects of desflurane and halothane on peripheral airway smooth muscle. Br J Anaesth 1996 ; 76 : 841-6.
12) Yamakage M. Direct inhibitory mechanisms of halothane on canine tracheal smooth muscle contraction. Anesthesiology 1992 ; 77 : 546-53.
13) Yamakage M, Croxton TL, Hirshman CA. Patch clamp techniques to study effects of anesthetics on airway smooth muscle cells. J Anesth 1995 ; 9 : 111-2.
14) Pabelick CM, Prakash YS, Kannan MS, et al. Effects of halothane on sarcoplasmic reticulum calcium release channels in porcine airway smooth muscle cells. Anesthesiology 2001 ; 95 : 207-15.
15) Kai T, Bremerich DH, Jones KA, et al. Drug-specific effects of volatile anesthetics on Ca^{2+} sensitization in airway smooth muscle. Anesth Analg 1998 ; 87 : 425-9.
16) Yamakage M, Chen X, Tsujiguchi N, et al. Different inhibitory effects of volatile anesthetics on T- and L-type voltage-dependent Ca^{2+} channels in porcine tracheal and bronchial smooth muscles. Anesthesiology 2001 ; 94 : 683-93.
17) Yamakage M, Chen X, Kimura A, et al. The repolarizing effects of volatile anesthetics on porcine tracheal and bronchial smooth muscle cells. Anesth Analg 2002 ; 94 : 84-8.
18) Chen X, Yamakage M, Namiki A. Inhibitory effects of volatile anesthetics on K^+ and Cl^- channel currents in porcine tracheal and bronchial smooth muscle. Anesthesiology 2002 ; 96 : 458-66.
19) Rooke GA, Choi JH, Bishop MJ. The effect of isoflurane, halothane, sevoflurane, and thiopental/nitrous oxide on respiratory system resistance after tracheal intubation. Anesthesiology 1997 ; 86 : 1294-9.
20) Goff MJ, Arain SR, Ficke DJ, et al. Absence of bronchodilation during desflurane anesthesia : a comparison to sevoflurane and thiopental. Anesthesiology 2000 ; 93 : 404-8.
21) Dikmen Y, Eminoglu E, Salihoglu Z, et al. Pulmonary mechanics during isoflurane, sevoflurane and desflurane anaesthesia. Anaesthesia 2003 ; 58 : 745-8.
22) TerRiet MF, DeSouza GJ, Jacobs JS, et al. Which is most pungent : isoflurane, sevoflurane

or desflurane? Br J Anaesth 2000 ; 85 : 305-7.
23) 大山晃弘, 国元文生, 後藤文夫. 気管支喘息重積発作に対する揮発性麻酔薬の比較. ICU と CCU 1998 ; 22 : 101-6.
24) 後藤幸生. 重症喘息に対する吸入麻酔療法. 呼吸 1996 ; 15 : 1401-6.

〔高田　幸昌〕

臨床編

6 特殊な病態下での使用

C 喫煙者に対する使用

はじめに

　喫煙は，周術期の呼吸器系・心血管系合併症や創関連合併症発生の危険因子である[1]。喫煙者はタバコに含まれる化学物質の影響や，呼吸器系・心血管系疾患の合併により，周術期に呼吸障害や循環変動を引き起こしやすい状態であると考えられ，周術期管理において注意が必要となる。

　本項ではタバコに含まれる有害物質や，喫煙が生体へ与える影響について概説し，喫煙者の周術期管理や吸入麻酔使用上の注意点について述べる。

タバコに含まれる有害物質

　タバコ煙にはニコチンや一酸化炭素（carbon monoxide：CO）をはじめとする数百種類の有害物質が含まれるといわれている。また，タバコが燃焼する過程で発生した活性酸素（reactive oxygen species：ROS）が生体への酸化ストレスを増大させることにより，さまざまな病態を引き起こすと考えられている[2]。喫煙による種々の病態は，これら複数の要因が複雑に関与することによって生じる。ここではタバコに含まれる有害物質で，麻酔管理上の問題となる代表的なものについて述べる。

1 ニコチン

　ニコチンは直接的に，あるいは間接的に交感神経を刺激することで，心拍数の増加や末梢血管の収縮による血圧の上昇を引き起こし，心筋仕事量を増加させる[3]。ニコチンの半減期は30〜60分と短いため，短期の禁煙でもこれらの心血管系への影響は改善すると考えられる。また，長期曝露患者がニコチンを中止することで，消化器症状，食欲増進，タバコの渇望，うつ，不安，神経過敏などの退薬症状が生じる。

2 一酸化炭素（CO）

COはヘモグロビンと高い親和性を持つ。ヘモグロビンと結合したCOは動脈血中の一酸化炭素ヘモグロビン（carbon monoxide-hemoglobin：CO-Hb）として測定され，喫煙者ではその値が上昇する。このため，酸素と結合できるヘモグロビン量が減少して酸素運搬能が低下することと，酸素解離曲線が左方移動することで，組織への酸素供給が低下する[1]。また，CO-Hbによる酸素運搬能低下の結果，赤血球が増加して多血症となり，血液の粘稠度が増す。

3 活性酸素（ROS）

タバコ煙にはスーパーオキシドなどのROSが含まれていると考えられている[4]。また，喫煙により肺に集積し活性化された白血球からもROSが産生される[5]。ROSは生体の酸化ストレスを増大させ，慢性閉塞性肺疾患（chronic obstructive pulmonary disease：COPD）や心血管病変など，さまざまな病態の発症に関与する。

喫煙による生体への影響

ここでは喫煙が呼吸器系と心血管系に与える影響について述べる。

1 呼吸器系への影響

喫煙はCOPDや慢性気管支炎の主な原因であり，喫煙者の約15％にCOPDが発症し[6]，COPDの約85％は喫煙が原因である[7]と報告されている。喫煙によるCOPD発症の機序として慢性炎症や肺胞上皮障害，免疫機能の変化など複数の要因が考えられており[8]，喫煙による酸化ストレスがこれらの要因に関与していると考えられている[5]。

喫煙はマクロファージや好中球といった炎症細胞を増加させ，肺に炎症状態を引き起こす[1]。また，それら炎症細胞の機能を変化させ，喫煙者では非喫煙者と比較して肺胞のマクロファージの機能低下が見られる[9]。喫煙は胚細胞の過形成や上皮細胞の構造異常を引き起こし，粘液の量や構造に影響を及ぼす。その結果，粘液の量が増え，粘稠度が増し，粘液線毛クリアランスが低下する[1]。やがて平滑筋の増加や線維化などから気道壁の構造が変化し[10]，喫煙者では加齢による1秒量の低下が，非喫煙者と比較してより早く進行する[11]。

また，喫煙者では刺激に対する上気道反射の過敏性の亢進が見られる[12]。

2 心血管系への影響

　喫煙は冠動脈や末梢血管の病変といった心血管系疾患のリスクファクターであり，その機序は複雑であるが，アテローム性動脈硬化症の形成がその中心的な役割を担っている[13]。日本における調査では，喫煙により脳卒中や虚血性心疾患を含む心血管系疾患の死亡率が増加したと報告されている[14]。

　タバコ煙中のROSなどにより血管壁に酸化ストレスがかかると，血管運動機能障害，凝固能亢進および線溶能低下，白血球・血小板の活性化，脂質過酸化亢進，接着分子および炎症分子の増加，平滑筋細胞の増殖などが起こり，アテローム性動脈硬化症や血栓性疾患の発症・進展を生じる[15]。

　一酸化窒素（nitric oxide：NO）は内皮依存性血管拡張反応の重要な因子であるが，喫煙によるROSや酸化ストレスの影響で内皮由来のNO産生・活性が低下する。このNOの低下が酸化ストレスの影響とともに喫煙者の血管内皮機能障害にかかわっていると考えられている[15]。また，NO産生・活性が低下する結果，NOによる血管拡張作用が抑制され，血管攣縮が起こりやすくなる[16]。

　前述したとおり，ニコチンによる交感神経刺激により，末梢血管収縮による血圧増加，心拍数増加，心収縮力増加が起こり，心筋の酸素消費量が増大する[3]。また，喫煙によりCO-Hbが増加すると血液の酸素運搬能が低下するため，冠動脈疾患を合併している患者では労作による心筋虚血や不整脈の頻度が増加する[17,18]。

喫煙が周術期合併症や麻酔管理に与える影響

　ここでは喫煙によって周術期に起こりうる問題点や，喫煙が麻酔管理に与える影響などについて述べる。

1 喫煙による周術期の呼吸器系合併症

　喫煙は周術期呼吸器系合併症のリスクファクターであり，呼吸不全やそれによる予期しないICU入室，肺炎，気道過敏性の亢進による麻酔導入時の咳や喉頭痙攣，術後呼吸療法・吸入療法が必要となる症例の増加などが報告されている[1]。

　喫煙者と非喫煙者における手術中の呼吸器系合併症について，再挿管，喉頭痙攣，気管支痙攣，誤嚥，低換気，低酸素血症の発症について検討した報告では，喫煙者でこれらの呼吸器合併症の発症率が高く，中でも気管支痙攣の発症率が高かった[19]。また喫煙者では，全身麻酔導入時の気管挿管後の肺抵抗に対する気管支拡張薬の効果が減弱したとの報告もある[20]。

　喫煙は，術中のみならず術後の呼吸器系合併症にも影響を及ぼす。喫煙者ではclosing volumeの増加，拡散能の低下，CO-Hbの増加により，術後に低酸素血症を示す割

合が高くなる[21]。また喫煙者では，非喫煙者と比較して，麻酔中や手術中の肺胞マクロファージの機能低下が認められるため[9]，喫煙により周術期の肺の免疫力が低下し，術中・術後に呼吸器感染症が発症するリスクが増える可能性がある。

呼吸器系に対する術前の禁煙効果についてであるが，肺手術で術後肺合併症を軽減するには少なくとも4週間以上の禁煙が必要であるとの報告[22]や，冠動脈バイパス術（coronary artery bypass graft：CABG）で術後肺合併症を軽減するには少なくとも8週間の禁煙が必要であるとの報告[23]がある。よって，周術期の呼吸器系合併症の軽減には少なくとも4～8週程度の禁煙期間が必要であると考えられる。また，気道過敏性亢進の安定化には5～10日程度[12]，肺胞マクロファージ機能の回復には6カ月程度[24]の術前禁煙期間が必要と報告されている。

2 喫煙による周術期の心血管系合併症

前述したとおり，喫煙は心血管系疾患のリスクファクターである。喫煙による心血管病変の存在は，周術期において心血管系合併症が発生するリスクを明らかに増大させる[25]。

喫煙者における全身麻酔中の心電図の虚血性変化についての報告がある。全身麻酔中の心電図のST変化は，血中のCO濃度や術前の喫煙量と相関した[26]。また，この報告では，虚血性心疾患の既往のない患者であっても手術直前に喫煙すると，非喫煙者や過去に喫煙歴のある者，あるいは術前に禁煙した慢性喫煙者と比較して，心電図上のST低下が多く見られた。このことから，急性の喫煙による薬理学的効果によっても周術期の心血管系合併症の発症リスクが増大すると考えられる。また，全身麻酔導入の気管挿管時の循環動態について検討した報告では，喫煙者では非喫煙者と比較して気管挿管時の循環変動がより大きくなり，不整脈の合併もより多く認められた[27]。そのため，全身麻酔導入時には呼吸器系のみならず心血管系の合併症発生にも注意する必要がある。

心血管系に対する術前の禁煙効果についてであるが，術中の心筋虚血のリスク因子となりうるニコチンやCOの半減期は数時間単位と短いため，短期間の禁煙であってもこれらによる心血管系への影響は改善されると考えられる[1]。このように，たとえ24時間の禁煙であっても，ある程度の心血管系のリスクが減るため重要であると考えられる。

3 喫煙による創関連合併症

喫煙と関連する術後合併症として，創部の離開や感染などの創関連合併症も報告されている。

喫煙が創傷治癒を妨げる原因にはいくつかの機序が考えられているが，重要な要素として組織への酸素供給の低下がある[28]。タバコに含まれるニコチンによる末梢血管収縮やCOによるヘモグロビンの酸素運搬能障害により，喫煙者では組織への酸素供給が低下することが創関連合併症発症の一因となる。また喫煙者では，NOなど創傷治癒に重要な役割を担う物質が減少することにより，血管新生が妨げられることも創傷治癒が遅

延する一因と考えられる[1]。

　禁煙によりこれら創関連合併症は減少する[13]。下肢の人工関節置換患者に対して術前約2カ月前から禁煙支援プログラムを行った報告では，禁煙群では喫煙群と比較して創関連合併症の発生率が31%から5%へと劇的に減少した[29]。

4 喫煙が麻酔薬などに与える影響

　喫煙は術中の麻酔薬や筋弛緩薬，術後の鎮痛薬の必要量を増加させるとの報告がある。非喫煙者と比較して，喫煙者では麻酔導入時に意識消失までより多くのプロポフォールを必要とした[30]。また，同程度の筋弛緩を得るのに必要なベクロニウムの量も増加した[31]。術後鎮痛については，喫煙者では非喫煙者と比較してCABG後48時間の麻薬必要量が増加した[32]。

喫煙者に対する吸入麻酔管理

　喫煙者の全身麻酔管理に対する一般的な注意点として，COPDなどの呼吸器系疾患や冠動脈疾患などの心血管系疾患を合併している症例が多い点が挙げられる。これらの合併疾患がある場合，術中や術後に呼吸器系・心血管系の合併症を起こす危険性が高くなる。

　喫煙者に対する全身麻酔導入についてであるが，刺激に対する気道過敏性が亢進しているため，導入の際に咳や息こらえ，喉頭痙攣，気管支痙攣などの気道トラブルを起こしやすい。また，気管挿管時の循環変動も非喫煙者と比べて大きくなる。これらの理由から全身麻酔導入の際には浅麻酔を避け，適切な麻酔深度を維持し，挿管操作による刺激を最小限にする必要がある。

　吸入麻酔薬には気管支拡張作用があるため，気道過敏性が亢進して喉頭痙攣などを起こしやすい状態である喫煙者に対しては好ましい薬物であると考えられる。気管挿管下に手術を受ける患者に対し，イソフルラン，ハロタン，セボフルラン，チオペンタールの気管支拡張作用について検討した報告では，イソフルラン，ハロタン，セボフルランの吸入麻酔薬すべてにおいて挿管後の呼吸抵抗は低下した。中でもセボフルランでは，イソフルラン，ハロタンと比較してより呼吸抵抗の低下が見られた[33]。

　また，喫煙者ではCOPDの合併例が多いが，胸部手術を受けたCOPD患者に対する吸入麻酔薬の気管支拡張効果について検討した報告では，イソフルランとセボフルランは手術中の呼吸抵抗を下げ，COPD患者に対しても気管支拡張作用を有することを示した[34]。

　ただし，デスフルランの気管支拡張作用に関しては興味深い臨床研究がある。待機手術患者を対象に，セボフルラン，デスフルラン，チオペンタールを気管挿管下に投与した際の気管支拡張作用を比較した研究である[35]が，気管挿管後に1 MAC（最小肺胞濃度）のデスフルラン，セボフルランを10分間吸入させ呼吸抵抗を測定した結果，セボフル

ラン吸入は呼吸抵抗をベースラインより約15％低下させたが，デスフルラン吸入では呼吸抵抗の有意な変化を示さなかった（約5％の上昇）。また，この研究において喫煙者と非喫煙者とで比較した結果，非喫煙者ではデスフルラン吸入で呼吸抵抗の有意な変化は見られなかったのに対し，喫煙者では非喫煙者と比較して有意に呼吸抵抗が上昇した。セボフルラン吸入では喫煙者と非喫煙者のどちらの群の呼吸抵抗も低下した。また，チオペンタール投与ではどちらの群の呼吸抵抗も上昇した。このように，喫煙はセボフルランの気管支拡張作用を妨げなかったが，デスフルランの気管支拡張作用に影響を及ぼした。この報告では，デスフルランの気道刺激性が喫煙者における気管支収縮のトリガーとなった可能性があると述べられている。

　これらの結果から，吸入麻酔薬，特にセボフルランは喫煙者に対しても気管支拡張作用を持つ好ましい薬物であるが，喫煙者に対するデスフルランの使用に関しては注意が必要であると考えられる。

■参考文献

1) Warner DO. Perioperative abstinence from cigarettes：physiologic and clinical consequences. Anesthesiology 2006；104：356-67.
2) Pryor WA, Stone K. Oxidants in cigarette smoke. Radicals, hydrogen peroxide, peroxynitrate, and peroxynitrite. Ann N Y Acad Sci 1993；686：12-27.
3) Benowitz NL, Gourlay SG. Cardiovascular toxicity of nicotine：implications for nicotine replacement therapy. J Am Coll Cardiol 1997；29：1422-31.
4) Tsuchiya M, Asada A, Kasahara E, et al. Smoking a single cigarette rapidly reduces combined concentrations of nitrate and nitrite and concentrations of antioxidants in plasma. Circulation 2002；105：1155-7.
5) 矢内　勝．慢性閉塞性肺疾患急性増悪における活性酸素・フリーラジカルの役割．ICUとCCU 2003；27：683-9.
6) Barnes PJ. Chronic obstructive pulmonary disease. N Engl J Med 2000；343：269-80.
7) Fletcher C, Peto R. The natural history of chronic airflow obstruction. Br Med J 1977；1：1645-8.
8) Rahman I, MacNee W. Role of oxidants/antioxidants in smoking-induced lung diseases. Free Radic Biol Med 1996；21：669-81.
9) Kotani N, Hashimoto H, Sessler DI, et al. Smoking decreases alveolar macrophage function during anesthesia and surgery. Anesthesiology 2000；92：1268-77.
10) Saetta M, Finkelstein R, Cosio MG. Morphological and cellular basis for airflow limitation in smokers. Eur Respir J 1994；7：1505-15.
11) Lange P, Groth S, Nyboe GJ, et al. Effects of smoking and changes in smoking habits on the decline of FEV1. Eur Respir J 1989；2：811-6.
12) Erskine RJ, Murphy PJ, Langton JA. Sensitivity of upper airway reflexes in cigarette smokers：effect of abstinence. Br J Anaesth 1994；73：298-302.
13) Warner DO. Tobacco control for anesthesiologists. J Anesth 2007；21：200-11.
14) Ueshima H, Choudhury SR, Okayama A, et al. Cigarette smoking as a risk factor for stroke death in Japan：NIPPON DATA80. Stroke 2004；35：1836-41.
15) Ambrose JA, Barua RS. The pathophysiology of cigarette smoking and cardiovascular disease：an update. J Am Coll Cardiol 2004；43：1731-7.
16) Yasue H, Kugiyama K. Coronary spasm：clinical features and pathogenesis. Intern Med

1997 ; 36 : 760-5.
17) Allred EN, Bleecker ER, Chaitman BR, et al. Short-term effects of carbon monoxide exposure on the exercise performance of subjects with coronary artery disease. N Engl J Med 1989 ; 321 : 1426-32.
18) Sheps DS, Herbst MC, Hinderliter AL, et al. Production of arrhythmias by elevated carboxyhemoglobin in patients with coronary artery disease. Ann Intern Med 1990 ; 113 : 343-51.
19) Schwilk B, Bothner U, Schraag S, et al. Perioperative respiratory events in smokers and nonsmokers undergoing general anaesthesia. Acta Anaesthesiol Scand 1997 ; 41 : 348-55.
20) Kil HK, Rooke GA, Ryan-Dykes MA, et al. Effect of prophylactic bronchodilator treatment on lung resistance after tracheal intubation. Anesthesiology 1994 ; 81 : 43-8.
21) Pearce AC, Jones RM. Smoking and anesthesia : preoperative abstinence and perioperative morbidity. Anesthesiology 1984 ; 61 : 576-84.
22) Nakagawa M, Tanaka H, Tsukuma H, et al. Relationship between the duration of the preoperative smoke-free period and the incidence of postoperative pulmonary complications after pulmonary surgery. Chest 2001 ; 120 : 705-10.
23) Warner MA, Offord KP, Warner ME, et al. Role of preoperative cessation of smoking and other factors in postoperative pulmonary complications : a blinded prospective study of coronary artery bypass patients. Mayo Clin Proc 1989 ; 64 : 609-16.
24) Kotani N, Kushikata T, Hashimoto H, et al. Recovery of intraoperative microbicidal and inflammatory functions of alveolar immune cells after a tobacco smoke-free period. Anesthesiology 2001 ; 94 : 999-1006.
25) Goldman L, Caldera DL, Nussbaum SR, et al. Multifactorial index of cardiac risk in noncardiac surgical procedures. N Engl J Med 1977 ; 297 : 845-50.
26) Woehlck HJ, Connolly LA, Cinquegrani MP, et al. Acute smoking increases ST depression in humans during general anesthesia. Anesth Analg 1999 ; 89 : 856-60.
27) Malhotra SK, Singh S, Bajaj A, et al. Induction-intubation response—smokers vs nonsmokers. Middle East J Anesthesiol 2005 ; 18 : 529-40.
28) Hopf HW, Hunt TK, West JM, et al. Wound tissue oxygen tension predicts the risk of wound infection in surgical patients. Arch Surg 1997 ; 132 : 997-1004.
29) Møller AM, Villebro N, Pedersen T, et al. Effect of preoperative smoking intervention on postoperative complications : a randomised clinical trial. Lancet 2002 ; 359 : 114-7.
30) Lysakowski C, Dumont L, Czarnetzki C, et al. The effect of cigarette smoking on the hypnotic efficacy of propofol. Anaesthesia 2006 ; 61 : 826-31.
31) Teiriä H, Rautoma P, Yli-Hankala A. Effect of smoking on dose requirements for vecuronium. Br J Anaesth 1996 ; 76 : 154-5.
32) Creekmore FM, Lugo RA, Weiland KJ. Postoperative opiate analgesia requirements of smokers and nonsmokers. Ann Pharmacother 2004 ; 38 : 949-53.
33) Rooke GA, Choi JH, Bishop MJ. The effect of isoflurane, halothane, sevoflurane, and thiopental/nitrous oxide on respiratory system resistance after tracheal intubation. Anesthesiology 1997 ; 86 : 1294-9.
34) Volta CA, Alvisi V, Petrini S, et al. The effect of volatile anesthetics on respiratory system resistance in patients with chronic obstructive pulmonary disease. Anesth Analg 2005 ; 100 : 348-53.
35) Goff MJ, Arain SR, Ficke DJ, et al. Absence of bronchodilation during desflurane anesthesia : a comparison to sevoflurane and thiopental. Anesthesiology 2000 ; 93 : 404-8.

(飛世　史則)

臨床編

6 特殊な病態下での使用

D 肝機能低下, 腎機能低下患者での使用

はじめに

　吸入麻酔薬の肝毒性, 腎毒性に関する報告は, 1990年代頃までは多く, 近年は以前より減少している。低流量麻酔によるコンパウンドAの生成と, コンパウンドAによる肝障害はよく知られていたが, 動物実験の結果からヒトに対する有害性がどうであったか報告されたのは1990年代後半である。また同時期に, 腎毒性についての報告も多い。これらの研究では, 臨床における基本的な測定項目である尿量 (UV), 血中クレアチニン値 (Cr), 尿タンパク (UP) といったデータを中心に検討している。そして2000年代に入り注目されているのは吸入麻酔薬によるプレコンディショニング作用であるが, 肝に関しても臓器保護作用についてさまざまな研究が行われている。

　本項では, 術前合併症として肝または腎障害を併存している場合の吸入麻酔薬の安全性, 注意点について概説する。

肝機能低下患者と吸入麻酔薬

1 トリフルオロ酢酸を介した免疫学的肝障害性

　吸入麻酔薬による肝機能障害の原因は, 主に肝血流量低下・肝細胞内Ca^{2+}濃度上昇, 薬物代謝が影響していると考えられている。肝障害を生じる吸入麻酔薬でよく知られているのはハロタンであるが, これには免疫複合体と自己抗体産生による機序がよく知られている[1] (図1)。

　ハロタンは, 本邦ではほとんど使用されなくなっていると考えられ, ヒトでのハロタンによる肝障害の報告例は, 和文では1990年頃を最後にほとんど見られない。頻回に曝露されることで肝障害のリスクが増すため, 1980年代以前に頻回の全身麻酔歴があれば注意すべきである。現在はハロタンの使用機会がほとんどないにもかかわらず, なぜ注意する必要があるのかについては, トリフルオロ酢酸 (trifluoroacetic acid：

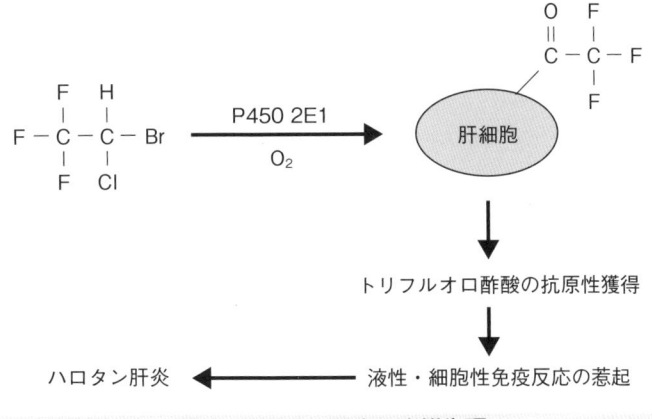

図1 ハロタン肝炎の病態生理

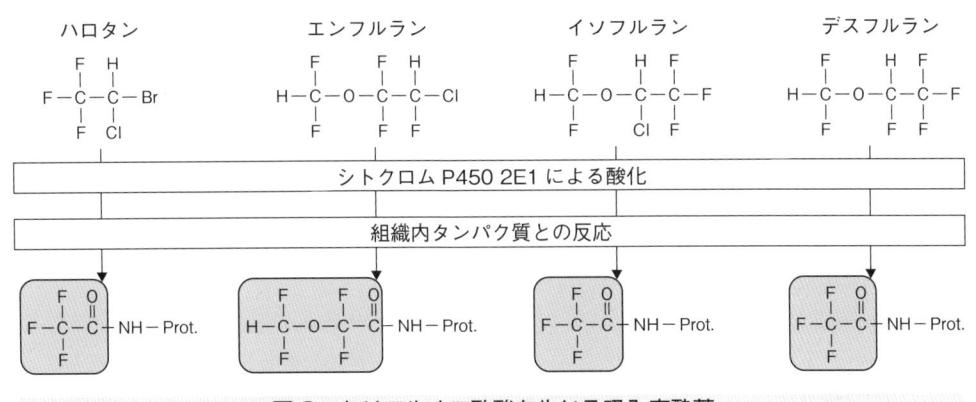

図2 トリフルオロ酢酸を生じる吸入麻酔薬
最下段の代謝物は，いずれもハプテンと呼ばれる抗原性を示す構造を有する（強調部分）。

TFA）を介した免疫学的機序で肝障害を生じることを理解しておかなければならない。

エンフルラン，イソフルラン，デスフルランは，ハロタンと同様に肝シトクロムP450 2E1（CYP2E1）により代謝される。これらの吸入麻酔薬は，代謝物としてTFAを生じ，肝障害の原因となる（図2）。代謝率により毒性が異なると考えられ，代謝率はハロタンで20％，エンフルランで2～4％である。イソフルランの代謝率は0.2％であるので，ハロタンおよびエンフルランはイソフルランの10～100倍である。そのため，イソフルランはTFAを生じるほかの吸入麻酔薬と比較すると，肝毒性は低いと考えられている。セボフルランはTFAを生じないため，TFAを介した肝毒性は生じない。

2 閉塞性黄疸合併症例と吸入麻酔

閉塞性黄疸を呈する患者は，最小肺胞濃度（minimum alveolar concentration：MAC）が低下することや，吸入麻酔薬感受性が高くなることが知られている[2)3)]が，肝機能と

吸入麻酔薬の相互作用というより，ビリルビンや胆汁酸が神経伝達物質として作用し，中枢神経系に影響を及ぼすことも考えられている。

Song らの報告では，血中総ビリルビン値（T-Bil）平均が 16 mg/dl の閉塞性黄疸症例で，デスフルランの MAC-awake（Song らの定義では，従命がなくなる MAC）は低下し，ビリルビン濃度と相関することを示した[3]。血中 T-Bil 平均が 13.7 mg/dl の閉塞性黄疸症例でイソフルランを用いた報告では，循環動態が有意に不安定になり，循環作動薬の反応性も弱いことを報告した[2]。

しかし，これら閉塞性黄疸症例の報告は，肝機能を示す血中バイオマーカーとして総タンパク，アルブミンのみ提示され，吸入麻酔薬の直接的な肝障害性を示す根拠は乏しいと考えられる。

3 肝実質障害合併症例と吸入麻酔

肝実質障害症例に対する吸入麻酔薬の懸念事項として，肝血流量減少による肝障害増悪や薬物代謝異常が挙げられる。

肝血流減少はハロタンで著明に見られ，イソフルランでは 30％以上の血圧低下がなければ肝血流は維持される。現在使用可能な吸入麻酔薬では，ほとんど肝血流量減少は問題とならず，むしろ血管収縮薬の肝血流量減少のほうが問題になるといわれる[4]。つまり，肝血流量の観点からは，吸入麻酔薬の種類にこだわるより，適切な心拍出量と血圧の維持が重要ということになる。

慢性肝障害時の血行動態は，一般的には，心拍出量が増加し，血管抵抗は減少する。また，循環血液量は増加するが，機能的血液量（中心血液量）は減少する。この変化は重症であるほど顕著である[5,6]。肝移植待機中の末期 C 型肝炎患者で，門脈および肝静脈の圧較差（肝静脈圧較差：hepatic venous pressure gradient：HVPG）の変化を検討した報告[7]では，デスフルラン麻酔前後で肝静脈圧が有意に上昇し，HVPG は減少した。一方，プロポフォール麻酔前後では HVPG に変化はなかった。通常，デスフルランは内臓血管を拡張させるが，門脈圧亢進症例では内臓血管抵抗は上昇した。つまり，正常な血行動態変化とは正反対の結果であった。この原因として，肝障害時の内臓血管はすでに拡張しており，血管調節機構の破綻が考えられるが，明らかな機序はよく分かっていない。この報告から，門脈圧亢進症例に対する経頸静脈的肝内門脈大循環シャント術（TIPS）などで，術中の門脈圧・肝静脈圧測定や，治療効果判定が行われる場合は，プロポフォールによる静脈麻酔が勧められる。デスフルランを用いる場合は，HVPG が低下する旨を術者へ周知する必要がある。

薬物代謝の観点からは，具体的な肝障害症例として，肝線維症，肝硬変および門脈圧亢進症での検討が報告されている。これらの報告を要約すると，① MAC は減少する，②低流量麻酔を避けてセボフルランを使用すれば，イソフルランより術後肝酵素上昇が比較的少ない，ということになるが，どの吸入麻酔薬を選択すべきかのエビデンスは，明確には示されていない。

ウサギの肝線維症モデルでセボフルランの MAC を検討した報告[8]では，健常モデル

よりMACは85％低下することが示された。このMAC低下は，肝障害に伴うCYP2E1発現量減少でセボフルランクリアランスが低下するためと考えられている。

　Child-Pugh分類Grade A相当の肝硬変合併症例における肝切除術で，セボフルランおよびイソフルランを用いた症例の術後肝機能を比較した報告[9]では，両群とも術後のアスパラギン酸アミノトランスフェラーゼ（AST）およびアラニンアミノトランスフェラーゼ（ALT）は術前値の約4～5倍程度上昇しており，イソフルラン群はセボフルラン群より有意に上昇した。原因として細胞内Ca^{2+}濃度上昇の影響を挙げているが，実際はよく分かっていない。この報告では新鮮ガス流量を6 l/minとしているが，低流量麻酔下でセボフルランおよびイソフルランを比較すると，術後AST，ALT値に差がなくなる[10]。この現象は，セボフルランを低流量麻酔で使用する場合に生じるコンパウンドA（後述）が肝毒性を示し，イソフルランに対する優位性を相殺していると考えられている。

4 近年の吸入麻酔薬による肝障害症例報告

　現在頻用されている吸入麻酔薬で生じた肝障害の報告は，近年では非常に少ないが，皆無ではない。

　Jangらは，中等度腎機能低下症例〔術前Cr 0.6 mg/dl，尿素窒素（BUN）54 mg/dl〕でセボフルランを使用し，術後著明な肝酵素上昇（入院時正常範囲内→術後最高値AST 2125 U/l，ALT 744 U/l）を認めた小児（6歳，女児）の一例を報告している[11]。この症例では，セボフルラン2～2.5％を新鮮ガス流量4 l/minで50分間投与されており，特に肝障害を生じやすい条件ではなかったが，腎機能低下症例での使用は注意を要すると結論付けている。

　また，術前肝障害・腎障害のない高齢者で，デスフルランによると考えられる重症肝障害発症例も報告されており[12]，原因として，過去の麻酔によるTFAの免疫感作が指摘されている。

　いずれの報告も，一切の肝障害リスク因子が除外され，吸入麻酔薬による肝障害が除外診断として挙げられた。吸入麻酔薬が明確な原因かは疑わしい上に，頻度も低いとはいえ，事実として知っておく必要はあるだろう。

腎機能低下患者と吸入麻酔薬

　吸入麻酔薬を腎機能低下患者に使用する際の懸念事項は，副産物，生体内代謝物による腎障害性であるが，動物実験と臨床使用の間には結果に隔たりがある。吸入麻酔薬に関連した腎毒性物質として，コンパウンドAや無機フッ素が挙げられる。

1 セボフルランの臨床使用とコンパウンド A の腎障害性

コンパウンド A は，かつてセボフルラン使用時には特に注意すべき副産物であった。コンパウンド A はセボフルラン使用で生成し，閉鎖循環式回路，低流量麻酔下でより高濃度となり，肝障害および腎障害といった臓器障害の原因とされた。そのため，セボフルランの臨床使用は安全性に欠けるとして，大いに議論された。2000 年代に入り，ヒトに対するセボフルランの臨床研究が報告されるにつれ，コンパウンド A の影響は懐疑的となり，そして現在では，コンパウンド A が重大な腎毒性を示すとする根拠は乏しいとされている。その理由にはいくつかの背景がある。

コンパウンド A による腎障害はラットで報告されているが，ヒトでは報告されておらず，腎毒性はコンパウンド A 自体ではなく，その代謝物が原因であるとされている。動物とヒトで種差が生じるのは，腎の β-リアーゼ活性の違いと考えられている。β-リアーゼはコンパウンド A と反応し，腎毒性のあるシステイン抱合体となるが，ラットの β-リアーゼ活性はヒトの 8 〜 30 倍高いことが分かっている[13]。ヒトより β-リアーゼ活性がわずかに高いとされるサルに対するコンパウンド A の曝露でも腎障害は生じなかった。動物実験では 200 〜 800 ppm という高濃度での曝露で検討されている点も，ヒトにおける臨床使用と乖離している。

コンパウンド A は二酸化炭素吸収剤により生成されるが，特に Baralyme® は，セボフルラン使用下でのコンパウンド A 生成量が多い。さらに，重大な欠陥（一酸化炭素生成，異常発熱）が相次いで報告されたため，現在では販売中止となった。Baralyme® は，歴史的には優れた二酸化炭素吸収剤とされ長い期間使用されていたが，セボフルランの登場を契機に姿を消した。今後も新しい吸入麻酔薬との反応によっては，使用に適さない二酸化炭素吸収剤が現れるかもしれない。

2 無機フッ素の腎障害性

吸入麻酔薬の代謝過程で生合成される無機フッ素には腎毒性があると考えられており，バソプレシン抵抗性の多尿性腎症を生じるとされている。フッ化物イオンの生合成は，セボフルランやイソフルランの場合は主に肝臓でのみ行われ，メトキシフルランの場合は肝臓または腎臓で行われる。セボフルランおよびイソフルランの場合は，フッ化物イオンの最高値と，麻酔後の Cr および BUN には関連がないとされ，血中濃度が 50 〜 100 μM でも腎毒性はないとされている。一方，メトキシフルランは 50 μM 以上で腎毒性を示すといわれている。この濃度を超える無機フッ素の曝露が，臨床麻酔で生じることは少ない。

維持透析中の慢性腎不全患者に対するセボフルラン麻酔で，無機フッ素濃度変化と腎機能について検討した報告[14]では，およそ 3 〜 4 時間，新鮮ガス流量 5 l/min で麻酔を維持したところ，尿中無機フッ素濃度は慢性腎不全患者で明らかに減少していた。しかし，慢性腎不全患者の血中無機フッ素濃度は，腎機能正常群と比較して同様の変化を示

し，最高値は約 30 〜 40 μM であった。近位尿細管障害の早期マーカーとして知られる血清・尿中 β$_2$-ミクログロブリン（BMG）や尿中 N-アセチル-β-D-グルコサミニダーゼ（NAG）は，慢性腎不全であっても術前値と有意な変化は認めず，血清 Cr および BUN も同様であった。

3 腎障害患者の吸入麻酔薬使用に関する臨床報告

これまでの臨床使用で，コンパウンド A や無機フッ素が腎毒性の原因となったとする報告は，実際にはほとんどない。低流量セボフルラン麻酔は，高濃度のコンパウンド A 曝露が懸念され，腎障害例への使用は不利とされてきたが，腎障害を増悪させる根拠は乏しい。コンパウンド A および無機フッ素の同時曝露も，腎障害悪化の原因となる明確な根拠は乏しい。これはイソフルランやデスフルランにおいても同様である。

中等度腎障害患者に対するセボフルランおよびイソフルラン麻酔による術後腎機能を評価した報告[15]では，術前の血清 Cr 平均値がおよそ 2.0 mg/dl，クレアチニンクリアランス（Ccr）平均値が 30 〜 35 ml/min 程度の症例に対して，低流量麻酔（1 l/min，約 200 〜 240 分間）を行ったところ，両群間で術後の血清 Cr，BUN，Ccr に差を認めず，腎機能の悪化は認めなかった。

同様の検討を行った報告[16]では，116 名の中等度腎障害患者に低流量セボフルランおよびイソフルラン麻酔（新鮮ガス流量 1 l/min，約 200 分間）を行い，術後血清 Cr，BUN に差はなく，尿糖，UP にも差がなかった。しかし，両群とも臨床的腎機能悪化が 1 〜 2 割の患者で認められることが示された。一方，両群間に明らかな差を認めたのは血清無機フッ素値で，セボフルラン群が有意に高く，最高値の平均が 36.9 μM であった。これはイソフルラン群の 5.8 倍であった。個々の症例では，50 μM を超え，かつコンパウンド A も一時 35 ppm を超える高濃度曝露となった症例や，コンパウンド A 総曝露量が 100 ppm-h を超えた症例もあったが，術後腎機能増悪は認められなかった。

長時間（10 時間以上）かつ低流量麻酔下のセボフルランとイソフルラン曝露が，肝機能および腎機能に及ぼす影響を検討した報告[10]では，術後血液検査値（BUN，Cr，ビリルビン，AST，ALT，アルカリホスファターゼ）は両群間で差はなかった。両群とも一部の検査値が麻酔前よりわずかに増加したが，病的意義が指摘されるほどではなかった。コンパウンド A の最大濃度は麻酔開始 2 時間後の 24.6 ± 7.2 ppm で，時間経過とともに減少した。同時間帯の呼気セボフルラン濃度の平均は 1.64 ± 0.4% であった。

セボフルラン使用後の，腎機能に関する 22 の臨床研究を後ろ向きに検討したレビュー[17]では，イソフルラン，エンフルラン，プロポフォールの 3 麻酔薬と比較して，セボフルランが特に腎機能を悪化させるということはないことを報告した。血清 Cr が 1.5 mg/dl を超える腎機能障害症例の解析でも，術後の変化は麻酔薬によらず同様であった。ただし，いずれの麻酔薬を用いても，Cr 高値群（≧ 1.5 mg/dl）と低値群（< 1.5 mg/dl）の 2 群を比較すると，低値群で病的 Cr 値増加が 1.5 〜 2% 程度生じるのに対し，高値群では 6.8 〜 8.2% に生じ，後者で有意に多かった。

4 腎障害症例における注意点

小児（2歳，男児）の一例ではあるが，敗血症性ショックによる急性腎障害時に8日間，イソフルランによる鎮静を行った場合の血清無機フッ素値が報告されている[18]。この症例では呼気イソフルラン濃度が0.5～0.9％で，投与期間中は連日血液透析が施行されていた。血清無機フッ素値は投与開始から上昇し，5日後に最大値（34.2 μM）となり，投与中止で減少した。通常，無機フッ素は血液透析により除去されるが，この報告の透析条件では除去しきれず蓄積した。

このことは，血液透析休止中や重度腎障害症例では，長期間の吸入麻酔薬使用で無機フッ素値が予想を超えて高濃度となりうるため，予想外の腎障害増悪に対するモニタリングが必要であることを示唆する。

■参考文献

1) Kenna JG, Jones RM. The organ toxicity of inhaled anesthetics. Anesth Analg 1995；81：S51-66.
2) Yang LQ, Song JC, Irwin MG, et al. A clinical prospective comparison of anesthetics sensitivity and hemodynamic effect among patients with or without obstructive jaundice. Acta Anaesthesiol Scand 2010；54：871-7.
3) Song JG, Cao YF, Yang LQ, et al. Awakening concentration of desflurane is decreased in patients with obstructive jaundice. Anesthesiology 2005；102：562-5.
4) Wiklund RA. Preoperative preparation of patients with advanced liver disease. Crit Care Med 2004；32：S106-15.
5) Henriksen JH, Fuglsang S, Bendtsen F, et al. Arterial hypertension in cirrhosis：arterial compliance, volume distribution, and central haemodynamics. Gut 2006；55：380-7.
6) Lautt WW. Regulatory processes interacting to maintain hepatic blood flow constancy：vascular compliance, hepatic arterial buffer response, hepatorenal reflex, liver regeneration, escape from vasoconstriction. Hepatol Res 2007；37：891-903.
7) Mandell MS, Durham J, Kumpe D, et al. The effects of desflurane and propofol on porto-systemic pressure in patients with portal hypertension. Anesth Analg 2003；97：1573-7.
8) Yin Y, Yan M, Zhu T. Minimum alveolar concentration of sevoflurane in rabbits with liver fibrosis. Anesth Analg 2012；114：561-5.
9) Nishiyama T, Fujimoto T, Hanaoka K. A comparison of liver function after hepatectomy in cirrhotic patients between sevoflurane and isoflurane in anesthesia with nitrous oxide and epidural block. Anesth Analg 2004；98：990-3.
10) Bito H, Ikeda K. Renal and hepatic function in surgical patients after low-flow sevoflurane or isoflurane anesthesia. Anesth Analg 1996；82：173-6.
11) Jang Y, Kim I. Severe hepatotoxicity after sevoflurane anesthesia in a child with mild renal dysfunction. Paediatr Anaesth 2005；15：1140-4.
12) Tung D, Yoshida EM, Wang CS, et al. Severe desflurane hepatotoxicity after colon surgery in an elderly patient. Can J Anaesth 2005；52：133-6.
13) Iyer RA, Anders MW. Cysteine conjugate beta-lyase-dependent biotransformation of the cysteine S-conjugates of the sevoflurane degradation product compound A in human, nonhuman primate, and rat kidney cytosol and mitochondria. Anesthesiology 1996；85：1454-61.

14) Nishiyama T, Aibiki M, Hanaoka K. Inorganic fluoride kinetics and renal tubular function after sevoflurane anesthesia in chronic renal failure patients receiving hemodialysis. Anesth Analg 1996 ; 83 : 574-7.
15) Higuchi H, Adachi Y, Wada H, et al. The effects of low-flow sevoflurane and isoflurane anesthesia on renal function in patients with stable moderate renal insufficiency. Anesth Analg 2001 ; 92 : 650-5.
16) Conzen PF, Kharasch ED, Czerner SF, et al. Low-flow sevoflurane compared with low-flow isoflurane anesthesia in patients with stable renal insufficiency. Anesthesiology 2002 ; 97 : 578-84.
17) Mazze RI, Callan CM, Galvez ST, et al. The effects of sevoflurane on serum creatinine and blood urea nitrogen concentrations : a retrospective, twenty-two-center, comparative evaluation of renal function in adult surgical patients. Anesth Analg 2000 ; 90 : 683-8.
18) Hoemberg M, Vierzig A, Roth B, et al. Plasma fluoride concentrations during prolonged administration of isoflurane to a pediatric patient requiring renal replacement therapy. Paediatr Anaesth 2012 ; 22 : 412-3.

〔吉田　真一郎〕

臨床編

6 特殊な病態下での使用

E 産科麻酔での使用

はじめに

　妊娠中の患者に対して，われわれが吸入麻酔薬を使用する場面として，帝王切開や妊娠中の非産科手術に対する全身麻酔，経腟分娩中の補助鎮痛としての麻酔などが挙げられる。しかし，分娩中の鎮痛薬として亜酸化窒素などの吸入麻酔薬の使用は諸外国では行われることがあるが，本邦では一般的ではない。

　本項では，帝王切開に対する全身麻酔として吸入麻酔薬を使用する際の，具体的な注意点に焦点を絞って解説する。

全身麻酔での帝王切開

　一般的には，帝王切開に対する麻酔としては，脊髄くも膜下麻酔や硬膜外麻酔などの区域麻酔が選択されることが多い。その理由としては，妊婦は気道確保が困難であることが多く誤嚥の危険性も高いため，区域麻酔で帝王切開を行うことにより気道確保に伴うそれらの合併症の発生率を減少させることができること，胎児への全身麻酔薬の移行を避けることができること，児が出生する瞬間に母親の意識があるため，出産の記憶が母親に残ることなどが挙げられる。しかし，超緊急症例や母体に凝固異常を認めるなどの理由により区域麻酔を行うことができない場合では，全身麻酔下に帝王切開を行うことがある（表1）[1]。

　全身麻酔の利点としては，麻酔導入が早いためより迅速な児の娩出が可能であること，大量出血などの緊急時の気道確保や換気のコントロールを適切に行うことができること，循環血液量減少状態や心疾患を合併する妊婦に対して，血圧低下を防ぎ循環を不安定にさせにくいことなどが挙げられる。

　一方で，欠点としては，妊婦，特に分娩中の妊婦は粘膜浮腫などにより気道確保が困難な場合が多いため気道確保に難渋することがあること，誤嚥の危険性が高いこと，麻酔薬が胎盤を移行し胎児に影響を与えうること，術中覚醒の危険性が比較的高いことなどが挙げられる。

表1　帝王切開における全身麻酔の適用

- 区域麻酔を母親が拒否した場合や協力が得られない場合
  全身麻酔の禁忌がなく母親が強く全身麻酔を希望，重度の精神疾患，重度の発達遅滞など
- 区域麻酔が禁忌となる合併症が存在する場合
  凝固障害，区域麻酔施行部位の局所感染，菌血症，大量出血などによる重度の循環血液量減少状態，脳腫瘍などによる頭蓋内圧亢進状態，局所麻酔薬アレルギーなど
- 区域麻酔が行えない超緊急症例
  臍帯脱出による重症胎児仮死など
- 区域麻酔の効果が不十分な場合
  ex utero intrapartum treatment: EXIT procedure など

(Tsen LC. Anesthesia for cesarean delivery. In：Chestnut DH, Polley LS, Tsen LC, et al, editor. Chestnut's obstetric anesthesia：principles and practice. 4th ed. Philadelphia：Mosby Elsevier；2009. p.521-73 より引用)

表2　帝王切開における全身麻酔の実際の施行方法

1. 体位は子宮の左方移動させた仰臥位とする
2. 太い血管留置針により静脈路を確保し，大量出血が予想される症例では血液製剤を確保する
3. メトクロプラミド 10 mg，ラニチジン 30 mg を麻酔導入 30 分以上前に静注する
4. 経口非細粒制酸薬を必要に応じて麻酔導入 30 分前に投与する
5. 予防的抗菌薬を投与する
6. 麻酔導入前に 100％酸素で 3 分間あるいは 4～8 回の深呼吸を行う
7. 術野の消毒，ドレーピングが終わり，手術の準備が完了したことを確認する
8. 迅速導入を施行
    a. 意識があるうちは 10N で意識消失後に 30N で輪状軟骨圧迫を行う
    b. チオペンタール 4～5 mg/kg，スキサメトニウム 1～1.5 mg/kg あるいはロクロニウム 1～1.2 mg/kg 静注）
9. 気管挿管
10. 麻酔の維持
    a. 1 MAC 程度の吸入麻酔薬，50％程度の亜酸化窒素を使用
    b. 昇圧薬により血圧低下に対応
    c. 必要に応じて筋弛緩薬の追加投与
11. 児娩出
12. オキシトシンなどの子宮収縮薬を投与する（血圧変動に注意する）
13. 児娩出後に麻酔薬を調節
    a. 吸入麻酔薬は 0.5～0.75 MAC に減量
    b. 亜酸化窒素やオピオイドなどの鎮痛薬を併用
    c. 術中覚醒に注意し，必要に応じてミダゾラムなどのベンゾジアゼピンを併用
14. 筋弛緩薬の拮抗，意識の回復を確認して抜管

(Tsen LC. Anesthesia for cesarean delivery. In：Chestnut DH, Polley LS, Tsen LC, et al, editor. Chestnut's obstetric anesthesia：principles and practice. 4th ed. Philadelphia：Mosby Elsevier；2009. p.521-73 より改変引用)

　表2に具体的な全身麻酔の方法を示した[1]。これらの内容はあくまで教科書的な内容であって，実際の全身麻酔の施行に当たっては，薬物の選択などその環境に応じての方法が必要となる。また，妊婦はとりわけ気道確保困難症例が多いため，その対応方法に関して米国麻酔科学会の困難気道に対するアルゴリズム[2]などを参考にして，施設ごとにチーム内において改めて再確認しておくことが重要である。

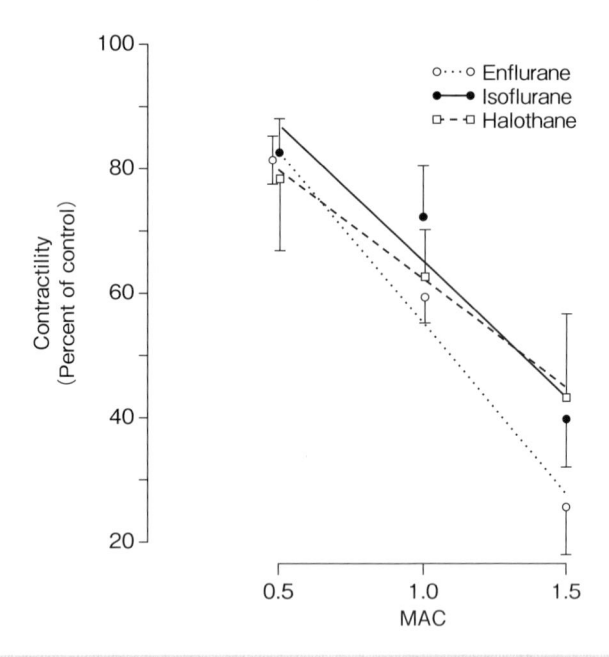

図1 子宮筋収縮に対するハロゲン化揮発性麻酔薬の影響

イソフルラン，エンフルラン，ハロタンは，すべて濃度依存性に子宮筋収縮を抑制する。
(Munson ES, Embro WJ. Enflurane, isoflurane, and halothane and isolated human uterine muscle. Anesthesiology 1977；46：11-4 より改変引用)

吸入麻酔薬と帝王切開

ハロゲン化揮発性麻酔薬は，帝王切開に対する全身麻酔において最もよく用いられる麻酔薬である。その使用に当たってはいくつかの注意事項があるが，重要なことは，①子宮弛緩作用，②胎児への影響，の2つである。

1 子宮弛緩作用

すべてのハロゲン化揮発性麻酔薬には子宮弛緩作用があることが知られている。Munsonらは，ヒトの子宮筋組織を用いて，0.5，1.0，1.5 MAC（minimum alveolar concentration：最小肺胞濃度）のイソフルラン，エンフルラン，ハロタンは，それぞれ濃度依存性に子宮弛緩作用を持つことを示した（図1）[3]。

現在，本邦で主に用いられているハロゲン化揮発性麻酔薬であるセボフルランとデスフルランも同様に，子宮弛緩作用を持つといわれている。Yooらによると，子宮収縮を50％抑制する吸入麻酔薬濃度（ED_{50}）は，セボフルラン1.72 MAC，デスフルラン1.44 MAC，ハロタン1.66 MAC，イソフルラン2.35 MACであり，セボフルランとデスフルランはハロタンと同程度に子宮収縮を抑制する[4]。イソフルランの子宮収縮抑制作用は，ほかの3剤と比較して弱い結果であったが，その臨床的意義は明らかではない（図2）。

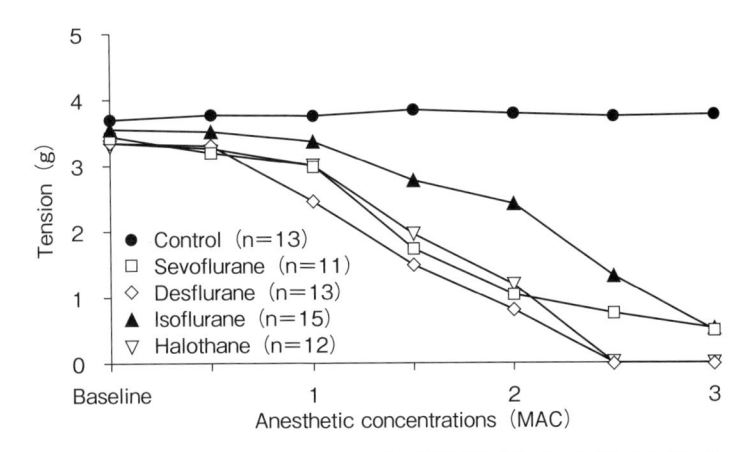

図2 子宮筋収縮に対するハロゲン化揮発性麻酔薬の影響

セボフルラン，デスフルランは，ハロタンと同程度に子宮筋収縮を抑制するが，イソフルランの子宮収縮抑制作用は比較的弱い。

(Yoo KY, Lee JC, Yoon MH, et al. The effects of volatile anesthetics on spontaneous contractility of isolated human pregnant uterine muscle : a comparison among sevoflurane, desflurane, isoflurane, and halothane. Anesth Analg 2006 ; 103 : 443-7 より改変引用)

　さらに，これらのハロゲン化揮発性麻酔薬はオキシトシンなどの子宮収縮薬によって誘発される子宮収縮も抑制することが知られており，Dogruらによると，2 MACのセボフルランとデスフルランによりオキシトシンによる子宮収縮は80〜90％程度抑制される[5]。

　亜酸化窒素は，母体の血行動態や子宮収縮にほとんど影響を与えず，児の神経学的発達にも影響を与えないと考えられており，全身麻酔による帝王切開時に最もよく使用される吸入麻酔薬である。50％程度の亜酸化窒素を併用することにより，ハロゲン化揮発性麻酔薬の投与濃度を減少させることができる。特に児娩出後は，良好な子宮収縮が得られるようハロゲン化揮発性麻酔薬の濃度を下げる必要があるため，亜酸化窒素の併用のメリットは大きいと考えられる。

　現在のところ，一般的には，0.5 MAC程度のハロゲン化揮発性麻酔薬であれば，児娩出後の子宮からの出血の明らかな増大を認めずに，比較的安全に使用可能であると考えられている。逆に，1〜1.5 MAC以上のハロゲン化揮発性麻酔薬は明らかに子宮を弛緩させ，大量出血の危険性が高くなると考えられている。

2 胎児への影響

　一般的に，ハロゲン化揮発性麻酔薬は分子量が小さく，速やかに胎盤を通過して児の組織へ移行するため，呼吸・循環抑制などの児への影響が懸念される。しかし，実際の臨床では，全身麻酔導入後の児娩出はハロゲン化揮発性麻酔薬が十分量胎盤を通過する前にきわめて速やかに行われるため，児への影響は問題とならないことがほとんどである。さらに，なんらかの胎盤機能不全が原因の緊急帝王切開では，胎盤血流が減少しているため，ハロゲン化揮発性麻酔薬の児への影響はさらに小さくなると考えられる[1]。

6. 特殊な病態下での使用（E 産科麻酔での使用）

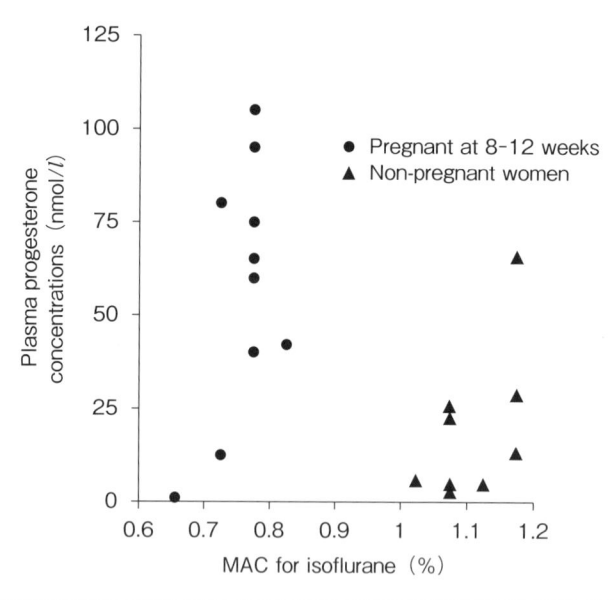

図3 妊婦と非妊婦におけるイソフルランのMACと血中プロゲステロン濃度の関係
妊婦は非妊婦と比較してMACが低下している傾向にあり，高いプロゲステロン濃度と関連している。
(Gin T, Chan MT. Decreased minimum alveolar concentration of isoflurane in pregnant humans. Anesthesiology 1994；81：829-32 より改変引用)

　また近年では，幼若脳において麻酔薬が神経細胞のアポトーシスを誘導することが動物実験では報告されており[6]，ヒトの幼若脳においても麻酔薬曝露が長期的な学習障害など神経学的発達に悪影響を及ぼす可能性が話題となっているが，現在のところヒトでそうした影響を示すエビデンスは存在しない。Sprungらは経腟分娩で出生した児と全身麻酔による帝王切開で出生した児での長期的な学習障害の発生率を比較したが，両群において学習障害の発生率に有意差は認めなかった[7]。現時点では，帝王切開時の全身麻酔で使用されるハロゲン化揮発性麻酔薬が出生後の児の神経学的発達に悪影響を与えると断定はできない。

ハロゲン化揮発性麻酔薬の必要量に妊娠が与える影響

　一般的に，妊婦ではハロゲン化揮発性麻酔薬のMACが20〜30％程度低下していると考えられている。妊婦では血中のプロゲステロン濃度が高く，それがMACの低下に関連していると考えられている（図3）[8]。したがって，これまでは非妊婦と比べて妊婦にはより低濃度のハロゲン化揮発性麻酔薬で麻酔を行うことが可能であると考えられてきた。しかし近年，妊婦であっても麻酔薬に対する脳の感受性は非妊婦と変わらないと考えられるようになってきた。
　Ueyamaらは，全身麻酔下に帝王切開を受ける患者と，非妊婦で予定婦人科手術を受ける患者に対して，脳波モニターを用いてセボフルランに対する脳の麻酔作用を比較し

たところ，両患者群においてセボフルランの麻酔作用に対する脳の感受性に有意差は認められなかった[9]。妊婦ではハロゲン化揮発性麻酔薬のMACは確かに減少しているかもしれないが，MACはあくまで侵害刺激に対して脊髄抑制によって体動を防止する作用の指標であり，脳の麻酔薬への感受性は反映していないと考えられる。つまり，妊婦であってもハロゲン化揮発性麻酔薬は非妊婦と同程度に必要なのかもしれない。このことが，これまで全身麻酔下の帝王切開で術中覚醒が比較的多いとされてきた原因の一つとなっているのかもしれない。

bispectral index（BIS）モニターは一般的には麻酔深度を把握する上で有用であるとされるが，亜酸化窒素は覚醒時と類似した脳波変化を示すため，亜酸化窒素併用時はBISモニターの解釈には注意が必要である。

実際のハロゲン化揮発性麻酔薬の至適な投与濃度

先に示したとおり，麻酔導入から児娩出までの間は，50％程度の亜酸化窒素に加えて1 MAC程度のハロゲン化揮発性麻酔薬が通常使用される。ハロゲン化揮発性麻酔薬による適度な子宮の弛緩作用は，特に緊急帝王切開の場合は児娩出を容易にさせる。児娩出時にさらなる子宮の弛緩が必要となった場合は，ハロゲン化揮発性麻酔薬濃度をさらに上昇させるか，ニトログリセリンの投与を検討する。児娩出後はオキシトシンなどの子宮収縮薬を投与するとともに，引き続き50％程度の亜酸化窒素を併用し，子宮収縮を妨げないためにハロゲン化揮発性麻酔薬を0.5 MAC程度に減量する必要がある。加えて，フェンタニルやレミフェンタニルなどのオピオイドを併用し，必要に応じてミダゾラムなどのベンゾジアゼピン系薬物も併用することにより，術中覚醒の危険性を最小限に抑えることが重要である。

デスフルランは産科麻酔領域における使用経験はまだ多くはない[10]が，その低い血液/ガス分配係数（0.45）より，血中濃度の変更をより迅速に行うことができるため有用であるかもしれない。

0.5 MAC程度のハロゲン化揮発性麻酔薬は子宮収縮抑制作用をほとんど持たないと考えられているが，それでさえも子宮収縮薬を使用しても十分な子宮収縮が得られない場合は，ハロゲン化揮発性麻酔薬を中止して，静脈麻酔薬に切り替える必要がある。

まとめ

セボフルラン，デスフルランといった現在本邦で主に用いられているハロゲン化揮発性麻酔薬は，帝王切開時の全身麻酔薬として安全に使用可能であると考えられる。ただし，児への影響は通常は臨床的にほとんど問題とはならないものの，濃度依存性の子宮弛緩作用を持つことから，特に児娩出後は弛緩出血の危険性を最小限にするため，亜酸化窒素やオピオイド，ベンゾジアゼピンなどを適宜併用することにより，ハロゲン化揮発性麻酔薬の濃度を0.5 MAC程度に減量して使用することが重要である。

6. 特殊な病態下での使用（E 産科麻酔での使用）

■参考文献

1) Tsen LC. Anesthesia for cesarean delivery. In：Chestnut DH, Polley LS, Tsen LC, et al, editor. Chestnut's obstetric anesthesia：principles and practice. 4th ed. Philadelphia：Mosby Elsevier；2009. p.521-73.
2) Apfelbaum JL, Hagberg CA, Caplan RA, et al. Practice guidelines for management of the difficult airway：an updated report by the American Society of Anesthesiologists task force on management of the difficult airway. Anesthesiology 2013；118：251-70.
3) Munson ES, Embro WJ. Enflurane, isoflurane, and halothane and isolated human uterine muscle. Anesthesiology 1977；46：11-4.
4) Yoo KY, Lee JC, Yoon MH, et al. The effects of volatile anesthetics on spontaneous contractility of isolated human pregnant uterine muscle：a comparison among sevoflurane, desflurane, isoflurane, and halothane. Anesth Analg 2006；103：443-7.
5) Dogru K, Yildiz K, Dalgiç H, et al. Inhibitory effects of desflurane and sevoflurane on contractions of isolated gravid rat myometrium underoxytocin stimulation. Acta Anaesthesiol Scand 2003；47：472-4.
6) Ikonomidou C, Bosch F, Miksa M, et al. Blockade of NMDA receptors and apoptotic neurodegeneration in the developingbrain. Science 1999；283：70-4.
7) Sprung J, Flick RP, Wilder RT, et al. Anesthesia for cesarean delivery and learning disabilities in a population-based birth cohort. Anesthesiology 2009；111：302-10.
8) Gin T, Chan MT. Decreased minimum alveolar concentration of isoflurane in pregnant humans. Anesthesiology 1994；81：829-32.
9) Ueyama H, Hagihira S, Takashina M, et al. Pregnancy does not enhance volatile anesthetic sensitivity on the brain：an electroencephalographic analysis study. Anesthesiology 2010；113：577-84.
10) 田中　基. 周術期麻酔とデスフルラン. 臨床麻酔 2013；7：492-5.

（吉川　裕介）

用語の解説

悪性高熱 (malignant hyperthermia:MH)
骨格筋の筋小胞体のリアノジン受容体や電位依存性 Ca チャネルの変異によるカルシウム代謝異常を病因とし，揮発性吸入麻酔薬や脱分極性筋弛緩薬によって誘発される常染色体優性遺伝の潜在的筋疾患である．臨床症状は，早期には呼気二酸化炭素の上昇，原因不明の不整脈が見られ，中期には，アシドーシス，異常な体温上昇，Sp_{O_2} の低下，心室性不整脈が見られる．骨格筋の崩壊に伴い，赤褐色のミオグロビン尿が見られ，血清 K 値は高値となる．治療は，誘発薬物の投与中止，純酸素投与下での過換気，ダントロレン静注に加え，臨床症状に対する対症療法が基本となる．迅速な診断，治療がなされなければ，致死的経過をたどる麻酔合併症の一つである．

亜酸化窒素（笑気）
NMDA 受容体拮抗作用による強力な鎮痛作用を有する吸入麻酔薬である．MAC は 104％と高く，臨床使用の際は，ほかの吸入麻酔薬との併用が必要である．併用使用した吸入麻酔薬の MAC を小さくする MAC sparing effect や，麻酔導入時に亜酸化窒素を併用すると吸入麻酔薬の吸収を促進し，麻酔導入が速やかとなる second gas effect がある．血液溶解度が窒素よりも高く体内閉鎖腔の容積を増加させるため，イレウスや気胸の手術，血管手術（空気塞栓），鼓室形成術（中耳内圧上昇），眼科手術（眼内ガス注入）では使用を控えたほうがよい．また，亜酸化窒素の使用は，術後悪心・嘔吐（PONV）の発生率を上昇させる．温室効果ガスであるため，地球環境への配慮から，近年はその使用が減少する傾向にある．

イソフルラン
血液/ガス分配係数が高く，刺激臭があるため麻酔導入には適さない．臨床的性質はセボフルランに近いが，麻酔導入・覚醒時に気道刺激性による喉頭痙攣や咳嗽などが高頻度で誘発されるために，近年，使用頻度は減少している．

一酸化窒素 (nitric oxide:NO)
内皮依存性血管拡張反応の重要な因子である．生体内での一酸化窒素の産生，活性が低下すると，血管拡張作用が抑制され，血管攣縮が起こりやすくなる．

遺伝子多型
遺伝子を構成している DNA 配列の個体差であり，表現型に病的影響を与えず，かつ集団の 1％以上の頻度で存在する遺伝子変異のことを指す．

温室効果ガス
大気圏にあって，太陽からの熱が地表から輻射された後に地球の外に放出されるのを防ぎ，その熱が再輻射されることで温室効果をもたらす気体の総称である．地球温暖化の主な原因と考えられている．

オゾン層
地球の大気におけるオゾン濃度の高い部分のことである．成層圏のうち特に高度 20～30 km 付近で，オゾン濃度は最も高くなる．オゾン層は太陽からの有害な紫外線の多くを吸

収し，地上の生態系を保護する役割を果たしている。

オピオイド
麻薬性鎮痛薬や合成鎮痛薬などのモルヒネ様活性を有する内因性または合成ペプチド類の総称である。脳内にある μ，δ，および κ オピオイド受容体に結合し，細胞内情報伝達系に作用し，神経伝達物質の遊離や神経細胞の興奮性を低下させることで鎮痛作用を発現する。

覚醒時興奮
手術に対する術前からの不安や，術後の疼痛，不快感が原因とされている。成人よりも小児で発生頻度が高く，静脈麻酔薬と比較して吸入麻酔薬では覚醒時興奮が多いとされており，特に小児麻酔で汎用されるセボフルランは最も覚醒時興奮を起こしやすい。酸素消費量の増大，体動による二次的外傷の危険性，家族の心理的負担などが問題となる。予防には，術前の不安の軽減に努め，十分な術後鎮痛とともに患者を急激に覚醒させないことが求められる。

下行抑制系（下行性疼痛抑制系）
生体内の痛み伝達を抑制する機構の一つである。脳幹から脊髄に向かって下行する抑制性ニューロンにより，脊髄後角での一次侵害受容ニューロンと二次侵害受容ニューロンとのシナプス伝達を抑制し，痛み情報が二次侵害受容ニューロンに伝わらないようにして，痛みを和らげる。

活性酸素（reactive oxygen species：ROS）
酸素分子の原子核の周りの電子数が変化して，より反応性の高い化合物に変化したものの総称である。活性酸素の一種であるヒドロキシラジカルは非常に反応性が高く，活性酸素による細胞傷害の多くはヒドロキシラジカルによるものとされている。

カニスタ
麻酔器の患者呼吸回路において，呼気ガス中に含まれる二酸化炭素を取り除く二酸化炭素吸収剤を収納する容器のことである。

緩徐導入（slow induction）
吸入麻酔薬単独によるマスク換気で患者を入眠させる麻酔導入法である。小児など意識下での静脈ライン確保が困難な場合に行われる。

全静脈麻酔（total intravenous anesthesia：TIVA）
吸入麻酔薬を使用せずに，全身麻酔に必要な薬物をすべて静脈内投与する麻酔法である。現在，プロポフォールを用いた全静脈麻酔が主流である。吸入麻酔薬と比較して，PONV の発生が少ないという利点があるが，患者の入眠に必要なプロポフォール投与量は個人差が大きいために，術中は BIS モニターを使用して，麻酔深度が適切であることを常に観察する必要がある。

肝動脈緩衝反応（hepatic arterial buffer response：HABR）
肝動脈血流は，総肝血流を一定に保つようにコントロールされている。肝動脈緩衝反応は，門脈圧の低下により反応性に肝動脈血流が増加する生理的変化である。

キセノン
周期表上，希ガスに属する元素であり，反応性がほとんど見られない不活化ガスである。その麻酔作用機序は現在のところ不明であるが，優れた麻酔作用と臓器保護作用を併せ持つほか，毒性が低いなど麻酔薬として理想的な特徴を持つ。供給に制限があるため，高価である

という欠点がある。

揮発性吸入麻酔薬
室温では液体で，気化器を使用して目的の濃度に気化して使用される。その化学構造から，ハロゲン化麻酔薬とも呼ばれる。現在，本邦ではイソフルラン，セボフルラン，デスフルランが使用されている。

極少流量麻酔
新鮮ガス流量を 500 ml/min 程度で管理する麻酔方法である。

虚血再灌流傷害
虚血状態にある臓器，組織に血液が再灌流された際に，その臓器，組織内の微小循環において種々の毒性物質の産生が惹起されて起こる傷害である。傷害を引き起こす機序として，スーパーオキシドやヒドロキシラジカルなどの活性酸素，NO などのフリーラジカル産生による傷害，各種サイトカイン，エンドセリン，アラキドン酸など各種ケミカルメディエータ産生による傷害，活性化好中球と血管内皮細胞の相互作用に基づく傷害などが考えられている。

虚血プレコンディショニング
虚血，再灌流を短時間で繰り返すことにより，その後の長時間に及ぶ虚血による再灌流傷害が軽減されるという概念である。

虚血ポストコンディショニング
虚血発生後に虚血，再灌流を短時間で繰り返すことにより，その後に起こる虚血再灌流傷害を軽減させようという概念である。

区域麻酔
脊髄や末梢神経に局所麻酔薬を投与することで，刺激伝導を遮断する麻酔法である。全身麻酔と異なり，患者の意識消失は伴わない。局所麻酔薬をくも膜下腔に投与する脊髄くも膜下麻酔，局所麻酔薬を硬膜外に投与する硬膜外麻酔，末梢神経の周辺に局所麻酔薬を注入する伝達麻酔，皮下に局所麻酔薬を注入する局所浸潤麻酔，粘膜に局所麻酔を塗布する表面麻酔がある。

血液/ガス分配係数
37℃，1気圧において，血液 1 ml に溶解する麻酔ガス (ml) の量であり，吸入麻酔薬の血液への溶解度を示す。血液/ガス分配係数が低い麻酔薬ほど血液に溶けにくく，麻酔導入が速やかである。

硬膜外麻酔
局所麻酔薬を硬膜外に投与することで，分節的に刺激伝導を遮断する麻酔法である。硬膜外腔にカテーテルを留置することで，局所麻酔薬の追加投与が可能であり，長時間の鎮痛作用が得られる。

コンパウンド A
セボフルランが，二酸化炭素吸収剤と反応することで産生される分解産物である。二酸化炭素吸収剤の乾燥と高温，セボフルランの高濃度投与，低流量麻酔下でコンパウンド A 濃度はより高濃度となる。コンパウンド A はラットにおいて，用量依存性に腎障害（タンパク尿，尿細管壊死など）を引き起こすことが報告されているが，臨床でのヒトへの影響は議論の余地がある。

最小肺胞濃度（minimum alveolar concentration：MAC）
皮膚切開を加えた際に，50％のヒトで体動が認められない吸入麻酔薬の肺胞内濃度である。MAC は麻酔管理する際の投与濃度の指標となるほか，吸入麻酔薬間の麻酔作用の力価を比較するのに適している。

サブスタンス P
11 個のアミノ酸からなる神経ペプチドで，刺激に応じて一次知覚神経から遊離され，脊髄後角において二次神経に痛み情報を伝達する。また，末梢組織で遊離されたサブスタンス P は，免疫担当細胞，肥満細胞，血管平滑筋細胞に作用して神経因性炎症反応を引き起こす。

酸化ストレス
生体内で活性酸素が産生され障害作用を発現する酸化反応と，活性酸素を解毒し，生じた障害を修復する抗酸化反応のバランスが崩れ，酸化反応が優位となった生体にとって好ましくない状態である。酸化ストレスにより，過酸化物やフリーラジカルが産生され，タンパク質，脂質，DNA が障害されることで，さまざまな細胞内器官が障害を受ける。

脂質二重膜
細胞膜の大部分を占めるリン脂質による膜である。脂質分子は親水性頭部と疎水性脂肪酸からなるが，水溶液中では疎水性相互作用により自発的に疎水性脂肪酸同士が凝集し，親水性頭部が溶媒に露出した二重膜構造を形成する。

シトクロム P450
生体内に存在する水酸化酵素ファミリーの総称である。さまざまな基質を水酸化するために多彩な機能を持ち，肝臓における薬物代謝（解毒）に関与するほか，ステロイドホルモンの生合成や脂肪酸代謝にも関与する。

術後悪心・嘔吐（postoperative nausea and vomiting：PONV）
術後悪心・嘔吐の発生には，麻酔リスク因子，患者リスク因子，手術リスク因子が関与する。吸入麻酔薬の使用は，プロポフォールによる TIVA と比較して，PONV の発生リスクは高い。また，術中のオピオイドの使用も PONV のリスクを増加する。患者リスク因子には，女性，非喫煙者，肥満，乗り物酔いの移行，手術リスク因子には頭頸部手術，生殖器あるいは腹腔内手術が挙げられる。

術後認知機能障害（postoperative cognitive dysfunction：POCD）
手術・麻酔後に見られる記憶力などの認知機能の低下であり，高齢患者において特に顕著である。通常，可逆的な経過をたどるが，術後数カ月持続する場合や，時に不可逆的な経過をたどる場合もある。POCD は，患者の QOL を低下させるだけでなく，長期生命予後にも影響を与える重大な術後合併症の一つである。

心筋リモデリング
心機能が低下した際に，壊死により脱落した心筋細胞の隙間を埋めるために線維芽細胞が増殖し，心筋の構造が変化する現象である。心筋リモデリングは，結果として心筋収縮力の低下につながるために，早期から心筋リモデリングを抑制することが，心不全の予後改善において重要である。

神経アポトーシス
生物を構成する細胞が死に至る様式の一つであり，細胞に本来備わった機能としての「プロ

グラムされた細胞死」である。脳神経細胞は幼若期の発達段階でアポトーシス変化を伴って成熟することが知られているが，発達期における麻酔薬への曝露が，通常以上に神経アポトーシスを誘導することが示唆されており，その後の成長発育への影響が懸念されている。

新鮮ガス流量
麻酔器の患者呼吸回路における回路内総流量である。

心房性利尿ペプチド
主に心房で合成，貯蔵され，血液中に分泌されるペプチドの一種（ホルモン）である。ナトリウム排泄を伴う利尿作用，血管拡張作用，レニン-アルドステロンの分泌抑制など多彩な生理活性を介して，体液量や血圧の調整に重要な役割を果たす。心不全の診断，治療薬としても利用される。

スガマデクス
非脱分極性筋弛緩薬であるロクロニウムやベクロニウムに対して，包接体を不可逆的に形成することで不活性化し，神経筋接合部の筋弛緩薬の濃度を減少させる筋弛緩回復薬である。神経筋接合部におけるアセチルコリンの分子量に依存せず，非競合的に筋弛緩薬を拮抗することが可能である。

脊髄くも膜下麻酔
局所麻酔薬をくも膜下腔に投与することで，刺激伝導を遮断する麻酔法である。通常，局所麻酔薬の単回投与により行うため，適用は短時間の手術に限られる。

セボフルラン
現在，本邦で最も使用されている揮発性吸入麻酔薬である。イソフルランよりも血液/ガス分配係数が低く，麻酔の導入，覚醒が速やかである。また，気道刺激性が少ないため，高濃度で吸入させても喉頭痙攣や咳嗽が少ないために，麻酔導入にも適している。

対向流増幅系
対向流系とは，流入管と流出管が密接して平行に走り，両管内の流れがそれぞれ逆方向になっている系のことである。腎髄質のヘンレのループは上行脚と下行脚からなるが，上行脚と下行脚の水・イオンに対する透過性の違いとヘアピン構造を取ることにより，腎髄質では深部にいくほど浸透圧が上昇する。この系を対向流増幅系と呼び，尿濃縮において重要な機構である。

体内閉鎖腔
生体内における閉鎖空間でイレウス時の消化管や，気胸，耳管閉塞時の中耳道が挙げられる。亜酸化窒素は体内閉鎖腔の容積を増大させるため，その使用には注意が必要である。

タキキニン
ペプチドのC末端部に共通構造を持つ神経ペプチドの総称である。サブスタンスPのほかに，ニューロキニンAとニューロキニンBが含まれる。

脱分極性筋弛緩薬
神経筋接合部のアセチルコリン受容体に作用して，脱分極を起こし一過性に筋線維束攣縮を生じる。アセチルコリンに比べて分解が遅いために，脱分極が2～3分間持続し，ナトリウムチャネルが不活性化状態となることで筋弛緩効果を発現する。

遅発性麻酔薬プレコンディショニング
短時間の吸入麻酔薬の投与が，投与1〜3日後に生じた虚血再灌流傷害を軽減するという概念である。その作用機序には，選択的シクロオキシゲナーゼ-2やNOが関与すると考えられている。

低酸素性肺血管攣縮（hypoxic pulmonary vasoconstriction：HPV）
無気肺部分の肺血管抵抗が上昇することで，換気肺部分への血流を増加させ全体的なガス交換能を改善する現象であり，肺循環における特徴的な生理的反応である。

低酸素誘導性因子-1α（hypoxia inducible factor-1α：HIF-1α）
低酸素誘導性遺伝子応答のマスター因子であり，HIF-1αは2,000個以上の遺伝子の発現を制御している。虚血再灌流傷害におけるプレコンディショニングやポストコンディショニングにも関与することが知られている。

低流量麻酔
新鮮ガス流量を1〜2 l/min程度で管理する麻酔方法である。

デクスメデトミジン
強力かつ選択性の高い中枢性$α_2$アドレナリン受容体作動薬である。$α_2$アドレナリン受容体作動薬は，鎮静および鎮痛作用，抗不安作用，ストレスによる交感神経亢進を緩和することによる血行動態の安定化作用といった広範な薬理作用を発現する。

デスフルラン
2011年8月から本邦でも使用開始になった最も新しい揮発性吸入麻酔薬である。最大の特徴は，血液/ガス分配係数が低いために麻酔からの覚醒が速やかに得られる点であり，特に長時間手術，肥満患者，高齢患者において非常に有用な吸入麻酔薬といえる。気道刺激性が強いため，麻酔導入には用いられない。現在，本邦では小児への使用は認められていない。

テタヌス刺激
複数・高頻度のパルスで刺激する連発刺激である。ポストテタニックカウント（PTC）刺激は，50 Hzのテタヌス刺激で5秒間刺激したのち，3秒間の休止を置き，その後1 Hzの単一刺激を行い，それに反応する単収縮反応がいくつ出現するかをカウントすることで筋弛緩の程度を評価するのに用いる。PTC刺激は，通常，TOF反応がまったく見られない強い筋弛緩状態で使用される。

二酸化炭素吸収剤
患者呼吸回路の呼気中に含まれる二酸化炭素を，塩基による中和反応で吸収する。組成により，ソーダライム，水酸化カルシウムライム，バラライムに分類される。

ニューロキニン
神経ペプチドの一種であり，脳内に分布しているとされている。痛みの伝達，炎症反応の促進のほか，化学療法や全身麻酔後の催吐にも関与するとされている。

ネフロン
腎臓を構成する基本となる機能単位であり，腎臓の皮質部分から髄質部分に長く渡るヘアピン状に彎曲した管状構造物である。腎小体とそれに続く1本の尿細管により，構成される。

肺サーファクタント
肺胞Ⅱ型細胞で作られ，脂質とサーファクタントプロテインにより構成される。肺サーファ

クタントは，主に肺胞部で発生する表面張力を減少させることによって，無気肺を防ぎ，かつ呼吸仕事量を減少させる。

ハロタン
気化させやすく，速やかな導入・覚醒が得られるが，循環抑制作用が強く，またハロタンの肝代謝により重篤な肝障害（ハロタン肝炎）を起こすため，現在はほとんど使用されていない。

ハロタン肝炎
ハロタンの代謝産物であるトリフルオロ酢酸が，ハプテン-タンパク抱合物を形成することで免疫学的機序により起こる劇症かつ致死的な肝障害である。

半閉鎖式呼吸回路
麻酔器における患者呼吸回路は，麻酔ガスを患者に吸気として供給し，患者からの呼気の一部を破棄し，残った呼気から二酸化炭素を取り除いて再呼吸させる構造となっている。時間あたりに供給されるガスと同量のガスを破棄するために，半閉鎖式呼吸回路と呼ばれている。

非脱分極性筋弛緩薬
神経筋接合部において遊離されたアセチルコリンと競合し，終板のアセチルコリン受容体を占拠することで筋弛緩効果を発現する。現在，本邦で用いられているロクロニウム，ベクロニウムがこれに含まれる。

ピンインデックスセーフティシステム
麻酔器本体と予備ボンベを接続する際に，誤接続を防ぐために用いられている。医療ガス配管端末の穴の周りに小孔を開け，アダプタプラグにピンを設けることで誤接続を防ぐピン方式（ピン方式迅速継手）と紛らわしいため，注意が必要である。

プリングル手技
肝臓の手術において出血量を減少させるために，肝十二指腸靱帯をクランプして肝動脈および門脈血流を一時的に遮断する方法である。血流遮断許容時間は，常温下では10～15分程度とされている。

プレコンディショニング
なんらかの介入を虚血発生前にすることで，その後に起こる虚血再灌流傷害を軽減させようという概念である。

プロポフォール症候群
集中治療において長期鎮静のためにプロポフォールを投与した場合に起こるまれな致死性合併症である。プロポフォールを高用量で長期間投与した場合に，代謝性アシドーシス，脂質異常，多臓器不全が進行し，徐脈性不整脈から心停止に至る。原因としてミトコンドリアの脂質代謝障害や，遺伝子欠損症の関与が挙げられる。

フロン
フルオロカーボン類の総称である。フロンは化学的にきわめて安定しており，冷蔵庫，クーラーなどの冷媒，半導体を洗浄する溶媒，噴霧剤として世界中で使用されたが，1974年にオゾン層を破壊することが指摘され，1988年には製造および輸出が規制された。フロンが成層圏に到達した際に，紫外線によって破壊され塩素ラジカルが生じる。この塩素ラジカルが触媒として作用し，オゾン層が破壊される。

ポストコンディショニング
虚血発生後になんらかの介入をすることで，その後に起こる虚血再灌流傷害を軽減させようという概念である．

麻酔薬プレコンディショニング
麻酔薬を投与することにより，その後の長時間に及ぶ虚血による再灌流傷害が軽減されるという概念である

麻酔薬ポストコンディショニング
虚血発生後に麻酔薬を投与することにより，その後に起こる虚血再灌流傷害を軽減させようという概念である．

ミトコンドリア
すべての真核生物に存在し，細胞内呼吸を営み生命活動に必要なエネルギー源であるATPを生産する．ミトコンドリアはプレコンディショニング効果発現のトリガーの一つである少量のROSを産生するだけでなく，プレコンディショニング効果発現の標的の一つでもある．「ミトコンドリア」は複数形であり，単数形は「ミトコンドリオン」である．

無機フッ素
吸入麻酔薬の代謝産物であり，血中濃度が50 μmol/lを超えると，腎障害が発生すると報告されている．セボフルラン麻酔では，血中フッ素濃度の上昇が遷延することはないことや，セボフルランの代謝は肝臓で行われるため，腎臓におけるフッ素の生成がないことから，無機フッ素のみによる腎障害の危険性は高くない．

誘発電位
感覚刺激に応じて大脳皮質の感覚領域に現れる一過性の電位変動である．脳神経外科手術では，体性感覚誘発電位（SEP）や運動誘発電位（MEP）を術中にモニタリングすることがある．吸入麻酔薬は，これら誘発電位を抑制し，モニタリングを困難にする場合があるので，使用には注意が必要である．

四連刺激反応比（train-of-four stimulation ratio：TOF ratio）
四連刺激とは，2Hzの刺激を4回与えて，最初の刺激と4回目の刺激の大きさを比較し，筋弛緩の程度を観察する方法である．4連刺激反応比は4回目の反応を1回目の刺激で除した値であり，100％で筋弛緩の完全な回復，95％で筋弛緩のほぼ完全な回復，75％で筋弛緩のやや不十分な回復，0％で筋弛緩の回復が見られないと判定する．

burst and suppression
群発性の脳活動と10 μV以下の抑制脳波を繰り返す脳波パターンである．麻酔深度が非常に深い場合に観察される．

context-sensitive half-time
一定の血漿濃度を維持するために持続静注したとき，投与中止後の血漿濃度が50％に減少するのに必要な時間である．

MAC-awake
麻酔からの覚醒に際し，50％のヒトが言葉による簡単な指示命令に応答できるときの最小肺胞濃度である．

MAC-BAR（MAC-blockade of autonomic response）
皮膚切開に際し，50％のヒトが交感神経反応を示さない最小肺胞濃度である。

MAC-intubation
気管挿管に際し，50％のヒトが体動と咳嗽を示さない最小肺胞濃度である。

target-controlled infusion：TCI
薬物動態をコンピュータを用いてシミュレーションし，予測血中濃度を算出し，その結果に基づいて薬物投与量を自動制御し，効果部位濃度を一定の目標値に維持するシステムである。

VIMA（volatile induction and maintenance of anesthesia）
全静脈麻酔（TIVA）に対して，吸入麻酔薬を主体として，麻酔導入・維持を行う麻酔法である。静脈麻酔薬による急速導入と比較して，麻酔導入時に自発呼吸を温存できることが最大の特徴である。血液/ガス分配係数が低く導入が速やかであり，気道刺激性の少ないセボフルランがVIMAに最も適している。

（澤田　敦史）

索　引

和　文

あ
悪性高熱症 233, 236, 273
亜酸化窒素 3, 19, 105, 205, 260, 273, 291, 305
アセチルコリン 137
　——受容体 137
圧受容体反射 94
アテローム性動脈硬化症 327
アドレナリン刺激 118
アドレナリン誘発性不整脈 .. 91
アミロイドβタンパク 305
アルツハイマー病 305
アルドステロン 114
アンギオテンシン 117
　——Ⅰ 117
　——Ⅱ 117

い
維持濃度 29
イソフルラン ... 12, 20, 102, 291
一酸化炭素 325, 326
　——ヘモグロビン 326
一酸化窒素 327
遺伝子多型 285

う
右室機能 83
運動誘発電位 132

え
エチレン 8
遠位尿細管 114

嚥下機能 302
エンドタイダルコントロール
　.. 231
エンフルラン 12

お
オープンドロップ 9
オゾン層 202, 263
オピオイド 243, 264
温室効果ガス 201, 203, 260, 263

か
化学受容体引金帯 284
学習障害 194
覚醒 27, 35
　——時興奮 294
　——遅延 300
拡張機能障害 313
下行抑制系 261
ガス供給部 213
ガス麻酔薬 18
活性酸素 150, 326
活動電位 137
カニスタ 219
カリウムチャネル 50
換気量 24, 30, 58
肝血流 99
　——量 334
肝酸素消費量 100
肝実質障害 334
患者呼吸回路 218
冠循環 91
肝障害 335
緩徐導入 292

肝動脈緩衝反応 99
肝動脈血流 99
肝毒性 106, 178, 181

き
気化器 220
気管支喘息 318
気管支肺胞洗浄液 73
気管支平滑筋 319
　——弛緩作用 237, 320
キセノン 16, 106, 193, 209, 269
喫煙 325
気道過敏性 64, 318
気道刺激 255
　——性 251
気道抵抗 66, 322
気道反射 302
　——回復 253
気道平滑筋 65
機能的残気量 60
揮発性吸入麻酔薬 206
揮発性麻酔薬 18
　——の必要量 342
吸入濃度 22
極少流量麻酔 36
虚血肝保護作用 163
虚血再灌流傷害 78
虚血性肝障害 163
虚血性腎障害 171
虚血プレコンディショニング
　.............................. 149, 314
虚血ポストコンディショニン
　グ 149
近位尿細管 112

357

索引

禁煙効果 328
筋弛緩拮抗薬 143
筋弛緩作用 137, 139, 257

く
区域麻酔 340
クリアランス 27, 35
グリシン 49
　　──受容体 49
グルタミン酸 48
クロロホルム 6, 7
群発抑止 131

け
血液/ガス分配係数 ... 11, 18, 21

こ
交感神経刺激作用 257
抗コリンエステラーゼ薬 143
興奮 245
　　──収縮連関 137
高ホモシステイン血症 263
硬膜外麻酔 243, 265
高齢者麻酔 298
呼吸回数 58
呼吸器合併症 301
呼吸器系合併症 327
呼吸調節機能 58
孤束核 284
コンパウンド A 12, 20, 110,
　　115, 185, 222, 236, 335, 336
コンパウンド B 12

さ
サーファクタントプロ 73
催奇形性 272
最小肺胞濃度 11, 18, 290, 298
催不整脈作用 236
細胞内 cAMP 濃度 320
細胞内シグナリング 151, 155
左室後負荷 82
サブスタンス P 68, 319
左房機能 83

酸化ストレス 197, 327
産科麻酔 340

し
ジエチルエーテル 3, 5
視覚誘発電位 132
子宮筋弛緩作用 238
子宮弛緩作用 342
糸球体 111
　　──濾過 112
始業点検 223
シクロプロパン 8
刺激伝導性 90
脂質二重膜 41
シトクロム P450 106
シナプス伝達 137
ジビニルエーテル 8
脂肪組織 34
集合管 114
収縮機能障害 313
術後悪心・嘔吐 233, 236,
　　276, 279
術後認知機能障害 273, 304
術中覚醒防止 261
循環刺激作用 251
上気道狭窄 62
上気道反射 63
小児麻酔 289
助燃性 262
腎移植術 172
心筋拡張性 82
心筋収縮抑制 310
心筋収縮力 79
心筋抑制 79
心筋リモデリング 311
神経アポトーシス 192
神経筋接合部 137
神経筋伝達 137
神経系モニタリング 129
神経性アセチルコリン受容体
　　.. 50
神経毒性 239, 305
神経発達 191

心血管系合併症 328
腎障害性 336
新鮮ガス流量 23, 32
腎毒性 178, 182
心拍出量 25, 311
心不全 310
心房性利尿ペプチド 118

す
髄質部分 114
水素 197
スガマデクス 145

せ
脊髄くも膜下麻酔 243, 265
セボフルラン 12, 13, 20, 32,
　　103, 233, 290
セロトニン 284
全静脈麻酔 208
全身麻酔（妊婦）............... 342
喘息重積発作 322
前投薬 292

そ
創関連合併症 328
組織/ガス分配係数 34
組織/血液分配係数 34

た
対向流増幅系 114
胎児への影響 342
代謝率 251
体性感覚誘発電位 131
体内閉鎖腔 262
タキキニン 68, 319
脱分極性筋弛緩薬 140
単収縮高 139

ち
地球温暖化 203
遅発性麻酔薬プレコンディ
　　ショニング 154
聴性脳幹反応 131

索引

聴性誘発電位 131

て

帝王切開 340
低酸素 60
　──性肺血管収縮 69, 238
　──誘導性因子-1α 170
低流量麻酔 36, 230, 258, 265
デキサメタゾン 283
デクスメデトミジン 295
デスフルラン 14, 15, 20, 32, 103, 251, 291
テタヌス刺激 139
電位依存性カルシウムチャネル 320
電位依存性ナトリウムチャネル 51
てんかん誘発性 128

と

頭蓋内圧 127
動脈血二酸化炭素分圧反応性 126
ドパミン 118
トリクロロエチレン 9
トリフルオロ酢酸 10, 332
ドロペリドール 283

に

ニコチン 325
二酸化炭素 60
　──吸収剤 219
ニューロキニン 319
　── A 68

ね

ネフロン 111
粘液線毛運動 71
粘液線毛クリアランス 326

の

脳血管自己調節機能 126
脳血流 124, 126
　　──・脳代謝カップリング 124
　　──量 124
脳死肝ドナー 166
脳脊髄液 127
脳代謝 124
脳波 129
脳保護作用 129, 273
ノルアドレナリン 118

は

肺ガス交換能 69
敗血症性ショック 338
肺サーファンクタント 71
ハロタン 9, 10, 100, 291
　　──肝炎 181
半閉鎖式呼吸回路 218

ひ

皮質部分 114
非脱分極性筋弛緩薬 141
ビタミン B_{12} の不活化作用 262
肥満患者 253
ピンインデックスセーフティーシステム 215

ふ

プリングル手技 164
プレコンディショニング 78, 148, 165, 174, 237, 272, 306
　　──作用 173
プロポフォール投与症候群 294
フロロキセン 9
フロン 202

へ

閉鎖回路麻酔 36
閉鎖空間への拡散 276
閉塞性黄疸 333
平坦脳波 131
ヘムオキシゲナーゼ-1 168
ベローズ 219

ヘンレのループ 113

ほ

傍糸球体装置 117
ポストコンディショニング 149, 165, 237
ポップオフバルブ 218

ま

マクロファージ 326
麻酔薬プレコンディショニング 149
麻酔薬ポストコンディショニング 149
丸石製薬 13
慢性気管支炎 326
慢性閉塞性肺疾患 326

み

ミトコンドリア 152, 305
　　──内酸性化 155

む

無気肺 60
無機フッ素 182, 183, 337

め

メトキシフルラン 9, 10

も

門脈血流 99

や

薬理学的プレコンディショニング 314

ゆ

誘導型一酸化窒素合成酵素 170
誘発電位 131

よ

余剰ガス 201

359

索引

余剰麻酔ガス処理システム 209
四連刺激反応比.................... 139

れ
レニン 117
──-アンギオテンシン-
アルドステロン系............ 119

英文

A
Abbott Laboratories 13
ABR 131
ACh 受容体 137
AEP 131
Anest Assist™ 21
Apfel のスコア 279
APL 弁 218
ATP 感受性カリウムチャネル
 ....153, 156
auditory brain-stem response
 131
auditory evoked potential ... 131

B
BAL 73
BIS モニター 294, 301, 306
bispectral index 294
bronchoalveolar lavage 73
burst and suppression 131

C
carbon monoxide 325
──-hemoglobin 326
chemoreceptor trigger zone
 284
chronic obstructive pulmonary
 disease 326
CO 325
──-Hb 326
context-sensitive half-time ... 28
COPD 326
CTZ 284

D
decrement time...................... 28

E
Eberhart のスコア 279
EEG 130
electroencephalo gram 129
EtC 231
Ether Dome 5

F
F_D/F_A 比 36
Fluotec 10

G
GABA 41
$GABA_A$ 受容体 43
GasMan® 21

H
HABR 99
heme oxygenase 1 168
hepatic arterial buffer
 response 99
HIF-1α 170
HO-1 168
HPV 69, 238
hypoxia inducible factor-1α
 170
hypoxic pulmonary
 vasoconstriction 69, 238

I
Imperial Chemical Industries...9
iNOS 170

M
MAC 11, 18, 290, 298
── -awake 18
── sparing effect 261
── -BAR 18, 78
MEP 131
minimum alveolar concentra-
 tion 11, 18, 290, 298
motor evoked potential 131

N
nitric oxide 327
NMDA 受容体 48
──拮抗作用................... 270
NO 327
NTS 284
nucleus of tractus solitaries
 284

P
POCD 273, 304
PONV 233, 236, 258, 263,
 279, 294
postoperative cognitive
 dysfunction 273, 304
postoperative nausea and
 vomiting 233, 258, 279
prosurvival signaling
 pathways 151

Q
QT 間隔 90

R
reactive oxygen species 150
ROS 150

360

S

- SAFEKIDS 194
- second gas 効果 265
- SEP 131
- SmartTots 194
- somatosensory evoked potential 131
- SP 73
- surfactant protein 73

T

- target-controlled infusion ... 208, 294
- TCI 208, 294
- TFA 333
- TIVA 208, 293
- TOF ratio 139
- total intravenous anesthesia 208, 293
- transient receptor potential A1 68
- trifluoroacetic acid 332
- TRPA1 68

V

- VDC 320
- VEP 131
- VIMA 240, 255
- visual evoked potential 131
- vital capacity induction technique 240
- volatile induction and maintenance of anesthesia 255
- voltage-dependent calcium channel 320

数字

- 1.0 MAC デスフルラン 255
- 1回換気量 58
- 5HT$_3$ アンタゴニスト 283

ギリシャ文字

- α 波 130
- β_2 受容体 319
- β 波 130
- δ 波 130
- γ アミノ酪酸 41
- γ-aminobutyric acid 41
- θ 波 130

人名

- 池田和之 13
- Botsford, Mary 8
- Chen, Mei-Yu 8
- Colt, Samuel 4
- Colton, Gardner Q 4
- Cordus, Valerius 3
- Davy, Humphry 4
- Eger, Edmond I II ...11, 12, 14, 16
- Holmes, Oliver Wendell 6
- Johnstone, Michael 9
- Jones, Ron 14
- Leake, Chauncey 8
- Liebig, Justus von 6
- Long, Crawford 6
- Morton, William TG 5
- Priestley, Joseph 3
- Simpson, James 6
- Snow, John 6
- Terrell, Ross C 11
- Weiskopf, Richard B. 14
- Wells, Horace 4

For Professional Anesthesiologists
吸入麻酔
<検印省略>

2014年5月15日　第1版第1刷発行

定価（本体 9,400 円＋税）

編集者　山蔭　道明
　　　　平田　直之
発行者　今井　良
発行所　克誠堂出版株式会社
〒 113-0033　東京都文京区本郷 3-23-5-202
電話 (03)3811-0995　振替 00180-0-196804
URL　http://www.kokuseido.co.jp

ISBN978-4-7719-0428-6　C3047　￥9400E　　印刷　株式会社双文社印刷
Printed in Japan ©Michiaki Yamakage, Naoyuki Hirata, 2014

- 本書の複製権・翻訳権・上映権・譲渡権・公衆送信権（送信可能化権を含む）は克誠堂出版株式会社が保有します。
- 本書を無断で複製する行為（複写，スキャン，デジタルデータ化など）は，「私的使用のための複製」など著作権法上の限られた例外を除き禁じられています。大学，病院，診療所，企業などにおいて，業務上使用する目的（診療，研究活動を含む）で上記の行為を行うことは，その使用範囲が内部的であっても，私的使用には該当せず，違法です。また私的使用に該当する場合であっても，代行業者等の第三者に依頼して上記の行為を行うことは違法となります。
- JCOPY ＜(社)出版者著作権管理機構　委託出版物＞
本書の無断複写は著作権法上での例外を除き禁じられています。複写される場合は，そのつど事前に(社)出版者著作権管理機構（電話 03-3513-6969, Fax 03-3513-6979, e-mail : info@jcopy.or.jp）の許諾を得てください。